# 心内科疾病诊治与护理

主编　刘冬燕　史金莎　朱　颖　冯小丽
　　　赵君君　陈兴美　徐志勇　谢圆圆

U0190245

中国海洋大学出版社
·青岛·

**图书在版编目（CIP）数据**

心内科疾病诊治与护理 / 刘冬燕等主编. 一青岛：
中国海洋大学出版社，2023.6

ISBN 978-7-5670-3488-4

Ⅰ．①心… Ⅱ．①刘… Ⅲ．①心脏血管疾病－诊疗②
心脏血管疾病－护理 Ⅳ.①R54②R473.5

中国国家版本馆CIP数据核字（2023）第072211号

| | | | |
|---|---|---|---|
| 出版发行 | 中国海洋大学出版社 | | |
| 社　　址 | 青岛市香港东路23号 | 邮政编码 | 266071 |
| 出 版 人 | 刘文菁 | | |
| 网　　址 | http://pub.ouc.edu.cn | | |
| 电子信箱 | 369839221@qq.com | | |
| 订购电话 | 0532-82032573（传真） | | |
| 策划编辑 | 韩玉堂 | | |
| 责任编辑 | 韩玉堂 | 电　　话 | 0532-85902349 |
| 印　　制 | 日照报业印刷有限公司 | | |
| 版　　次 | 2023年6月第1版 | | |
| 印　　次 | 2023年6月第1次印刷 | | |
| 成品尺寸 | 185 mm×260 mm | | |
| 印　　张 | 26 | | |
| 字　　数 | 656千 | | |
| 印　　数 | 1～1000 | | |
| 定　　价 | 208.00元 | | |

发现印装质量问题，请致电0633-8221365，由印刷厂负责调换。

# 编委会

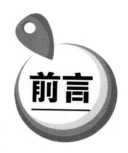

前言

　　心内科疾病是临床常见疾病，其病种繁杂、急危重症繁多、致死率和致残率较高，是威胁人类健康的头号杀手。随着生命科学研究的不断深入和医学科技的飞速发展，心内科疾病的诊断与治疗技术也极为迅速地发展，甚至在某些方面取得了突破性进展。新理论、新技术、新知识不断涌现，再加上心内科疾病患者不同个体间存在差异，都要求广大医务工作者在遵循心内科疾病普遍规律的同时注意个体的特殊性，熟练使用临床监护设备，将心内科理论知识灵活应用于临床，才能更好地为广大患者提供优质服务。为此，我们特别组织多位具有丰富临床工作经验的专家，在参考大量国内外相关文献后，共同编写了本书。

　　本书从临床实际应用的角度出发，首先对心内科疾病护理技术、心内科疾病常见症状与体征、心电图检查进行了介绍；然后对心律失常的诊治、心脏瓣膜病的诊治、心肌病的诊治、先天性心脏病的诊治等进行了详细的介绍；最后对心内科疾病的护理做了相关阐述。本书将理论与实际相结合，内容丰富、资料翔实、重点突出，采用图文结合的方式，使表达更为严谨，具有科学性、先进性与实用性。本书可供各级医疗机构心内科专业及心电图专业医护工作者参考，也可供在读医学生与护理学院学生阅读。

　　虽然在编写过程中，我们力求做到严谨细致，但是，由于我们的编写水平和经验有限，且医学的发展日新月异，书中难免存在不足和疏漏之处，恳请广大读者不吝指正。

《心内科疾病诊治与护理》编委会

2022 年 7 月

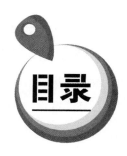

# 目录

 **第/一/章**

# 心内科疾病护理技术

## 第一节 心电监护仪使用

### 一、目的

(1)用于观察和诊断各种心律失常。

(2)为重症患者实施持续不间断的监测,以便及时发现病情变化,及时处理。

### 二、评估

**(一)评估患者**

(1)双人核对医嘱。

(2)核对床号、姓名、病历号和腕带(请患者自己说出床号和姓名)。

(3)评估患者的病情、神志、生命体征、治疗情况、心理及意识状态和合作程度。

(4)评估患者胸部皮肤是否完整,有无破损、瘢痕,并清洁局部皮肤。

(5)向患者解释操作目的、方法和注意事项,并指导患者配合。

(6)评估患者 30 min 内有无剧烈活动、情绪激动、吸烟、沐浴等。

**(二)评估环境**

安静整洁,宽敞明亮,是否有电磁干扰。

**(三)心电监护仪评估**

(1)检查仪器有无机械损伤。

(2)检查所有外部导联、插座与附件。

(3)检查监护所需所有仪器功能,确定仪器处于良好的工作状态。

### 三、操作前准备

**(一)人员准备**

仪表整洁,符合要求。洗手,戴口罩。

## (二)物品准备

治疗车上层放置心电监护仪,配套的心电、血压、血氧饱和度输出导联线,电极片 5 个,小毛巾,快速手消毒剂。以上物品符合要求,均在有效期内。治疗车下层放置生活垃圾桶、医用废物桶。

## 四、操作程序

(1)携用物推车至患者床旁,核对床号、姓名、病历号和腕带(请患者自己说出床号和姓名)。

(2)连接电源,整理好导联线。

(3)协助患者摆好体位,暴露胸部皮肤清洁皮肤,(防止电极接触不良),贴电极片。

(4)正确连接心电导联线。①右上(RA):锁骨下,靠近右肩(胸骨右缘锁骨中线第 1 肋间)。②左上(LA):锁骨下,靠近左肩(胸骨左缘锁骨中线第 1 肋间)。③右下(RL):右下腹上(右锁骨中线剑突水平处)。④左下(LL):左下腹上(左锁骨中线剑突水平处)。⑤胸前导联(V):胸骨左缘第 4 肋间,或临床上需要的监测胸前导联的位置。

(5)连接血压袖带:确保袖带完全放气,选择合适的部位,系血压计袖带,进行测量的肢体应与心脏在同一水平线上,有标记的箭头指向肱动脉搏动处。自动监测时设置监测间隔时间。启动一次血压(NBP)测量,并读数。

(6)连接经皮血氧饱和度监测探头:将传感器推到指尖上,使指尖接触传感器,但不从传感器的末端露出来。将血氧饱和度(SpO$_2$)显示的脉率和心电监护显示的心率进行比较,如存在差别(心房颤动除外),常提示探头位置不正确或探头功能失常。

(7)打开监护仪开关,当屏幕上出现心电图波形时根据不同的监测目的和患者情况选择监护导联,当完成心电图(ECG)设定后,按主屏幕键。

(8)设置心电图波形大小、心率、血压、氧饱和报警的最低及最高极限、心律失常报警等,如监护仪报警应及时对症处理。

(9)每天更换电极片及粘贴部位。

(10)嘱患者不可自行摘除各导联、袖带及血氧饱和度传感器。

(11)停止监护时,向患者解释,记录最后一次生命体征的变化,将各输出电缆从身上取下,清洁患者皮肤及整理床单位。

(12)关掉电源开关,拔掉电源。

(13)擦拭仪器及各输出电缆线,及时补充电极片、心电图纸等。

## 五、注意事项

### (一)心电图

(1)放置电极前,清洁皮肤。皮肤为不良导电体,为了让电极与皮肤有良好接触,皮肤准备至关重要。

(2)选择 P 波清晰、明显的导联。

(3)QRS 波振幅要达到一定的幅度(0.5 mV),才能触发心率计数。

(4)心电监护只是监测心率、心律的变化,若要诊断心肌缺血和心肌梗死,则需要更详细地观察心电图,应做 12 导联心电图。

## （二）血压

（1）不要将 NBP 袖带用在有静脉内输液或导管的肢体上。袖带充气过程中，当灌注阻断或减慢时，会引起导管周围组织的损伤。

（2）测量需要正常动脉压的脉搏，如难以检出此脉搏，测量便不可靠。

（3）对于连续监测无创血压的患者，病情允许时，建议每 6～8 h 更换 1 次监测部位，防止造成皮肤损伤或肢体水肿。

（4）如出现运动、颤抖或痉挛会干扰动脉压脉搏的检出。

## （三）血氧饱和度

（1）在磁共振成像期间使用传感器可能会使传感器遭到损坏。

（2）可重复使用的传感器在每次使用后应进行常规清洁、消毒。

（3）尽量测量指端，病情不容许时可监测趾端。

（4）传感器不应与血压监测或动脉穿刺在同一侧肢体，可能会影响监测结果。

（5）监测过程中至少每 4 h 改变 1 次佩戴部位，防止局部组织循环障碍引起青紫和红肿。

（6）影响经皮血氧饱和度监测准确性的因素：房间过亮或监测传感器与皮肤的贴合度差，会导致外来光线被感知；休克、局部低温、低血压或使用缩血管药物使血管收缩，以及监测局部灌注不良时；局部皮肤黑色素沉着、染甲或灰指甲；血液因素等。

（史金莎）

# 第二节　心脏临时起搏器使用

## 一、目的

通过人工电脉冲发生器发生具有一定频率和能量的电刺激，使心肌的某一部分产生兴奋点并传导至整个心脏，使心脏收缩与舒张，维持心排血量，从而维持心脏正常功能。用于治疗心动过缓，终止阵发性室上性心动过速或阵发性室性心动过速。

## 二、评估

### （一）评估患者

（1）双人核对医嘱。

（2）核对床号、姓名、病历号和腕带（请患者自己说出床号和姓名）。

（3）评估患者的病情、治疗情况、心理及意识状态和合作程度。

（4）评估穿刺部位及周围皮肤情况：无红肿、脓性分泌物、硬结和瘢痕。

（5）建立静脉通路，持续心电监护。

（6）向患者解释操作目的、方法和注意事项，并指导患者配合。

（7）评估患者是否需排尿、便。

### （二）评估环境

安静整洁，宽敞明亮。

**(三)评估临时起搏器**

打开电源,查看临时起搏器电池蓄电是否充足,如提示电量低,应及时更换电池。查看脉冲发生器与连接器连接是否紧密。

## 三、操作前准备

### (一)人员准备

仪表整洁,符合要求。洗手,戴口罩。

### (二)物品准备

治疗车上层放置准备好消毒器械包、消毒手术衣包、临时起搏导管套装、临时起搏器、碘伏、肝素盐水、纱布、贴膜、利多卡因和注射器。以上物品应符合要求,均在有效期内。治疗车下层放置医疗废物桶、生活垃圾桶、锐器盒。

### (三)检查所需用物

按要求检查所需用物,符合要求方可使用。

### (四)患者准备

平卧,安静,必要时使用镇静药。

## 四、操作程序

### (一)核对信息

携用物推车至患者床旁,核对床号、姓名、病历号和腕带(请患者自己说出床号和姓名)。

### (二)取卧位

协助患者取卧位。

### (三)术前准备

(1)备皮(遵医嘱双颈胸、双侧腹股沟)。

(2)建立静脉留置针。

(3)床单位常规铺防压疮气垫,以免长时间制动发生压疮。

### (四)术中配合

(1)将消毒器械包外包布打开。

(2)协助医师进行手消毒,穿好手术衣,消毒手术野。

(3)协助医师备好利多卡因。

(4)导管插入后连接临时起搏器。

(5)遵医嘱设定起搏器参数。

(6)描记12导联心电图。

### (五)术后护理

(1)患肢制动并用约束带约束患肢。

(2)病情观察:注意观察生命体征变化,有无不适主诉。

(3)起搏导线插入后密切观察患者心电波及起搏信号。观察起搏阈值、起搏频率、心率与心律的变化,并注意心律与起搏频率是否一致。经常巡视查看导线连接情况及临时起搏器的位置是否妥当、起搏和感知功能是否正常。

(4)每班详细记录导线插入的部位、深度、临时起搏器设定参数、主诉等。改变参数及患者有不适主诉时随时记录并对症处理。

(5)临时起搏器应挂于输液架上或固定于床上,以防滑脱牵拉导致导线移位。

(6)密切观察患者伤口情况,有无出血或皮下血肿,每小时记录于重病护理记录单上。保持穿刺点清洁干燥,及时更换敷料。更换时应注意观察穿刺处有无红、肿,有无渗血、渗液,有无感染迹象。更换后应注明日期及时间。

(7)密切观察患者的皮肤状况,做好患者生活护理,指导患者用健侧肢体做支撑轻微移动,防止局部皮肤长期受压导致循环障碍及受物理刺激而发生压疮。

(8)做好心理护理,消除患者紧张、恐惧感及留置导管长时间制动导致的烦躁情绪,取得患者的配合。

### 五、注意事项

(1)严格遵守无菌技术操作流程。

(2)置入临时起搏器后患者不能取右侧卧位,应平卧或取左侧卧位。若选择股静脉,则应绝对卧床,保持平卧位,直至停止临时起搏治疗时。穿刺侧肢体勿活动,以免导致导管脱位。

(3)置入临时起搏器前后必须持续监测心率和血压,如发现问题,及时处理。

(4)心率低于设定起搏心率应考虑:①起搏导线有无脱落或扭曲;②有起搏信号但无电信号,提示起搏阈值升高;③起搏信号时有时无或完全消失,提示电池用完或导联接触不良;④若出现固定频率起搏,而无按需功能,要考虑为起搏器感知不良;⑤完全起搏器依赖患者,临时起搏器更换电池时,应事先准备好备用起搏器,更换速度要快。

(6)临时起搏器放置时间一般以1～2周为宜,通常不超过4周。个别需长期起搏者,可在2周左右更换血管,重新置入新导线。

(7)停用临时起搏时,首先将按需减慢频率,保持患者平卧或左侧卧位,并持续观察24～48 h。如自主心律稳定无须起搏,可拔除起搏导线。

(史金莎)

## 第三节 心脏标志物检测仪使用

### 一、目的

(1)快速测定急性心肌梗死各项心脏标志物数值。
(2)快速测量脑钠肽(BNP),为心力衰竭的诊断及判断预后提供依据。

### 二、评估

#### (一)评估患者
(1)双人核对医嘱。
(2)核对床号、姓名、病历号和腕带(请患者自己说出床号和姓名)。
(3)评估患者的病情、治疗情况、心理及意识状态和合作程度。

5

(4)向患者解释操作目的、方法和注意事项,并指导患者配合。

### (二)评估环境

安静整洁,宽敞明亮。

### (三)评估仪器

仪器完好,工作正常。

## 三、操作前准备

### (一)人员准备

仪表整洁,符合要求。洗手,戴口罩。

### (二)物品准备

治疗车上层放置快速手消毒剂、治疗盘、采血用物、心脏标志物检测仪、专用注射器、测试片和化验单。以上物品应符合要求,均在有效期内。治疗车下层放置医疗废物桶、生活垃圾桶、锐器盒。

## 四、操作程序

(1)携用物推车至患者床旁,核对床号、姓名、病历号和腕带(请患者自己说出床号和姓名)。

(2)按操作规程抽取患者静脉血至绿色采血管中,并摇匀。

(3)协助取舒适卧位,整理床单位。

(4)携治疗车及血标本至治疗室,将仪器放在一个水平、无震的表面上。按住"On/Off"键超过 5 s 以打开仪器,还可以通过连接便携电源的方式直接打开仪器。

(5)触摸"Patient test"键,输入患者病历号。

(6)屏幕出现测试条符号提示需插入一个测试条,将测试条从箔袋中拿出,测试条保持平直状态,将其迅速插入仪器的测试条插槽中。

(7)插入代码芯片,仪器从被插入代码芯片中获取数据。

(8)仪器开始 5 min 倒计时,再次将采血管中的血液摇匀,用专用注射器从采血管中抽取 150 $\mu$L 血液,在 5 min 内将抽取的血样全部滴加到检测试条中。加样后按下"√",仪器出现沙漏符号开始处理血样。脑钠肽前提(NT-proBNP)、肌钙蛋白 T(Troponin T)、肌酸激酶同工酶(CK-MB)测试时间为 12 min,D-二聚体(D-Dimer)、肌红蛋白(Myoglobin)测试时间为 8 min。

(9)测试完毕出现数值,保存结果,拔出测试条,完成并返回主界面。

(10)关闭仪器:按住"On/Off"键超过 2 s,可以关闭仪器。

(11)整理用物,按医疗废物分类原则摆放。

(12)洗手,记录结果。

## 五、注意事项

(1)从绿色采血管取出血样前须再次摇匀血液。

(2)每做一个项目,要更换专用注射器,专用注射器为一次性使用。

(3)添加血样的过程要在 5 min 内完成,超过 5 min 须取出测试条重新插入启动。

(4)确保血样样本量为 150 $\mu$L,确保测试条全部浸润。

(史金莎)

# 第四节 活化部分凝血酶时间检测仪使用

## 一、目的

(1)手术前后的检测。

(2)弥散性血管内凝血(DIC)的协诊。

(3)抗凝药物治疗监测。

(4)凝血因子检查。

(5)循环血液中抗凝物质和一些疾病协诊等。

## 二、评估

### (一)评估患者

(1)双人核对医嘱。

(2)核对床号、姓名、病历号和腕带(请患者自己说出床号和姓名)。

(3)评估患者穿刺部位皮肤的完整性。

(4)评估患者的病情、治疗情况、心理及意识状态和合作程度。

(5)向患者解释操作目的、方法和注意事项,并指导患者配合。

### (二)评估环境

安静整洁,宽敞明亮。

### (三)评估仪器

活化部分凝血酶时间(APTT)检测仪完好,充电备用,工作正常。测试片密封完好,在有效期内。

## 三、操作前准备

### (一)人员准备

仪表整洁,符合要求。洗手,戴口罩。

### (二)物品准备

治疗车上层放置快速手消毒剂、活化部分凝血酶时间检测仪、治疗盘、采血用物、化验单。以上物品应符合要求,均在有效期内。治疗车下层放置医疗废物桶、生活垃圾桶、锐器盒。

## 四、操作程序

(1)携用物推车至患者床旁,核对床号、姓名、病历号和腕带(请患者自己说出床号和姓名)。

(2)协助患者取卧位。

(3)将室温下放置的测试条加样池朝上插入仪器专用插口,仪器在 90 s 内自动升温,自检,当测试条预热到 37 ℃时仪器发出"嘟"声,同时交替显示"Add Sample"(加样)和"Press start"(按启动键)的提示字样,此时准备取血,取血过程要求在 5 min 内完成。超过 5 min 仪器自动切断电源。取出测试条重新插入启动。

（4）核对患者信息，静脉取血。用注射器抽取 2 mL 静脉血备用，将 0.2 mL 血液轻轻推到试剂条加样池内。避免用力过猛引起溶血。

（5）按"Start"键（开始），仪器发出"嘟"的一声表示检测开始。

（6）检测结束后仪器发出一声"嘟"响，如果响两声则表明出错。

（7）测定 APTT 时，结果显示值为对应于血浆的 APTT 值，连续按住"Start"键则可获得全血的 APTT 值。

（8）使用完毕，拔除测试条，整理用物。

（9）洗手，记录结果，将仪器连接电源，充电备用。

## 五、注意事项

（1）血样过多或过少，更换测试条重新检测。

（2）测试条在 2 ℃～8 ℃下保存，使用前必须提前取出，放置至室温方可使用。

（3）如果采集的血样有可见的血凝块，必须废弃，重新采集。

（4）取血时注射器中不能有气泡。挤血动作要轻，过分用力可能会引起溶血。

（5）电压低，连接电源充电。

（6）插入测试条后屏幕无显示，请厂家检测是否需要更换电池。

（薛红梅）

# 第五节　中心静脉压监测

## 一、目的

（1）对急危重症患者进行中心静脉压监测以观察、判定病情和指导治疗，观察疗效。

（2）为使用血管活性药物的患者提供了一条安全有效的静脉输液通道，以降低因药物刺激引起的血管损伤。

## 二、评估

### （一）评估患者

（1）双人核对医嘱。

（2）核对床号、姓名、病历号和腕带（请患者自己说出床号和姓名）。

（3）评估患者的病情、治疗情况、心理及意识状态和合作程度。

（4）评估患者胸部皮肤是否完整，有无破损、瘢痕。遵医嘱局部备皮。

（5）评估患者输入药物的名称和剂量。

（6）向患者解释操作目的、方法和注意事项，并指导患者配合。

（7）评估患者是否需排尿、便。

（二）评估环境

安静整洁，宽敞明亮。

## 三、操作前准备

### （一）人员准备

仪表整洁，符合要求。洗手，戴口罩。

### （二）物品准备

治疗车上层放置碘伏、静切包、中心静脉导管、压力传感器、压力模块、压力导线、加压袋、无菌手套、冲管、测压用肝素盐水（3～6 U/mL）、利多卡因、无菌纱布、无菌注射器 10 mL、快速手消毒剂、治疗巾、三通、正压接头、贴膜、标识及过期贴。以上物品符合要求，均在有效期内。治疗车下层放置医疗废物桶、生活垃圾桶、锐器盒。

## 四、操作程序

### （一）核对信息

携用物推车至患者床旁，核对床号、姓名、病历号和腕带（请患者自己说出床号和姓名）。

### （二）取卧位

协助患者取卧位。

### （三）中心静脉穿刺前准备

（1）建立静脉留置针。

（2）术侧铺垫一次性中单。

（3）监护仪置于操作者可见处，将压力模块和导线插入监护仪，压力报警限应根据患者的具体情况设定。

（4）压力传感器一端与压力监测仪导线连接，同时与肝素盐水加压袋连接。肝素盐水加压后冲洗压力传感器管路，排出气泡。

### （四）中心静脉穿刺中配合

（1）将静切包外包布打开，协助医师进行手部消毒，消毒手术野。

（2）备好利多卡因。

（3）穿刺成功后将中心静脉导管标有"distal"的一端与测压连接管连接。

（4）调零：临床上通常将腋中线第四肋间水平作为确定仰卧位患者参照点的标志。将压力传感器置于参照点水平，通向大气，按监护仪归零键，当监护仪数字显示"0"时，提示调试零点成功。

（5）将换能器测压管的三通转向中心静脉导管，可持续监测中心静脉压波形和压力。

（6）快速手消毒剂消毒双手，推车回治疗室。

（7）医疗废物分类原则处理用物。

（8）洗手，按要求书写护理记录单。

### （五）中心静脉穿刺后护理

（1）协助患者取舒适体位，整理床单位。呼叫器放于患者枕边。

（2）病情观察：注意观察患者中心静脉压（CVP）变化，及时记录。排除干扰因素后，发现CVP异常升高或降低，及时通知医师并配合处理。

（3）密切观察患者伤口情况，有无出血或皮下血肿发生，每小时记录于重病护理记录单上。

保持穿刺点清洁及干燥,及时更换敷料。更换时应注意观察穿刺处有无红、肿,有无渗血、渗液,有无感染迹象。更换后应注明日期及时间。

(4)测压系统的通畅及冲洗:加压袋压力应为 40.0 kPa(300 mmHg),一般采用含肝素 3～6 U/mL 的肝素盐水,以 3 mL/h 的速度持续冲洗。每 2 h 检查压力袋的压力是否保持在 40.0 kPa(300 mmHg)。

(5)每 2 h 挤压换能器的加压冲洗钮 1 次,每次 2～3 mL,维持导管通畅。

(6)测压前检查换能器位置并重新调定压力系统零点。

(7)密切观察患者的皮肤状况,做好患者生活护理,防止局部皮肤长期受压导致循环障碍及受物理刺激而发生压疮。

## 五、注意事项

(1)严格无菌技术操作,预防感染。

(2)避免测压管路打折扭曲,定时冲洗测压管,保持管道通畅,防止空气栓塞。每次测压流入导管的血液应冲洗干净,管道系统连接紧密,妥善固定,防止脱落和出血。

(3)每天检查穿刺部位皮肤有无血肿和分泌物,伤口有出血随时更换,压力套装每 4 d 更换,冲管用肝素盐水每天更换。

(4)传感器置于腋中线第四肋间与右心房同一水平,以平卧位测压为宜,体位变动时应注意调整,每次测压前均应校正压力传感器零点。

(5)注意影响中心静脉压数值的因素,如患者体位、机械通气、腹压、咳嗽、吸痰、呕吐、躁动、抽搐时均影响中心静脉压的数值,应安静 10～15 min 后再测量,机械通气时常会使胸腔内平均压升高。

(6)测压时,应先将测压管和导管中的空气排尽,以免气泡进入管道内影响测压的准确性。疑有管腔堵塞时不能强行冲注,只能拔除,以防血块栓塞。

(史金莎)

# 第六节　有创动脉血压监测

## 一、目的

(1)连续监测动脉收缩压、舒张压、平均动脉压,及时观察病情变化。
(2)需要反复抽取动脉血标本做血气分析。

## 二、评估

### (一)评估患者
(1)双人核对医嘱。
(2)核对床号、姓名、病历号和腕带(请患者自己说出床号和姓名)。
(3)评估患者的病情、治疗情况、心理及意识状态和合作程度。

(4)向患者解释操作目的、方法和注意事项,并指导患者配合。

(5)评估穿刺部位及周围皮肤情况:无红肿、瘢痕、硬结和脓性分泌物。如穿刺桡动脉,评估侧支循环情况。

(6)评估患者输入药物的名称和剂量。

(7)评估患者是否需排尿、便。

**(二)评估环境**

安静整洁,宽敞明亮。

## 三、操作前准备

**(一)人员准备**

仪表整洁,符合要求。洗手,戴口罩。

**(二)物品准备**

治疗车上层放置准备好动脉穿刺针、压力套装、压力模块、压力导线、消毒用物、肝素盐水(3～6 U/mL)、加压袋、纱布、贴膜、固定夹板、标识和过期贴等。以上物品符合要求,均在有效期内。治疗车下层放置医疗废物桶、生活垃圾桶、锐器盒。

**(三)患者准备**

安静,必要时使用镇静药。

## 四、操作程序

**(一)核对信息**

携用物推车至患者床旁,核对床号、姓名、病历号和腕带(请患者自己说出床号和姓名)。

**(二)取平卧位**

协助患者取平卧位。

**(三)穿刺前准备**

(1)建立静脉留置针。

(2)术侧铺垫一次性中单。

(3)监护仪应置于操作者可见处,将压力模块和导线插入监护仪,压力报警限应根据患者的具体情况设定。

(4)压力传感器一端与压力监测仪导线连接,同时与肝素盐水加压袋连接。肝素盐水加压后冲洗压力传感器管路,排出气泡。

**(四)动脉穿刺**

(1)按操作规程进行穿刺局部消毒,铺巾、戴手套。

(2)用2%利多卡因局部浸润麻醉。

(3)动脉穿刺置管:动脉穿刺针在脉搏最明显处进针,进针时使针头与皮肤约呈30°角,缓慢地将穿刺针向前推进,若见到鲜红色血即证明导管在血管内,在退出金属针芯的同时将导管缓慢向前推进3～5 cm,胶布固定导管。

(4)穿刺成功后将动脉穿刺导管与测压连接管连接。

(5)调零:临床上通常将腋中线第四肋间水平作为确定仰卧位患者参照点的标识。将压力传感器置于参照点水平,通向大气,点按监护仪归零键,当监护仪数字显示"0"时,提示调试零点成功。

(6)将换能器测压管的三通转向动脉导管,可持续监测动脉压波形和压力。

(7)快速手消毒剂消毒双手,推车回治疗室,整理用物。

(8)洗手,按要求书写护理记录单。

**(五)穿刺后护理**

(1)患肢制动并用约束带约束患肢。

(2)病情观察:注意观察患者动脉压的范围及波形变化,发现异常及时通知医师,配合处理。

(3)密切观察患者伤口情况,有无出血或皮下血肿,每小时记录于重病护理记录单上。保持穿刺点清洁及干燥,及时更换敷料。更换时应注意观察穿刺处有无红、肿,有无渗血、渗液,有无感染迹象。更换后应注明日期及时间。

(4)测压系统的通畅及冲洗:加压袋压力应为 40.0 kPa(300 mmHg),一般采用含肝素 3~6 U/mL 的肝素盐水,以 3 mL/h 的速度持续冲洗。每 2 h 检查压力袋的压力是否保持在 40.0 kPa(300 mmHg)。

(5)每 2 h 挤压换能器的加压冲洗钮 1 次,每次 2~3 mL,维持导管通畅。

(6)测压前检查换能器位置并重新调定压力系统零点。

(7)密切观察患者的皮肤状况,做好患者生活护理,防止局部皮肤长期受压导致循环障碍及受物理刺激而发生压疮。

(8)做好心理护理,消除患者紧张、恐惧感及留置导管长时间制动导致的烦躁情绪,以取得患者的配合。

## 五、注意事项

(1)常规性 Allen 试验,如试验阳性或怀疑桡、尺动脉有病变者,应避免桡动脉穿刺。

(2)一般情况下有创直接测压较无创测压所得结果高 0.7~2.7 kPa(5~20 mmHg),股动脉收缩压较桡动脉收缩压高 1.3~2.7 kPa(10~20 mmHg),而舒张压低 2.0~2.7 kPa(15~20 mmHg)。

(3)测压前必须先调零。

(4)压力传感器位置应平齐第四肋间腋中线水平,相当于右心房水平,过低或过高均可造成误差。

(5)测压通路需保持通畅,不能有任何气泡或凝血块。每 2 h 用肝素盐水冲洗,冲洗时压力曲线为垂直上下,则提示管路畅通无阻。

(6)测压装置的延长管不宜>100 cm,直径应>0.3 cm,质地需较硬,以防压力衰减。

(7)测压装置中肝素盐水需用 40.0 kPa(300 mmHg)的加压袋,以 3 mL/h 的速度均匀冲洗管路。

(8)经测压管抽取动脉血后,应立即用肝素盐水快速进行冲洗,保持加压袋压力在 40.0 kPa(300 mmHg)。

(9)密切观察穿刺局部与肢体末梢循环情况,如温度、色泽、血管充盈等。

(10)拔管后,局部要加压,注意伤口有无渗血。

(史金莎)

# 第七节　漂浮导管操作

## 一、目的

(1)早期发现患者的血流动力学改变。

(2)指导心功能不全和休克患者的治疗,监护血流动力学变化趋势,及时调整药物及剂量。

(3)鉴别某些严重血流动力学障碍患者的病因,如右心室梗死、乳头肌断裂、室间隔穿孔、血容量不足、肺梗死等。

(4)对药物和其他治疗措施疗效进行观察。

## 二、评估

### (一)评估患者

(1)双人核对医嘱。

(2)核对床号、姓名、病历号和腕带(请患者自己说出床号和姓名)。

(3)评估患者的病情、年龄、身高、治疗情况、心理及意识状态和合作程度。

(4)评估穿刺部位及周围皮肤情况:无红肿和脓性分泌物,肢体活动良好,足背动脉搏动良好。

(5)评估患者输入药物的名称、剂量。

(6)向患者解释操作目的、方法和注意事项,并指导患者配合。

(7)评估患者是否需排尿、便。

### (二)评估环境

安静整洁,宽敞明亮。

## 三、操作前准备

### (一)人员准备

仪表整洁,符合要求。洗手,戴口罩。

### (二)物品准备

治疗车上层放置准备好压力模块及导线、心排模块及导线、消毒器械包、消毒手术衣包、漂浮导管套装、压力套装(2个,或一带二)、测心排用生理盐水、输液器、高压注射器、测 CO 传感器、碘伏、肝素盐水(3~6 U/mL)、利多卡因、三通、无针密闭接头、无菌手套、纱布、贴膜、标识和过期贴、注射器。以上物品符合要求,均在有效期内。治疗车下层放置医疗废物桶、生活垃圾桶、锐器盒。

### (三)患者准备

平卧,安静,必要时使用镇静药。

## 四、操作程序

### (一)核对信息

携用物推车至患者床旁,核对床号、姓名、病历号和腕带(请患者自己说出床号和姓名)。

（二）去平卧位

协助患者取平卧位。

（三）术前准备

（1）备皮（遵医嘱双颈胸、双侧腹股沟）。

（2）术侧铺垫一次性中单。

（3）床单位常规铺防压疮气垫，以免长时间制动发生压疮。

（4）监护仪应置于操作者可见处，将压力模块及导线、心排模块及导线插入监护仪，压力报警限应根据患者具体情况设定。

（5）压力传感器一端与压力监测仪导线连接，同时与肝素盐水加压袋连接。用加压后的肝素盐水冲洗压力传感器管路，排出气泡。

（四）术中配合

（1）将消毒器械包外包布打开。

（2）协助医师进行手消毒，穿好手术衣，消毒手术野。

（3）协助医师备好利多卡因。

（4）准备导管，医师穿刺成功后将导管顶端开口的肺动脉段与测压连接管连接，以保证在插管过程中持续监测导管顶端的压力。根据压力波形及数值的变化确定导管位置，另一个压力传感器连接于导管近端开口的右心房端。

（5）调零：临床上通常将腋中线第四肋间水平作为确定仰卧位患者参照点。将压力传感器置于参照点水平，通向大气，按监护仪 CVP、PAP 归零键，当监护仪数字显示"0"时，提示调试零点成功。

（6）将换能器测压管的三通转向动脉导管，可持续监测动脉压波形和压力。

（7）导管气囊充气后，气囊嵌顿于肺动脉，测得的压力为肺毛细血管楔压（PAWP）。

（8）连接测心排装置。用高压注射器抽吸所需的液体量（5 mL 或 10 mL），排空气泡，打开注射器和右心房注射端口之间的三通，紧握注射器，用连续平稳的方法快速注射液体，至少重复测定 3 次，取 3 次正确测定结果的平均值，作为心排血量的测定结果。

（五）术后护理

（1）患肢制动并用约束带约束。

（2）病情观察：注意观察生命体征的变化；观察右房压及肺动脉压图形变化，仪器报警时迅速查清报警原因并排除，发现异常，及时通知医师调整。

（3）每 2 h 记录压力数值在重病记录单上（右房压、肺动脉收缩压、肺动脉舒张压、肺动脉平均压），协助医师测量肺动脉楔压并记录。

（4）密切观察患者伤口情况，有无出血或皮下血肿，每小时观察并记录。导管穿刺部位常规应 48 h 更换敷料，更换时应注意观察穿刺处有无红、肿，有无渗血、渗液，有无感染迹象。更换后应注明日期及时间。

（5）测压系统的通畅及冲洗：加压袋压力应为 40.0 kPa（300 mmHg），一般采用含肝素 3～6 U/mL 的肝素盐水，以 3 mL/h 的速度持续冲洗。每 2 h 检查压力袋的压力是否保持在 40.0 kPa（300 mmHg）。

（6）每 2 h 挤压换能器的加压冲洗钮 1 次，每次 2～3 mL，维持导管通畅。

（7）测压前检查换能器位置并重新调定压力系统零点。

（8）注入冰水应快而均匀，一般 5～10 mL 的液体应在 4 s 内注射完毕。重复 3 次，取平均值并记录。

（9）测量肺毛细血管楔压后应及时放出气体，以免因气囊充盈将肺小动脉嵌入时间过长，引起局部肺组织损伤。

（10）密切观察患者的皮肤状况，做好患者生活护理，指导患者用健侧肢体做支撑轻微移动，防止局部皮肤长期受压导致循环障碍及受物理刺激而发生压疮。

（11）做好心理护理，消除患者紧张、恐惧感及留置导管长时间制动导致的烦躁情绪，取得患者的配合。

### 五、注意事项

（1）严格无菌技术操作。

（2）密切观察管路长度，每班交接并记录。及时观察伤口有无出血、渗血、血肿，有变化及时更换敷料。

（3）测量心排血量影响因素：注射液体的温度应与血液的温差在 10 ℃以上，当患者体温过低或环境温度过高时不宜用室温下的注射液；注射应快速均匀，注射时间以 4 s 为佳；保证注射间隔时间，使用室温注射液时需间隔 35 s，冰水注射需延长至 70 s。

（4）检查静脉内管路、压力管路和压力换能器，保持其间没有气体，也要确保连接管路和旋塞连接紧密、恰当。

（5）保证管道通畅：肝素盐水每 2 h 冲洗管腔 1 次，在每次测全套血流动力学数据时也应冲洗一次。尽量不输注黏稠液体（如全血、血浆或清蛋白），以免堵塞管腔。若管道不通畅，不能通过冲洗纠正，需立即拔除导管。

（6）不要在气囊充气或嵌顿在肺动脉内时冲洗管道。

（7）置管时限：因为随着留置时间的延长，感染及血栓形成的可能性增大，所以应根据患者临床症状尽量缩短导管的留置时间。除非病情需要，导管留置时间一般不超过 72 h。出现血栓性静脉炎或栓塞等并发症应立即拔除。

（朱　颖）

# 第八节　主动脉内球囊反搏操作

## 一、目的

（1）使冠状动脉灌注增加，改善心肌供血、供氧。

（2）减轻心脏负担，改善左心室功能。

（3）减少左心室后负荷，从而增加心排血量、降低心肌耗氧量。

## 二、评估

### （一）评估患者

（1）双人核对医嘱。

（2）核对床号、姓名、病历号和腕带（请患者自己说出床号和姓名）。

（3）评估患者出血和凝血功能。

（4）评估患者的病情、年龄、身高、治疗情况、心理及意识状态、合作程度；评估穿刺部位和周围皮肤情况：无红肿和脓性分泌物，肢体活动良好，双足背动脉搏动良好。

（5）向患者解释操作目的、方法和注意事项，并指导患者配合。

（6）评估患者是否需排尿、便。

### （二）评估环境

安静整洁，宽敞明亮。

### （三）评估仪器

主动脉球囊反搏机工作正常，氦气充足，处于完好备用状态。

## 三、操作前准备

### （一）人员准备

仪表整洁，符合要求。洗手，戴口罩。

### （二）物品准备

治疗车上层放置主动脉球囊管路套装（根据患者身高选择适宜导管）、消毒器械包、无菌手术衣、治疗巾、中单、无菌手套、利多卡因、肝素盐水 250 mL（3～6 U/mL）、碘伏、贴膜、无菌纱布、胶布、注射器和快速手消毒剂。以上物品应符合要求，均在有效期内。治疗车下层放置医疗废物桶、生活垃圾桶、锐器盒。

### （三）患者准备

平卧，安静，必要时使用镇静药。

## 四、操作程序

### （一）核对信息

携用物推车至患者床旁，核对床号、姓名、病历号和腕带（请患者自己说出床号和姓名）。

### （二）取平卧位

协助患者取平卧位。

### （三）术前准备

（1）遵医嘱双侧腹股沟区备皮。

（2）术侧铺垫一次性中单。

（3）床单位常规铺防压疮垫，以免长时间制动发生压疮。

（4）用电极将主动脉气囊反搏（IABP）心电导线与患者连接，或用监护连接导线将心电监护与 IABP 泵连接以传输心电信号。

（5）压力传感器一端与压力监测仪导线连接，同时与肝素盐水加压袋连接。用加压后的肝素盐水冲洗压力传感器管路，排出气泡。

### （四）术中配合

（1）将消毒器械包外包布打开。

（2）协助医师进行手消毒，穿好手术衣，消毒手术野。

（3）协助医师备好利多卡因。

（4）准备导管,打开 IABP 泵,导管插入后连接动脉压力监测装置,用肝素盐水冲洗管腔。连接氦气管与 IABP 泵。

（5）调零:临床上通常将腋中线第四肋间水平作为确定仰卧位患者参照点。将压力传感器置于参照点水平,通向大气,点按 IABP 泵归零键,当显示屏数字显示"0"时,提示调试零点成功。

（6）将换能器测压管的三通转向测压导管,点按 IABP 泵开始键,可持续监测主动脉动脉压波形和压力、反搏压力波形和压力。

**（五）术后护理**

（1）患者仰卧于病床,患肢制动并用约束带约束。

（2）病情观察:注意观察生命体征变化;观察反搏压力图形变化,仪器报警时迅速查清报警原因并排除,发现异常及时通知医师调整。

（3）每 2 h 记录压力数值于重病记录单上。

（4）每 2 h 观察患者伤口情况,有无出血或皮下血肿发生,每小时检查双侧足背动脉搏动情况及双下肢皮温、感知觉。

（5）测压系统的通畅及冲洗:加压袋压力应为 40.0 kPa(300 mmHg),一般采用含肝素 3～6 U/mL 的肝素盐水,以 3 mL/h 的速度持续冲洗。每 2 h 检查压力袋的压力是否保持在40.0 kPa(300 mmHg)。

（6）每 60 min 挤压换能器的加压冲洗钮一次,每次 2～3 mL,维持导管通畅。

（7）测压前检查换能器位置并重新调定压力系统零点。

（8）观察患者症状改善的情况、凝血功能、生命体征、神志和外周循环情况。

（9）准确记录出入液量。

（10）做好患者生活护理,指导患者用健侧肢体做支撑轻微移动,减轻或避免长期制动引起的腰背部不适,保持皮肤清洁干燥,防止局部皮肤长期受压导致循环障碍及受物理刺激而发生压疮。

（11）做好心理护理,消除患者紧张、恐惧感及留置导管长时间制动导致的烦躁情绪,取得患者的配合。

## 五、注意事项

（1）严格无菌技术操作,定期更换敷料、管路、压力套装和冲洗液。

（2）密切观察穿刺侧下肢动脉搏动及皮温,如出现皮温下降、皮肤苍白、足背动脉搏动减弱、肢体疼痛,应及时撤除 IABP。

（3）确保管道系统连接紧密,确保中心管和压力监测装置中无气泡。避免管路打折扭曲,定时冲洗管路,保持管道的通畅,妥善固定,防止脱落,出血。

（4）应用标准的加压装置进行管路冲洗,避免血栓进入动脉内引起冠状动脉或脑动脉栓塞。

（5）每天检查穿刺部位皮肤有无红肿、脓性分泌物、手术伤口有无出血及血肿、术侧下肢有无缺血及神经压迫表现。

（6）选择标准的测压零点,传感器置于腋中线第四肋间与右心房同一水平,以平卧位测压为宜。

(7)每天检查导管置入深度,有无移位,有无主动脉夹层、肠系膜动脉和肾动脉闭塞,表现为腹痛或背痛、血容量减少或血流动力学不稳定。

(8)IABP需抗凝并会对血小板造成破坏,应监测凝血功能、血红蛋白和血小板。

(9)密切观察反搏波形,如出现反搏波形消失,导管内有血液吸出,应立即拔出球囊导管,否则待进入球囊内的血液凝固后,球囊将无法拔出。

(10)临时停止反搏时间不能超过30 min,以免形成血栓。

(11)IABP泵工作状态是否正常,及时处理报警。

(朱　颖)

# 第二章
# 心内科疾病常见症状与体征

## 第一节 胸 痛

胸痛主要由胸部疾病引起,少数由其他部位的病变所致,心血管系统疾病是胸痛的常见原因,但其他部位的疾病亦可引起胸痛症状,如肝脓肿等。因痛阈个体差异性大,胸痛的程度与原发疾病的病情轻重并不完全一致。

### 一、病因

**(一)胸壁疾病**
肋软骨炎、带状疱疹、流行性肌炎、颈胸椎疾病、胸部外伤、肋间神经痛和肋骨转移瘤。

**(二)呼吸系统疾病**
胸膜炎、肺炎、支气管肺癌和气胸。

**(三)纵隔疾病**
急性纵隔炎、纵隔肿瘤、纵隔气肿。

**(四)心血管疾病**
心绞痛、心肌梗死、心包炎、胸主动脉瘤、肺栓塞和夹层动脉瘤等。

**(五)消化系统疾病**
食管炎、胃十二指肠溃疡、胆囊炎、胰腺炎等。

**(六)膈肌疾病**
膈疝、膈下脓肿。

**(七)其他**
骨髓瘤、白血病胸骨浸润、心脏神经官能症等。

### 二、临床表现

**(一)发病年龄**
青壮年胸痛,应注意结核性胸膜炎、自发性气胸、心肌炎、心肌病、风湿性心瓣膜病;年龄在40岁以上患者还应注意心绞痛、心肌梗死与肺癌。

**（二）胸痛部位**

（1）局部有压痛，炎症性疾病，尚伴有局部红、肿、热表现。

（2）带状疱疹是成簇水疱沿一侧肋间神经分布伴剧痛，疱疹不越过体表中线。

（3）非化脓性肋骨软骨炎多侵犯第1～2肋软骨，对称或非对称性，呈单个或多个肿胀隆起，局部皮色正常，有压痛，咳嗽、深呼吸或上肢大幅度活动时疼痛加重。

（4）食管及纵隔病变，胸痛多位于胸骨后，进食或吞咽时加重。

（5）心绞痛和心肌梗死的疼痛多在心前区与胸骨后或剑突下，疼痛常放射至左肩、左臂内侧，达环指与小指，亦可放射于左颈与面颊部，患者误认为牙痛。

（6）夹层动脉瘤疼痛位于胸背部，向下放射至下腹、腰部及两侧腹股沟和下肢。

（7）自发性气胸、胸膜炎和肺梗死的胸痛多位于患侧腋前线与腋中线附近，后两者若累及肺底、膈胸膜，则疼痛也可放射于同侧肩部。肺尖部肺癌（肺上沟癌、Pancoast癌）以肩部、腋下痛为主，疼痛向上肢内侧放射。

**（三）胸痛性质**

（1）带状疱疹呈刀割样痛或灼痛，疼痛剧烈难忍。

（2）食管炎则为烧灼痛。

（3）心绞痛呈绞窄性并有重压窒息感。

（4）心肌梗死则疼痛更为剧烈并有恐惧、濒死感。

（5）纤维素性胸膜炎常呈尖锐刺痛或撕裂痛。

（6）肺癌常为胸部闷痛，而Pancoast癌则呈火灼样痛，夜间尤甚。

（7）夹层动脉瘤为突然发生胸背部难忍撕裂样剧痛。

（8）肺梗死亦为突然剧烈刺痛或绞痛，常伴呼吸困难及发绀。

**（四）持续时间**

（1）平滑肌痉挛或血管狭窄缺血所致疼痛为阵发性。

（2）炎症、肿瘤、栓塞或梗死所致疼痛呈持续性。如心绞痛发作时间短暂，而心肌梗死疼痛持续时间很长且不易缓解。

**（五）影响胸痛因素**

影响胸痛因素包括诱因、加重与缓解因素。劳累、体力活动、精神紧张，可诱发心绞痛发作，休息、含服硝酸甘油或硝酸异山梨酯，可使心绞痛缓解，而对心肌梗死疼痛则无效。胸膜炎和心包炎的胸痛则可因深呼吸和咳嗽而加剧。反流性食管炎的胸骨后灼痛，饱餐后出现，仰卧或俯卧位加重，服用抗酸剂和促动力药多潘立酮或西沙必利后可减轻或消失。

### 三、胸痛伴随症状

（1）胸痛伴吞咽困难或咽下痛者，提示食管疾病，如反流性食管炎。

（2）胸痛伴呼吸困难者，提示较大范围病变，如大叶性肺炎、自发性气胸、渗出性胸膜炎和肺栓塞等。

（3）胸痛伴面色苍白、大汗、血压下降或休克表现时，多考虑心肌梗死、夹层动脉瘤、主动脉窦瘤破裂和大块肺栓塞等。

（冯小丽）

# 第二节 心 悸

心悸是患者自觉心慌、心跳的一种症状。当心率加快时多伴有心前区不适感,心率缓慢时则感搏动有力。心悸时心率可快、可慢,也可有心律失常、心搏增强,部分患者心率和心律亦可正常。

## 一、发生机制

心悸发生机制尚未完全清楚,一般认为心脏活动过度是心悸发生的基础,常与心率及心搏出量改变有关。

在心动过速时,舒张期缩短、心室充盈不足,当心室收缩时心室肌与心瓣膜的紧张度突然增加,可引起心搏增强而感心悸。

心律失常如期前收缩,在一个较长的代偿期之后的心室收缩,往往强而有力,这时患者可出现心悸。心悸出现与心律失常出现及存在时间长短有关,如突然发生的阵发性心动过速,心悸往往较明显,而在慢性心律失常,如心房颤动,患者可因逐渐适应而无明显心悸。

心悸的发生常与精神因素及注意力有关,焦虑、紧张及注意力集中时易于出现。心悸可见于心脏病者,但与心脏病不能完全等同,心悸患者不一定患有心脏病;反之,心脏病患者也可不发生心悸。

## 二、病因

### (一)心脏搏动增强

心脏收缩力增强引起的心悸,可分为生理性心悸和病理性心悸。

1.生理性心悸

生理性心悸见于下列情况。

(1)健康人在剧烈运动或精神过度紧张时。

(2)饮酒、进食浓茶或咖啡后。

(3)应用某些药物,如肾上腺素、麻黄碱、咖啡因、阿托品、甲状腺片等。

2.病理性心悸

病理性心悸见于下列情况。

(1)心室肥大:高血压心脏病、各种原因所致的主动脉瓣关闭不全、风湿性二尖瓣关闭不全等引起的左心室肥大,心脏收缩力增强,可引起心悸;动脉导管未闭、室间隔缺损回流量增多,增加心脏的工作量,导致心室增大,也可引起心悸。此外,脚气性心脏病,因微小动脉扩张,阻力降低,回心血流增多,心脏工作量增加,也可出现心悸。

(2)其他引起心脏搏出量增加的疾病。①甲状腺功能亢进:由于基础代谢与交感神经兴奋性增高,导致心率加快;②贫血:以急性失血时心悸为明显,贫血时血液携氧量减少,器官及组织缺氧,机体为保证氧的供应,通过增加心率,提高心排血量来代偿,于是心率加快导致心悸;③发热时基础代谢率增高,心率加快,心排血量增加,也可引起心悸;④低血糖症、嗜铬细胞瘤引起的肾上腺素释放增多,心率加快,也可发生心悸。

## (二)心律失常

心动过速、过缓及心律不齐时,均可出现心悸。

### 1.心动过速

各种原因引起的窦性心动过速、阵发性室上性或室性心动过速等,均可发生心悸。

### 2.心动过缓

高度房室传导阻滞(二、三度房室传导阻滞)、窦性心动过缓或病态窦房结综合征,由于心率缓慢,舒张期延长,心室充盈度增加,心搏强而有力,引起心悸。

### 3.心律失常

房性或室性的期前收缩、心房颤动,由于心脏跳动不规则或有一段间歇,使患者感到心悸甚至有心脏停跳感觉。

## (三)心脏神经官能症

由自主神经功能紊乱所引起,心脏本身并无器质性病变,多见于青年女性。临床表现除心悸外尚有心率加快、心前区或心尖部隐隐作痛以及疲乏、失眠、头晕、头痛、耳鸣、记忆力减退等神经衰弱表现,且在焦虑、情绪激动等情况下更易发生。肾上腺素能受体反应亢进综合征也与自主神经功能紊乱有关,易在紧张时发生,其表现除心悸、心动过速、胸闷、头晕外尚可有心电图的一些改变,如出现窦性心动过速,轻度 ST 段下移及 T 波平坦或倒置,其易与心脏器质性病变相混淆。

# 三、伴随症状

## (一)伴心前区痛

心前区痛见于冠状动脉硬化性心脏病(如心绞痛、心肌梗死)、心肌炎、心包炎,亦可见于心脏神经官能症等。

## (二)伴发热

发热见于急性传染病、风湿热、心肌炎、心包炎、感染性心内膜炎等。

## (三)伴晕厥或抽搐

晕厥或抽搐见于高度房室传导阻滞、心室颤动或阵发性室性心动过速、病态窦房结综合征等。

## (四)伴贫血

贫血见于各种原因引起的急性失血,此时常有虚汗、脉搏微弱、血压下降或休克,慢性贫血则心悸多在劳累后较明显。

## (五)伴呼吸困难

呼吸困难见于急性心肌梗死、心包炎、心肌炎、心力衰竭、重症贫血等。

## (六)伴消瘦及出汗

消瘦及出汗见于甲状腺功能亢进。

(冯小丽)

# 第三节　发　绀

发绀是指血液中还原血红蛋白增多,使皮肤、黏膜呈青紫色的表现。广义的发绀还包括少数由异常血红蛋白衍化物(高铁血红蛋白、硫化血红蛋白)所致皮肤黏膜青紫现象。发绀在皮肤较薄、色素较少和毛细血管丰富的部位,如口唇、鼻尖、颊部与甲床等处较为明显,易于观察。

## 一、发生机制

发绀是由血液中还原血红蛋白绝对含量增多所致。还原血红蛋白浓度可用血氧的未饱和度表示。正常动脉血氧未饱和度为5%,静脉内血氧未饱和度为30%,毛细血管中血氧未饱和度约为前二者的平均数。每1 g血红蛋白约与1.34 mL氧结合。当毛细血管血液的还原血红蛋白量超过50 g/L时,皮肤黏膜即可出现发绀。

临床实践表明,此学说不完全可靠,因为以正常血红蛋白浓度150 g/L计算,50 g/L为还原血红蛋白时,提示已有1/3血红蛋白不饱和。当动脉血氧饱和度为66%时,相应动脉血氧分压已降低至4.5 kPa(34 mmHg)的危险水平。

## 二、病因与临床表现

由于病因不同,发绀可分为血液中还原血红蛋白增多和血液中存在异常血红蛋白衍化物两类。

### (一)血液中还原血红蛋白增多

1.中心性发绀

此类发绀是由心、肺疾病导致动脉血氧饱和度降低引起。发绀的特点是全身性的,除四肢与面颊外,亦见于黏膜(包括舌及口腔黏膜)与躯干的皮肤,但皮肤温暖。中心性发绀又可分为以下2种。

(1)肺性发绀:见于各种严重呼吸系统疾病,如呼吸道(喉、气管、支气管)阻塞、肺部疾病(肺炎、阻塞性肺气肿、弥漫性肺间质纤维化、肺淤血、肺水肿、急性呼吸窘迫综合征)和肺血管疾病(肺栓塞、原发性肺动脉高压、肺动静脉瘘)等。其发生机制是由于呼吸功能衰竭,通气或换气(通气/血流比例、弥散)功能障碍,肺氧合作用不足,致体循环血管中还原血红蛋白含量增多而出现发绀。

(2)心性混血性发绀:见于发绀型先天性心脏病,如法洛四联症、艾森门格综合征等。其发绀机制是由于心与大血管之间存在异常通道,部分静脉血未通过肺进行氧合作用,即经异通道分流混入体循环动脉血中,如分流量超过心排血量的1/3时,即可引起发绀。

2.周围性发绀

此类发绀是由周围循环血流障碍所致。其特点是发绀常见于肢体末梢与下垂部位,如肢端、耳垂与鼻尖。这些部位的皮肤温度低、发凉,若按摩或加温耳垂与肢端,使其温暖,发绀即可消失。此点有助于与中心性发绀相鉴别,后者即使按摩或加温青紫也不消失。周围性发绀又可分为2种。

(1)淤血性周围性发绀:如右心衰竭、渗出性心包炎、心脏压塞、缩窄性心包炎、局部静脉病变(血栓性静脉炎、上腔静脉综合征、下肢静脉曲张)等,其发生机制是因体循环淤血、周围血流缓慢,氧在组织中被过多摄取所致。

(2)缺血性周围性发绀:常见于重症休克,由于周围血管痉挛收缩及心排血量减少,循环血容量不足,血流缓慢,周围组织血流灌注不足、缺氧,致皮肤黏膜呈青紫、苍白。

局部血循环障碍,如血栓闭塞性脉管炎、雷诺现象、肢端发绀症、冷球蛋白血症、网状青斑、严重受寒等,由于肢体动脉阻塞或末梢小动脉强烈痉挛、收缩,可引起局部冰冷、苍白与发绀。真性红细胞增多症所致发绀亦属周围性,除肢端外口唇亦可发绀。其发生机制是由红细胞过多,血液黏稠,致血流缓慢,周围组织摄氧过多,还原血红蛋白含量增高所致。

3.混合性发绀

中心性发绀与周围性发绀并存,可见于心力衰竭(左心衰竭、右心衰竭和全心衰竭),因肺淤血或支气管、肺病变,致肺内氧合不足以及周围血流缓慢,毛细血管内血液脱氧过多所致。

**(二)血液中存在异常血红蛋白衍化物**

1.药物或化学物质中毒所致的高铁血红蛋白血症

由于血红蛋白分子的二价铁被三价铁所取代,致失去与氧结合的能力,当血中高铁血红蛋白含量达 30 g/L 时,即可出现发绀。此种情况通常由伯氨喹、亚硝酸盐、氯酸钾、碱式硝酸铋、磺胺类、苯丙砜、硝基苯、苯胺等中毒引起。其发绀特点是急骤出现,暂时性,病情严重,经过氧疗青紫不减,抽出的静脉血呈深棕色,暴露于空气中也不能转变成鲜红色,若静脉注射亚甲蓝溶液、硫代硫酸钠或大剂量维生素 C,均可使青紫消退。分光镜检查可证明血中高铁血红蛋白的存在。由于大量进食含有亚硝酸盐的变质蔬菜,而引起的中毒性高铁血红蛋白血症,也可出现发绀,称"肠源性青紫症"。

2.先天性高铁血红蛋白血症

患者自幼即有发绀,有家族史,而无心肺疾病及引起异常血红蛋白的其他原因,身体一般健康状况较好。此外,有所谓特发性阵发性高铁血红蛋白血症,见于女性,发绀与月经周期有关,机制未明。

3.硫化血红蛋白血症

硫化血红蛋白并不存在于正常红细胞中。凡能引起高铁血红蛋白血症的药物或化学物质也能引起硫化血红蛋白血症,但须患者同时有便秘或服用硫化物(主要为含硫的氨基酸),在肠内形成大量硫化氢为先决条件。所服用的含氮化合物或芳香族氨基酸则起触媒作用,使硫化氢作用于血红蛋白,而生成硫化血红蛋白,当血中含量达 5 g/L 时,即可出现发绀。发绀的特点是持续时间长,可达几个月或更长时间,因硫化血红蛋白一经形成,不论是在体内还是体外,均不能恢复为血红蛋白,而红细胞寿命仍正常;患者血液呈蓝褐色,分光镜检查可确定硫化血红蛋白的存在。

## 三、伴随症状

### (一)伴呼吸困难

常见于重症心、肺疾病和急性呼吸道阻塞、气胸等;先天性高铁血红蛋白血症和硫化血红蛋白血症虽有明显发绀,但一般无呼吸困难。

### (二)伴杵状指(趾)

病程较长,主要见于发绀型先天性心脏病及某些慢性肺部疾病。

（三）急性起病伴意识障碍和衰竭表现

见于某些药物或化学物质急性中毒、休克、急性肺部感染等。

（冯小丽）

# 第四节 水 肿

人体组织间隙有过多的液体积聚使组织肿胀称为水肿。水肿可分为全身性水肿与局部性水肿。当液体在体内组织间隙呈弥漫性分布时，呈全身性水肿（常为凹陷性）；液体积聚在局部组织间隙时，呈局部性水肿；发生于体腔内称积液，如胸腔积液、腹水、心包积液。一般情况下，水肿这一术语，不包括内脏器官局部的水肿，如脑水肿、肺水肿等。

## 一、发生机制

在正常人体中，一方面血管内液体不断地从毛细血管小动脉端滤出，至组织间隙成为组织液，另一方面组织液又不断地从毛细血管小静脉端回吸入血管中。两者经常保持动态平衡，因而组织间隙无过多液体积聚。

保持这种平衡的主要因素：①毛细血管内静水压；②血浆胶体渗透压；③组织间隙机械压力（组织压）；④组织液的胶体渗透压。当维持体液平衡的因素发生障碍出现组织间液的生成大于回吸收时，则可产生水肿。

产生水肿的主要因素：①钠与水的潴留，如继发性醛固酮增多症；②毛细血管滤过压升高，如右心衰竭；③毛细血管通透性增高，如急性肾炎；④血浆胶体渗透压降低，如血浆清蛋白减少；⑤淋巴回流受阻，如丝虫病。

## 二、病因与临床表现

### （一）全身性水肿

1.心源性水肿

风心病、冠心病、肺心病等各种心脏病引起右心衰竭时出现。心源性水肿主要由有效循环血量减少，肾血流量减少，继发性醛固酮增多引起水、钠潴留以及静脉淤血，毛细血管滤过压增高，组织液回吸收减少所致。前者决定水肿程度，后者决定水肿的部位。水肿程度可由于心力衰竭程度而有不同，可自轻度的踝部水肿以至严重的全身性水肿。

心源性水肿的特点是水肿首先出现于身体下垂部位（下垂部位流体静水压较高）。能起床活动者，水肿最早出现于踝内侧，行走活动后明显，休息后减轻或消失；经常卧床者以腰骶部水肿最为明显。水肿为对称性、凹陷性。此外，通常有颈静脉怒张、肝大、静脉压升高，严重时还出现胸腔积液、腹水等右心衰竭的其他表现。

2.肾源性水肿

见于急慢性肾炎、肾盂肾炎、急慢性肾衰竭等，发生机制主要是由多种因素引起肾排泄水、钠减少，导致水、钠潴留，细胞外液增多，毛细血管静水压升高，引起水肿。水、钠潴留是肾性水肿的基本机制。导致水、钠潴留的因素如下：①肾小球超滤系数及滤过率下降，而肾小管回吸收钠增加(球-管失衡),导致水、钠潴留。②大量蛋白尿致低蛋白血症,血浆胶体渗透压下降致使水分外渗。③肾实质缺血,刺激肾素-血管紧张素-醛固酮系统,醛固酮活性增高,导致水、钠潴留。④肾内前列腺素产生减少,致使肾排钠减少。

肾源性水肿特点是疾病早期晨间起床时有眼睑与颜面水肿,以后发展为全身水肿(肾病综合征时为重度水肿)。常有尿改变、高血压、肾功能损害的表现。

3.肝源性水肿

任何肝脏疾病引起血浆清蛋白明显下降时均可引起水肿。

失代偿期肝硬化主要表现为腹水,也可首先出现踝部水肿,逐渐向上蔓延,而头、面部及上肢常无水肿。

门静脉高压症、低蛋白血症、肝淋巴液回流障碍、继发醛固酮增多等因素是水肿与腹水形成的主要机制。肝硬化在临床上主要有肝功能减退和门静脉高压两方面表现。

4.营养不良性水肿

慢性消耗性疾病长期营养缺乏、神经性厌食、胃肠疾病、妊娠呕吐、消化吸收障碍、重度烧伤、排泄或丢失过多、蛋白质合成障碍等所致低蛋白血症或 B 族维生素缺乏均可产生水肿。

营养不良性水肿特点是水肿发生前常有消瘦、体重减轻等表现。皮下脂肪减少所致组织松弛,组织压降低,加重了水液的潴留。水肿常从足部开始逐渐蔓延至全身。

5.其他原因的全身水肿

(1)黏液性水肿时产生非凹陷性水肿(由于组织液所含蛋白量较高),颜面及下肢水肿较明显。

(2)特发性水肿为一种原因不明或原因尚未确定的综合征,多见于妇女,特点为月经前 7～14 d 出现眼睑、踝部及手部轻度水肿,可伴乳房胀痛及盆腔沉重感,月经后水肿逐渐消退。

(3)药物性水肿,可见于糖皮质激素、雄激素、雌激素、胰岛素、萝芙木制剂、甘草制剂等药物治疗过程中。

(4)内分泌性水肿,腺垂体功能减退症、黏液性水肿、皮质醇增多症、原发性醛固酮增多症等。

(5)其他可见于妊娠中毒症、硬皮病、血管神经性水肿等。

**(二)局部性水肿**

(1)局部炎症所致水肿为最常见的局部水肿,见于丹毒、疖肿、蛇毒中毒等。

(2)淋巴回流障碍性水肿多见于丝虫病、非特发性淋巴管炎、肿瘤等。

(3)静脉阻塞性水肿常见于肿瘤压迫或肿瘤转移、静脉血栓形成、血栓性静脉炎、上腔或下腔静脉阻塞综合征等。

(4)变态反应性水肿见于荨麻疹、血清病以及食物、药物等引起的变态反应等。

(5)血管神经性水肿属变态反应或神经源性病变,部分病例与遗传有关。

## 三、伴随症状

(1)水肿伴肝大可为心源性、肝源性与营养不良性水肿,而同时有颈静脉怒张者则为心源性水肿。

(2)水肿伴重度蛋白尿常为肾源性水肿,而轻度蛋白尿也可见于心源性水肿。

(3)水肿伴呼吸困难与发绀常提示由心脏病、上腔静脉阻塞综合征等所致。

(4)水肿与月经周期有明显关系可见于特发性水肿。

(5)水肿伴失眠、烦躁、思想不集中等见于经前期紧张综合征。

(冯小丽)

# 第五节 上 腹 痛

由心脏疾病所引起的腹痛称为心源性腹痛。老年人心源性腹痛较容易发生误诊,常被误诊为急性胆囊炎、急性肠胃炎、肝炎、胃痉挛、胃穿孔、急性胰腺炎等。当老年人出现腹痛时,要警惕心血管疾病的发生,特别是有心脏病史的人,应及时去医院进行心电图等检查,以免误诊。

心绞痛冠状血管痉挛导致冠脉血流量减少,不能满足心肌的代谢需要,心肌急剧缺血、缺氧,使心肌内积聚过多的代谢产物,如乳酸等,刺激心脏内自主神经的传入神经末梢,经1~5胸交感神经带和相应的脊髓段传至大脑而产生疼痛感觉,表现为上腹疼痛,易被误认为急性肠胃炎的一种牵扯痛,而被误诊为急性胃肠炎。

心肌梗死特别是下壁心肌梗死,因迷走神经传入纤维感受器几乎均位于心脏下壁的表面,当心肌缺血、缺氧时,刺激迷走神经,产生腹痛、呕吐、腹泻等,易被误诊为胆囊炎、胃穿孔、急性肠胃炎等。

心包炎心脏壁层下膈神经被炎症侵袭至膈胸膜时,可引起疼痛放射至肩、背、上腹部,易被误诊为胆囊炎。

心包积液压迫下腔静脉,出现肝淤血,累及肝被膜引起腹痛,易被误诊为肝炎、胃炎等。

扩张性心肌病伴体循环淤血、肝脾大、肝被膜紧张等引起腹痛,易被误诊为胃炎、胆囊炎等。

夹层动脉瘤可影响腹腔脏器的供血、刺激相应的交感神经,出现酷似急腹症的表现,易被误诊为急性胃肠炎等。

(冯小丽)

# 第六节 呼 吸 困 难

呼吸困难是指患者主观上感到氧气不足、呼吸费力;客观上表现为用力呼吸,重者鼻翼翕动、张口耸肩,甚至出现发绀,并伴有呼吸频率、深度与节律的异常。

## 一、病因

引起呼吸困难的原因主要是呼吸系统和心血管系统疾病。

### (一)肺源性呼吸困难

1.气道阻塞

咽后壁脓肿、喉头水肿、支气管哮喘、慢性阻塞性肺疾病,以及喉、气管与支气管的炎症、水肿、肿瘤或异物所致狭窄或阻塞,主动脉瘤压迫等。

2.肺疾病

如大叶性或支气管肺炎、肺脓肿、肺气肿、肺栓塞、肺淤血、肺水肿、肺泡炎、弥漫性肺间质纤维化、肺不张、细支气管肺泡癌等。

3.胸膜疾病

胸腔积液、气胸、胸膜肿瘤、胸膜肥厚粘连、脓胸等。

4.胸廓疾病

如严重胸廓脊柱畸形、气胸、大量胸腔积液和胸廓外伤等。

5.神经肌肉疾病

如脊髓灰质炎病变累及颈髓、急性多发性神经根神经炎和重症肌无力累及呼吸肌,药物(肌松药、氨基苷糖类药等)导致呼吸肌麻痹等。

6.膈运动障碍

纵隔气肿、纵隔肿瘤、急性纵隔炎、膈麻痹、高度鼓肠、大量腹水、腹腔巨大肿瘤、胃扩张和妊娠末期等。

(二)心源性呼吸困难

风湿性心脏病、缩窄性心包炎、心肌炎、心肌病、急性心肌梗死、肺心病等所致心力衰竭、心脏压塞、原发性肺动脉高压和肺栓塞等。

(三)血液和内分泌系统疾病

重度贫血、高铁血红蛋白血症、硫化血红蛋白血症、甲状腺功能亢进或减退、原发性肾上腺功能减退症等。

(四)神经精神因素

脑血管意外、脑水肿、颅内感染、颅脑肿瘤、脑膜炎等致呼吸中枢功能障碍;精神因素所致呼吸困难,如癔症等。

(五)中毒性呼吸困难

酸中毒、一氧化碳中毒、氰化物中毒、亚硝酸盐中毒、吗啡类药物中毒、农药中毒、尿毒症、糖尿病酮症酸中毒等。

## 二、发生机制及临床表现

从发生机制及症状表现分析,将呼吸困难分为以下几种类型。

(一)肺源性呼吸困难

肺源性呼吸困难是由呼吸系统疾病引起通气、换气功能障碍,导致缺氧和/或二氧化碳潴留所引起的。临床上分为3种类型。

1.吸气性呼吸困难

特点是吸气费力,重者由于呼吸肌极度用力,胸腔负压增大,吸气时胸骨上窝、锁骨上窝和肋间隙明显凹陷,称"三凹征",常伴有干咳及高调吸气性喉鸣。吸气性呼吸困难见于各种原因引起的喉、气管、大支气管的狭窄与阻塞:①喉部疾病,如急性喉炎、喉水肿、喉痉挛、喉癌、白喉会厌炎等;②气管疾病,如气管肿瘤、气管异物或气管受压(甲状腺肿大、淋巴结肿大或主动脉瘤压迫等)。

2.呼气性呼吸困难

特点是呼气费力,呼气时间明显延长,常伴有干啰音。这主要是由肺泡弹性减弱和/或小支气管狭窄阻塞(痉挛或炎症)所致;当有支气管痉挛时,可听到哮鸣音。呼气性呼吸困难常见于支气管哮喘、喘息型慢性支气管炎、弥漫性细支气管炎和慢性阻塞性肺气肿合并感染等。此外,后者由于肺泡通气/血流比例失调和弥散膜面积减少,严重时导致缺氧、发绀、呼吸增快。

3.混合性呼吸困难

特点是吸气与呼气均感费力,呼吸频率增快、变浅,常伴有呼吸音异常(减弱或消失),可有病理性呼吸音。其原因是由肺部病变广泛或胸腔病变压迫,致呼吸面积减少,影响换气功能所致。混合性呼吸困难常见于重症肺结核、大面积肺不张、大块肺栓塞、肺尘埃沉着症、肺泡炎、弥漫性肺间质纤维化、肺泡蛋白沉着症、大量胸腔积液、气胸、膈肌麻痹和广泛显著胸膜增厚等。后者发生呼吸困难主要与胸壁顺应性降低,呼吸运动受限,肺通气明显减少,肺泡氧分压降低引起缺氧有关。

**(二)心源性呼吸困难**

主要由左心衰竭和右心衰竭引起,两者发生机制不同,左心衰竭所致呼吸困难较为严重。

1.左心衰竭

左心衰竭引发呼吸困难的主要原因是肺淤血和肺泡弹性降低。其发生机制如下:①肺淤血,使气体弥散功能降低。②肺泡张力增高,刺激牵张感受器,通过迷走神经反射兴奋呼吸中枢。③肺泡弹性减退,其扩张与收缩能力降低,肺活量减少。④肺循环压力升高对呼吸中枢的反射性刺激。

急性左心衰竭时,常出现阵发性呼吸困难,多在夜间睡眠中发生,称为夜间阵发性呼吸困难。其发生机制如下:①睡眠时迷走神经兴奋性增高,冠状动脉收缩,心肌供血减少,心功能降低。②小支气管收缩,肺泡通气减少。③仰卧位时肺活量减少,下半身静脉回心血量增多,致肺淤血加重。④呼吸中枢敏感性降低,对肺淤血引起的轻度缺氧反应迟钝,当淤血程度加重、缺氧明显时,才刺激呼吸中枢做出应答反应。

发作时,患者常于熟睡中突感胸闷憋气惊醒,被迫坐起,惊恐不安,伴有咳嗽,轻者数分钟至数十分钟后症状逐渐减轻、缓解;重者高度气喘、面色青紫、大汗,呼吸有哮鸣声,咳浆液性粉红色泡沫样痰,两肺底部有较多湿性啰音,心率增快,可有奔马律。此种呼吸困难,又称"心源性哮喘",常见于高血压性心脏病、冠状动脉性心脏病、风湿性心瓣膜病、心肌炎和心肌病等。

2.右心衰竭

右心衰竭引发呼吸困难的原因主要是体循环淤血。其发生机制如下:①右心房与上腔静脉压升高,刺激压力感受器反射性地兴奋呼吸中枢。②血氧含量减少以及乳酸、丙酮酸等酸性代谢产物增多,刺激呼吸中枢。③淤血性肝大、腹水和胸腔积液,使呼吸运动受限,肺受压气体交换面积减少。

**(三)中毒性呼吸困难**

在急、慢性肾衰竭,糖尿病酮症酸中毒和肾小管性酸中毒时,血中酸性代谢产物增多,强烈刺激颈动脉窦-主动脉体化学感受器或直接兴奋、强烈刺激呼吸中枢,从而导致出现深长、规则的呼吸,可伴有鼾声,称为酸中毒大呼吸(Kussmaul 呼吸)。

急性感染和急性传染病时,由于体温升高和毒性代谢产物的影响,兴奋呼吸中枢,使呼吸频率增快。

某些药物和化学物质如吗啡类、巴比妥类、苯二氮䓬类药物和有机磷杀虫药中毒时,呼吸中枢受抑制,致呼吸变缓慢、变浅,且常有呼吸节律异常如 Cheyne-Stokes 呼吸或 Biots 呼吸。

某些毒物可作用于血红蛋白,如一氧化碳中毒时,一氧化碳与血红蛋白结合成碳氧血红蛋白;亚硝酸盐和苯胺类中毒时,可使血红蛋白转变为高铁血红蛋白,失去携氧功能致组织缺氧。氰化物和含氰化物较多的苦杏仁、木薯中毒时,氰离子抑制细胞色素氧化酶的活性,影响细胞的呼吸作用,导致组织缺氧,可引起呼吸困难,严重时可引起脑水肿抑制呼吸中枢。

### (四)神经精神性呼吸困难

重症颅脑疾病如颅脑外伤、脑出血、脑炎、脑膜炎、脑脓肿及脑肿瘤等,呼吸中枢因受增高的颅内压和供血减少的刺激,使呼吸变慢变深,并常伴呼吸节律的异常,如呼吸遏制(吸气突然终止)、双吸气(抽泣样呼吸)等。

癔症患者由于精神或心理因素的影响可有呼吸困难发作,其特点是呼吸浅表而频繁,1 min可达 70 次左右,并常因通气过度而发生呼吸性碱中毒,出现口周、肢体麻木和手足搐搦,严重时可有意识障碍。

有叹息样呼吸的患者自述呼吸困难,但并无呼吸困难的客观表现,偶然出现一次深大吸气,伴有叹息样呼气,在叹息之后自觉轻快,这实际上是一种神经症的表现。

### (五)血液病

重度贫血、高铁血红蛋白血症或硫化血红蛋白血症等,因红细胞携氧减少,血氧含量降低,致呼吸加速,同时心率加快。大出血或休克时,因缺血与血压下降刺激呼吸中枢,也可使呼吸加速。

## 三、伴随症状

### (一)发作性呼吸困难伴有哮鸣音

发作性呼吸困难伴有哮鸣音见于支气管哮喘、心源性哮喘,骤然发生的严重呼吸困难见于急性喉水肿、气管异物、大块肺栓塞、自发性气胸等。

### (二)呼吸困难伴一侧胸痛

呼吸困难伴一侧胸痛见于大叶性肺炎、急性渗出性胸膜炎、肺梗死、自发性气胸、急性心肌梗死、支气管癌等。

### (三)呼吸困难伴发热

呼吸困难伴发热见于肺炎、肺脓肿、胸膜炎、急性心包炎、咽后壁脓肿等。

### (四)呼吸困难伴咳嗽、咳脓痰

呼吸困难伴咳嗽、咳脓痰见于慢性支气管炎、阻塞性肺气肿并发感染、化脓性肺炎肺脓肿、支气管扩张症并发感染等,后二者脓痰量较多;呼吸困难伴大量浆液性泡沫样痰,见于急性左心衰竭和有机磷杀虫药中毒。

### (五)呼吸困难伴昏迷

呼吸困难伴昏迷见于脑出血、脑膜炎、尿毒症、糖尿病酮症酸中毒、肺性脑病、急性中毒等。

(陈兴美)

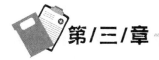

# 第/三/章

# 心电图检查

## 第一节　窦性心律失常的心电图检查

### 一、窦性心动过速

#### (一)窦性心动过速的诊断标准

心电图符合窦性心律的诊断标准,而频率大于 100 次/分钟者,诊为窦性心动过速,简称窦速。在年轻人心率可达 180 次/分钟,在儿童可达 230 次/分钟(图 3-1)。

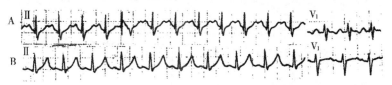

图 3-1　窦性心动过速

#### (二)窦性心动过速的鉴别诊断

当窦性心动过速的频率达到 160 次/分钟左右,仅靠心电图不一定能与阵发性室上性心动过速(室上速)鉴别开来。此时需结合临床考虑是属于哪一种心动过速。以下几点可供鉴别时参考。

(1)窦性心动过速见于发热、结核病、甲亢、心肌炎、贫血、血容量不足时,而使用引起心率加快的某些药物(如肾上腺素、阿托品等)之后,通常也可使心率加快。而室上速与上述原因无必然联系。

(2)窦性心动过速是逐渐发生的,室上速的特点是突发突止。

(3)窦性心动过速的 P 波若能辨认,在 aVR 导联是倒置的,且 P-R 间期≥0.12 s。阵发性房性心动过速的 P 波虽然在 aVR 导联也可以是倒置的,但常比正常窦性 P 波小。阵发性交界性心动过速的 P 波在 aVR 导联是朝上的,P-R 间期小于 0.12 s。

(4)机械刺激副交感神经,如压迫双侧眼球、刺激咽部黏膜、压迫颈动脉窦等,有时可使部分室上速突然停止;而对窦性心动过速则是使心率逐渐减慢,刺激停止后窦速复原。

(5)窦性心动过速的频率常小于 160 次/分钟,而室上速的频率常≥160 次/分钟。

（6）窦性心动过速可随运动稍有增加,而室上速的频率与运动无关。

## 二、窦性心动过缓

窦性心动过缓的诊断标准:心电图符合窦性心律的诊断标准,而频率小于60次/分钟者诊为窦性心动过缓(图3-2)。正常时常见于喜爱运动者,病理情况下常见于病态窦房结综合征。

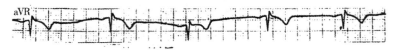

图 3-2　窦性心动过缓

$P_{aVR} \downarrow$ ,P-R 间期 0.18 s,P-P(R-R)间距 1.24～1.28 s,基本整齐,窦性心律,心率为 48 次/分钟,小于 60 次/分钟,诊为窦性心动过缓

## 三、窦性心律不齐

窦性心律不齐是由于窦房结发放冲动的节律紊乱所致。此时,心室和心房的节律也同样不规则。每个 QRS 波群之前均有 P 波存在,且 P-R 间期正常。窦性心律不齐最常见于儿童和青年人,到成年人则倾向于消失,但到老年却又重新出现。

### (一)窦性心律不齐的诊断标准

心电图符合窦性心律的诊断标准,但 P-P 间期不等,相差大于 0.12 s(图 3-3)。

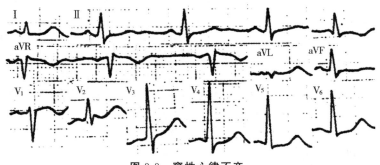

图 3-3　窦性心律不齐

图中 $P_{aVR} \downarrow$ 、$P_{II} \uparrow$ ,为窦性心律。由 aVR 导联测知,P-P(R-R)间距 0.86～1.03 s,相差 0.17 s,大于 0.12 s,为窦性心律不齐

### (二)窦性心律不齐的分类

1.原发性窦性心律不齐

（1）呼吸周期性窦性心律不齐:最常见,在儿童中尤为明显。特点是 P-P 时间随吸、呼气呈周期性逐渐缩短及延长,深呼吸时上述变化更明显,甚至最长的 P-P 间距可为最短的 P-P 间距的两倍以上,屏气后窦性心律不齐即消失。

呼吸周期性窦性心律不齐的产生原理:①呼吸时肺泡受到刺激,通过神经反射,使交感神经与迷走神经张力发生周期性改变。吸气时肺循环或体循环(主动脉根部和颈动脉窦等)中的末梢感受器受刺激,而下视丘和延髓中的心脏-呼吸神经中枢波动,引起交感神经兴奋,使心率加快;呼气时迷走神经兴奋,使心率减慢。②呼吸中枢本身周期性地传出激动,通过神经作用,使窦房结的自律性强度呈周期性增减。

(2)非呼吸周期性窦性心律不齐:P-P间距长短与呼吸周期无关,屏气后窦性心律不齐并不消失。

(3)病理性呼吸性窦性心律不齐:见于潮式呼吸,于呼吸幅度增大时心率减慢,呼吸幅度减小时心率加快。

2.继发性窦性心律不齐

(1)室相性窦性心律不齐:多见于二度、高度或完全性房室传导阻滞时,也可见于某些室性期前收缩或交界早中。含有QRS波的两个窦性P波之间的时距短于两个不含有QRS波的窦性P波之间的时距。产生原理:①心室的机械性收缩使窦房结的血供增加,窦房结自律性增强,频率加快,P-P时距缩短。②心室收缩使心房内压力升高,通过明氏反射抑制迷走神经,增强了窦房结的自律性,使P-P时距缩短。③心室收缩牵动窦房结,使其自律性增强。④当窦性激动被阻滞时,心室血液充盈增多,窦房结动脉压减低,血供减少,则窦房结自律性减低,P-P时距延长。

(2)窦性节律重整或抑制后窦性心律不齐:在某些室上性期前收缩或伴有逆P的室性期前收缩后,最初数个窦P的节律不齐,大多先慢后快,期前收缩后的第一、第二个窦性P-P间距较期前收缩前的窦性P-P间距为长。这是因为期前收缩逆行激动了窦房结,引起了窦房结的节律顺延,并对窦房结产生了抑制作用,使其自律性暂时降低,以致期前收缩后的窦性P-P间距延长,以后又逐渐恢复为正常的窦性周期,这是一种抑制后起步现象。

(3)神经性窦性心律不齐:如压迫颈动脉窦或眼球后,或某些疾病导致颈动脉窦神经反射而产生的窦性心律不齐。

各种窦性心律不齐的程度可以较为明显,P-P时间的差别一般不超过一个最短的P-P时间的1倍,但少数可超过1~2倍。此时需与窦性停搏及二度窦房传导阻滞相鉴别。

## 四、游走性起搏点

窦性起搏点可以从窦房结的上部移到窦房结的下部(尾部),或者从窦房结移到房室交界区,起搏点的这种位移现象,称为"游走性起搏点"。

### (一)游走性起搏点的原因

(1)迷走神经兴奋和各种拟迷走神经药物均可使起搏点移位。这种拟迷走神经作用在窦房结和房室交界区的细胞中比在心肌传导纤维中更明显,所以心房传导径路可能是异位起搏点出现的部位。尽管两侧迷走神经都支配窦房结和房室交界区,但窦房结主要还是受右侧迷走神经支配,而房室交界区则主要受左侧迷走神经支配。刺激两侧迷走神经能引起心搏显著变慢,单独刺激左侧迷走神经,则易引起P-R间期恒定型(Ⅱ型)二度房室传导阻滞。

(2)随呼吸周期所引起的迷走神经紧张性变化,也可使起搏点发生规律性位移。在吸气时自律性纤维过度伸展,自律性增强。

(3)异位性期搏动(如窦房结周围的房性期前收缩)可暂时地抑制窦房结,形成游走性起搏点。

(4)在窦房传导阻滞时,潜在起搏点不定期地夺获了心房,并发放和传播可使窦房结除极化的冲动,即抑制了窦房结。

### (二)游走性起搏点的分类诊断

1.窦房结内的游走性节律

必须同时具备以下两条:①窦性P波:$P_{aVR}$倒置。②在同一导联中随着心率快(P-P间期短)、慢(P-P 间期长)的变化 P 波振幅由高变低,P-R 间期由长变短(但 P-R 间期必须＞0.12 s)。较高 P 波和长 P-R 间期见于起自窦房结头部较快的激动;较低 P 波和短 P-R 间期见于起自窦房结尾部的激动。

  2.自窦房结到房室交界区的游走性节律

  诊断条件。①必备条件:在同一导联中,随着心率快慢的变化,P 波大小、形态及方向逐渐发生变化,从窦性 P 波($P_{aVR}$ 倒置,$P_{II}$ 直立)逐渐演变成房室交界性 P 波($P_{aVR}$ 直立,$P_{II}$ 倒置)。②P-R 间期由≥0.12 s 逐渐演变成＜0.12 s(图 3-4、图 3-5)。

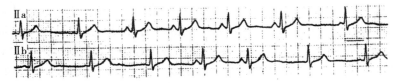

图 3-4  窦房结至房室交界区的游走节律

图中,Ⅱa 和 Ⅱb 是 Ⅱ 导联连续记录,Ⅱa 和 Ⅱb 两行中间部分的搏动 P 波高大,两端 P 波低小,所有 P 波后面均继以室上性 QRS 波。P-P 间距不等,由 0.80 s 至 1.12 s,P-P 间距长者 P 波低小,P-R 间期短(最短者 0.07 s);P-P 间距短者 P 波高大,P-R 间期长(最长者 0.14 s)。心电图诊断:窦房结至房室交界区的游走节律

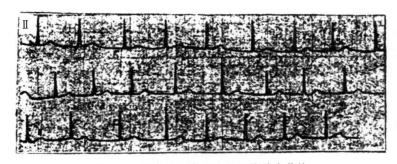

图 3-5  窦房结至房室交界区的游走节律

图为Ⅱ导联连续记录。P 波形态随着心率由快变慢而从直立(第 1 行的第 1 个 P 波,第 3 行倒数第 2 个 P 波)逐渐变成倒置(第 1 行第 2 个 P 波,第 3 行倒数第 1 个 P 波),P-R 间期由大于 0.12 s 逐渐变为小于 0.12 s

  因呼吸影响心脏位置,P 波的大小和方向在同一导联中可能有变化,但仅见于 Ⅱ、aVL、aVF 导联中,且 P-R 间期无变化。

## 五、窦性停搏

  窦房结在较长时间不能产生和发出激动,致使心房和心室未被激动而暂时停搏,称窦性停搏。

### (一)窦性停搏的心电图特征

  若心电图上出现一个长短不一的无窦 P 的长间歇,不是窦性周期的整数倍数,这种无窦 P 的长间歇被诊为短暂性或较久性窦性停搏。若全部心电图上均不见窦性 P 波,即诊为持久性或永久性窦性停搏。短暂性及较久性窦性停搏,可继发或不继发逸搏;持久性或永久性原发性窦性停搏,必然继发逸搏心律或过缓的逸搏心律,否则将导致全心停搏,心电图表现为等电位线。

  窦性停搏后的继发性心律:①交界性逸搏或逸搏心律,最常见(图 3-6)。②室性逸搏或逸搏心律。③房性逸搏或逸搏心律。④全心停搏(交界性停搏、室性停搏或房性停搏同时发生),可以是短暂的,也可以是永久性的。

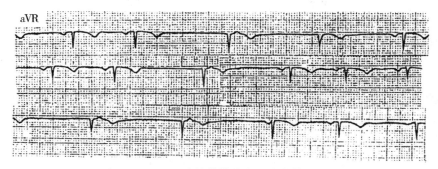

**图 3-6　窦性停搏伴交界性逸搏**

本图是 aVR 导联的连续记录。基本心律为窦性，$P_{aVR}$↓，P-R 间期 0.16 s，P-P 间距 0.92～1.20 s，为窦性心律不齐，平均窦性心动周期 1.01 s。第 1 行的第 2 个搏动(为窦性搏动)和第 5 个搏动(为窦性搏动)之间未见窦性 P 波，第 3 个搏动为交界性，R-P′间期 0.08 s。第 4 个搏动与第 3 个搏动的间距为 1.40 s，和第 3 个搏动至第 2 个搏动的间距相等，为交界性逸搏的固有周期。第 4 个(交界性)QRS 波之后的 0.08 s 本应有一个向上的逆 P，但却没有，是因为在逆 P 位置有一个窦 P 与交界性逆 P 共同形成房性融合波。由于自窦房结向下除极心房的向量和自房室交界区向上除极心房的向量基本相等，故房性融合波的振幅为 0。自第 2 个窦 P 至房性融合波的距离为 3.12 s，不是窦性搏动周期(1.01 s)的整数倍数，故 3.12 s 的长间歇为窦性停搏伴交界性逸搏。同理，自第 2 行的第 2 个搏动之前的窦性 P 波至第 4 个搏动之前的窦性 P 波的长 P-P 间距为 2.73 s，自第 2 行的最后一个搏动的窦 P 至第 3 行的第 3 个搏动(其 QRS 波为交界性，其前的 P 波为窦性)之前的窦 P 间距为 4.28 s，均不是窦性搏动周期的整数倍数，故为窦性停搏伴交界性逸搏。但由于存在窦性心律不齐，二度Ⅱ型窦房传导阻滞或高度窦房传导阻滞伴交界性逸搏的诊断不完全排除

### (二)窦性停搏的鉴别诊断

1.持久性或永久性窦性停搏须与下列心律失常鉴别

(1)明显的窦性心动过缓频率低于合并的房性逸搏心律或伴有室房传导的交界性或室性逸搏心律。若在同一次或其他次心电图上，窦性心动过缓的频率超过了逸搏心律的频率，呈现为单纯窦性心动过缓(或窦缓与逸搏心律形成干扰性脱节)，则有助于窦缓的诊断。

(2)完全性窦房传导阻滞。当其他次心电图上曾有二度窦房传导阻滞时，有利于完全性窦房传导阻滞的诊断。由于单凭体表心电图不能鉴别持久性窦性停搏和完全性窦房传导阻滞，故遇此情况，宁愿诊为窦性停搏。

(3)伴有室房传导的交界性逸搏心律逆 P 埋在 QRS 波中。此时，交界性激动的室房传导侵入窦房结，引起一系列的窦性节律顺延。当交界区内的起搏点发生转移，埋在 QRS 波中的逆行 P 波显露出来时，方可确诊。若采用食道内导联因逆 P 振幅增大，有助于诊断。

(4)窦室传导。因弥漫性完全性心房肌传导阻滞，窦性激动只能沿房内束下传至房室交界区及心室肌，形成 QRS 波，但不能激动丧失了兴奋性和传导性的心房肌，故 P 波缺如。有助于诊断窦室传导的要点是：高血钾，临床上有导致高血钾的病因；QRS 波宽大畸形；T 波尖耸如篷状。

(5)窦性心律伴心房肌电麻痹。如在心电图动态观察中，看到 P 波消失之前有波幅的逐渐减低(反映心房肌的兴奋性逐渐丧失)，却不伴有 P 波频率的逐渐减慢，或 P 波宽度逐渐增加(反映心房肌传导性逐渐减退)，则可诊为心房肌兴奋性丧失。此时 P 波缺如，但可有宽大畸形的室性逸搏心律或交界性逸搏心律伴室内差异传导。心房肌的电麻痹与窦室传导的区别是：前者宽大畸形的 QRS 波频率比窦 P 消失前的 P 波频率慢，是交界区以下部位的逸搏频率；而后者宽大

畸形的 QRS 波频率与窦 P 消失前的 P 波频率一致。

2.短暂性或较久性窦性停搏须与下列心律失常鉴别

(1)埋在 T 波中未下传的房性期前收缩。由于这种房性期前收缩的代偿间歇是不完全的，长间歇不是窦性周期的2倍而好像窦性停搏。

(2)明显的窦性心律不齐的慢相。窦性心律不齐的慢相 P-P 时间不是快相 P-P 时间的整倍数，而貌似窦性停搏，但快相与慢相之间的 P-P 时间长短不一，有渐慢与渐快的过渡阶段，有利于窦性心律不齐的诊断。

(3)二度Ⅰ型(文氏型)窦房传导阻滞。此时，长的 P-P 时间逐渐缩短，然后突然延长，P-P 时间呈周期性变化，可以借此与窦性停搏鉴别。

(4)二度Ⅱ型窦房传导阻滞。此时，无窦 P 的长间歇是窦性周期的整数倍，但若在窦性心律不齐基础上发生的二度Ⅱ型窦房传导阻滞，就很难与窦性停搏鉴别。

**(三)窦性停搏的病因**

原发性窦性停搏可见于：①冠心病、急性心肌梗死、心肌炎和心肌病等心肌损害时。②药物(如洋地黄、奎尼丁等)过量或中毒时。③迷走神经张力亢进的正常人也可发生短暂的窦性停搏。继发性窦性停搏只发生在各种快速心律失常(如期前收缩性房速、房扑、房颤及交界性心动过速等)突然停止后，是窦房结起搏点的自律性受到心动过速的超速抑制而发生的一种短暂的窦性停搏。

## 六、病态窦房结综合征

病态窦房结综合征又称窦房结功能障碍综合征，是由于窦房结及其周围组织的器质性病变造成起搏和传导功能异常，以致产生一系列心律失常和血流动力学障碍，从而造成心、肾、脑供血不足表现的一组综合征，严重者可发生阿-斯综合征或猝死。

病态窦房结综合征的病理改变，包括缺血、炎症、退行性变、纤维化、窦房结动脉闭塞等。病变范围除窦房结之外，尚可波及心房或房室交界区，如波及束支及浦氏纤维，称为"全传导系统缺陷"。病因包括冠心病(占 50%)、心肌病(占 15%)、心肌炎(占 5%)，其他还有风心病、克山病、家族性窦房结病、结缔组织病、代谢病、退行性变等，而原因不明者占 20%。

病态窦房结综合征的心电图表现如下。

**(一)主要的心电图表现**

窦房结功能衰竭：①明显的呈间歇性或持续性出现的、长时间的窦性心动过缓，窦性心律多数时间频率≤50 次/分钟；同时阿托品试验阳性(注射阿托品后窦性心律频率＜90 次/分钟)。②窦房传导阻滞。③窦性停搏(持续 2 s 以上)。

**(二)次要的心电图表现**

(1)在窦房结功能衰竭(表现为心率缓慢)的基础上发生短阵的快速的室上性心律失常如房性期前收缩(图 3-7)、房性心动过速、心房扑动、心房颤动及交界性心动过速等。发作终止时出现一较长时间的窦性停搏(≥2 s)，然后再恢复缓慢的窦性心律。此即所谓心动过速-心动过缓综合征(快-慢综合征)。快速房性心律失常的原因主要是心房肌本身病变所致。此外，心动过缓对心房肌的电生理产生了不良影响。

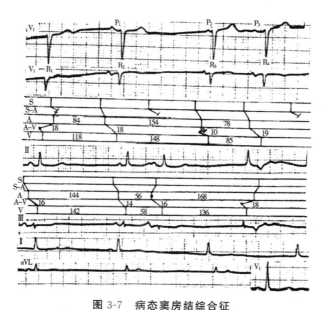

**图 3-7　病态窦房结综合征**

窦房结功能衰竭的基础上发生短阵的快速的室上性心律失常

（2）房室交界区功能障碍：由于窦房结功能衰竭，常出现异位被动心律-逸搏心律。这是对窦房结功能衰竭的代偿，对保持有效血液循环（即保障生命）有重要意义。逸搏的类型包括：①交界性逸搏心律（频率 40～60 次/分钟），最常见，反映交界区自律功能良好。②过缓的交界性逸搏心律（频率＜35 次/分或逸搏周期＞2 s），反映交界区自律功能减退，是"双结病变"的证据之一。③室性逸搏心律（频率为25～40 次/分钟）或过缓的室性逸搏心律（频率＜25 次/分钟），提示有交界区自律功能衰竭（交界性停搏），是"双结病变"的证据之二。除了过缓的交界性逸搏心律、交界性停搏（或室性逸搏心律）之外，亦可出现二度、三度房室传导阻滞。当窦房结功能衰竭合并房室结自律功能减退或丧失，或合并房室传导阻滞时，即称为"双结病变"。

（3）心室停搏：心电图表现为未见任何波形的等电位线（持续时间达 2 s 以上），是昏厥、阿-斯综合征和猝死的直接原因。全心停搏反映在"双结病变"基础上，出现房性和室性起搏点自律功能的暂时或持久丧失。

为了明确诊断，可进行电生理检查，测定窦房结恢复时间（正常值＜1 400 ms）和校正的窦房结恢复时间（正常值＜550 ms）。也可做 24 h 动态心电图检查，查明患者 24～48 小时内最快和最慢的心律，是否有短阵室上速或房颤，最重要的是查明 24～48 h 内最长的 R-R 间隔，若 R-R 间隔长达2.5～3.0 s，可确诊"病窦"。此外，在基层卫生单位可做阿托品试验（在青光眼患者中禁用，在前列腺肥大患者中慎用）。方法如下：1 mg 阿托品加入 20 mL 生理盐水内稀释后以中速静脉注射，在注射后 20 min 内心电图监测心率＜90 次/分钟判断为阳性，诊为病态窦房结综合征。该病患者应及时安装永久性人工起搏器治疗。

**（三）心房调搏测定窦房结功能**

**1.心内间接法测定窦房传导时间（SACT_I）**

心内间接法测定窦房传导时间可分心房单次刺激法测定窦房传导时间（SACT_P）和心房连续刺激法测定窦房传导时间（SACT_C）两种。心内心房连续刺激法测定窦房传导时间的方法如下：将电极导管经股静脉穿刺送入右心房内，导管远端贴近右心房上部的侧壁。每例先描记自然窦性心律至少 10 个心动周期,取 A-A(P-P)间期的平均值作为基础窦性心律的周期($A_1-A_1$)。然后用远端的 2 个电极,进行短暂、连续、低速率的双极心房起搏,起搏电压 3V。起搏频率较基础窦性频率高 5 次/分钟或 10 次/分钟,连续刺激 8~10 次以夺获心房,然后突然停止起搏,待心房恢复自然窦性心律。设起搏前的窦性 P 波为 $A_1$,最后一个起搏心房波为 $A_2$,恢复窦性心律的第一个心房波(P 波)为 $A_3$,其后顺次为 $A_4$、$A_5$……$A_2-A_3$ 间期为窦性恢复周期,则:①Strauss 法 $SACT_c=[(A_2-A_3)-(A_1-A_1)]\div2(ms)$;②Breithardt 法 $SACT_c=[(A_2-A_3)-(A_3-A_4)]\div2(ms)$。

有学者把从心内窦房结电图(SNE)上直接测量的窦房传导时间($SACT_d$)与心内间接法测定的窦房传导时间($SACT_I$)包括心房单次刺激法测定的 SACTP 和心房连续刺激法测定的 $SACT_c$ 进行对照,并分别以 $[(A_2-A_3)-(A_3-A_4)]\div2$ 和 $[(A_2-A_3)-(A_1-A_1)]\div2$ 计算,结果发现,以心内 SNE 测出的 $SACT_d$ 20 例均值为 69.1 ms±16.8 ms,短于 $SACT_I$。但各种间接法测定值与 $SACT_d$ 都有直线相关性,而以 $[(A_2-A_3)-(A_3-A_4)]\div2$ 比 $[(A_2-A_3)-(A_1-A_1)]\div2$ 所测值相关性更高,提示以 $A_3-A_4$ 代替 $A_1-A_1$ 计算为优,有利于排除期外刺激对窦房结抑制作用所造成的测定误差。

有学者经直接法从窦房结电图上测得 10 例非病窦患者的 $SACT_d$ 平均为 77.6 ms±6.1 ms,1 例病窦患者的 $SACT_d$ 为 199 ms。用心房连续起搏法测得 7 例非病窦患者的 $SACT_c$ 平均为 78.4 ms±10.1 ms;2 例病窦患者的 $SACT_c$ 分别为 242.5 ms 和 120 ms。这说明直接法测得的 $SACT_d$ 比间接法 $SACT_c$ 短。部分病例 $A_3-A_4$ 比 $A_1-A_1$ 长,甚至 $A_4-A_5$ 仍然稍长于 $A_1-A_1$,说明心内心房连续起搏法能抑制部分患者的窦房结自律性或延长 SACT,因而间接法的测值可能与实际的数值不同。一般说来,间接法测定的窦房传导时间比直接法测得的窦房传导时间长,但两者在统计学上无显著性差异。

2.食道心房调搏法测定窦房传导时间(SACT)

将 7F 双极起搏导管(电极间距 3 cm)自鼻腔插入食道,插入深度为 30~40 cm,以记录到最大振幅的双向心房波为准。

食道心房调搏法测定窦房传导时间分连续起搏法和心房单次刺激法 2 种。心房连续刺激法是连续起搏心房 8~10 次停止起搏,测定最后一次起搏脉冲信号(S)至下一个窦性激动 $A_3$(即 P 波)的间期。如此,$SACT_c=[(S-A_3)-(A_1-A_1)]\div2$ 或者 $SACT_c=[(S-A_3)-(A_3-A_4)]\div2$,其中,$A_1-A_1$ 为基本窦性心律。SACT 正常值<160 ms。SACT 与年龄有关,如文献报道,50 例 19~64 岁的正常人测得 SACT 为 113.3 ms±22.1 ms;52 例 65 岁以上老年人非病窦者测得 SACT 为 132.7 ms±25.1 ms。

经食道心房调搏测定窦房结功能的方法已逐渐成熟。鉴于经食道心房调搏与经右房内调搏法测定窦房结功能的结果对比无显著性差异,而前者属无创性检查、特异性强、重复性好、不良反应小,故认为食道心房调搏法是一种较实用的电生理学检查方法,适合于临床广泛应用。有学者为了确定经食道心房调搏测定 SACT 的可靠性,选择 8 例非病窦患者直接行右房内调搏,测得 $SACT_I$ 83.1 ms±23.7 ms;同时经食道心房调搏测得 SACT 100 ms±22.5 ms。可见经食道心房调搏测得的 SACT 较长,可能与房内传导时间有关。右房调搏时,脉冲刺激靠近窦房结,而经食道左房调搏时脉冲刺激远离窦房结,激动在心房内的传导顺序和时间各异,这或多或少会影响到 $S-A_3$ 的时距,因此,必然影响到 SACT 的测值。所以,不同测量方法的 SACT 正常值应该有所不同。一般而言,从 SNE 上直接测得的 $SACT_d$ 短于右房内调搏间接测得的 $SACT_I$,右房内

调搏测得的 $SACT_1$ 短于经食道内左房调搏测得的 SACT。正因为如此，经食道心房调搏的 SACT 正常值不能引起心内右房调搏的 $SACT_1$ 正常值。

3.食道心房调搏测定窦房结恢复时间(SNRT)

心房调搏拟订以高于窦性频率 10 次/分钟开始,每次递增 10 次/分钟,起搏至 130 次/分钟或 150 次/分钟,每次刺激 30～60 s,停止刺激时,计算最后一个起搏脉冲至第 1 个恢复的窦性 P 波(即 $A_3$)开始的间期 $(S\text{-}A_3)$,即为 SNRT。正常值 $<1\,500$ ms。SNRT 减去原来的窦性周期 $(A_1\text{-}A_1)$,即为校正的窦房结恢复时间(SNRTC),正常值 $<525$ ms。SNRT 与 $(A_1\text{-}A_1)$ 的比值称为窦房结恢复时间指数(SNRT I)。$SNRT\,I=SNRT/A_1A_1\times100\%$,正常值 $<150\%$。

4.食道心房调搏法测定窦房结有效不应期(SNERP)

应用电脑程控心脏电生理诊疗仪。基本起搏周期长度(PCL)从短于窦房结自身周期 100 ms 开始,每系列刺激由 10 个基本刺激 $(S_1)$ 及 1 个期前收缩刺激 $(S_2)$ 组成。期前收缩后的窦性 P 波为 $A_3$。$S_2\text{-}A_3$ 为窦性恢复周期。期前收缩刺激从短于基本 PCL 20 ms 开始,以 10 ms 为单位递减。当 $S_1\text{-}S_2>SNERP$ 时,因 $S_2$ 的窦房结抑制,$A_3$ 比预期的推迟出现,则 $S_2\text{-}A_3>A_3\text{-}A_4$。当 $S_1\text{-}S_2<SNERP$ 时,$S_2$ 不能重整窦房结,进入 SNERP 的 $S_2$ 呈完全性或不完全性插入,使 $S_2\text{-}A_3$ 间期突然缩短,此时最长的 $S_2\text{-}A_3$ 间期为 SNERP,正常值 $\leq600$ ms。在联合应用普萘洛尔及阿托品阻滞自主神经后,SNERP 缩短,对于严重窦性心律不齐者,可考虑在自主神经联合阻滞下进行 SNERP 测定。窦房传导阻滞、窦性静止是造成恢复周期 $(S_2\text{-}A_3)$ 紊乱的原因之一,此时 SNERP 无法检测。

测定 SNERP 的适应证:主要是心律规则的可疑病窦患者及原因不明持续而显著的窦缓(小于 50 次/分钟)患者。刺激迷走神经后,窦性周期延长,但 SNERP 与迷走神经刺激前的差异不显著,表明单纯的窦缓患者不会造成 SNERP 延长。

与食道心房调搏法测定 SNERP 相似,经食道左房起搏时,不引起 $A_2$ 的最长 $S_1\text{-}S_2$ 间期,即为心房有效不应期(AERP)。

5.自主神经联合阻滞及固有心率的测定

实测固有心率 $(IHR_0)$:在静脉注射普萘洛尔 5 mg、阿托品 2 mg 后取联合用药 5～10 min 内最快的窦性心律频率即为 $IHR_0$。$IHR_0$ 与年龄有关,随年龄增长而减慢。其预计值 $(IHR_P)$ 按 Jose 公式计算:$IHR_P=118.1-(0.57\times年龄)$。45 岁以上者正常范围 $\pm18\%$,45 岁以下者正常范围 $\pm14\%$。如 $IHR_0\leq IHR_P$ 的最低值提示窦房结功能不良。

药物阻滞前安静心率(RHR)和药物阻滞后固有心率(IHR)的比值,对了解自主神经张力有一定价值。有报告显示,155 例正常人 IHR 均大于 RHR,提示安静时正常人的迷走神经占优势。而 51 例病窦患者 33% IHR<RHR,提示约 1/3 的病窦患者表现为代偿性交感神经亢进,在休息状态下依赖儿茶酚胺的过度释放维持起码的心率和心排血量。

有学者通过各种窦房结功能试验将病窦分为三型:①固有自律性低下型,表现为 SNRT 延长,SACT 正常。②窦房传导阻滞型,表现为 SACT 延长,SNRT 正常或延长。③迷走神经高敏型,SNRT 可变,SACT 延长,药物阻滞后恢复正常。

有的学者认为,一部分病窦患者可能就是由于原发性自主神经功能不全引起。电生理研究证明,有的单纯窦缓患者,自主神经药物阻滞前 SNRT 和 SACT 均正常,阻滞后明显延长,$SNRT>1\,500$ ms,$SACT>150$ ms,$IHR_0$ 为 60 次/分钟,明显低于预计值,符合病窦的电生理诊断标准。这种窦缓患者,可能原有窦房结功能不全,而平时被代偿性交感神经兴奋所掩盖,休息状态下借助儿茶酚胺的过度释放维持起码心率和心排血量,药物去神经作用后,则暴露出窦房结功能低下。

**(四)窦房结电图**

1977 年 Cramer 等于兔离体右心房标本同步记录窦房结自律细胞内的跨膜动作电位(TAP)和细胞外窦房结电图,发现细胞外记录导联在 A 波前存在 1 个与 TAP 起点一致的低频、低振幅波,考虑是窦房结电位。经快钠通道阻滞剂 TTX 灌注前后观察证实,在离体实验条件下可记录到细胞外窦房结电图(sinus node electrogram,SNE)。该 SNE 由 2 个斜坡组成:第 1 个斜坡被命名为舒张期斜坡(diastolic slope,DS),与窦房结细胞动作电位的(4)相一致,是窦房结细胞自动除极形成;第 2 个斜坡被称为陡升斜坡(upstroke slope,US),与窦房结细胞的动作电位(O)相一致,由窦房结细胞除极形成。后来在犬的心表记录到与离体兔右房标本细胞外 SNE 相似的图形,谓心表 SNE。后经观察,从心内膜记录的窦房结电图与从心外膜记录到的图形特征一致,称心内 SNE。1986 年郑昶等经食道测定窦房结电图的研究获得成功。这样,使 SNE 的记录方法发展到三种:心表法、心内法和食道法。

1.窦房结电图的特征

窦房结电图是描记窦房结电位的工具,从窦房结电图上记录到的窦房结电活动称窦房结电位。窦房结电图的特征是在于体表心电图和/或心房内电图同步记录时,在 T 波或 U 波后的等电位线之后,心房内电图的 A 波(或体表心电图的 P 波)之前低振幅缓慢上升的斜坡,其后部与高大而陡峭多向的 A 波融合(图 3-8)。

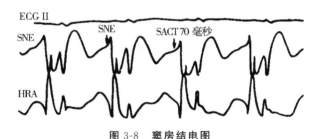

图 3-8　窦房结电图

2.窦房结电图的记录方法

(1)心内记录法:一般经右股静脉经皮穿刺插入一条 6 号 4 极导管,导管上的电极间距1 cm,在 X 线荧光屏监视下插到上腔静脉与右心房连接处的外侧壁,相当于窦房结的部位,调整导管直到A 波前面出现平坦上斜的窦房结电位。电极导管远端的 2 个电极作为双极导管记录 SNE,近端的2 个电极记录右心房高位或中位的心房内电图。

(2)心表记录法:用于心脏手术时确定窦房结的精确位置,以防止损伤窦房结。①双极记录法:用一个包含 3 对电极的探头,每对电极的距离分别为 6 mm、7 mm、8 mm。将一横列3 个电极端置于临近界沟的窦房结预计部位,另外 3 个电极置于右心房的心外膜面。②单极记录法:用记录希氏束电图的探查电极,共有 3 个电极端,呈三角形排列,各电极相隔1 mm。记录单极 SNE 只用其中的一个电极端,置于预计窦房结区域,但需另外配 1 个无关电极,置于靠近上腔静脉和主动脉的心包上。探头的另外 2 个电极构成一对双极电极,在窦房结附近记录高位右房电图。

(3)食道内记录法:用7F 四极电极导管经鼻腔进入食道,远端第 1 极定位于左房中部,以食道电极上的心房波正负双向为准。然后将电极与前置放大仪相连,用双极记录,适当调整电极位置,直到记录到理想的窦房结电位。

由于窦房结电位很小,且在记录过程中存在噪声干扰,因此,必须经过前置放大仪和滤波器等技术处理,才能在记录仪上显示出较清晰的窦房结电位。

3.窦房结电图的临床应用

(1)了解窦房结功能:窦房结功能失常分为起搏异常和传导异常两种。在常规心电图上,窦性停搏和三度窦房传导阻滞不能鉴别。一度窦房传导阻滞一般也无法诊断,但通过 SNE 可以做出鉴别和诊断。在 SNE 上窦性停搏时窦房结电位不复存在。一度窦房传导阻滞时,窦房传导时间(SACT)显著延长,窦房结电位呈半圆形;在二度Ⅰ型窦房传导阻滞时,SACT 逐渐延长,直至窦房结电位后无A波;二度Ⅱ型窦房传导阻滞时,未阻滞的 SACT 正常,阻滞发生时窦房结电位后有心房漏搏现象。三度窦房传导阻滞时,窦房结的激动均不能下传,窦房结电位后均无相关心房波(A 波)。但是在窦性周期短的患者,窦房结电位可能与 U 波重叠,甚至 U 波与 A 波重叠,使窦房结电位不能显示。在显著窦性心律不齐时,每次心搏的窦房结电位形态和时限各异,可影响 SACT 测量的精确度,这些都是 SNE 的局限性。在体表心电图上 P 波频率35 次/分钟的患者,可能是起搏功能低下的严重窦性心动过缓,也可能是 2∶1 窦房传导阻滞引起的"假"窦性心动过缓,这种情况只能借助 SNE 才能鉴别。窦性心动过缓时,在 SNE 上窦房结电位后均有 A 波;而在 2∶1 窦房传导阻滞时,SNE 上窦房结电位与其后的 A 波比例为 2∶1。在病窦与非病窦患者之间直接测得的 SACT 有一定的重叠,反映了一部分病窦患者主要是起搏功能障碍,其传导功能是正常的。

窦房传导时间(SACT):从 SNE 上直接测定窦房传导时间($SACT_d$)是从窦房结电位起点到心房激动起点的时间。非病窦患者的窦房传导时间一般在 $70\sim110$ ms,而病窦患者一般超过120 ms。虽然 SACT 可用心房调搏或食管(心房)调搏法进行间接推算,但其方法是假定 S-A 和 A-S 传导时间相等为前提条件的,而事实上并非如此。根据窦房结电图的研究,直接测定与间接推算的 SACT 两者的相关系数为0.78~0.88。在间接推算法中,持续起搏法优于期前刺激法。前者的相关系数大于后者。实验证明,用程序刺激仪行期前刺激($A_2$)可使窦性节律受到抑制,表现为期前收缩后的窦性周期长于期前收缩前的窦性周期,即 $A_3-A_4 > A_1-A_1$ 以及 $A_3$ 后延。由于间接测定的 $SACT=1/2(A_2A_3-A_1A_1)$,因 $A_2A_3$ 延长,使得 SACT 也变长,而实际的窦房传导未必延迟。

房窦传导时间(ASCT)的测量:显性房窦传导时,可以从 SNE 上直接测量窦房结电位的持续时间,从心房激动波的起点至窦房结超射斜坡起点的距离;在无显性房窦传导时,$ASCT = A_2A_3 - A_1A_1 - SACT_d$。

(2)研究和诊断窦性及窦房连接处性心律失常:通过对窦房传入阻滞者做 SNE 检查,发现有的 SACT 是正常的,这说明有传入阻滞者,外出传导可以正常,这为窦性并行心律的存在提供了直接证据。窦房结内阻滞的表现是在心房静止时,SNE 上的窦性周期进行性缩短,直至突然延长,突然延长的周期短于其前周期的 2 倍。

(3)研究和诊断自律性房性异位心律:有学者用心内记录 SNE 的方法将导管置于冠状窦口(冠状窦电图),在每一个 A 波之前可记录到心房异位灶的除极电位,为一舒张期斜坡,对于确定心房异位起搏点的位置和异-房传导时间等提供了临床资料。

(4)研究药物对窦房结功能的影响:当给患者静脉注射地高辛 0.75 mg,45 min 之后直接和间接测定的 SACT 均延长。

(5)防止心脏手术时损伤窦房结:心表法记录 SNE 可以辨明窦房结的确切位置,防止手术损伤窦房结。

(赵君君)

# 第二节　心房扑动的心电图检查

## 一、历史与定义

1887 年,苏格兰著名生理学家 Mac William 在动物模型发现:电刺激心房后,心房壁呈现一种快速规律的收缩活动,当时称为"房扑"。1911 年,爱丁堡医师 Jolly 和 Ritchie 首次描述了房扑的心电图表现。1912 年,著名电生理学家 Tomas Lewis 描述了 16 例房扑的心电图特点,认为房扑是一种奇怪的并不少见的心律失常。

房扑是一种心房肌连续不断快速除极和复极的快速规律的房性心律失常。未经治疗时,心房率范围 240～340 次/分钟,房扑通常表现为 2:1 房室传导,导致心室率为 120～160 次/分钟(大多为150 次/分)。常为阵发性,少数病例可持续数年,甚至引起致心律失常型心肌病,导致心脏扩大,心力衰竭。患者的症状及其严重程度不仅取决于心室率的快慢,也取决于心脏本身的病变程度。

## 二、流行病学与病因

有关房扑的流行病学研究发现,约有 60% 的房扑患者第一次发作都有某种特定的诱发因素,如外科手术、肺炎或急性心肌梗死等。其余患者房扑的发生与慢性疾病有关,如心力衰竭、高血压和慢性肺部疾病,只有 1.7% 的患者没有器质性心脏病或诱发因素。MESA(Marshfield Epidemiologic Study Area)研究显示,房扑的总发病率是 0.088%,其中 58% 的患者也伴有房颤。房扑的发病率随年龄增大而明显增高,从 50 岁的 5/100 000 增加到 80 岁的 587/100 000。房扑患者男性是女性的2.5 倍。

房扑多见于有器质性心脏病的患者,最常伴发的疾病是冠状动脉硬化性心脏病(冠心病)、风湿性心脏病、心肌病、高血压等,房扑还见于心力衰竭、慢性肺病、脑卒中、心包疾病、先天性心脏病、房颤转复过程中(服用钠通道阻滞剂)、预激综合征、开胸心脏手术(瘢痕性房扑)等。房扑也与某些中毒或代谢异常有关,如酒精中毒和甲状腺功能亢进也可出现短暂性房扑。目前的研究显示房颤可能也存在遗传基因因素,但不像肥厚型心肌病等表现得那么明显。

## 三、电生理机制与解剖基础

房扑自 1911 年首次被 Jolly 等发现以来,关于它的电生理机制便受到电生理学家的广泛关注。随后的 50 年里,通过动物模型和临床研究,学者们认为房扑可能的机制有折返激动和局灶性自律性增高。目前更多的实验与临床证据表明房内折返是房扑发生的主要机制。自 20 世纪60 年代后,随着心内电生理研究的发展,特别是通过心房激动标测、起搏拖带技术以及局部心房电位的分析,对房扑的发生机制的认识取得了重大突破。1966 年 Rytand 用食管电极和右心房内电极对房扑患者进行标测,并结合心电图分析,提出了心房折返激动的运行方向,在左心房为尾头方向,在右心房为头尾方向。1970 年,Puech 等通过导管标测研究提出了扑动的整个周期只在右心房内进行,为右心房内折返所致。1977 年,Waldo 等发现用心房快速起搏可终止扑动,并首次观察到短暂拖带现象。随着心内标测和导管消融技术的发展,目前已明确,房扑的电生理

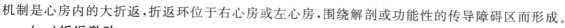

机制是心房内的大折返,折返环位于右心房或左心房,围绕解剖或功能性的传导障碍区而形成。

**(一)折返激动**

折返激动是快速心律失常的主要机制。折返激动有两个类型:大折返和微折返。

大折返又称为解剖折返。它的特点如下。①激动环绕着心脏结构上某一解剖障碍进行,如大血管开口或房室瓣环等,因此折返途径固定。②传导途径中有一单向阻滞区(缓慢传导区)。心内电图发现,程序起搏诱发出心动过速后,前期收缩的联律间期与心动过速的第一个周期成反比,即联律间期越短,第一个周期也就越长,说明激动形成折返需要在部分组织中有传导延迟或单向阻滞,使期前收缩激动传导缓慢,有足够时间等待其他部分不应期的恢复,使激动得以折返传导。③折返环的头端与尾端间存在可应激间隙。④由于存在可应激间隙,期前收缩刺激可能通过间隙进入折返环径,改变组织电生理性能,拖带至终止激动折返。

微折返是功能折返,它的特点如下。①折返环的部位和大小都不固定,时刻变化,环径的长度决定于环组织的电生理性质。②组织不应期决定折返激动波长,不应期愈短,波长愈短,折返就愈快。③环的首尾之间没有可应激间隙,因此期前收缩刺激难于侵入折返环径,也就不能终止折返。

现认为常见的典型房扑机制是心房内大折返和微折返综合的结果。

**(二)解剖基础**

右心房和左心房存在许多生理性解剖障碍,如二尖瓣环、三尖瓣环,冠状静脉窦口,肺静脉和上、下腔静脉入口及其他部位,如界嵴和欧氏嵴等,心脏手术后的切口瘢痕形成的病理性解剖障碍以及心房肌纤维的退行性改变等都可作为折返形成的基础,这种折返环一般较大,有相对恒定的折返路径,心动过速的频率取决于折返环的长短及冲动的传导速度。如果该组织不应期比冲动的循环运动周期短,在折返环路上存在可激动间隙,程序刺激可进入此间隙干扰折返运动的进行而使房扑终止。

通过起搏拖带、标测等电生理技术的应用,认识比较清楚的房扑是右心房内围绕三尖瓣环逆时针或顺时针方向的大折返。引发折返的关键基质为缓慢传导区域,一般位于右心房的下腔静脉口至三尖瓣环之间的峡部(cavo-tricuspid isthmus,CTI),故越来越普遍地被称为峡部依赖性房扑或典型房扑。峡部依赖性房扑也可出现双环或低环折返。双环折返型房扑是指两种房扑同时共用典型房扑的折返路径的一部分。低环折返是指折返环通过界嵴绕下腔静脉折返。但这种房扑仍然依赖于 CTI 的传导,因此消融峡部有效。Waldo 认为,稳定的房扑必须有一定长度的阻滞线,阻滞线通常位于界嵴处,平均长度为(24±4)mm。三尖瓣环是心房激动向前传导的阻滞线(即折返环的前缘),终末嵴和欧氏嵴是心房激动向后的阻滞线(即折返环的后缘)。

而其他折返环不经过“峡部”的房扑,统称为“非峡部依赖性房扑”。折返环可围绕右心房内的瘢痕组织、房间隔膜部、手术切口或位于左心房,体表心电图绝大多数为非典型房扑的特点。另外,还有折返环在低位右心房、高位右心房、右心房游离壁,以及与二尖瓣环、肺静脉、冠状静脉窦有关的房扑,一少部分房扑在右心房内存在两个折返环,或在右心房与左心房同时存在独立的折返环。

不仅是具体的解剖结构可以形成激动传导障碍,而心房肌的病变、肌束的厚薄不一等都是造成激动传导缓慢或不均匀的条件。房扑的形成并非必须有异常的解剖折返环,围绕功能性传导障碍区也能够形成的折返,称为主导环机制。其折返路径往往不固定,其心动周期取决于组织不应期。此种折返环内无可激动间隙,程序刺激不能干扰折返形成,这种机制的房扑属于不典型房扑。

## 四、分型

不同的研究者在不同的时期提出了各种不同的房扑分型方法。1979 年,Wells 提出将房扑分为Ⅰ型和Ⅱ型,Ⅰ型房扑的特征是扑动波的频率为240～340次/分钟,可被快速心房起搏终止,包括典型房扑和心脏手术后的瘢痕性房扑;Ⅱ型房扑的扑动波频率为340～430次/分钟,快速心房起搏不能终止。1997年,Olgin将房扑分为典型房扑(typical AFL,图3-9、图3-10)、非典型房扑(atypical AFL)和手术切口型房扑(图3-11)。2001年,Scheinman在22届NASPE会议上提出,根据房扑的发生机制和部位可以将房扑分为峡部依赖性房扑、非峡部依赖性房扑和左心房房扑。峡部依赖性房扑又可分为双环房扑、低环房扑(图3-12)。因为这类房扑的折返路径都要经过三尖瓣环和下腔静脉口之间的峡部(CTI),所以这类房扑称为峡部依赖型房扑,行常规峡部的线性射频消融可治愈此类房扑。非峡部依赖性房扑又可分为上环、瘢痕性和界嵴性房扑;左心房房扑又可分为瘢痕性、肺静脉、二尖瓣环和卵圆窝房扑等。

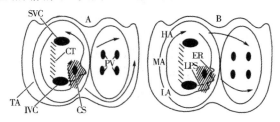

**图3-9　逆钟向和顺钟向折返性心房扑动示意图**

A:心房扑动(房扑)时心房激动环绕三尖瓣环呈逆钟向折返运动,折返径路的前缘是三尖瓣环(TA),后缘是界嵴(CT)和欧式嵴(ER),左心房是被动地被激动,并不参与折返。B:与A图相似,只是房扑时心房激动呈顺钟向折返运动。SVC代表上腔静脉,IVC代表下腔静脉,CS代表冠状静脉窦,CT代表界嵴,PV代表肺静脉,HA代表高位右心房,MA代表中位右心房,LA代表低位右心房,LPS代表低位后间隔,斜线区代表慢传导区

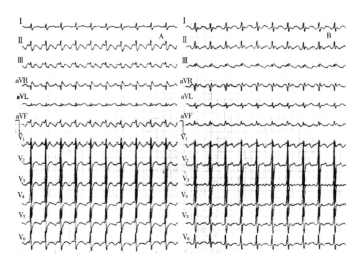

**图3-10　典型心房扑动1例**

患者女性,52岁,因阵发性心悸4年,加重3周于2005年2月2日入院。超声心动图检查发现有先天性心脏病,室间隔缺损(嵴内型5 mm),入院后行电生理检查,诊为峡部依赖性房扑,行射频消融成功。A.为入院后于2月6日发作时的心电图,为典型的逆钟向房扑,Ⅱ、Ⅲ、aVF导联上AFL波倒置,呈锯齿状,AFL波之间无等电位线。AFL波的频率为284次/分钟,2:1房室传导,心室率142次/分钟。V1导联上P波直立,AFL波之间有等电位线。B.是同一患者,为2月8日发作时的心电图。图中可见AFL的形态与图A完全不同,Ⅱ、Ⅲ、aVF导联AFL波直立,AFL波的上升支平缓,下降支陡直,V1导联上AFL波倒置,提示顺钟向折返型房扑,AFL波的频率为260次/分钟,仍为2:1房室传导,心室率为130次/分钟,与图A中逆钟向折返型房扑相似

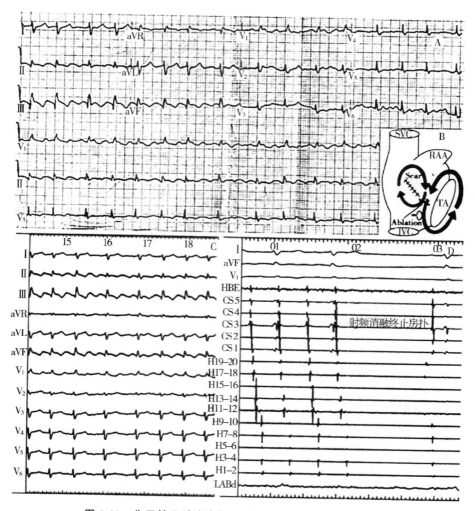

**图 3-11 先天性心脏病房间隔缺损修补术后心房扑动 1 例**

患者女性,45 岁,因先天性心脏病、房间隔缺损于 1977 年 11 月行外科修补术,2002 年行三尖瓣下移畸形成形术,术后 1 年出现间歇性心悸,入院前半年复发房扑后持续,故于 2007 年 11 月来我院复诊,经电生理检查和射频消融证实患者为"双环"房扑。图 A 为患者临床发生房扑的 12 导心电图,Ⅱ、Ⅲ、aVF 导联上 AFL 波倒置,V₁ 导联上 AFL 波直立,因与 T 波融为一体,不易辨认。图 B 为图 A 房扑的机制示意图,房扑时心房激动,一方面环绕三尖瓣环呈逆钟向折返,另一方面又环绕右心房外侧壁上的手术切口的瘢痕呈顺钟向折返,形成一个"8"字形的"双环"折返性房扑。图 A、图 B 来自同一患者,患者入院后行电生理检查,经常规电生理标测和 Carto 三维标测证实,患者的房扑是环绕三尖瓣环和心房外侧壁上手术瘢痕的双环折返性房扑。图 C 是房扑时的体表心电图,AFL 波形态与临床上记录的心电图相同,图 D 是房扑时的心内电图,激动顺序符合经三尖瓣环逆钟向折返性房扑,同时经 Carto 三维标测证实,房扑同时环绕右心房外侧壁手术瘢痕折返,在手术瘢痕和三尖瓣环之间行线性消融终止房扑。SVC 代表上腔静脉,IVC 代表下腔静脉,Scar 代表手术切口瘢痕,RAA 代表右心耳,TA 代表三尖瓣环,Ablation 代表射频消融线

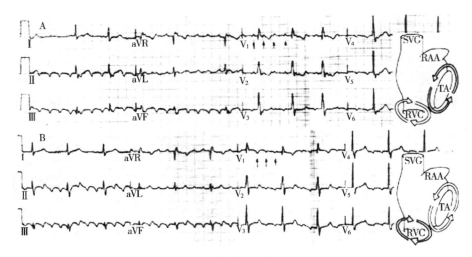

**图 3-12　低环心房扑动 1 例**

患者女性,57 岁。因反复心悸、胸闷 1 年,加重 1 d 入院。入院后查胸片、超声心动图正常。心电图特征:图 A 为 P 波消失,代以规则的 AFL 波。Ⅱ、Ⅲ、aVF 导联上 AFL 波向下,AFL 波之间无等电位线。V₁ 导联上 AFL 波向上,可见等电位线,AFL 波频率 206 次/分钟。呈 3∶1 或 5∶1 房室传导。图 B 为同一患者在另一天发生的心悸时描记的心电图。Ⅱ、Ⅲ、aVF 导联上 AFL 波的形态与图 A 相似,频率相同,但 V₁ 导联上 AFL 波负向。图 A 的 AFL 波形态符合呈逆钟向绕三尖瓣环折返的典型房扑。图 B 为Ⅱ、Ⅲ、aVF 导联的 AFL 波形态亦符合典型房扑,但 V₁ 导联呈负向,说明是不同于图 A 的非典型房扑。经心内电生理检查和射频消融证实,患者是一个双环折返的房扑。一个折返环绕三尖瓣环呈逆钟向折返。另一个折返是绕下腔静脉呈顺钟向折返(从心脏底部看),AFL 波的形态变化取决于这两个折返环折返的速度。如以第一种折返为主则表现为典型房扑;如以第二种折返为主,则表现为不典型房扑

临床上常采用典型和非典型房扑的分类方法。根据折返环方向不同可将典型房扑分为"逆钟向折返型房扑"和"顺钟向折返型房扑",心房激动标测显示这两种房扑是按同一解剖环路发生折返,但激动方向相反,其中逆钟向折返型房扑最常见,称为常见型房扑(common AFL),顺钟向折返型房扑较少见,故又称为少见型房扑(uncommon AFL)。典型房扑的折返环的前缘为三尖瓣环,后缘为终末嵴、下腔静脉、欧氏嵴、冠状静脉窦和卵圆窝。逆钟向折返的心房激动顺序为:沿三尖瓣环的间隔部向上至终末嵴→沿右心房前侧壁呈头→脚方向至瓣环侧壁→最后通过由下腔静脉口和三尖瓣环之间的峡部。顺钟向折返型房扑的心房激动顺序与逆钟向折返型房扑的折返方向相反:从峡部开始沿右心房前侧壁呈脚-头方向传导→终末嵴→间隔部→峡部。由于折返环都经过由下腔静脉口和三尖瓣环之间的峡部,因此典型房扑又称"峡部依赖性房扑"。而其他折返环不经过峡部的房扑,统称为"非峡部依赖性房扑"。

不典型房扑包括非峡部依赖性房扑、与右心房手术瘢痕相关的房扑、环绕肺静脉折返或消融后出现的房扑、环绕修补术后补片的房间隔折返的房扑(间隔性房扑)等。

由于不典型房扑的折返环位置不固定,各导联 AFL 波的方向和形态一般无规律可循,但间隔性房扑的心电图有其特殊性。间隔性房扑的折返环围绕间隔部的卵圆窝,由于心房除极方向与额面电轴垂直,体表心电图上的肢体导联均没有明显的扑动波,几乎成为等电位线,而胸前导联特别是 V₁ 导联可见振幅较小的扑动波,存在等电位线,类似 P′波(图 3-13)。

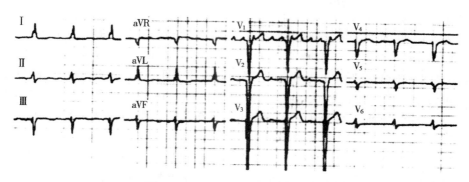

**图 3-13　左侧房间隔心房扑动 1 例**

Ⅱ、Ⅲ、aVF 导联上 AFL 波均不很清楚，V₁，V₂ 胸前导联上 AFL 波正向，AFL 波之间有等电位线，经电生理
证实为左心房间隔部的房扑，在右下肺静脉和二尖瓣环之间行线性消融，终止房扑

　　另外，还有一种不典型房扑，AFL 波的形态不完全一致，频率不完全规则，常超过 350 次/分钟，
但心电图表现仍以扑动为主，部分时间表现为房颤，习惯上称为不纯性房扑（图 3-14）。

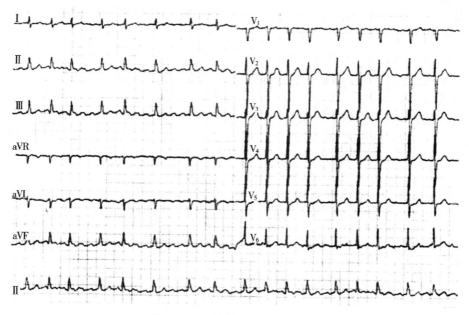

**图 3-14　不纯性心房扑动 1 例**

　　患者，男，45 岁，因发作性心悸二年入院，经检查诊断为风湿性心脏病，二尖瓣狭窄并关闭不
全，心房扑动。心电图上可见Ⅱ、Ⅲ、aVL 和 aVF 导联上 AFL 波形态不十分规则，但又不像
房颤那样完全不规则，频率约为 330 次/分钟，心室率不规整

## 五、心电图特征

　　房扑时心房搏动规则，在心电图上没有典型的 P 波，而代之以房扑波（AFL）。AFL 波
是一种形态、方向及大小完全相同，连续形成一种近似锯齿样的扑动波，波与波之间的间隔
极为匀齐，相差不超过 0.02 s（往往不超过 0.01 s）。这几项是区别房扑与房颤的重要特点。
典型的 AFL 波形态在Ⅱ、Ⅲ、aVF 导联上呈负向波，下降支平缓，上升支陡直，在 AFL 波之间无等电位线,在 V₁ 导联上 AFL 波直立,可见等电位线。AFL 波多在 Ⅱ、Ⅲ、aVF 导联(下壁导联)中清晰可见,而在其他导联中往往不甚清晰,特别是在 Ⅰ 导联中最不明显,有时根本看不到 AFL 波的存在,若只做单个导联的记录常易于被忽视。因此当阅读心电图时,AFL 波如不清楚,必须记录十二导联心电图。凡在 Ⅱ、Ⅲ、aVF 导联中有这种典型的 AFL 波,即使是在其他导联中难以辨认,也应判断其为房扑。在未经药物治疗的房扑,AFL 波的频率在240～430 次/分钟。房扑波不清,可通过延缓房室传导以除去 QSR 波的干扰而明确房扑的诊断。

典型房扑的 AFL 波频率在240～340 次/分钟。包括"常见型房扑"和"少见型房扑"。

常见型房扑特点:①心房激动呈锯齿样扑动波。②下壁导联基线消失且扑动波呈负相,即锐角尖端向下。③扑动波在 V₁ 导联呈正相,V₆ 导联呈负相。

少见型房扑的特点:①下壁导联为正相带切迹的扑动波,较圆钝或呈波浪样,凸面向上;②在 V₁ 导联呈负相,V₆ 导联呈正相。

体表心电图对于房扑的诊断很有价值,目前仍是诊断房扑的主要手段,但也有局限性。其敏感性和特异性较食管心电图低。

房室传导比例:未经药物治疗的房扑患者,其 AFL 波向心室的传导比例很少变动,因而其心率往往十分规律。多数未经治疗的房扑,房室传导比例多为 2:1,心室率约等于 150 次/分钟。因而窄 QRS 波的快速心律,心室率规则达 150 次/分钟,即使不能查见明确的 AFL 波,也应该考虑房扑的可能性。通过增强迷走神经张力(按压颈动脉窦),降低房室传导的比例,若能暴露 AFL 波就有助于鉴别诊断。

房室传导比例多呈双数(2:1 或 4:1)(图3-15),也有较简单的单数比例(3:1),其他更不规则的比例(5:3、8:3 等)并不常见。房扑的房室传导比例呈双数的原理,可以用房室结内存在上、下两层水平不一致的传导来解释。如房室结上层为 2:1 传导,下层为 3:2 文氏传导,结果房室传导为 3:1,在心电图上表现为有规律的不等比例的下传。

成人中很少见到 1:1 房室下传的房扑。在预激综合征合并房扑时,心房激动可以从旁路 1:1 下传到心室,形成极为快速、宽大的 QRS 波的心律,与室性心动过速或心室扑动鉴别困难(图3-16),但是临床上很少见,房扑常转变为房颤伴快速心室率合并预激综合征。这种情况需要按急症处理,用药物或直流电终止发作,以免因心室率过快而出现不稳定的血流动力学改变。若 AFL 波心率低于 200 次/分钟,且兼有 1:1 传导,便不容易与阵发性室上性心动过速鉴别。

房室传导比例若低至 5:1、6:1 或更低,而又能排除药物(如洋地黄制剂、β-受体阻滞剂)的影响,便应考虑是否存在房室传导阻滞,而不属于生理现象。抗心律失常药物常使规则的房室传导比例发生改变,如服用奎尼丁转复心律的过程中,AFL 波频率可能降低,假设 AFL 波由 250 次/分钟下降至 220 次/分钟。由于 AFL 波频率降低,原来的 3:1 可能转为 2:1 下传,心室率便会加快,心室率可由原来的 83 次/分钟提高到 110 次/分钟。这种情况可能使心功能处于衰竭边缘的患者陷入急性心力衰竭。若事先用适量的洋地黄制剂或 β 受体阻滞剂,便可能使房室传导比例降低而不至于加快心室率。有的患者应用抗心律失常药物,特别是应用洋地黄制剂后,其房室传导比例便不是固定的,心室率也呈现一定程度的不匀齐。因此,在描述房扑的心电图时,应测出最小及最大的房室传导比例,如最小的是每 2 个 AFL 波中有一个 QRS 波,最大的比例是每7个 AFL 波中有一个 QRS 波,则应诊断为"心房扑动,房室传导比例 2:1 至 7:1"。

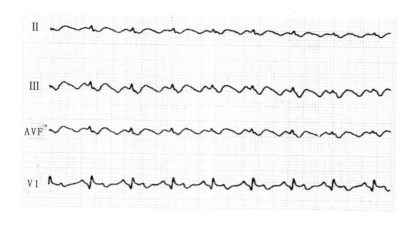

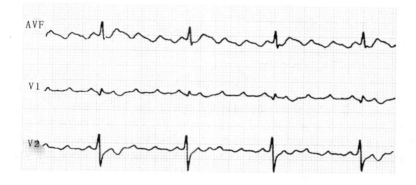

**图 3-15　典型心房扑动 2∶1,4∶1 传导**

患者,男性,53 岁,因发作性心悸、气短 16 年,加重 1 个月余入院,经检查诊断为瓣膜性心脏病、二尖瓣脱垂、心脏扩
大、阵发性心房扑动、完全性左束支传导阻滞。图 A:心电图上Ⅱ、Ⅲ、aVF 导联上 AFL 波呈负向,V₁ 导联上呈正向,
房室传导 2∶1,QRS 波间期 0.16 s,呈完全性左束支传导阻滞。图 B:与图 A 为同一患者,AFL 波形态相同,但房室传
导比例由原来的 2∶1 变为了多数是 4∶1,个别是 3∶1

## 六、鉴别诊断

### (一)房性心动过速

房扑与房性心动过速有以下不同。

1.心房率

房速的频率范围为 160～220 次/分钟,房扑的频率范围为 240～340 次/分钟。然而,两者的
心房率范围有部分重叠,前者可高达 250 次/分钟,后者也可低于 220 次/分钟。因此,依据心房
率鉴别应慎重(图 3-17)。

2.心室率

虽然房扑的心房率常快于房速,但是房扑大多数为 2∶1 传导,心室率较慢。而房速常为
1∶1 传导,因此,房速的心室率可大于房扑的心室率。

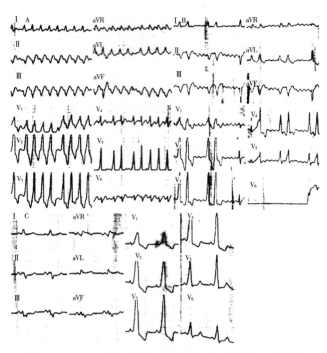

图 3-16　心房扑动经旁路传导形成宽 QRS 波心动过速

患者,男性,因阵发性心悸 40 年,加重 50 d 于 2002 年 4 月 18 日入院。图 A:呈右束支传导阻滞形宽 QRS 波心动过速,心率为 162 次/分钟,V₃、V₅ 导联上可见预激波。图 B:与图 A 来自同一患者,入院后给予普罗帕酮静脉注射治疗,静脉注射普罗帕酮后出现旁路被间歇性阻断,因而显示出患者入院时的宽 QRS 波心动过速是房扑伴 2∶1 房室传导所致。心电图示 Ⅱ、Ⅲ、aVF 导联 AFL 波倒置,V₁ 导联 AFL 波直立,有等电位线。AFL 波频率为 300 次/分钟,房室传导比例 6∶1～2∶1 交替,2∶1 传导时预激波更明显。图 C:房扑终止后可见明显的 A 型预激图形,P-R 间期为 0.11～0.12 s,预激波明显

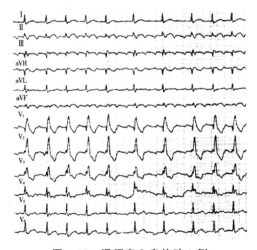

图 3-17　慢频率心房扑动 1 例

患者,男性,47 岁,因法洛四联症矫治术后 31 年、阵发性心悸 8 年入院。临床诊断:法洛四联症矫治术后,阵发性心房扑动,完全性右束支传导阻滞。心电图示 Ⅱ、Ⅲ、aVF 导联上 AFL 波负向,V₁ 导联正向,AFL 波频率为 214 次/分钟,低于一般的房扑频率,与房速的频率相同,但可见 Ⅱ、Ⅲ、aVF 导联上的 AFL 波之间无明显的等电位线,频率慢与药物治疗有关

3.心房波

房扑的心房波（AFL波）常宽大异常，而房速的心房波（P′波）相对较小，但并不绝对。AFL波在某些导联如（Ⅰ和V₁）相对较小，而房速伴有房内传导阻滞或心房肥厚时P′波也可宽大。心室率过快时心房波的形态不易辨认，如房扑2:1房室传导，AFL波在QRS波前清晰可见，另一个AFL波可隐匿在QRS波或ST-T段上，颇似房速或其他类型的室上性心动过速。对此可借助刺激迷走神经的方法，如果为房扑，心室率可减慢，呈3:1、4:1，甚至更高的房室传导比例，而不影响AFL波频率，同时房扑波也可以清晰地显露出来。

4.等电位线

有无等电位线是鉴别房扑和房速的重要指标之一。房扑时多数导联等电位线消失，但有的导联上房扑波宽度较小或者频率比较慢时，两AFL波间便可有间歇，呈现等电位线。而房速可见等电位线，而且在任何可辨认P波的导联上都应有等电位线。

**（二）室性期前收缩和室性心动过速**

房扑时发生连续性室内差异性传导或在房扑前即已存在室内传导阻滞时，QRS波宽大畸形，需要与室性心动过速鉴别。当房扑的2:1和4:1房室传导交替出现时，容易发生室内差异性传导，形成二联律，酷似室性期前收缩二联律，长的间歇类似期前收缩后的代偿间歇。房扑与两者的鉴别要点如下。

1.QRS波形态

室性期前收缩或室性心动过速的QRS波起始向量与室上性心动过速不同，V₁导联QRS波多为单相或双相（qR、QR、RS形），而室内差异性传导的QRS波起始向量与室上性心动过速相同，而且比较锐利，右束支传导阻滞形常见，V₁导联QRS波多呈3相波（rSR形）。

2.食管导联心电图

应用食管导联心电图显示房扑波后较容易鉴别。

**（三）房扑伴高度房室传导阻滞与房室结隐匿性传导**

房扑伴高度房室传导阻滞与房室结隐匿性传导的心室率均较慢，房室传导比例常为5:1、6:1或更高，QRS波多为室上性，因此，两者从心电图上较难区分，但两者的发生机制迥异。房室传导阻滞是由于房室结病变而导致其房室结不应期病理性延长，因而出现室上性激动不能下传心室；而房室结隐匿性传导时，房室结本身无病变，房室结的不应期正常，但在快速的室上性激动情况下，每一个室上性激动无论是否下传到心室都会在房室结产生一个不应期，当下一个室上性激动刚好落在上一个激动在房室结产生的不应期时，则传导被阻断。如果连续数个室上性激动因上述原因不能下传心室，则出现较长的R-R间期，形似"房室传导阻滞"。由于室上性激动未下传心室，在心电图上看不到室上性激动下传到房室结，因而这种传导是"隐匿性"的。只能靠分析才能够推断有无室上性激动传导到房室结。

临床上有些根据心电图诊断为房扑伴高度房室传导阻滞的患者，恢复窦性心律后显示房室传导功能为正常，因此，诊断房扑伴高度房室传导阻滞应该慎重。但心电图上与AFL波无固定关系的QRS波越多越支持高度房室传导阻滞，同时高度房室传导阻滞可出现室性逸搏心律，而房室结隐匿性传导不会。

# 七、药物影响

在一个世纪之前，人们就认识到奎尼丁具有延长左、右心房传导和不应期的作用，能减慢房扑的频率。Ⅰ类抗心律失常药物可阻断心房肌细胞的钠离子通道,而钠离子通道主要参与动作电位的0相快速除极,因此抑制钠离子通道可抑制细胞的传导速度。Ⅰc类药物(氟卡尼和普罗帕酮)具有更强的钠离子通道阻滞作用,对心房的不应期影响较小,而减慢房扑频率的作用更强。钠离子通道阻滞剂减慢房扑频率的同时由于延缓房内传导,因此多伴有房扑波的增宽。应用这些药物的一个危险是由于药物具有抗胆碱能作用,能够提高房室结的传导功能,可能造成1∶1的房室传导,导致心室率加速,引起血流动力学障碍,因此使用中需要给予房室结阻滞剂,如β受体阻滞剂或钙通道阻滞剂。

## 八、治疗

房扑的治疗常包括直流电复律、抗心律失常药物、抗凝和导管消融,是否需要急诊处理取决于其临床表现。如房扑患者有严重的血流动力学障碍,应立即施行直流电复律。体外直流电复律的成功率为95%～100%。静脉注射依布利特、索他洛尔或Ⅰc类药物可以进行急诊药物复律。2003年,ACC/AHA/ESC发布的室上性心动过速治疗指南中指出同房颤患者抗凝治疗一样,房扑的抗凝治疗也很重要。新近研究显示,未经充分抗凝治疗的房扑患者直流电复律后血栓栓塞的发生率达2.2%。因此,对房扑持续时间超过48 h的患者,在采用任何方式的复律前均主张给予抗凝治疗。有关房颤的抗凝治疗指南也适用于预防房扑的血栓栓塞并发症。由20世纪90年代早期开始,导管射频消融技术已用于阻断折返环并预防房扑的再发。研究表明,射频消融能够永久性根治房扑,最常见的有效放电部位是下腔静脉口至三尖瓣环之间的峡部。有效的射频消融需证实峡部传导已被双向阻滞。峡部双向阻滞的成功率为95%,且能避免长期使用抗心律失常药物带来的毒副作用,目前已经成为峡部依赖性房扑的首选治疗方法。而非峡部依赖性房扑的导管消融难度远远大于峡部依赖性房扑,常规消融方法难获成功,需采用三维标测系统确定折返的关键路径,然后进行线性消融方可成功阻断折返环。

(赵君君)

# 第三节　心房颤动的心电图检查

## 一、定义

心房颤动(房颤)是一种以心房不协调活动而导致心房机械功能恶化为特征的快速心律失常。房颤常发生于有器质性心脏病的患者,也见于其他疾病及未发现有心脏病变的正常人。房颤可以孤立发生,或合并其他心律失常,最常见合并的心律失常为房扑或房性心动过速。

房颤可对患者造成以下危害:①无论是持续性还是阵发性房颤,由于心室搏动极不匀齐,都给患者带来极大的不适,表现为心慌、乏力,不同程度影响患者的生活质量。②房颤时心房丧失泵血作用,降低心排血量,可使器质性心脏病患者的心功能恶化而出现心力衰竭。③潜在的血栓栓塞,血栓脱落引起的并发症比无房颤者高5～15倍,可引起全身各器官的栓塞,而体循环的栓塞以脑栓塞为主,造成较高的致残率。在缺血性脑卒中的病例中,房颤是最常见的病因之一。④心室反应快速的房颤,长时间会导致心动过速性心肌病,偶尔蜕变为心室颤动。

## 二、流行病学与病因

心房颤动是临床上最常见的心律失常,大约占因心律失常住院患者的1/3。多数有关房颤的流行病学、预后及生活质量的资料都是在北美和西欧获得的。据统计,有220万美国人和450万欧盟人患有阵发性或持续性房颤。过去的20年中,由于综合因素(包括人口老龄化、慢性心脏疾病发病率增加和应用动态监测设备后房颤的诊断率增加)的影响,因房颤而住院的患者增加了66%。

### (一)流行病学

据2006年美国心脏病学会(ACC)和美国心脏协会(AHA)发表的《心房颤动治疗指南》上资料显示,房颤发生率占总体人群的0.4%~1%,并且随着年龄增长而增加。交叉分层研究发现,大于60岁的人群房颤发生率<1%,大于80岁发生率>6%。年龄校正后发现男性发生率较高,从1970年到1990年,男性房颤发生率增加了一倍,而女性发生率没有变化。房颤患者的平均年龄约为75岁,约70%的患者年龄为65~85岁。男性和女性房颤患者的人数基本相当,但是大于76岁的患者中,60%是女性。人群研究显示,无心肺疾病史的房颤(孤立性房颤)的发生率占所有房颤的比例不到12%。但是在有些人群中,发生率却>30%,这种差异可能是由于在临床治疗中和在人群研究中入选病例不同所致。Euro Heart Survey on AF 研究显示:特发性房颤发生率为10%,其中阵发性房颤发生率最高,达15%;而14%的初发性房颤中,阵发性房颤为10%,持续性房颤仅为4%。

国内曾在13个省、14个自然人群、29 079人中进行的大规模流行病学研究显示,中国房颤患病率为0.77%,男性(0.9%)高于女性(0.7%)。患病率有随年龄显著增加的趋势,80岁以上人群房颤患病率达7.5%。

### (二)病因

#### 1.急性病因

房颤可能与急性、一过性病因有关,包括饮酒(假日心脏综合征)、外科手术、电击、心肌梗死、心包炎、心肌炎、肺栓塞或其他肺部疾病和甲状腺功能亢进或其他代谢紊乱。房颤还可以与房扑、WPW综合征、房室或房室结折返性心动过速有关。

#### 2.心血管疾病

与房颤发生有关的特殊心血管疾病包括心脏瓣膜病(主要是二尖瓣疾病)、心力衰竭(充血性)、冠状动脉疾病和高血压,特别是左心室肥厚时。另外,房颤可以与肥厚型心肌病、扩张性心肌病、先天性心脏病,特别是成人房间隔缺损有关。病因还包括限制性心肌病(如淀粉样变、血色素沉着症和心内膜心肌纤维化)、心脏肿瘤、缩窄性心包炎和老年性心房纤维化等。其他心脏疾病,如二尖瓣脱垂、二尖瓣瓣环钙化、肺源性心脏病和右心房特发性扩张等,也与房颤的高发有关。房颤还常发生于睡眠呼吸暂停综合征的患者。

#### 3.其他病因

肥胖是发生房颤的一个重要危险因素。房颤的病因还包括自主神经功能紊乱(交感或副交感神经功能亢进)、内分泌失调(嗜铬细胞瘤)、药物(乙醇或咖啡因)或化学制剂中毒、手术(心脏、肺或食管手术后)和遗传因素(家族性房颤)。房颤的发生率随年龄而增加,不仅是由于疾病,还可能随着年龄增长,心脏发生老年性改变,窦房结细胞和结间心肌代以纤维和脂肪组织,心室顺应性降低导致心房不同程度的扩大,这些都是产生房颤的诱因。

### 三、电生理与解剖学基础

关于房颤的机制研究始于 1914 年,但至今也没有完全阐明。除了其机制固有的复杂性之外,还有以下影响因素,首先,缺乏理想的动物模型。文献报道的房颤动物模型有多种,包括乙酰胆碱房颤模型、无菌性心包炎房颤模型、持续快速心房/心室起搏模型等。但是,这些模型的制作手段均与临床上房颤的形成过程有一定程度的差异,难以充分全面反映临床房颤的病理生理过程。而且,迄今绝大多数模型均难以保证在停止干预手段后房颤会自发出现并维持,而多是需要进行心房的程序期前刺激或短阵快速刺激方能出现房颤。第二,缺乏理想的标测手段。由于心房具有复杂的解剖结构,因而不论是心外膜标测还是心内膜标测,迄今尚没有一种能够对全心房及其重要毗邻结构(肺静脉、上腔静脉及冠状静脉窦等)进行同步密集标测与分析的理想手段和分析软件,而仅仅通过对某一部位的心房组织进行密集标测或对左、右心房进行粗略标测难以反映房颤时心房电传导的规律性。第三,缺乏一种理想的房颤干预手段。自快速心律失常经导管射频消融治疗问世以来,不仅使这类心律失常的治疗发生了巨大的变化,与此同时也阐明了一部分快速心律失常的机制,特别是在阵发性房颤的机制方面,通过射频消融进行干预取得了很大进展。但在持续性和永久性房颤研究领域,仍缺少理想的干预手段来验证房颤的维持机制。

快速心律失常的发生与维持,需要诱发因素和解剖基础。对于房颤而言,其发生与维持基质通常更为复杂,2006 年美国 ACC 和 AHA 发表的《心房颤动治疗指南》上认为现有资料支持房颤的机制是局灶自律性增高和多子波折返。

#### (一)自律性局灶机制

1947 年,Scheff 应用乌头碱和起搏在兔心房诱发房颤,提出完整的房颤"局灶机制"的假说,即起源于心房的局灶发放高频电激动即可导致房颤。近十年来,随着更为精细的标测和导管消融技术的进步,使得当在人类心脏发现局灶起源点并且消融该点后房颤会得到根治。这之后该理论才引起重视。尽管肺静脉是快速心律失常最常见的局灶起源点,但局灶起源点也可以位于上腔静脉、界嵴、Marshall 韧带、左心房左后游离壁和冠状静脉窦等。

Jais 和 Haissaguerre 等报道肺静脉内快速触发灶能够持续地诱发阵发性房颤、射频消融去除这些触发灶能够消除大多数房颤。此后,人们开始认识到来自肺静脉的局部触发灶在房颤发生中的重要作用。促使人们对肺静脉的解剖和电生理特点进行了大量的研究。组织学研究显示,具有电生理特性的心房肌可以延伸到肺静脉,即心肌袖细胞。与对照组患者或心房其他部位相比,房颤患者的肺静脉心肌组织(心肌袖细胞)的不应期较短,且肺静脉远端心肌组织的不应期较肺静脉-左心房连接部更短。与对照组比较,房颤患者肺静脉的递减性传导更常见,并且起搏肺静脉较起搏左心房更易诱发房颤。肺静脉与心房的交界部位(肺静脉前庭)的心肌纤维排列具有高度的非均一性,是心房各向异性传导最为显著的部位,而各向异性传导有利于形成折返,为持续性房颤的发作提供了基础。心房局灶起源点的自律性增高,可能与肺静脉电活动有关,而且肺静脉内存在形成折返的解剖基质。

无论是房颤的发生机制为局灶机制还是微折返机制,左心房局部快速的激动并不能通过固定路径传导到右心房。Langendoff 灌注乙酰胆碱诱发的房颤山羊模型证实,激动由左心房向右心房传导的过程中,房颤的频率会逐渐降低,这种现象同样存在于人类阵发性房颤中。这种频率的变化导致不规则的心房激动频率,可以解释心电图表现为紊乱的心房节律。房颤的局灶触发机制并不是对心房基质调节作用的否定。在某些持续性房颤患者,隔离肺静脉和左心房之间的

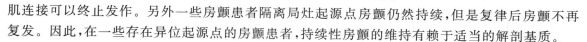

肌连接可以终止发作。另外一些房颤患者隔离局灶起源点房颤仍然持续,但是复律后房颤不再复发。因此,在一些存在异位起源点的房颤患者,持续性房颤的维持有赖于适当的解剖基质。

**(二)多子波假说**

1959 年,Moe 等学者根据对犬迷走神经介导的房颤模型研究的结果,首先提出"多子波假说"作为折返性房颤的机制,认为前向波通过心房时形成自身延长的子波,房颤的维持有赖于心房内一定数量(至少3个)的折返子波同时存在。这些折返子波在空间上随机运行和分布,其折返环路并不是由心房解剖结构所决定,而是由心房局部的有效不应期和可兴奋性决定。正是由于这个缘故,这些折返子波之间可以发生碰撞、湮灭、分裂、融合等多种作用方式,从而导致折返子波的数量、折返环的大小、速度等随时发生改变。该模型显示,任何时间波群的数量依赖于心房不同部位的不应期、体积及传导速度。心房体积大而不应期短和延迟传导可以增加波群数目,导致持续性房颤。多导电极同步记录支持人类房颤的多子波假说。

多年来,多子波假说是阐述房颤机制的主要理论。但是局灶机制的提出以及实验和临床标测研究均对该假说提出了挑战。即使如此,大量的研究支持心房基质异常在维持房颤中的重要作用。经过长时间的研究,人类电生理检查显示心房易感性在房颤发生中起着作用。房颤患者心房内传导时间延长,折返激动波长缩短,这些导致心房内子波密度增加,促进了房颤的发生和维持。研究发现,在接受复律治疗后恢复窦性心律的持续性房颤患者,心房内传导显著延长,特别是复律后房颤复发的患者延长更明显。有阵发性房颤病史的患者,其心房内不同部位不应期离散度较大,且房内传导缓慢,传导时间明显延长,心电图表现为 P 波增宽,$V_1$ 导联 P 波终末负向电势($Ptf-V_1$)增加。心房不应期会随年龄增大而增加,年龄相关的心肌纤维化加重心房内阻滞。心房不应期和传导时间的不均一变化,有利于房颤的维持,但是,何种程度的心房结构变化能够触发和维持房颤目前尚不清楚。

**(三)心房电重构**

如果房颤持续时间<24 h,药物治疗或电转复具有较高的成功率,房颤持续时间越长,转复并维持窦性心律的可能性越小。这些观察产生了"房颤导致房颤"的说法。在山羊模型试验中,通过电刺激诱发房颤时发现:开始,电刺激引发的房颤可自动终止,但是重复诱发时,房颤发作时间进行性延长,直到维持在更高心房率水平上。房颤逐渐增加的倾向与发作持续时间延长后心房肌的有效不应期进行性缩短有关,这种现象称为"电生理重构"。心脏转复后,房颤患者的单相动作电位缩短,有效不应期缩短。快速心房率(包括房室折返性心动过速、房室结折返性心动过速、房性心动过速、房扑)持续一段时间后,电重构使细胞内钙超载,导致钙离子流失活。而钙离子流降低可以缩短动作电位的时限和心房不应期,有利于诱发持续性房颤。因此,心房电重构在房颤的维持机制中起着重要作用。研究发现,持续性快速心房起搏也可以导致肺静脉心肌细胞发生电重构,导致动作电位时限缩短和早期或延迟后去极化。胺碘酮可以逆转心房电重构,甚至在房颤发作时也有逆转作用,这可以解释胺碘酮为何能把持续性房颤转复为窦性心律。

**(四)其他**

其他涉及房颤诱发与维持的因素包括炎症、自主神经系统活动、心房缺血、心房过度牵张、各向异性传导和老化的心房结构改变。据推测炎症可能与房颤的发生有关,研究显示,房性心律失常患者的血清 C 反应蛋白水平高于无心律失常患者,且持续性房颤患者的水平高于阵发性房颤患者。

## 四、分类

2006 年美国 ACC 和 AHA 发表的《心房颤动治疗指南》提出的分类中，为了临床实用性和能显示出不同类型房颤的不同治疗特点，将房颤分为阵发性房颤、持续性房颤和永久性房颤。首次发作的房颤为初发性房颤，持续时间不定。患者发作≥2 次即为复发性房颤。如果房颤能自行终止，复发性房颤则称之为阵发性房颤（paroxysmal AF），该类房颤通常≤7 d，大多数<24 h。如果房颤连续发作>7 d，则称之为持续性房颤（persistent AF），持续性房颤可用药物或电复律方法使其恢复并保持窦性心律。房颤如不能用药物或电复律方法恢复或不能维持窦性心律则称之为永久性房颤（permanent AF）。初发性房颤或持续性房颤均可首次出现，持续性房颤也包括时间较长而未被转复的房颤（如>1 年），通常会成为永久性房颤。

根据临床特征，房颤还可分为孤立性房颤、家族性房颤和非瓣膜病性房颤等。①孤立性房颤一般指除单纯的房颤外，无其他心肺疾病的患者（年龄<60 岁）。就血栓栓塞和死亡率而言，这些患者预后较好。②家族性房颤是指家族中发生的孤立性心房颤动。父母患房颤的患者发生房颤的可能性较大，说明房颤的家族易感性，但是是否存在遗传性分子缺陷，目前尚不清楚。国内多个有关家族性房颤的研究显示，多个基因突变即可以导致心房不应期缩短。③非瓣膜病性房颤指那些无风湿性二尖瓣疾病或瓣膜置换术史患者发生的房颤。

## 五、临床表现及心电图特征

房颤临床表现有多种形式，大多数患者主诉心悸、胸闷、呼吸困难、疲劳、头晕或晕厥。房颤临床症状的轻重，取决于心律不规整的程度和心室率快慢、基础心功能状态、房颤的持续时间和患者自身因素。某些患者仅在阵发性房颤发作或在持续性房颤出现长间歇时有症状。永久性房颤患者常会感觉心悸症状越来越弱直至最后无临床症状，这种情况在老年患者尤为多见。

房颤在心电图上最显著的特征。①P 波消失。②心室搏动（QRS 波）频率完全不规则。③在各导联中基线为不规则低振幅的快速摆动和颤动波，是大小不同、形态各异、间隔不均匀的 AF 波，其频率为 350～600 次/分钟；AF 波形态在 V$_1$ 或 Ⅱ 导联（右侧导联）中较容易辨识。按 AF 波形态和大小，有时临床上将房颤波分为"粗"颤（图 3-18）和"细"颤（图 3-19）。

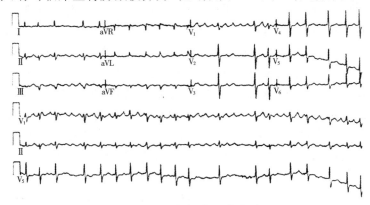

**图 3-18　心房颤动"粗颤"1 例**

患者，女性，48 岁。因发作性心悸、胸闷 3 年，加重 1 周入院，诊断为阵发性心房颤动，心电图上示各导联 P 波消失，代之以频率不一、振幅不一、形态各异的房颤波（AF 波），各导联上 AF 波较粗大，临床上称之为"粗颤"

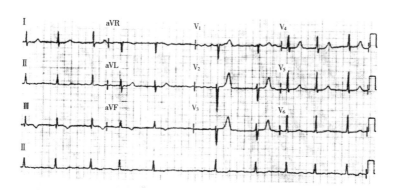

**图 3-19　心房颤动"细颤"1 例**

患者,女性,50 岁,因反复胸闷、心悸、头晕 12 年,加重 5 d 入院。诊断为病态窦房结综
合征,心房颤动。心电图示各导联 P 波消失,仅在 Ⅱ、Ⅲ、aVF 和 V₁ 导联可见极小的颤
动波,心室率极不规律,心率平均约为 60 次/分钟,其他导联上几乎呈等电位线,未见
明显房颤波,临床上一般称此种房颤为"细颤"

一般说来,AF 波越粗大者频率越低;越纤细者频率越高,也越不容易用药物或直流电转复
为窦性心律。有时由于 AF 波过于纤细或基线不稳定难以辨认,因此房颤的心电图特征以前两
点更为重要,其中以找不到 P 波为房颤的显著特征。个别情况下,有些粗 AF 波及显著的 U 波
若不加以仔细观察也可误认为 P 波,因此心室搏动间隔不匀齐是最重要的诊断依据。但应注
意,在房颤兼有完全性房室传导阻滞时(图 3-20)其心室频率是完全匀齐的。此外,当房颤的心
室率极快时(图 3-21),大致看上去也似乎很齐,但是用分规测量便很容易辨识出 R-R 间期实际
上是参差不齐的。

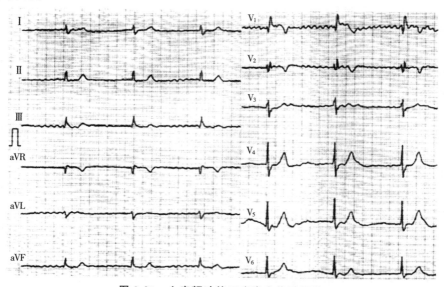

**图 3-20　心房颤动伴三度房室传导阻滞**

患者,男性,55 岁,因间歇性心悸、胸闷 11 年,加重 1 个月入院。临床诊断为扩张性心肌病,心房颤动伴三度房室传
导阻滞。心电图示各导联上 P 波消失,代之以细小的颤动波,但 QRS 波规整,呈右束支传导阻滞图形,QRS 间期
0.11 s,频率为 40 次/分钟,为心房颤动伴三度房室传导阻滞,室性逸搏心律

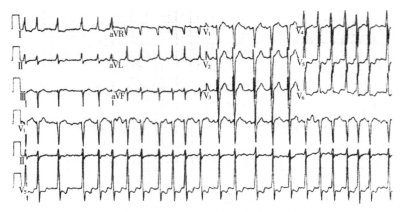

**图 3-21　心房颤动伴快速心室反应 1 例**

患者,女性,84 岁。因发作性心悸 1 年,晕厥 3 周入院,临床诊断为心律失常、阵发性心房颤动伴长 R-R 间歇、高血压、类风湿性关节炎。心电图示各导联上 P 波消失,Ⅱ、Ⅲ、aVF 及 V₁ 导联上可见不规则的 AF 波,QRS 波呈室上性,频率快,平均均为 140 次/分钟,QRS 波的间期不规整,提示心房颤动伴快速心室反应

### (一)房室传导

没有旁路或希氏-浦肯野纤维传导系统功能障碍时,房室结有限制房颤波向心室传导的作用。其他影响房室传导的因素包括房室结不应期、隐匿性传导和自主神经张力。心房传入的激动部分通过房室结,但未传入心室时就意味着发生了隐匿性传导,隐匿性传导在决定房颤时心室的反应中起重要作用。这些传入激动可改变房室结不应期,减慢或阻断随后的心房传入激动,因此可以解释房颤时不规则心室率。由于隐匿性传导的作用,房颤的心房率较慢时,心室率则趋于加快;相反,心房率加快则导致心室率减慢。

自主神经张力的变化可以导致房颤患者的不同心室反应。增加副交感神经张力和降低交感神经张力,对房室结传导产生负性效应。相反降低副交感神经张力和增加交感神经张力则产生相反效果。迷走神经张力可以增加房室结隐匿性传导,使房室传导减弱。患者可以表现为睡眠时心室率较慢,而运动时心室率加快。洋地黄通过增加迷走神经张力而减慢心室率,静息时可以很好控制心室率,运动时则效果较差。

房颤时的 QRS 波一般较窄,除非有固定或频率依赖性束支传导阻滞或旁路存在。差异性传导常见,并且心室反应的不规则性促使其发生。长 R-R 间歇后出现相对短的"配对间期"时,使"短配对间期"结束的 QRS 波通常呈差异性传导(图 3-22)。

房颤时经旁路传导,可以造成致命性的快心室率。提高交感神经张力,可以增加预激的心室率,但是改变迷走神经张力,似乎对旁路传导无效。WPW 综合征患者中,房室折返引发的房颤可以产生较快的心室率,并且容易恶化为心室颤动,导致心脏性猝死(图 3-23)。房颤时静脉应用洋地黄、维拉帕米或地尔硫䓬可以减慢房室传导,但是并不能阻断经旁路传导,甚至加快传导,因此预激综合征合并房颤时禁忌用上述药物,而 β 受体阻滞剂应慎用。

### (二)心室反应

房颤的心室反应依赖于房室结的电生理特性、迷走神经和交感神经的张力、是否存在房室旁路和药物作用。存在房室传导阻滞伴室性或交界区心动过速时,心动周期(R-R 间期)可以非常规整。

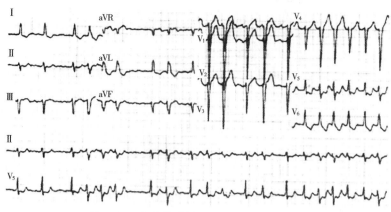

**图 3-22　心房颤动伴心室差异性传导 1 例**

患者,女,48 岁,因活动后胸闷气短 5 年余,再发并加重半年入院,临床诊断为风湿性心脏病二尖瓣狭窄、主动脉瓣狭窄、三尖瓣狭窄并关闭不全、肺动脉高压心功能 Ⅱ 级。心电图示 Ⅱ 、V$_5$ 导联上第 4、5、6、8、10、11、13、15、16、17、18、19、20 个心搏的 QRS 波比其前的 QRS 的宽大畸形,而且第 4、8、10、13、和 15 个心搏前的 R-R 间期较长,符合房颤伴差异性传导多发生在"长间歇,短配对"的规律。而且第 4 和第 15 个心搏之后因蝉联现象出现连续的差异性传导

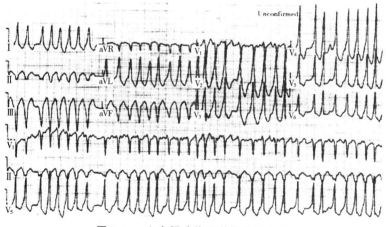

**图 3-23　心房颤动伴预激综合征 1 例**

患者,男性,30 岁,因阵发性心悸 10 余年,加重一天入院,入院诊断为心房颤动、心室预激。心电图 V$_1$ 导联上可见较明显的 AF 波,QRS 波间隔不规整,频率平均约为 220 次/分钟,QRS 波宽窄不等,Ⅰ 、aVL 和 V$_2$～V$_6$ 导联上可见明显的预激波,V$_1$ 导联 QRS 波呈 RS 形,而 V$_2$ 导联呈 R 波形,且 Ⅰ 、aVL 导联呈 R 波形,预激波正向,提示左后间隔旁路。房颤时经旁路前传时的最短 R-R 间期为 200 ms,提示这样的患者有引发室颤、猝死的危险

　　房颤的心室率极为不匀齐的机制是房室交界区的隐匿性传导。快速而不匀齐的 AF 波,其中有若干仅激动了心房,根本未达到房室结;达到房室结的激动又有很多在房室结内受到干扰,不能通过或只能部分通过下传至心室,因此心室率呈现高度不匀齐。同时由于心房波不同程度的通过房室结,AF 波与 R 波间的时距也非常不规则。

　　房颤时出现快速不规则持续的宽 QRS 波心动过速,强烈提示房颤通过旁路传导或合并束支差异性传导。过快的心室率(>200 次/分钟),提示有旁路存在或室性心动过速。房颤时宽 QRS 波出现时需要鉴别是室性期前收缩或是室内差异性传导(图 3-24)。如出现较多的室性期前收

缩,特别是服用洋地黄的患者出现室性期前收缩二联律及洋地黄型"鱼钩样"ST-T 改变时,应注意是否由于洋地黄过量所致,必要时停用洋地黄药物,以免引起更为严重的室性心律失常。但是,如果洋地黄用量不足,由于房颤波下传心室过快,激动到来时传导系统尚未脱离相对不应期,此时往往伴有室内差异性传导,这种情况下则需要增加洋地黄用量以减缓心室率。因此在持续性房颤中鉴别宽 QRS 波的性质有重要的临床意义。一般鉴别要点如下:由于室内差异性传导与传导系统的相对不应期有关,QRS 波多为典型的束支传导阻滞形。房颤的 R-R 间期长短很不规则,传导系统的相对不应期随之变化。较长的 R-R 间期后,相对不应期略有延长,若是接踵而来的 R-R 间期较短,则QRS 波便会落在相对不应期,极易发生室内差异性传导。因此,长间期后较早出现的 QRS 波考虑是室内差异性传导所致的宽 QRS 波,而且 QRS 波前半部分的形态与室上性搏动的 QRS 波相同。室性期前收缩前没有上述 R-R 间期的"长-短"规律,形状与室上性搏动的 QRS 波形状也完全不同。

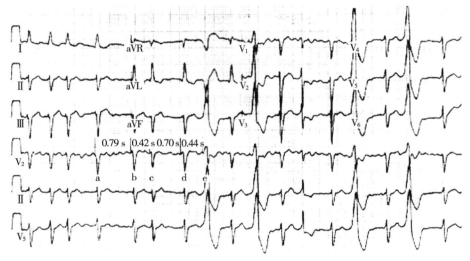

**图 3-24　心房颤动伴室性期前收缩 1 例**

图中 V₁ 导联上,ab 间期>cd 间期,bc 间期<de 间期,从房颤发生室内差异性传导的规律来看,心搏 c 理应比心搏 e 更容易发生室内差异性传导。但心搏 e 的 QRS 波宽大畸形,符合室性期前收缩的特征

## 六、治疗

房颤的治疗主要有三个目标:①心率控制;②预防血栓栓塞;③纠正心律失常。开始的治疗策略包括心率控制和节律控制。心率控制策略是指控制心室率,而心律并未转复和维持窦性心律。节律控制策略指试图转复并维持窦性心律。理论上,节律控制应当优于心率控制,但是 AFFIRM 研究显示,两种治疗策略在死亡率和卒中发生率方面、对患者生活质量的影响以及对于心力衰竭的发生和恶化方面并无显著性差异。RACE 试验发现,心率控制组在预防死亡和降低发病率方面的疗效并不逊于节律控制组。对于症状较轻的老年房颤患者,心率控制治疗是合理的治疗手段。但无论哪一种策略都需要抗凝治疗,预防血栓栓塞并发症。

房颤的直接血流动力学危害是房颤时失去了心房的"泵血"作用,使心排血量降低 10% 以上。除此之外,过快和不规则的心室率进一步加重血流动力学损害,长期过快的心室率及心室激动的极不规则会损害心室功能和结构。快而不规则的心室率形成血栓的可能性较缓慢而均匀的心室率明显增大。

**（一）控制心率**

房颤时,药物控制心室率的有效率为80％。持续性或永久性房颤患者常口服β受体阻滞剂或钙通道阻滞剂(维拉帕米、地尔硫䓬)将心室率控制在生理范围。在需要快速控制心室率或不适合口服药物时,可以静脉应用药物。如果伴低血压或合并心力衰竭时要小心应用,因为此时钙通道阻滞剂可以导致血流动力学进一步恶化。心力衰竭患者应静脉给予洋地黄或胺碘酮。有房室旁路的患者,如果血流动力学状态稳定,可以静脉应用普鲁卡因胺和伊布利特。胺碘酮同时具有抗交感神经和钙通道的拮抗活性,抑制房室传导,可以有效控制心房颤动时心室率。在其他药物无效或禁忌使用时,静脉注射胺碘酮有助于控制房颤的心室率。

**（二）复律治疗**

对于可转复为窦性心律的持续性房颤患者,若房颤是造成急性心力衰竭、低血压或冠状动脉疾病患者心绞痛恶化的主要原因,则需要立即复律。实现复律一般靠药物或直流电复律的方法。

1.药物复律

房颤发生7 d内应用药物复律的效果最好。指南推荐的复律药物包括氟卡尼、多非特利、普罗帕酮、伊布利特和胺碘酮。药物复律的主要危险是抗心律失常药物的毒性,如胺碘酮的不良反应包括心动过缓、低血压、视力障碍、甲状腺功能异常、恶心、便秘、静脉炎等,而由于奎尼丁疗效欠佳而不良反应发生率较高,已不作为一线推荐药物。

2.直流电复律

房颤伴心肌缺血、症状性低血压、心绞痛、心力衰竭、预激综合征,快速心室率药物治疗无效时,或患者血流动力学状态不稳定,或症状难以耐受时应施行电复律。房扑直流电复律起始功率可以较低,但是房颤复律则需要高能量。一般大于等于200 J。为避免损伤心肌,两次电击时间间隔不应小于1 min。直流电复律的主要危险是栓塞和各种心律失常。

**（三）抗凝治疗**

所有房颤患者,特别是伴有糖尿病、高血压、肥胖和高龄等高危因素时,除有禁忌证者外,均应进行抗凝治疗,预防血栓栓塞。服用华法林时,监测INR的目标值国际上通常为2.0～3.0,国人一般维持在1.8～2.5即可。开始治疗时应当至少每周监测一次,待结果稳定后,至少每月检测一次。对于无高危因素的年轻患者,可服用阿司匹林预防血栓。

**（四）非药物治疗**

1.导管消融

早期射频导管消融仿效外科迷宫术在心房内膜造成多条线性瘢痕,成功率为40％～50％,但是并发症很高。随后的研究发现,起源于肺静脉或其开口附近的电活动常诱发房颤,并且证明去除这些病灶可以终止房颤,由此导管消融治疗房颤广泛开展起来。随着房颤导管消融技术的日趋成熟以及标测手段(电解剖标测系统和非接触标测系统)与消融器械的不断完善,目前该项治疗的成功率已经获得很大提高,目前对无器质性心脏病的阵发性房颤消融的成功率为80％～90％,并发症发生率明显下降(<2％)。因此,导管消融为大多数药物治疗失败或电转复窦性心律困难的患者提供了一种较好的治疗方法。

2.外科治疗

对一些顽固性房颤,还可采用外科迷宫术治疗。1989 年 Cox 报道了心房迷宫术,对房颤达到了较理想的效果,即达到消除房颤,保留房室同步激动、保留心房的传输功能。至1996年,Cox报道了178例房颤和房扑患者的迷宫术,围术期病死率为2.2%。随访3个月以上,治愈率达93%,复发率7%,术后2例需植入永久起搏器,左心房存在收缩功能者占86%,右心房存在收缩功能者占98%。对房颤同时合并其他心脏病需手术矫治者,外科迷宫术不失为一种有效的治疗方法。近年来开展的微创经胸外科射频消融手术为房颤的治疗开辟了另一新途径。

（刘立红）

# 第四节　心室扑动与心室颤动的心电图检查

心室扑动和心室颤动是最严重的心律失常,心室呈蠕动状态,丧失了有效的整体收缩能力,各部分心室肌处于一种快速而不协调的乱颤状态,从机械效应来说,和心室停搏没有区别,常为心脏病或其他疾病临终前的心电图变化。

## 一、产生机制

心室扑动、心室颤动与心房扑动及心房颤动的产生机制基本相似,所不同的是异位起搏点位于心室内。主要有以下两种学说:①由于激动折返形成环行运动或多源性折返所致;②因心室内有单一的或多发的兴奋灶所造成。

从病理学角度看,心肌缺氧、药物中毒等提高了心肌的应激性,缩短了不应期,引起两侧心室的除极不平衡,而使心室不应期不一致,易引起心室的激动折返。沿固定途径发生的折返形成心室扑动;多数异位点引起的多发性折返则形成心室颤动。此外,在心肌缺氧及先天性Q-T间期延长综合征时,任何室性期前收缩落在前一心搏的T波上时(R-on-T现象)正处于心室的易损期,易于诱发心室颤动。

## 二、心室扑动和心室颤动的心电图表现

### (一)心室扑动的心电图表现

心室扑动的心电图表现为规则、频速、大振幅的连续性波动,不能分辨出QRS波群和T波,频率为150~250次/分钟,通常持续时间短暂,很快变为心室颤动(图3-25)。

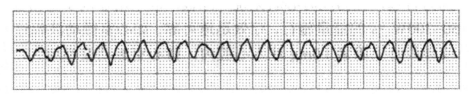

图3-25　心室扑动

### (二)心室颤动的心电图表现

心室颤动的心电图表现为QRS波群和T波完全消失,代之以形状不同、大小各异、极不规则的颤动样波形,频率为250~500次/分钟。开始时往往振幅较大,颤动振幅大于0.5 mV时,称为粗大心室颤动;颤动振幅小于0.5 mV时,称为细小型心室颤动(图3-26)。

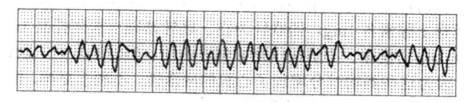

图 3-26　心室颤动

## 三、心室扑动和心室颤动的临床意义和治疗

### （一）心室扑动和心室颤动的临床意义

心室扑动和心室颤动这两种心律失常，多发生于急性心肌梗死、慢性缺血性心脏病、心肌炎、完全性房室传导阻滞发生阿-斯综合征的过程中、风湿性心脏病，以及各种原因所致缺氧、酸中毒、严重低血钾及低血镁、高血钾、Q-T 间期延长综合征、甲状腺功能亢进（特别是甲亢危象）、心导管检查及心血管造影、心脏外伤及心脏手术、低温麻醉，或洋地黄、奎尼丁、普鲁卡因胺、锑剂、灭虫灵、依米丁（吐根素）、肾上腺素，全麻时使用的氯仿及环丙烷等药物中毒、电击以及溺水等。这些可称为原发性心室扑动和颤动，及时积极抢救可能恢复。在各种心脏病合并心力衰竭、呼吸衰竭、低血压等的临终前发生者，称为继发性心室扑动，多不易复苏。

心室扑动或心室颤动发生时，突然意识丧失、呼吸停止、抽搐、昏迷、发绀等，并出现心音、脉搏消失，血压测不到。如在开胸手术时发生，可见到心室呈不规则的"蠕动状"颤动，心肌颜色渐由红变紫。心室扑动或心室颤动常为严重心脏病或其他疾病临终前的一种极危险的心律失常。一般说来，心肌状态尚好，则扑动波频率较快，振幅较大，复律易成功。反之，心肌状态差时，频率较慢，振幅较低，即使积极治疗，亦不易成功。如果在抢救过程中，心室颤动波振幅逐渐变低，频率渐慢，提示心脏电活动即将停止，绝大多数（60%～80%）心脏停搏是心室颤动所引起时，而当心室扑动波振幅逐渐降低时，常常接着出现的是心室颤动。

### （二）心室扑动和心室颤动的治疗

电击复律应列为首选，因为此时心肌无统一除极，故采用非同步电击复律。电功率成人一开始即应用 150～300（W·s）的能量施行，疗效迅速可靠。如心室颤动波幅过小者，先以 0.1% 肾上腺素 1.0 mL 或异丙肾上腺素 1.0 mg 注入心腔内，待心室颤动波幅增大，再行除颤更为有效。

如情况紧急，或无条件电击复律时，可立即握拳以小鱼际部适当叩击胸骨中段，此法可发生约 5 W·S 电能作用，可终止折返机制的心室扑动或颤动，同时应立即进行胸外心脏按压，以建立最低限度的人工循环，呼吸减弱或停止时，即刻进行有效的 1∶3 口对口人工呼吸，并迅速实施气管内插管进行加压呼吸，以纠正缺氧。经此处理也可使部分患者心室颤动消除或可争取充足时间做除颤准备。

必要时可心内注射药物，常用心腔内注射包括三联针、四联针：三联针包括肾上腺素、去甲肾上腺素、异丙肾上腺素各 1 mg，四联针为在三联针基础上加阿托品 1 mg。此治疗部分患者可自动复律，或为电击复律、心脏按压复律创造条件。但有人认为三联针、四联针用于心室颤动害多利少，因为这些药物过分增加了心肌的应激性，不利于复律，因此推荐新三联针。即肾上腺素、阿托品各 1 mg，利多卡因 50 mg。

（刘立红）

# 第五节　心脏传导阻滞的心电图检查

## 一、窦房结传导阻滞

发生于窦房结和心房肌之间的传导阻滞称为窦房传导阻滞。窦房传导阻滞主要见于迷走神经张力增高或洋地黄、奎尼丁的毒性作用,可用阿托品消除,大多是暂时性的。也可见于急性心肌梗死或急性心肌炎患者。持久的窦房传导阻滞多见于病态窦房结综合征。

### (一)窦房传导阻滞的产生机制

窦房结电位很小,在体表心电图上不能描出,需用窦房结电图方可测出,窦房结的电活动只能通过窦性 P 波产生间接推测出来。窦房结产生的激动,因窦房结与心房交界区的传导阻滞(传出传导阻滞)未能传导到心房,不能激动心房和心室,心电图上表现为一个或数个心动周期消失,不出现P 波和 QRS 波群。其传导阻滞的程度分为三度:一度窦房传导阻滞仅有窦房传导时间延长,但全部窦性激动均能传入心房;二度窦房传导阻滞不仅有窦房传导时间延长,也有部分窦性激动不能传入心房;三度窦房传导阻滞时,所有的窦性激动均不能传入心房。

### (二)窦房传导阻滞的心电图表现

1.一度窦房传导阻滞

一度窦房传导阻滞是指窦性激动在窦房传导过程中传导时间延长,但每次窦性激动均能传入心房,在体表心电图上无法察觉窦性活动。由于窦房传导的延迟是匀齐的,因此 P-P 间期基本相等,与正常心电图无法区别。

2.二度窦房传导阻滞

二度窦房传导阻滞分为Ⅰ型(文氏型)与Ⅱ型两类。二度Ⅰ型窦房传导阻滞是由于窦房交界区的相对不应期及绝对不应期发生病理性延长所致,而以前者为主;二度Ⅱ型窦房传导阻滞则也是由于两种不应期病理性延长所致,而以后者为主。

(1)二度Ⅰ型窦房传导阻滞:二度Ⅰ型窦房传导阻滞亦称文氏型二度窦房传导阻滞或窦房间期递增型窦房传导阻滞。窦房间期(S-P 间期)是指窦房结的激动通过窦房交界区传到周围心肌的时间,亦称之为窦房传导时间。但窦房交界区的传导,不像房室传导阻滞有 P-R 间期可供参考,而二度窦房传导阻滞只有靠 P-P 间期的变化来分析。

研究者们认为该型传导阻滞是由于窦房交界区的相对不应期及绝对不应期发生病理性延长,尤其是相对不应期发生病理性延长。但近期认为,它是一种传导功能逐渐衰减的表现,而使窦性激动在下传过程中传导速度进行性减慢,直到完全被阻滞不能传入心房,此现象周而复始。因为窦房传导时间(S-P 间期)逐渐延长,而每次 S-P 间期的增量则逐渐减少,故心电图表现为P-P间期进行性缩短,直至因 P 波脱落而发生长 P-P 间期,长 P-P 间歇前的 P-P 间期最短,接近正常窦性周期(实际上仍比正常的窦性周期略长或相等),长的 P-P 间期小于最短的 P-P 间期的 2 倍,等于窦性周期间距的 2 倍减去一个阻滞周期中每次心动周期 S-P 间期的增量之和。

心电图特点(图 3-27):①须为窦性 P 波。②有 P-P 间期逐渐缩短而后出现长的 P-P 间期的规律并周而复始。③长 P-P 间期小于最短 P-P 间期的 2 倍。

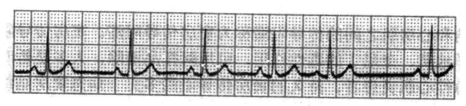

图 3-27 二度 I 型窦房传导阻滞

（2）二度 II 型窦房传导阻滞：二度 II 型窦房传导阻滞也称之 S-P 间期固定型二度窦房传导阻滞。常有 2 种类型。

其一，传导比例规整的二度 II 型窦房传导阻滞：可出现 3：2、4：3、5：4 等传导比例，且保持不变；亦可出现 2：1 传导，即每隔 1 次才下传的窦房传导阻滞，2：1 窦房传导阻滞的特点为规则的窦性心律，缓慢，仅 30～40 次/分钟，比正常窦性心律的频率减少一半，当运动或用阿托品后，心率可成倍增长。

心电图特点（图 3-28）。①窦性 P 波。②规则的 P-P 间期中突然出现一个长间歇。其间没有 P-QRS-T 波群。③长的 P-P 间期是短的 P-P 间期的整倍数，常见的是 2 倍或 3 倍。④常出现逸搏，也可合并房室传导阻滞，也可以是病态窦房结综合征的一个表现。

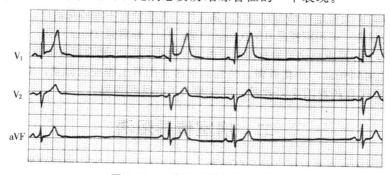

图 3-28 二度 II 型窦房传导阻滞

其二，传导比例不规整的二度 II 型窦房传导阻滞：在一系列窦性心搏中，突然出现一个无窦性 P 波的长间歇，长间歇的 P-P 间期恰为窦性周期的 2 倍或 3 倍，其传导比例不固定。

3.三度窦房传导阻滞

窦性激动全部在窦房交界区内受阻滞而不能下传，心电图上窦性 P 波完全消失，很难与窦性停搏区别。若出现房性逸搏心律，则有助于三度窦房传导阻滞的诊断。因为窦性停搏时，心房内起搏点同时受抑制，多无房性逸搏出现。

**（三）窦房传导阻滞与窦性心动过缓鉴别**

窦性心动过缓的心率一般为 40～60 次/分钟，常伴有不齐。如果窦性心律的频率在 40 次/分钟以下时，应考虑到有窦房传导阻滞的可能。2：1 窦房传导阻滞的心率常为 30～40 次/分钟，缓慢且匀齐，阿托品试验窦性心动过缓的心率逐渐增加，在 2：1 窦房传导阻滞时则心率突然成倍增加。3：2 窦房传导阻滞可表现为二度 II 型窦房传导阻滞，心动周期呈短的 P-P 间期与长的 P-P 间期交替出现的现象，长的 P-P 间歇恰为窦性周期长度的 2 倍。但也可表现为二度 I 型窦房传导阻滞，心动周期也呈短的 P-P 间期与长的 P-P 间期交替出现，只是长的 P-P 间歇小于 2 倍短的 P-P 间期。

### (四)窦房传导阻滞的临床意义与治疗

窦房传导阻滞是较少见的心律失常,既可暂时性出现,也可持续性存在或反复发作。它可见于迷走神经功能亢进或颈动脉窦敏感的健康人。但绝大多数见于器质性心脏病,常见于冠心病、急性下壁心肌梗死,也见于高血压心脏病、风湿性心脏病、心肌炎、先天性心脏病。此外,还可见于高钾血症、高碳酸血症、白喉、流感等窦房结损伤(包括出血、缺血、炎症、梗死)。窦房结退行性变是窦房传导阻滞常见的原因,药物如洋地黄、奎尼丁、胺碘酮、维拉帕米、丙吡胺、β受体阻滞药中毒时亦可引起,但多为暂时性的。

窦房传导阻滞常无症状,或有"漏跳"、心悸、乏力感,但长时间的阻滞可出现眩晕、黑蒙、昏厥,甚至昏迷、抽搐。窦房传导阻滞如为偶发多为功能性,频发的窦房传导阻滞多为器质性,当心室率>45次/分的窦房传导阻滞,持续时间短,无阿-斯综合征发作者,预后好。反之,老年人或晚期心脏病患者频发的窦房传导阻滞,持续时间长,若无逸搏心律则可发生阿-斯综合征,则预后差。迷走神经张力增高所致的窦房传导阻滞预后好。

窦房传导阻滞主要是针对病因治疗。偶发性、无症状者不需特殊治疗,如频发、持续时间长或症状明显者,可用阿托品 0.3~0.6 mg 口服,3 次/天;麻黄碱 25 mg 口服,3 次/天;异丙肾上腺素 10 mg 口服,3 次/天;严重病例可静脉滴注异丙肾上腺素(用 5% 葡萄糖液稀释),每分钟 1~3 μg,亦可静脉内注射阿托品、山莨菪碱。急性病例可并用肾上腺皮质激素,对于黑蒙、晕厥、阿-斯综合征发作且药物治疗无效者,可安装人工心脏起搏器。

## 二、房室结传导阻滞

以往对房室传导阻滞(auriculo-ventricular block,"A-VB")的概念,只认为是在房室交接区(房室结与房室束)发生了激动传导阻滞的现象;现在由于应用心内心电图如 His 束电图等,证明了房室传导阻滞可发生在由心房至心室内末梢纤维的全部传导系统中的各个部位,并且是呈水平型的阻滞,即不包括一支传导阻滞而另一支下传的单支传导阻滞。目前,一般将房室传导阻滞仍分为一度、二度及三度三类。

房室传导阻滞是由于房室传导系统不应期的延长所引起、房室传导系统的绝对不应期,相当于 QRS 波的开始至 T 波的顶点,相对不应期相当于 T 波顶点至 T 波终点。因此出现在 T 波之后的 P 波,只要不存在传导阻滞,P-R 间期应是正常的。

### (一)房室传导阻滞分型分度的鉴别

1.判断二度Ⅰ型与Ⅱ型房室传导阻滞常用的鉴别方法

常用的方法有阿托品试验、运动试验、颈动脉窦按压试验(表 3-1)。

表 3-1　无创性判断二度Ⅰ型或Ⅱ型房室传导阻滞的方法

| 项目 | Ⅰ型(房室结阻滞) | Ⅱ型(结下阻滞) |
|---|---|---|
| 阿托品 | 改善 | 恶化 |
| 运动 | 改善 | 恶化 |
| 颈动脉窦按压 | 恶化 | 改善 |

2.高度危险的房室传导阻滞症

有下列心电图表现者为高度危险的房室传导阻滞症,应尽快给予起搏治疗。

(1)QRS 波增宽和/或心室率<40 次/分钟者。

（2）伴 Q-T 间期明显延长与 T 波深度倒置者（图 3-29）。

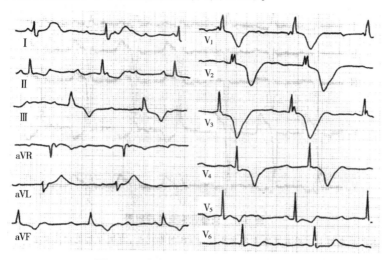

图 3-29 高危性完全性房室传导阻滞

（3）间歇性完全性房室传导阻滞（用药物增快心率易导致矛盾性的长时间心室停搏）。

（4）交替性束支传导阻滞并 P-R 间期延长者（图 3-30）。

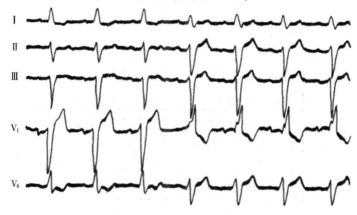

图 3-30 交替性束支传导阻滞

左侧心电图为左束支传导阻滞伴 P-R 间期延长，右侧心电图示突然演变为右束支传导
阻滞伴 P-R 间期延长。注意本类传导阻滞患者无论有无心动过缓或晕厥病史，均易发
生猝死，故一旦诊断，应尽快给予人工起搏治疗

（5）心室逸搏节奏点多变。

（6）合并室性期前收缩者。

（7）任何类型房室传导阻滞合并原因不明晕厥发作者。

（8）急性心肌梗死合并莫氏Ⅱ型二度房室传导阻滞（图 3-31、图 3-32），或三度房室传导阻
滞，或双束支传导阻滞，或完全性左束支或右束支传导阻滞者。

（9）间歇性三束支传导阻滞（图 3-33、图 3-34）。

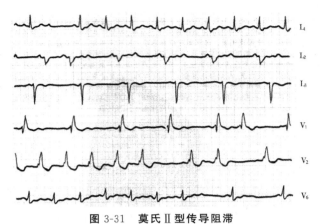

图 3-31　莫氏Ⅱ型传导阻滞

示窦性心律 P-R 间期为 200 ms。继之出现 P 波突然不能下传,QRS 波形
态属右束支并左前分支传导阻滞,故属莫氏Ⅱ型房室传导阻滞

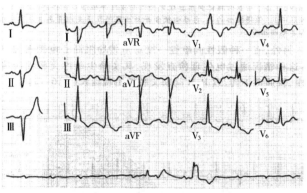

图 3-32　一例莫氏Ⅱ型二度房室传导阻滞

左侧心电图示基本心律为窦性心律,75 次/分钟,P-R 间期 240 ms;QRS 波宽度 120 ms;呈 2∶1 房
室传导阻滞。本例 P-R 间期仅轻微延长且 QRS 波增宽,故提示为莫氏Ⅱ型房室传导阻滞

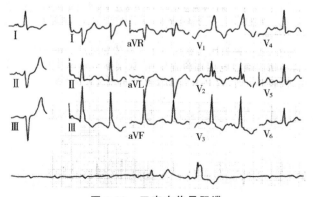

图 3-33　三束支传导阻滞

左侧心电图示基础心律为窦性心律(频率 100 次/分钟),呈左前分支传导阻滞图形,2 h 后记录
右侧心电图示右束支传导阻滞伴左后分支传导阻滞,P-R 间期为 0.20 s。3 d 后患者出现晕厥发
作时描记示 3 束支完全性传导阻滞导致完全性房室传导阻滞与心室停搏(底部心电图)

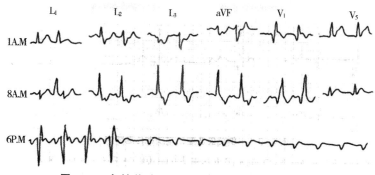

图 3-34  急性前壁心肌梗死合并三束支传导阻滞

另外,有一种假性间歇性一度房室传导阻滞心电图需加以鉴别:这种情况通过电生理检查发现,其实是生理性交替性经房室结慢、快通道下传,致 P-R 间期交替性出现延长(图 3-35)。

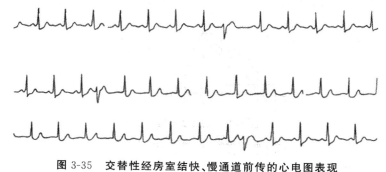

图 3-35  交替性经房室结快、慢通道前传的心电图表现

### (二)完全性房室传导阻滞

任何类型房室传导阻滞出现严重心室率减慢者均属心脏急症(图 3-36、图 3-37)。诊断完全性房室传导阻滞需符合下述三个条件:①没有房室传导。②心室率<45 次/分钟。③心房率不慢。所谓阻滞-加速性分离现象,它常见于急性下壁心肌梗死患者,这是一种程度较轻的传导阻滞,其特点为心室率较快,有时亦伴心房率增快。本型房室传导阻滞常在短时间内自行消失。间歇性三束支传导阻滞也可发展为完全性房室传导阻滞而致心室停搏(图 3-38)。

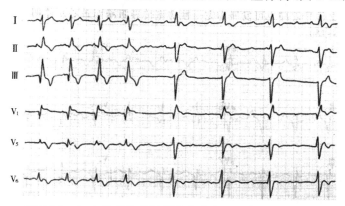

图 3-36  2∶1 房室传导阻滞演变为完全性房室传导阻滞

本图左侧为 2∶1 房室传导阻滞,QRS 波形态提示为右束支与左后分支传导阻滞。后半段突然演变为完全性房室传导阻滞,其逸搏节奏点发自左后束支

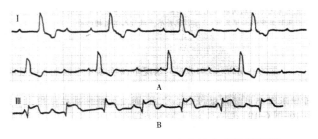

**图 3-37　两例表现不同的完全性房室传导阻滞**

A.完全性房室传导阻滞(心房率108次/分钟,心室率37次/分钟)。心室率绝对规则,尽管心房激动充分发放,但无一发生房室传导;B.示阻滞-加速分离现象,房室传导阻滞情况下,交界性心率达66次/分钟(加速性交界性节律),心房率93次/分钟(亦呈加速现象)

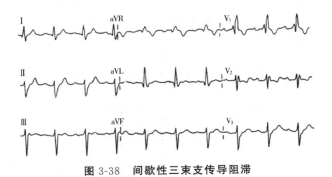

**图 3-38　间歇性三束支传导阻滞**

### (三)高度房室传导阻滞

一定的心房率(<130次/分钟)情况下,2个或2个以上心房激动不能下传心室时称为高度或进展型房室传导阻滞,有时高度房室传导阻滞亦可导致极慢的心室率,而发生晕厥甚或猝死,如图3-39~图3-42所示。

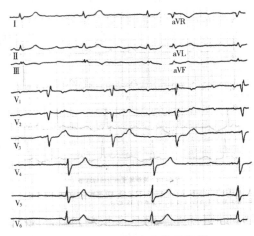

**图 3-39　进展性房室传导阻滞**

进展型房室传导阻滞,房室呈固定的3∶1与4∶1传导阻滞,QRS波呈右束支传导阻滞,4∶1传导时心室率仅23次/分钟,房室传导阻滞部位可能在房室结或希-普系。但因心室率显著缓慢,因此易发生心脏停搏或心室颤动,故应尽早进行人工起搏

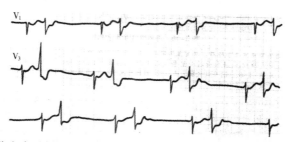

**图 3-40　洋地黄中毒引起交界性心律(40 次/分钟)伴多形性室性期前收缩(呈两联律)**

潜在基本心律可能为"直线"性心房颤动伴完全性房室传导阻滞或窦性停搏。上述表
现提示本例为高危性心律失常患者,第一步治疗应是立即进行人工起搏

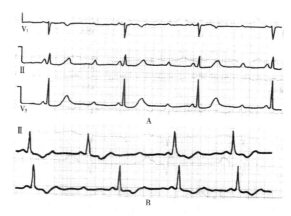

**图 3-41　两例高度房室传导阻滞**

A.持续性 3∶1 传导,使心室率仅为 32 次/分钟,P-R 间期正常,QRS
波呈窄型;B.房室呈 2∶1 与 3∶1 传导,心室率约为 35 次/分钟

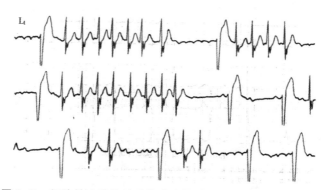

**图 3-42　短阵性心房扑动后传为窦性心律伴高度房室传导阻滞**

注意每一室性逸搏后出现短阵室上性心动过速。此因室性逸搏冲动促发一超常期传导,由于其后每一激
动落于前一个 QRS 波的超常期,故持续出现多个室上性 QRS 波群(短阵性室上性心动过速)

### (四)Ⅱ型二度房室传导阻滞

本型阻滞常因双束支传导阻滞所致,心电图主要表现为 P-R 间期正常或固定性轻度延长与
QRS 波呈束支传导阻滞图形,发生 QRS 波脱漏前心搏的 P-R 间期常无延长。本型阻滞易发生
连续多个 P 波不能下传而致心室停搏,如图 3-43～3-47 所示。

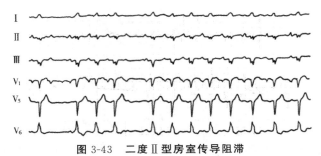

**图 3-43　二度Ⅱ型房室传导阻滞**

P-R 间期虽有延长,但在未下传的 P 波前后仍保持固定不变。QRS 波呈固定的左束支传导阻滞型,故本型房室传导阻滞部位在右束支水平

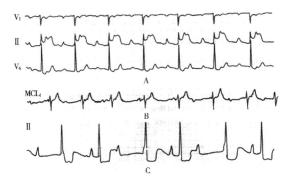

**图 3-44　各种Ⅰ型(房室结水平)房室传导阻滞的不同表现**

A.急性下壁心肌梗死并发 2:1 房室传导阻滞。注意传导性搏动的 P-R 间期延长,无束支传导阻滞表现;B.阻滞-加速性分离现象伴有两个心室夺获,注意传导性心搏的 P-R 间期延长;C.逸搏-夺获双联律,注意成对心搏中第一个是交界性逸搏,第二个传导性心搏 P-R 间期延长

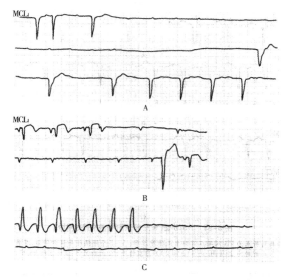

**图 3-45　各种心室停搏表现**

A.剧烈呕吐引起的迷走神经性心室停搏,持续达 11 s;B.急性前间壁心肌梗死合并未下传性房性期前收缩,后者引起继发性窦性周期延长,而致长达 7 s 的停搏;C.一例间歇性房室传导阻滞症患者,诊断后因无晕厥发作而未予及时起搏治疗致突然发展为心室停搏而死亡

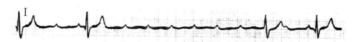

图 3-46　Ⅱ型房室传导阻滞引起 4 s 钟心室停搏而发生阿-斯综合征

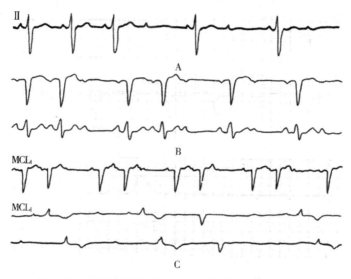

图 3-47　三例Ⅱ型（束支水平传导阻滞）房室传导阻滞

其共同特点为 P-R 间期正常伴束支传导阻滞。A.三个连续传导性心搏后,房室传导比例转为 2∶1;
B.先 3∶2 后 2∶1 房室传导;C.上条呈 3∶2 房室传导,中、下条录自数小时后,进一步证实系双束支
传导阻滞引起的二度Ⅱ型房室传导阻滞(可见交替性呈右束支与左束支传导阻滞)

相反,典型二度Ⅰ型房室传导阻滞(房室结水平传导阻滞)的特点是 P-R 间期延长而 QRS
波正常,但二度Ⅰ型房室传导阻滞可有很多变异型,其中最常见的 2∶1 房室传导阻滞(图 3-48),
其次为阻滞-加速性分离,少数可表现为逸搏-夺获双联律、3∶2 文氏型房室传导阻滞(图 3-49);
另一方面,二度Ⅱ型房室传导阻滞(莫氏Ⅱ型)由于房室结传导一般维持正常,故 P-R 间期不显
延长,但 QRS 波几乎总是呈束支传导阻滞图形,本型房室传导阻滞极易发展为完全性房室传导
阻滞并导致晕厥、猝死,故即使无症状,亦应住院紧急进行人工起搏。2∶1 房室传导阻滞伴 P-R
间期延长但 QRS 波正常(不增宽)者,常为二度Ⅰ型房室传导阻滞,不可误诊为二度Ⅱ型房室传
导阻滞(表 3-2)。

### 三、频率依赖性房室传导阻滞

频率依赖性房室传导阻滞是在心率正常时传导正常,心动过速或过缓时即出现房室传导阻
滞,这种现象称为频率依赖性房室传导阻滞,亦称之阵发性房室传导阻滞。病变部位可局限于希
氏束内,但大多数为双侧束支病变引起。因心率增快而出现,心率减慢而消失的房室传导阻滞则
称之第 3 位相阵发性房室传导阻滞。因心率减慢出现,心率增快而消失的房室传导阻滞,称为第
4 位相阵发性房室传导阻滞。

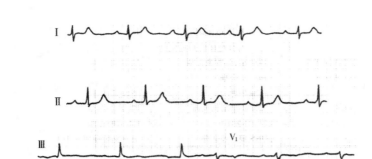

**图 3-48　2：1 房室传导阻滞被误诊为窦性心动过缓并一度房室传导阻滞**

注意Ⅰ、Ⅱ、Ⅲ导联的 T 波前后未见明确 P 波,但 $V_1$ 的 T 波后可见一 P 波。提示 T-P 重叠,此种情况容易被误诊

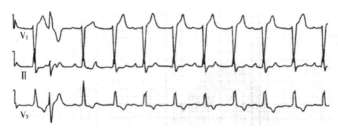

**图 3-49　窦性心律伴 3：2 文氏型房室传导阻滞**

注意 QRS 波呈左束支传导阻滞型。在室性期前收缩代偿间期后 QRS 波正常化,此提示左束支传导阻滞系心率加速依赖性

**表 3-2　二度Ⅰ型与Ⅱ型房室传导阻滞的鉴别**

| 项目 | Ⅰ型 | Ⅱ型 |
| --- | --- | --- |
| 临床 | 常为急性 | 常为慢性 |
| | 见于下壁心肌梗死 | 见于前间壁心肌梗死 |
| | 风湿热 | Lenegre 病 |
| | 洋地黄应用 | Lev 病 |
| | β 受体阻滞剂应用 | 心肌病 |
| 阻滞解剖部位 | 房室结,偶在希氏束 | 结下,常在束支内 |
| 电生理异常 | 相对不应期 | |
| | 递减传导 | 全或无传导 |
| 心电图 | R-P/P-R 呈反比关系 | P-R 固定不变 |
| | P-R 间期延长 | P-R 间期正常 |
| | QRS 波宽度正常 | 呈束支传导阻滞图形 |

## (一)第 3 位相传导阻滞

### 1.第 3 位相传导阻滞的产生机制与心电图表现

心肌纤维兴奋之后有一个不应期,在有效不应期内给予任何刺激都不会发生反应,在相对不应期时,如果刺激能引起反应,则反应振幅低、0 相除极速度慢,这是决定传导速度的两个重要因素,使传导减慢、减弱或被阻滞。而在某些情况下,如急性心肌缺血、心肌炎或应用某些药物之

后,不应期比完成复极时间更长(所谓复极后的不应期),这种情况在房室结常见,在传导组织其他部位亦同样于病理情况下可以发生。因此,第3位相阻滞包括正常组织的不应期所引起的传导障碍(即频率增快时所出现的传导障碍),也包括不应期延长的异常组织中的传导障碍。前者如过早激动或室上性心动过速,当激动抵达房室交界区或室内传导系统,此时房室交界区或室内传导系统正处于动作电位的位相3(相当于心肌兴奋性的部分绝对不应期或全部相对不应期),于是下传至心室后会产生束支或房室传导阻滞。生理性3位相阻滞心电图常见于如室上性期前收缩,室上性心动过速伴室内差异性传导、未下传的室上性期前收缩、隐匿性交界性期前收缩、各种隐匿性传导、干扰现象等,这些均和3位相阻滞有关。后者则是病理性复极延长,当心率相对增快时,如心率在 100 次/分钟左右,即可出现束支或房室传导阻滞,反映了心肌细胞动作电位位相3发生了异常的延长,故此种传导障碍属于病理性第3位相的范畴。

2.第 3 位相传导阻滞的临床意义

第 3 位相传导阻滞本身不产生临床症状与体征,临床意义主要决定于基础心脏病与伴发的心律失常。一般说来,第 3 位相传导阻滞发生在三大因素的基础上(非常短的配对间期,Ashman 现象、非常快的心室率),则多为功能性的。如果异常的心室波并不是在上述 3 种情况下,而是意外地出现则提示病理性室内传导障碍。当心室率大于 180 次/分钟时出现的差异性传导多为功能性,心室率小于 150 次/分钟出现束支传导阻滞,则提示室内传导系统病理性异常。出现差异性传导的最低心率称为临界心率,临界心率是随病情而转变,并没有统一的界限。因为要在生理性位相 3 传导阻滞与病理性位相 3 传导阻滞之间划一个截然的界限似乎是困难的。这是由于两者的心率范围可能发生某种程度的重叠。但是室内差异性传导呈现左束支传导阻滞图形者以器质性心脏病多见,可能会发展为永久性阻滞。

**(二)第 4 位相传导阻滞**

1.第 4 位相传导阻滞的产生机制与心电图表现

Singer 等于 1967 年首先在动物实验中发现受损伤后的束支,其舒张期自动除极增强。膜电位降低快,会引起传导障碍。束支损伤后静息膜电位在 $-60$ mV 以下时,出现非频率依赖性传导阻滞。其后,随着束支损伤和静止膜电位的恢复,膜电位降低到 $-70$ mV 左右,舒张期除极即恢复正常或功能增强。这时假如室上性激动到达过迟,便会形成第 4 位相传导阻滞。

同样,第 4 位相传导阻滞的心电图表现也可出现阵发性房室传导阻滞,心电图表现视阻滞的部位不同而定,如希氏束出现 4 位相传导阻滞时,病变区的膜电位在一个较长间歇后,降低到不能或仅能部分除极的水平;同时阈电位也升高,向 0 电位接近。心电图特点是心率减慢后发生房室传导阻滞。亦可表现为第 4 位相束支传导阻滞,心电图特征为期前收缩间歇后或心率减慢时出现束支传导阻滞图形,可以发生在左、右束支及左束支的分支传导阻滞,心率增快后消失。一般以左束支多见,因为左束支 4 位相传导阻滞的临界周期比右束支短。当心率有机会进一步变慢才能表现出右束支的 4 位相传导阻滞,这时往往有 P-R 间期延长。

2.第 4 位相传导阻滞的临床意义

第 4 位相传导阻滞的患者大多有器质性心脏病。另外,第 4 位相传导阻滞是引起复杂心律失常的机制之一,使诊断困难,只有对此种机制有一定的理解,才能对患者进行及时正确地处理。

(赵君君)

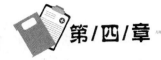

# 第/四/章

# 心律失常的诊治

## 第一节  期前收缩的诊治

期前收缩也称早搏、期外收缩或额外收缩,是指起源于窦房结以外的异位起搏点提前发出的激动。期前收缩是临床上最常见的心律失常。

### 一、期前收缩的分类

期前收缩可起源于窦房结(包括窦房交界区)、心房、房室交界区和心室,分别称为窦性、房性、房室交界性和室性期前收缩。前3种起源于希氏束分叉以上,统称为室上性期前收缩。室性期前收缩起源于希氏束分叉以下部位。在各类期前收缩中,以室性期前收缩最为常见,房性和交界性期前收缩次之,而窦性期前收缩极为罕见,且根据心电图不易做出肯定的诊断。①根据期前收缩发生的频度可分为偶发和频发期前收缩。一般将每分钟发作<5次称为偶发期前收缩,每分钟发作≥5次称为频发期前收缩。②根据期前收缩的形态可分为单形性和多形性期前收缩。③依据发生部位分为单源性和多源性期前收缩,单源性期前收缩是指期前收缩的形态和配对间期均相同,而多源性期前收缩的形态和配对间期均不同。

期前收缩与主导心律心搏成组出现称为"联律"。"二联律""三联律"和"四联律"指主导心律搏动和期前收缩交替出现,每个主导心律搏动后出现一个期前收缩称为二联律;每两个主导心律搏动后出现一个期前收缩称为三联律;每3个主导心律搏动后出现一个期前收缩称为四联律。两个期前收缩连续出现称为成对的期前收缩,3~5次期前收缩连续出现称为成串或连发的期前收缩。一般将≥3次连续出现的期前收缩称为心动过速。

期前收缩按照发生机制可分为自律性增高、触发激动和折返激动。目前认为折返激动是期前收缩发生的主要原因,也是大部分心动过速发生的主要机制。

### 二、期前收缩的病因

期前收缩可发生于正常的人,但器质性心脏病患者更常见,也可以由心脏以外的因素诱发。期前收缩可以发生于任何年龄,在儿童相对少见,但随着年龄增长发病率升高,在老年人较多见。炎症、缺血、缺氧、麻醉、心导管检查、外科手术和左心室假腱索等,均可使心肌受到机械、电、化学性刺激而发生期前收缩。期前收缩常见于冠心病、心肌病、风湿性心脏病、肺心病、高血压左心室肥厚、二尖瓣脱垂患者，尤其是在发生急性心肌梗死和心力衰竭时。洋地黄、酒石酸锑钾、普鲁卡因胺、奎尼丁、三环类抗抑郁药中毒等也可以引起期前收缩。电解质紊乱可诱发期前收缩，特别是低钾。期前收缩也可以因神经功能性因素引起，如激烈运动、精神紧张、长期失眠，过量摄入烟、酒、茶、咖啡等。

### 三、临床表现

期前收缩患者的主要症状是心悸，表现为短暂心搏停止的漏搏感。偶发期前收缩者可以无任何症状，或仅有心悸、"停跳"感。期前收缩次数过多者可以有头晕、乏力、胸闷甚至晕厥等症状。

心脏体检听诊时，发现节律不齐，有提前出现的心脏搏动，其后有较长的停搏间歇。期前收缩的第一心音可明显增强，也可减弱，主要与期前收缩时房室瓣的位置有关。第二心音大多减弱或消失。室性期前收缩因左、右心室收缩不同步而常引起第一心音、第二心音的分裂。期前收缩发生越早，心室的充盈量和搏出量越少，桡动脉搏动也相应地减弱，甚至完全不能扪及。

### 四、心电图检查

#### （一）窦性期前收缩

窦性期前收缩是窦房结起搏点提前发放激动或在窦房结内折返引起的期前收缩。

心电图特点：①在窦性心律的基础上提前出现 P 波，与窦性 P 波完全相同；②期前收缩的配对间期多相同；③等周期代偿间歇，即代偿间歇与基本窦性周期相同；④期前收缩下传的 QRS 波群多与基本窦性周期的 QRS 波群相同，少数也可伴室内差异性传导而呈宽大畸形。

#### （二）房性期前收缩

房性期前收缩是起源于心房并提前出现的期前收缩。

心电图特点：①提前出现的房波（P′波），P′波有时与窦性 P 波很相似，但是多数情况下二者有明显差别；当基础窦性节律不断变化时，房性期前收缩较难判断，但房波（P′波与窦性 P 波）之间形态的差异可提示诊断；发生很早的房性期前收缩的 P′波可重叠在前一心搏的 T 波上而不易辨认造成漏诊，仔细比较 T 波形态的差别有助于识别 P′波。②P′-R 间期正常或延长。③房性期前收缩发生在舒张早期，如果适逢房室交界区仍处于前次激动过后的不应期，该期前收缩可产生传导的中断（称为未下传的房性期前收缩）或传导延迟（下传的 P′-R 间期延长，>120 ms）；前者表现为 P′波后无 QRS 波群，P′波未能被识别时可误诊为窦性停搏或窦房传导阻滞。④房性期前收缩多数呈不完全代偿间歇，因 P′波逆传使窦房结提前除极，包括房性期前收缩 P′波在内的前后两个窦性下传 P 波的间距短于窦性 PP 间距的 2 倍，称为不完全代偿间歇；若房性期前收缩发生较晚或窦房结周围组织的不应期较长，P′波未能影响窦房结的节律，期前收缩前后两个窦性下传 P 波的间距等于窦性 PP 间距的 2 倍，称为完全代偿间歇。⑤房性期前收缩下传的 QRS 波群大多与基本窦性周期的 QRS 波群相同，也可伴室内差异性传导而呈宽大畸形（图 4-1）。

#### （三）房室交界性期前收缩

房室交界性期前收缩是起源于房室交界区并提前出现的期前收缩。提前的异位激动可前传激动心室和逆传激动心房（P′波）。

心电图特点：①提前出现的 QRS 波群，形态与窦性相同，部分可伴室内差异性传导而呈宽大畸形；②逆行 P′波可出现在 QRS 波群之前（P′-R 间期<0.12 s）、之后（R-P′间期<0.20 s），也可埋藏在 QRS 波群之中；③完全代偿间歇，因房室交界性期前收缩起源点远离窦房结，逆行激动常

与窦性激动在房室交界区或窦房交界区发生干扰,窦房结的节律不受影响,表现为包含房室交界性期前收缩在内的前后两个窦性P波的间距等于窦性节律P-P间距的2倍(图4-2)。

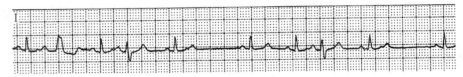

**图 4-1　房性期前收缩**

提前发生的P'波,形态不同于窦性P波,落在其前的QRS波群的ST段上,P'-R间期延长,在T波后产生QRS波群,呈不同程度的心室内差异性传导,有的未下传,无QRS波群,均有不完全代偿间歇

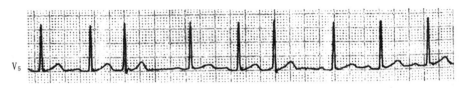

**图 4-2　房室交界性期前收缩**

第3个和第6个QRS波群提前发生,畸形不明显,前无相关P波,后无逆行的P'波,完全代偿间歇

### (四)室性期前收缩

室性期前收缩是由希氏束分叉以下的异位起搏点提前激动产生的期前收缩。

心电图特点:①提前发生的宽大畸形的QRS波群,时限通常≥0.12 s,T波方向多与QRS波群的主波方向相反;②提前的QRS波群前无P波或无相关的P波;③完全代偿间歇,因室性期前收缩很少能逆传侵入窦房结,故窦房结的节律不受室性期前收缩的影响,表现为包含室性期前收缩在内的前后2个窦性下传搏动的间距等于窦性节律RR间距的2倍(图4-3)。

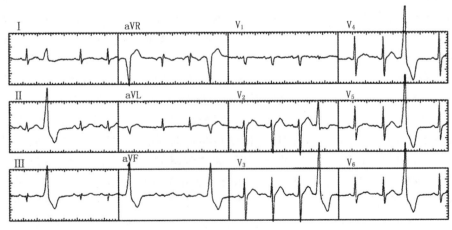

**图 4-3　室性期前收缩**

各导联均可见提前发生的宽大畸形QRS波群及T波倒置,前无P波,代偿间歇完全

室性期前收缩可表现为多种类型。①插入性室性期前收缩:这种期前收缩发生在两个正常窦性搏动之间,无代偿间歇;②单源性室性期前收缩:起源于同一室性异位起搏点的期前收缩,形态和配对间期完全相同;③多源性室性期前收缩:同一导联出现两种或两种以上形态和配对间期不同的室性期前收缩;④多形性室性期前收缩:在同一导联上配对间期相同但形态不同的室性期

前收缩;⑤室性期前收缩二联律:每一个室性期前收缩和一个窦性搏动交替发生,具有固定的配对间期;⑥室性期前收缩三联律:每两个窦性搏动后出现一个室性期前收缩;⑦成对的室性期前收缩:室性期前收缩成对出现;⑧R-on-T型室性期前收缩:室性期前收缩落在前一个窦性心搏的T波上;⑨室性反复心搏:少数室性期前收缩的冲动可逆传至心房,产生逆行P波(P′波),后者可再次下传激动心室,形成反复心搏;⑩室性并行心律:室性期前收缩的异位起搏点以固定间期或固定间期的倍数规律的自动发放冲动,并能防止窦房结冲动的入侵,其心电图表现为室性期前收缩的配对间期不固定而QRS波群的形态一致,异位搏动的间距有固定的倍数关系,偶有室性融合波。

## 五、诊断

患者的心悸等不适症状可提示期前收缩的诊断线索。体检时心脏听诊大多容易诊断期前收缩。频发的期前收缩有时不易与心房颤动等相鉴别,但后者心室律更为不整齐;运动后心率增快时部分期前收缩可减少或消失。心搏呈二联律者,大多数由期前收缩引起,此外也可以是房室传导阻滞3:2房室传导。

心电图检查是明确期前收缩诊断的重要步骤,并能进一步确定期前收缩的类型。尤其是某些特殊类型的期前收缩,如未下传的房性期前收缩、插入性期前收缩、多源性期前收缩等,更需要心电图确诊。

## 六、治疗

**(一)窦性期前收缩**

通常不需治疗,应针对原发病处理。

**(二)房性期前收缩**

一般不需治疗,频繁发作伴有明显症状或引发心动过速者,应适当治疗。主要包括去除诱因、消除症状和控制发作。患者应避免劳累、精神过度紧张和情绪激动,戒烟戒酒,不要饮用浓茶和咖啡。有心力衰竭时应适当给予洋地黄制剂。治疗的药物可酌情选用β受体阻滞剂、钙通道阻滞剂、普罗帕酮及胺碘酮等。

**(三)房室交界性期前收缩**

通常不需治疗。由心力衰竭引起的房室交界性期前收缩,适当给予洋地黄制剂即可控制。频繁发作伴有明显症状者,可酌情选用β受体阻滞剂、钙通道阻滞剂、普罗帕酮等。起源于房室结远端的期前收缩,有可能由于发生在心动周期的早期而诱发快速性室性心律失常,这种情况下,治疗与室性期前收缩相同。

**(四)室性期前收缩**

首先应积极消除引起室性期前收缩的诱因、治疗基础疾病。室性期前收缩本身是否需要治疗取决于室性期前收缩的临床意义。

(1)临床上大多数室性期前收缩患者无器质性心脏病,室性期前收缩不增加这类患者心源性猝死的危险,可视为良性室性期前收缩。如果无明显症状,则不需要药物治疗。对于这些患者,不应过分强调治疗室性期前收缩,以避免引起过度紧张焦虑。如果患者症状明显,则给予治疗,目的在于消除症状。患者应避免劳累、精神过度紧张和焦虑,戒烟戒酒,不饮用浓茶和咖啡等,鼓励适当的活动,如果无效则应给予药物治疗,包括镇静剂、抗心律失常药物等。β受体阻滞剂可首先选用,如果室性期前收缩随心率的增加而增多,β受体阻滞剂特别有效。无效时可改用的其他药物有美西律、普罗帕酮等。

患者无器质性心脏病客观依据,若室性期前收缩起源于右心室流出道,可首选β受体阻滞剂,也可选用普罗帕酮;若室性期前收缩起源于左心室间隔,首选维拉帕米。对于室性期前收缩频发、症状明显、药物治疗效果不佳的患者,可考虑射频导管消融治疗,大多数患者能取得良好的效果。

(2)发生于急性心肌梗死早期的室性期前收缩,尤其是频发、成对、多源、R-on-T 型室性期前收缩,应首先静脉使用胺碘酮,也可选用利多卡因。如果急性心肌梗死患者早期出现窦性心动过速伴发室性期前收缩,则早期静脉使用β受体阻滞剂等能有效减少心室颤动的发生。室性期前收缩发生于某些暂时性心肌缺血的情况下,如变异型心绞痛、溶栓和冠状动脉介入治疗后的再灌注心律失常等,可静脉使用利多卡因。

器质性心脏病伴轻度心功能不全(EF 40%～50%)时发生的室性期前收缩,如果无症状,原则上积极治疗基础心脏病,并去除诱因,不必针对室性期前收缩采用药物治疗。如果症状明显,可选用β受体阻滞剂、美西律、普罗帕酮、莫雷西嗪、胺碘酮。

器质性心脏病合并中重度心力衰竭时发生的室性期前收缩,心源性猝死的危险性增加。β受体阻滞剂对于减少室性期前收缩的疗效虽不明显,但能降低心肌梗死后猝死的发生率。胺碘酮对于心肌梗死后心力衰竭伴有室性期前收缩的患者能有效抑制室性期前收缩,致心律失常作用发生率低,对心功能抑制轻微,可小剂量维持使用以减少不良反应的发生。CAST 试验结果显示,某些Ⅰc 类抗心律失常药物用于治疗心肌梗死后室性期前收缩,尽管药物能有效控制室性期前收缩,但是总死亡率反而显著增加,原因是这些药物本身具有致心律失常作用。因此,心肌梗死后室性期前收缩应当避免使用Ⅰ类,特别是Ⅰc 类抗心律失常药物。

二尖瓣脱垂患者常见室性期前收缩,但很少出现预后不良,治疗可依照无器质性心脏病并发室性期前收缩的处理原则。如患者合并二尖瓣反流及心电图异常表现,发生室性期前收缩时有一定的危险,可首先选用β受体阻滞剂,无效时再改用Ⅰ类或Ⅲ类抗心律失常药物。

（刘沫言）

# 第二节　心房颤动的诊治

心房颤动简称房颤,是指心房无序除极、电活动丧失,产生快速无序的颤动波,导致心房无有效收缩,是最严重的心房电活动紊乱。有学者研究表明,30 岁以上患者 20 年内发生心房颤动的总概率为 2%,60 岁以后发病率显著增加,平均每 10 年发病率增加 1 倍。目前国内房颤的流行病学资料较少,一项对 14 个自然人群房颤现状的大规模流行病学调查显示,房颤发生率为 0.77%。在所有房颤患者中,房颤发生率按病因分类,非瓣膜性、瓣膜性和孤立性房颤所占比例分别为 65.2%、12.9%和 21.9%。非瓣膜性房颤发生率明显高于瓣膜性房颤和孤立性房颤,其中 1/3 为阵发性房颤,2/3 为持续或永久性房颤。

## 一、病因和发病机制

房颤的病因与房扑相似。阵发性房颤可见于无器质性心脏病患者，而持续性房颤则多伴有器质性心脏病，如高血压心脏病、风湿性心脏病、冠心病、心肌病等。其他病因尚有房间隔缺损、肺栓塞，二尖瓣、三尖瓣狭窄或关闭不全，慢性心功能不全使心房扩大，以及涉及心脏的中毒性、代谢性疾病，如甲状腺功能亢进性心脏病、心包炎、乙醇中毒等。亦可见于胸腔手术后、胸部外伤，甚至子宫内的胎儿亦可发生。少数患者病因不明，称为特发性房颤。

房颤的发生机制主要涉及两个方面。其一是房颤的触发因素，包括交感神经和副交感神经刺激、心动过缓、房性期前收缩或心动过速、房室旁路和急性心房牵拉等。其二是房颤发生和维持的基质，这是房颤发作和维持的必要条件，以心房有效不应期的缩短和心房扩张为特征的电重构和解剖重构是房颤持续的基质，重构变化可能有利于形成多发折返子波。此外，还与心房某些电生理特性变化有关，包括有效不应期离散度增加、局部阻滞、传导减慢和心肌束的分隔等。

随着对局灶驱动机制、心肌袖、电重构的认识，及非药物治疗方法的不断深入，目前认为房颤是多种机制共同作用的结果。①折返机制：包括多发子波折返学说和自旋波折返假说。②触发机制：由于异位局灶自律性增强，通过触发和驱动机制发动和维持房颤，而绝大多数异位兴奋灶（90%以上）在肺静脉内，尤其是左、右上肺静脉。组织学上可看到肺静脉入口处的平滑肌细胞中有横纹肌成分，即心肌细胞呈袖套样延伸到肺静脉内，而且上肺静脉比下肺静脉的袖套样结构更宽、更完善，形成心肌袖。肺静脉内心肌袖是产生异位兴奋的解剖学基础。腔静脉和冠状静脉窦在胚胎发育过程中也可形成肌袖，并有可以诱发房颤的异位兴奋灶存在。异位兴奋灶也可以存在于心房的其他部位，包括界嵴、房室交界区、房间隔、Marshall 韧带和心房游离壁等。③自主神经机制：心房肌的电生理特性不同程度地受自主神经系统的调节，自主神经张力改变在房颤中起着重要作用。部分学者称其为神经源性房颤，并根据发生机制的不同将其分为迷走神经性房颤和交感神经性房颤两类。前者多发生在夜间或餐后，尤其多见于无器质性心脏病的男性患者；后者多见于白昼，多由运动、情绪激动和静脉滴注异丙肾上腺素等诱发。迷走神经性房颤与不应期缩短和不应期离散性增高有关；交感神经性房颤则主要是由于心房肌细胞兴奋性增高、触发激动和微折返环形成。而在器质性心脏病中，心脏生理性的迷走神经优势逐渐丧失，交感神经性房颤更为常见。

## 二、分类

临床上常根据病因、起病时间、心室率、自主神经作用、发生机制及部位等对房颤进行分类。然而，到目前为止仍没有一种分类方法能满足所有的要求。目前，临床上常将房颤分为初发房颤、阵发性房颤、持续性房颤、永久性房颤。

### （一）初发房颤

首次发现，不论其有无症状和能否自行复律。

### （二）阵发性房颤

持续时间<7 d，一般<48 h，多为自限性。

### （三）持续性房颤

持续时间>7 d，常不能自行复律，药物复律的成功率较低，常需电转复。

**（四）永久性房颤**

复律失败或复律后 24 h 内又复发的房颤，可以是房颤的首发表现或由反复发作的房颤发展而来，对于持续时间较长、不适合复律或患者不愿意复律的房颤也归于此类。有些房颤患者不能获得准确的房颤病史，尤其是无症状或症状轻微者，常采用新近发生的或新近发现的房颤来命名，新近发生的房颤也可指房颤持续时间＜24 h。房颤的一次发作事件是指发作持续时间＞30 s。

## 三、临床表现

房颤是临床上最为常见的心律失常之一。充血性心力衰竭、瓣膜性心脏病、卒中病史、左心房扩大、二尖瓣和主动脉瓣功能异常、经治疗的高血压及高龄是房颤发生的独立危险因素。阵发性房颤可见于器质性心脏病患者，尤其是在情绪激动时，或急性乙醇中毒、运动、手术后，但更多见于器质性心脏病患者。持续性房颤患者多有心血管疾病，最常见于二尖瓣病变、高血压性心脏病、房间隔缺损、冠心病、肺心病等。新近发生的房颤则应考虑甲状腺功能亢进等代谢性疾病。

心房无序的颤动失去了有效的收缩与舒张，心房泵血功能恶化或丧失，加之房室结对快速心房激动的递减传导，引起心室极不规则的反应。因此，心室律（率）紊乱、心功能受损和心房附壁血栓形成是房颤患者的主要病理生理特点。房颤可有症状，也可无症状，即使对于同一患者，也是如此。房颤引起的症状由多种因素决定，包括发作时的心室率、心功能、伴随的疾病、房颤持续时间及患者感知症状的敏感性等。其危害主要有三方面：①引起胸闷、心悸、体力下降等症状；②降低心泵功能；③导致系统栓塞等严重并发症。严重时可出现低血压、心绞痛、急性肺水肿、昏厥甚至猝死。

大多数患者有心悸、呼吸困难、胸痛、疲乏、头晕和黑蒙等症状，由于心房利钠肽的分泌增多还可引起多尿。部分房颤患者无任何症状，偶然的机会或者出现房颤的严重并发症如卒中、栓塞或心力衰竭时才被发现。有些患者有左心室功能不全的症状，可能继发于房颤时持续的快速心室率。晕厥并不常见，但却是一种严重的并发症，常提示存在窦房结功能障碍及房室传导功能异常、主动脉瓣狭窄、肥厚型心肌病、脑血管疾病或存在房室旁路等。

典型的房颤体征为心律绝对不规则、第一心音强弱不等、脉搏短绌。如果房颤患者心室率突然变得规整，应怀疑它可能转变成窦性心律、房性心动过速、下传比例固定的心房扑动或交界性、室性心动过速。

## 四、心电图诊断

房颤的心电图特点：①P 波消失，仅见心房电活动呈振幅不等、形态不一的、小的不规则的基线波动，称为 f 波，频率为 350～600 次/分钟；②QRS 波群形态和振幅略有差异，RR 间期绝对不等。其原因在于大量心房冲动由于波振面的冲突而相互抵消，或侵入房室结，使房室结对后来的冲动部分地不起反应，阻滞在房室交界区未下传到心室（即隐匿性传导，导致心室律不规则）。此时决定心室反应速率的主要因素是房室结的不应期和最大起搏频率（图 4-4）。

房颤时的心室率取决于房室结的电生理特性、迷走神经和交感神经的张力水平，及药物的影响等。在未经治疗的房室传导正常的患者，则伴有不规则的快速心室反应，心室率通常在 100～160 次/分钟。当患者伴有预激综合征时，房颤的心室反应有时超过 300 次/分钟，可导致心室颤动。如果房颤合并房室传导阻滞,由于房室传导系统发生不同程度的传导障碍,可以出现长 RR 间期。房颤持续过程中,心室节律若快且规则(超过 100 次/分钟),提示交界性或室性心动过速;若慢且规则(30~60 次/分钟),提示完全性房室传导阻滞。如出现 RR 间期不规则的宽 QRS 波群,常提示存在房室旁路前传或束支传导阻滞。当 f 波细微、快速而难以辨认时,经食管或心腔内电生理检查将有助诊断。

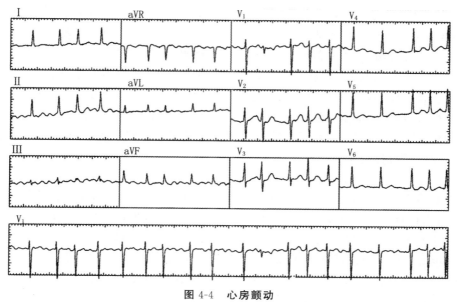

**图 4-4  心房颤动**

各导联 P 波消失,代之以不规则的 f 波,以 Ⅱ、Ⅲ、aVF 和 V₁ 导联为明显,QRS 波群形态正常,RR 间期绝对不等

## 五、治疗

房颤患者的治疗目标是减少血栓栓塞和控制症状。后者主要是控制房颤时的心室率和/或恢复及维持窦性心律。其治疗主要包括以下 5 个方面。

### (一)复律治疗

对阵发性、持续性房颤和经选择的慢性房颤患者,转复为窦性心律是所希望的治疗终点。

初发 48 h 内的房颤多推荐应用药物复律,时间更长的则采用电复律。对于房颤伴较快心室率并且症状重、血流动力学不稳定的患者,包括伴有经房室旁路前传的房颤患者,则应尽早或紧急电复律。伴有潜在病因的患者,如甲亢、感染、电解质紊乱等,在病因未纠正前,一般不予复律。

1.药物复律

新近发生的房颤用药物转复为窦性心律的成功率可达 70% 以上,但持续时间较长的房颤复律成功率较低。静脉注射依布利特复律的速度最快,用 2 mg 可使房颤在 30 min 内或以后的 30~40 min 内转复为窦性心律,比静脉注射普鲁卡因胺或索他洛尔的疗效更好。依布利特的主要不良反应是尖端扭转型室性心动过速,对心动过缓、低钾血症、低镁血症、心室肥厚、心力衰竭者及女性患者应慎用。静脉应用普罗帕酮、普鲁卡因胺和胺碘酮也可复律。胺碘酮复律的速度较慢,虽然控制心室率的效果在给予300~400 mg时已达到,但静脉给药剂量≥1 g 约需要 24 h 才能复律。对持续时间较短的房颤,Ⅰc 类抗心律失常药物氟卡尼和普罗帕酮在 2.5 h 复律的效果优于胺碘酮,而氟卡尼和普罗帕酮的复律效果无差异。快速静脉应用艾司洛尔对复律房颤有效,而洋地黄制剂对复律无效。

目前最常用于复律的静脉药物有普罗帕酮、胺碘酮和依布利特。静脉应用抗心律失常药物时应行心电监护。如有心功能不良或器质性心脏病,首选胺碘酮;如心功能正常或无器质性心脏病,可首选普罗帕酮,也可用氟卡尼或索他洛尔。对于症状不明显的房颤患者也可口服抗心律失常药物进行复律。

对新近发生的房颤采用药物复律,需要仔细分析患者的临床情况,对拟用的抗心律失常药物的药理特性要有充分了解。无器质性心脏病的房颤患者静脉应用或口服普罗帕酮是有效和安全的,而对有缺血性心脏病、左心室射血分数降低、心力衰竭或严重传导障碍的患者,应该避免应用Ⅰc类药物。胺碘酮、索他洛尔和新Ⅲ类抗心律失常药物如依布利特和多菲利特,复律是有效的,但有少数患者(1%~4%)可能并发尖端扭转型室性心动过速,因此在住院期间进行复律较为妥当。对房颤电复律失败或早期复发的病例,在择期行电复律前应先应用胺碘酮、索他洛尔等药物以提高房颤复律的成功率。对房颤持续时间≥48 h或持续时间不明的患者,在复律前后均应常规应用华法林抗凝治疗。

2.直流电复律

(1)体外直流电复律:体外(经胸)直流电复律对房颤转复为窦性心律十分有效和简便,并且只要操作得当则相对安全。主要的适应证是药物复律失败的阵发性或持续性房颤且必须维持窦性心律者,对于心室率快、症状重且有血流动力学恶化倾向的房颤患者常作为一线治疗。起始能量以150~200 J为宜,如复律失败,可用更高的能量。电复律必须与R波同步。

房颤患者经适当的准备和抗凝治疗,电复律并发症很少,但也可发生包括体循环栓塞、室性期前收缩、非持续性或持续性室性心动过速、窦性心动过缓、低血压、肺水肿及暂时性ST段抬高等症状、体征。体外电复律对左心室功能严重损害的患者要十分谨慎,因为有发生肺水肿的可能。体外直流电复律的禁忌证包括洋地黄毒性反应、低钾血症、急性感染性或炎性疾病、未代偿的心力衰竭及未满意控制的甲状腺功能亢进等。恢复窦性心律后可进一步了解窦房结功能状况或房室传导情况。如果患者疑有房室传导阻滞或窦房结功能低下,电复律前应有预防性心室起搏的准备。

(2)心内直流电复律:自1993年以来,复律的低能量(<20 J)心内电击技术已用于临床。该技术采用两个表面积大的导管电极,分别置于右心房(负极)和冠状静脉窦(正极)。其中一根电极导管也可置于左肺动脉作为正极,或者因冠状静脉窦插管失败作为替代(正极)。对房颤的各种亚组患者,包括体外直流电复律失败的房颤患者,复律的成功率可达70%~89%。该技术也可用于对电生理检查或导管消融过程中发生的房颤进行复律,但放电必须与R波准确同步。

(3)电复律与药物联合应用:对于反复发作的持续性房颤,约有25%的患者电复律不能成功,或虽复律成功,但窦性心律仅能维持数个心动周期或数分钟后又转为房颤,另有25%的患者复律成功后2周内复发。若电复律失败,可在应用抗心律失常药物后再次体外电复律,必要时考虑心内电复律。与电复律前给予安慰剂或频率控制药物比较,胺碘酮可提高电复律的成功率,复律后房颤复发的比例也降低。给予地尔硫䓬、氟卡尼、普鲁卡因胺、普罗帕酮和维拉帕米并不提高复律的成功率,对电复律成功后预防房颤复发的作用也不明确。有研究提示,在电复律前28 d给予胺碘酮或索他洛尔,两者对房颤自发复律和电复律的成功率效益相同($P=0.98$)。对房颤复律失败或早期复发的病例,推荐在择期复律前给予胺碘酮、索他洛尔。

(4)植入型心房除颤器:心内直流电复律的研究已近20年,为了便于重复多次尽早复律,

20世纪90年代初已研制出一种类似植入型心律转复除颤器(implantable cardioverter defibril lator,ICD)的植入型心房除颤器(implantable atrial defibrillator,IAD)。IAD发放低能量(<6 J)电击,以尽早有效地终止房颤,恢复窦性心律,尽可能减少患者的不适感觉。尽管动物实验和早期的临床经验表明,低能量心房内除颤对阵发性房颤、新近发生的房颤或慢性房颤患者都有较好的疗效(75%～80%),能减少房颤负荷和住院次数,但由于该技术为创伤性的治疗方法、费用昂贵,且不能预防复发,因此不推荐常规使用。

**(二)维持窦性心律**

无论是阵发性还是持续性房颤,大多数房颤在转复成功后都会复发,因此,通常需要应用抗心律失常药物预防房颤复发以维持窦性心律。常选用Ⅰa、Ⅰc及Ⅲ类(胺碘酮、索他洛尔)抗心律失常药物及导管消融预防复发。

在使用抗心律失常药物前,应注意检查有无心血管疾病和其他相关因素。首次发现的房颤、偶发房颤或可以耐受的阵发性房颤,很少需要预防性用药。β受体阻滞剂对仅在运动时发生的房颤比较有效。

在选择抗心律失常药物进行窦性心律的长期维持治疗时,首先要评估药物的有效性、安全性及耐受性。有研究提示,现有的抗心律失常药物在维持窦性心律中,虽可改善患者的症状,但有效性差,不良反应较多,且不降低总病死率。

在考虑疗效的同时,药物选择还需密切注意和妥善处理以下问题。

1.对脏器的毒性作用

普罗帕酮、氟卡尼、索他洛尔、多菲利特、丙吡胺对脏器的毒性作用相对较低,如患者应用胺碘酮治疗,则需注意并尽可能防止胺碘酮对脏器的毒性作用。

2.致心律失常作用

一般说来,在结构正常的心脏,Ⅰc类抗心律失常药物很少诱发室性心律失常。在有器质性心脏病的患者,致心律失常作用的发生率较高。其发生率及类型与所用药物和本身心脏病的类型有关。Ⅰ类抗心律失常药物一般应当避免在心肌缺血、心力衰竭和显著心室肥厚的情况下使用。选择药物的原则如下。

(1)若无器质性心脏病,首选Ⅰc类抗心律失常药物;索他洛尔、多菲利特、丙吡胺和阿齐利特可作为第二选择。

(2)若伴高血压,药物的选择与第一条相同。若伴有左心室肥厚,有可能引起尖端扭转型室性心动过速,故胺碘酮可作为第二选择。但对有显著心室肥厚(室间隔厚度≥14 mm)的患者,Ⅰ类抗心律失常药物不适宜使用。

(3)若伴心肌缺血,避免使用Ⅰ类抗心律失常药物。可选择胺碘酮、索他洛尔,也可选择多菲利特与β受体阻滞剂合用。

(4)若伴心力衰竭,应慎用抗心律失常药物,必要时可考虑应用胺碘酮,或多菲利特,并适当加用β受体阻滞剂。

(5)若合并预激综合征(WPW综合征),应首选对房室旁路行射频消融治疗。

(6)对迷走神经性房颤,丙吡胺具有抗胆碱能活性,疗效肯定;不宜使用胺碘酮,因该药具有一定的β受体阻断作用,可加重该类房颤的发作。对交感神经性房颤,β受体阻滞剂可作为一线治疗药物,此外还可选索他洛尔和胺碘酮。

(7)对孤立性房颤可先试用β受体阻滞剂;普罗帕酮、索他洛尔和氟卡尼的疗效肯定;胺碘酮和多菲利特仅作为替代治疗。

在药物治疗过程中,如出现明显不良反应或患者要求停药,则应该停药;如药物治疗无效或效果不肯定,应及时停药。

鉴于目前已有的抗心律失常药物的局限性和现有导管消融研究的结果,在维持窦性心律方面经导管消融优于药物治疗。

### (三)控制过快的心室率

药物维持窦性心律和控制心室率的研究显示,没有发现控制心室率在死亡率和生活质量方面逊于维持窦性心律的治疗。主要原因可能是复律并维持窦性心律治疗过程中的风险,尤其是抗心律失常药物的不良反应,抵消了维持窦性心律所带来的益处,故在降低房颤复发率的同时并没有改善患者的预后。因此,长期用药时应评价抗心律失常药物的益处和风险。对于部分房颤患者而言,心室率控制后可显著减轻或消除症状,改善心功能,提高生活质量。控制心室率在以下情况下可作为一线治疗:①无转复窦性心律指征的持续性房颤;②房颤已持续数年,在没有其他方法干预的情况下(如经导管消融治疗),即使转复为窦性心律也很难维持;③抗心律失常药物复律和维持窦性心律的风险大于房颤本身;④心脏器质性疾病,如左心房内径大于 55 mm、二尖瓣狭窄等,如未纠正,很难长期保持窦性节律。

控制房颤患者过快心室率,使患者静息时心室率维持在 60~80 次/分钟,运动时维持在 90~115 次/分钟,可采用洋地黄制剂、钙通道阻滞剂(地尔硫䓬、维拉帕米)及 β 受体阻滞剂单独应用或联合应用、某些抗心律失常药物。β 受体阻滞剂是房颤时控制心室率的一线药物,钙通道阻滞剂如维拉帕米和地尔硫䓬也是常用的一线药物,对控制运动时快速心室率的效果比地高辛好,β 受体阻滞剂和地高辛合用控制心室率的效果优于单独使用。洋地黄制剂(如地高辛)对控制静息时的心室率有效,但对控制运动时的心室率无效,仅用于伴有慢性心力衰竭的房颤患者,对其他房颤患者不单独作为一线药物。对伴有房室旁路前传的房颤患者,禁用钙通道阻滞剂、洋地黄制剂和 β 受体阻滞剂,因房颤时心房激动经房室结前传受到抑制后可使其经房室旁路前传加快,致心室率明显加快,产生严重血流动力学障碍,甚或诱发室性心动过速和/或心室颤动。对伴有房室旁路前传且血流动力学不稳定的房颤患者,首选直流电复律;血流动力学异常不明显者,静脉注射普罗帕酮、胺碘酮或普鲁卡因胺。为了迅速地控制心室率,可经静脉应用 β 受体阻滞剂或维拉帕米、地尔硫䓬。

对于发作频繁、药物不能控制的快速心室率患者或不能耐受药物治疗且症状严重的患者,可考虑导管消融改良房室结以减慢心室率、消融房室结阻断房室传导后植入永久性人工心脏起搏器治疗。

### (四)抗凝治疗

房颤是卒中的独立危险因素,房颤患者发生卒中的危险是窦性心律者的 5~6 倍。在有血栓栓塞危险因素的房颤患者中,应用华法林进行抗凝治疗是目前唯一可明确改善患者预后的药物治疗手段。任何有血栓栓塞危险因素的房颤患者如无抗凝治疗禁忌证均应给予长期口服华法林治疗,并使其国际标准化比率(INR)维持在 2.0~3.0,而最佳值为 2.5 左右,75 岁以上患者的 INR 宜维持在 2.0~2.5。INR<1.5 不可能有抗凝效果;INR>3.0 出血风险明显增加。对年龄<65 岁无其他危险因素的房颤患者可不予以抗凝剂,65~75 岁无危险因素的持续性房颤患者可给予阿司匹林 300~325 mg/d 预防治疗。

对阵发性或持续性房颤,如行复律治疗,当房颤持续时间在 48 h 以内,复律前不需要抗凝。

当房颤持续时间不明或≥48 h,临床可有两种抗凝方案。一种是先开始华法林抗凝治疗,使 INR 达到2.0～3.0三个星期后复律。在 3 周有效抗凝治疗之前,不应开始抗心律失常药物治疗。另一种是行经食管超声心动图检查,且静脉注射肝素,如果没有发现心房血栓,可进行复律。复律后肝素和华法林合用,直到 INR≥2.0 停用肝素,继续应用华法林。在转复为窦性心律后几周,患者仍然有全身性血栓栓塞的可能,不论房颤是自行转复为窦性心律还是经药物或直流电复律,均需再行抗凝治疗至少 4 周,复律后在短时间内心房的收缩功能尚未完全恢复。

华法林抗凝治疗可显著降低缺血性脑卒中的发生率,但应注意其出血事件的危险,对每例患者应当评估风险/效益比。华法林初始剂量 2.5～3 mg/d,2～4 d 起效,5～7 d 达治疗高峰。因此,在开始治疗时应隔天监测 INR,直到 INR 连续 2 次在目标范围内,然后每周监测 2 次,共 1～2 周。稳定后,每月复查 2 次。华法林剂量根据 INR 调整,如果 INR 低于 1.5,则增加华法林的剂量,如高于 3.0,则减少华法林的剂量。华法林剂量每次增减的幅度一般在 0.625 mg/d 以内,剂量调整后需重新监测 INR。由于华法林的药代动力学受多种食物、药物、乙醇等的影响,因此,华法林的治疗需长期监测和随访,将 INR 控制在治疗范围内。

阿司匹林有预防血栓栓塞事件的作用,但其效果远比华法林差,仅应用于对华法林有禁忌证或者脑卒中的低危患者。因阿司匹林与华法林联合应用的抗凝作用并不优于单独应用华法林,而出血的危险却明显增加,因此不建议两者联用。氯吡格雷也可用于预防血栓形成,临床多用 75 mg 顿服,其优点是不需要监测 INR,出血危险性低,但预防脑卒中的效益远不如华法林,即使氯吡格雷与阿司匹林合用,其预防卒中的作用也不如华法林。

**（五）非药物治疗**

对一部分反复发作、症状较重而药物治疗效果不理想的患者,可选择进行非药物治疗,包括心房起搏、导管消融及心房除颤器等。

（刘沐言）

# 第三节 心房扑动的诊治

心房扑动简称房扑,是一种大折返的房性心律失常,因其折返环通常占据了心房的大部分区域,故房扑又称为大折返性房速。依其折返环解剖结构及心电图表现不同分为典型房扑(一型)及非典型房扑(二型)。典型房扑围绕三尖瓣环、终末嵴和欧氏嵴呈逆钟向或顺钟向折返;其他已知的确定的房扑类型还包括围绕心房手术切开瘢痕的、心房特发性纤维化区域的、心房内其他解剖结构或功能性传导屏障的大折返,由于引起这些房扑的屏障多变,因此称为非典型房扑。

## 一、病因

临床所见房扑较房颤为少。阵发性房扑可见于无器质性心脏病患者,而持续性房扑则多伴有器质性心脏病,如风湿性心脏病、冠心病、心肌病等。其他病因尚有房间隔缺损、肺栓塞,二尖瓣、三尖瓣狭窄或关闭不全,慢性心功能不全使心房扩大,及涉及心脏的中毒性、代谢性疾病,如甲状腺功能亢进性心脏病、心包炎、乙醇中毒等,也可见于胸腔手术后、胸部外伤,甚至子宫内的胎儿亦可发生。少数患者病因不明。儿童持续发作心房扑动增加猝死的可能性。

## 二、临床表现

临床表现为心悸、胸闷、乏力等症状。有些房扑患者症状较为隐匿,仅表现为活动时乏力。房扑可加重或诱发心力衰竭。

房扑可被看作是一种过渡性异常心电活动,常自行转复为窦性心律或进展为房颤,持续数月乃至数年的房扑十分罕见。房扑引发的系统栓塞少于房颤。颈动脉窦按摩一般可使房扑时心室率逐步成倍数减慢,但难以转复为窦性心律。一旦停止按摩,心室率即以相反的方式恢复如初。体力活动、增强交感神经张力或减弱副交感神经张力可成倍加快心室率。

体格检查:在颈静脉波中可见快速扑动波,如果扑动波与下传的 QRS 波群关系不变,则第一心音强度亦恒定不变。有时听诊可闻及心房收缩音。

## 三、心电图表现

典型房扑的心房率通常为 250～350 次/分钟。其基本心电图特征表现如下:①完全相同的规则的锯齿形扑动波(F 波)及持续的电活动(扑动波之间无等电位线);②心室律可规则或不规则;③QRS 波群形态多正常,当出现室内差异性传导或原合并有束支传导阻滞时,QRS 波群增宽,形态异常。扑动波在 Ⅱ、Ⅲ、aVF 导联或 V₁ 导联中较清楚,按摩颈动脉窦或使用腺苷可暂时减慢心室反应,有助于看清扑动波。逆钟向折返的 F 波心电图特征为 Ⅱ、Ⅲ、aVF 导联呈负向,V₁ 导联呈正向,V₆ 导联呈负向(图 4-5);顺钟向折返的 F 波心电图特征则相反,表现为 Ⅱ、Ⅲ、aVF 导联呈正向,V₁ 导联呈负向,V₆ 导联呈正向。

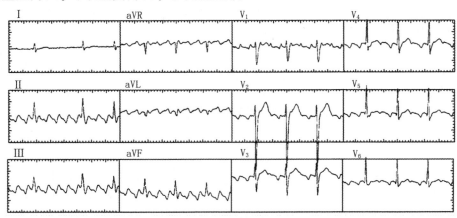

**图 4-5　心房扑动**

各导联 P 波消失,代之以规则的 F 波,以 Ⅱ、Ⅲ、aVF 和 V1 导联最为
明显,QRS 波群形态正常,F 波与 QRS 波群的比为(2～4):1

典型房扑的心室率可以呈以下几种情况:在未经治疗的患者,2:1 房室传导多见,心室率快而规则,此时心室率为心房率的一半;F 波和 QRS 波群有固定时间关系,通常以 4:1、6:1 较为多见,3:1、5:1 少见,心室率慢而规则;若房扑持续时心室率明显缓慢(除外药物影响),F 波和 QRS 波群无固定时间关系,心室率慢而规则,表明有完全性房室传导阻滞的存在;F 波和 QRS 波群无固定时间关系,通常以(2～7):1 传导,心室率不规则。儿童、预激综合征患者,偶见于甲亢患者,心房扑动可以呈 1:1 的形式下传心室,造成 300 次/分钟的心室率,从而产生严重症状。

由于隐匿性传导的存在,RR 间期可出现长短交替。不纯房扑(或称扑动-颤动)心房率常快于单纯房扑,其 F 波形态及时限亦变化多样。在某些情况下,此种心电图特点提示心房电活动的不一致。例如,一侧心房为颤动样激动,同时另一侧心房可能被相对缓慢且规整的扑动样激动所控制。现已证实,房内传导时间延长是房扑发生的危险因素之一。

如上所述,由于非典型房扑的折返环(不依赖下腔静脉至三尖瓣环之间的峡部)变异性很大,因此非典型房扑的大折返心电图特征存在很大差异,心房率或 F 波形态各不相同。然而,非典型房扑的 F 波频率通常与典型房扑相同,即 250～350 次/分钟。

## 四、治疗

### (一)直流电复律

如果房扑患者有严重的血流动力学障碍或心力衰竭,应立即给予同步直流电复律,所需能量相对较低(50 J)。若电休克引起房颤,可用较高的能量再次进行电休克以求恢复窦性心律,或根据临床情况不予处理。少数患者在恢复窦性心律即刻有发生血栓栓塞的可能。

### (二)心房程序调搏

食管调搏或右心房导管快速心房起搏在大多数患者中可有效终止一型房扑或部分二型房扑,恢复窦性心律或转变为伴有较慢心室率的心房颤动,临床症状改善。

### (三)药物治疗

可选用胺碘酮、洋地黄、钙通道阻滞剂或 β 受体阻滞剂减慢房扑时的心室率,若心房扑动持续存在,可试用 Ⅰa 和 Ⅰc 类抗心律失常药物以恢复窦性心律和预防复发。小剂量(200 mg/d)胺碘酮也可预防复发。除非心房扑动时的心室率已被洋地黄、钙通道阻滞剂或 β 受体阻滞剂减慢,否则不应使用 Ⅰ 类和 Ⅲ 类抗心律失常药物,因上述药物有抗胆碱作用,且 Ⅰ 类抗心律失常药物能减慢 F 波频率,使房室传导加快,引起 1:1 传导,使心室率加快。

### (四)射频消融

通过导管射频消融阻断三尖瓣环和下腔静脉之间的峡部,造成双向阻滞,对于治疗典型房扑十分有效,长期成功率达 90%～100%,目前已成为典型房扑首选治疗方法。其他类型的房扑消融治疗也很有效,但成功率略低于典型房扑,且各类型房扑消融治疗的成功率不同。

(徐志勇)

# 第四节　心室扑动与心室颤动的诊治

## 一、心电图诊断

心室扑动简称室扑,心电图表现为连续出现的畸形 QRS 波群,呈正弦波曲线,时限在0.12 s以上,无法分开 QRS 波与 T 波,也无法明确为负向波或为正向波。QRS 波频率常为180～250 次/分钟,有时可低到 150 次/分钟,或高达 300 次/分钟;P 波看不到,QRS 波之间无等电位线;室扑常为暂时性,大多数转为室颤,也有些转为室速,或恢复为窦性心律(图 4-6)。

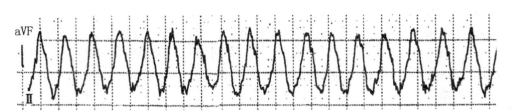

**图 4-6 心室扑动**

QRS 波群宽大畸形,呈正弦波曲线,无法分开 QRS 波与 T 波,QRS 波之间无等电位线

心室颤动简称室颤,是 P 波及 QRS-T 波消失,代之以形态和振幅均不规则的颤动波,形态极不一致。颤动波的电压低(振幅<0.2 mV),往往是临终前的表现。颤动波之间无等电位线。颤动波的频率不等,多在 250~500 次/分钟,很慢的颤动波预示着心脏停搏即将发生(图 4-7)。

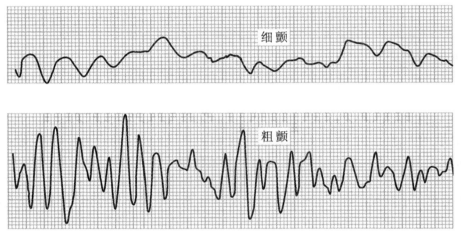

**图 4-7 心室颤动**

QRS-T 波消失,代之以形态和振幅均不规则的颤动波

室扑应与阵发性室性心动过速相鉴别。后者心室率也常在 180 次/分钟左右,但 QRS 波清楚,波间有等电位线,QRS 波与 T 波之间可以分清,且 QRS 波时限不如室扑长。室扑与室颤之间的区别也应注意,室扑波呈连续而规则的畸形波,而室颤波则为电压较小的完全不规则的频率快的波。

## 二、临床表现

发展为室扑及室颤者、其典型表现为意识丧失或四肢抽搐后意识丧失。①抽搐:为全身性,持续时间长短不一,可达数分钟,多发生于室颤后 10 s 内;②心音消失:呼吸呈叹息样,以后呼吸停止,常发生在室颤后 20~30 s 内;③昏迷:常发生在室颤后 30 s 后;④瞳孔散大:多在室扑或室颤后 30~60 s 出现;⑤血压测不到。

室颤与室扑见于许多疾病的终末期,如冠心病、心肌缺氧及药物中毒等。在发生室颤与室扑而被复苏的患者中,冠心病占 75%,但透壁心肌梗死只占 20%~30%。非梗死患者 1 年内又发生室颤者约占 22%,2 年复发率为 40%。而心肌梗死并发室颤者,1 年中复发率为 2%。R-on-T 性室性期前收缩是诱发室颤的重要因素,窦性心律明显减慢或加快都可促进室颤发生。射血分数低、室壁运动异常、有充血性心力衰竭病史、有心肌梗死史(但不在急性期)、有室性心律

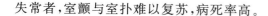

失常者,室颤与室扑难以复苏,病死率高。

### 三、治疗

治疗室扑、室颤应遵循基础生命支持和进一步循环支持的原则。

对于室颤及神志丧失的室扑患者应该即刻进行非同步直流电除颤,一般不需麻醉。先做电除颤后再行其他心肺复苏措施,以免耽误时间。如果已恢复窦性心律,但循环衰竭,血压低,应继续胸外按压及人工通气,并连续心电检测以防心律失常复发。循环衰竭后马上会发生代谢性酸中毒。如果心律失常在30～60 s内终止,则酸中毒不显著。如时间较长,常需用碳酸氢钠纠正酸中毒,但其应用不应该延迟肾上腺素或电除颤的应用。

(徐志勇)

# 第五节　窦性心动过速的诊治

正常窦房结发放冲动的频率易受自主神经的影响,且取决于交感神经与迷走神经的相互作用。此外,还受其他许多因素的影响,包括缺氧、酸中毒、温度、机械张力和激素(如三碘甲状腺原氨酸)等。

心率一般为 60～100 次/分钟,成人的心率超过 100 次/分钟、即为窦性心动过速,包括生理性窦性心动过速和不适当窦性心动过速。

生理性窦性心动过速是一种人体对适当的生理刺激或病理刺激的正常反应,是常见的窦性心动过速。

不适当窦性心动过速是指静息状态下心率持续增快,或心率的增快与生理、情绪、病理状态或药物作用水平无关或不相一致,是少见的一种非阵发性窦性心动过速。

### 一、原因

生理性窦性心动过速与生理、情绪、病理状态或药物作用有关。健康人运动、情绪紧张和激动、体力活动、吸烟、饮酒、喝茶和咖啡,及感染、发热、贫血、失血、低血压、血容量不足、休克、缺氧、甲状腺功能亢进、呼吸功能不全、心力衰竭、心肌炎和心肌缺血等均可引起窦性心动过速。药物的应用如儿茶酚胺类药物、阿托品、氨茶碱和甲状腺素制剂等也是引起窦性心动过速的原因。其发生机制通常认为是由于窦房结细胞舒张期 4 相除极加速引起了窦性心动过速。窦房结内起搏细胞的位置上移也可使发放冲动的频率增加。

不适当窦性心动过速见于健康人。其发生机制可能是窦房结本身的自律性增高,或者是自主神经对窦房结的调节失衡,表现为交感神经兴奋性增高,迷走神经张力减低。也见于导管射频消融治疗房室结折返性心动过速术后。

### 二、临床表现

生理性窦性心动过速时,频率通常逐渐加快,再逐渐减慢至正常,心率一般在 100～180 次/分钟,有时可高达 200 次/分钟。刺激迷走神经的操作如按摩颈动脉窦、Valsalva 动作等均可使窦性心动过速逐渐减慢,当增高的迷走神经张力减弱或消失时,心率可恢复到以前的水平。患者大多感觉心悸不适,其他症状取决于原发疾病。

不适当窦性心动过速患者绝大多数为女性,约占90%。主要症状为心悸,也可有头晕、眩晕、先兆晕厥、胸痛、气短等不适表现。轻者可无症状,只是在体格检查时发现;重者活动能力受限制。

### 三、心电图与电生理检查

#### (一)生理性窦性心动过速

表现为窦性P波,频率>100次/分钟,P-P间期可有轻度变化,P波形态正常,但振幅可变大或高尖。P-R间期一般固定。心率较快时,有时P波可重叠在前一心搏的T波上。

#### (二)不适当窦性心动过速

诊断有赖于有创性和无创性的检查。

(1)心动过速及其症状呈非阵发性。

(2)动态心电图提示患者出现持续性窦性心动过速,心率超过100次/分钟。

(3)P波的形态和心内激动顺序与窦性心律时完全相同。

(4)排除继发性窦性心动过速的原因,如甲状腺功能亢进等。

### 四、治疗

#### (一)生理性窦性心动过速

生理性窦性心动过速的治疗主要在于积极查找并去除诱因,治疗原发疾病,如戒烟、避免饮酒、勿饮用浓茶和咖啡;感染者应予以控制,发热者应退热,贫血者应纠治,血容量不足者应补液等。少数患者可短期服用镇静剂,必要时选用β受体阻滞剂、非二氢吡啶类钙通道阻滞剂等以减慢心率。

#### (二)不适当窦性心动过速

是否需要治疗主要取决于症状。药物治疗首选β受体阻滞剂,非二氢吡啶类钙通道阻滞剂也能奏效。对于症状明显、药物疗效不佳的顽固性不适当窦性心动过速患者,有报道采用导管射频消融改善窦房结功能能取得了较好的效果。利用外科手术切除窦房结或闭塞窦房结动脉的方法进行治疗也有成功的个案报道。

(徐志勇)

## 第六节　房性心动过速的诊治

房性心动过速简称房速,按照发生机制与心电图表现的不同可分为自律性房速、折返性房速和紊乱性房速。其发生机制分别为自律性增高、折返和触发活动。

### 一、病因

自律性房速在各年龄组均可发生。多见于器质性心脏病患者,如冠心病、肺源性心脏病、心肌病、风湿性心脏病等。洋地黄中毒可发生自律性房速,常伴有房室传导阻滞。大量饮酒及各种代谢障碍均为致病原因,也可见于无器质性心脏病患者。其发生是由于心房异位起搏点自发性4相舒张期除极速率加快所致。

折返性房速大部分见于器质性心脏病和心脏病手术后患者,极少见于正常人。其发生是由于外科手术瘢痕周围、解剖上的障碍物和心房切开术等引起心房肌不应期和传导速度的不同,形成房内折返。

紊乱性房速也称为多源性房速,常见于慢性阻塞性肺疾病、充血性心力衰竭的老年患者,有时也可见于儿童。氨茶碱过量也可引起紊乱性房速,而洋地黄中毒引起者并不多见。一般认为紊乱性房速与触发机制有关。

## 二、临床表现

房速患者症状的严重程度除了与基础疾病状况有关外,还与房速发作的方式、持续时间和心室率有关。房速的发作可呈短暂、间歇或持续性。短暂发作的患者绝大多数无明显症状,有些患者仅有心悸不适。持续性发作的患者可出现头晕、胸痛、心悸、先兆晕厥、晕厥、乏力和气短等症状,少数患者因心率长期增快可引起心脏增大,出现心力衰竭,类似扩张型心肌病,称为心动过速性心肌病。体检可发现心率不恒定,第一心音强度变化。颈动脉窦按摩可减慢心室率,但不能终止房速的发作。

## 三、心电图与电生理检查

房速的心房率一般在150～200次/分钟,房波(P′波)形态与窦性P波不同,通常在各导联可见等电位线,RP′>P′R。P′R间期受房率的影响,频率快时可出现P′R间期延长,常有文氏现象或二度Ⅱ型房室传导阻滞。刺激迷走神经的方法通常不能终止心动过速,但能加重房室传导阻滞。P′波在aVL导联正向或正负双向提示房速起源于右心房,在V₁导联正向提示起源于左心房。不同机制的房速,心电图和电生理检查可呈以下不同特点。

(1)自律性房速发作开始时多有"温醒"现象,心房率逐渐加快而后稳定在一定水平,通常不超过200次/分钟,而在终止前呈"冷却"现象。电生理检查时,心房期前刺激不能诱发、终止和拖带心动过速,但可被超速抑制。心动过速的发作不依赖于房内或房室结的传导延缓,心房激动顺序与窦性心律时不同。其发作的第一个P′波与随后的P′波形态一致,这与大多数折返性室上性心动过速发作时的情形不同,后者第一个P′波与随后的P′波形态有差异(图4-8)。

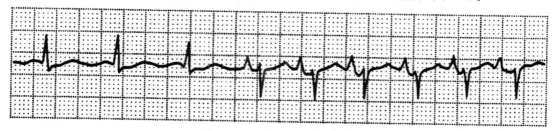

**图4-8 自律性房性心动过速**

第4个QRS波群开始出现连续规则的心动过速,其前的P波形态与随后
的P波一致,但与窦性P波形态不同,心率逐渐加快

(2)折返性房速的频率为 140～250 次/分钟。电生理检查时,心房期前刺激能诱发、终止和拖带心动过速,并能用心房超速抑制刺激终止。当心房处于相对不应期而致房内传导延缓时易诱发心动过速。心房激动顺序和 P 波形态与窦性心律时不同,刺激迷走神经不能终止心动过速,但可加重房室传导阻滞,如未经电生理检查或未观察到发作的开始和终止,则不易与自律性房性心动过速相区别(图 4-9)。

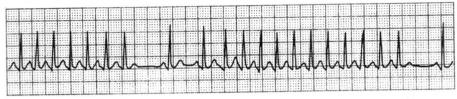

图 4-9　折返性房性心动过速

连续快速的 QRS 波群前均可见 P 波,但与第 8 及第 21 个窦性 P 波形态不同

(3)紊乱性房速通常在同一导联有 3 种或 3 种以上形态各异、振幅明显不同的 P′波,节律极不规则,心房率较慢,100～130 次/分钟,大多数 P′波可下传心室。因部分 P′波过早发生而下传受阻,心室率也不规则。紊乱性房速最终可发展为心房颤动(图 4-10)。

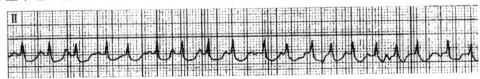

图 4-10　紊乱性房性心动过速

P′波形态各异、振幅明显不同,P′P′不规则,P′R 和 RR 间期不等,P′波之间有等电位线

## 四、治疗

### (一)自律性房速的治疗

根据不同临床情况进行处理。

(1)非洋地黄引起者,可选用 β 受体阻滞剂、非二氢吡啶类钙通道阻滞剂、洋地黄等药物以减慢心室率。如房速未能转复为窦性心律而持续存在,可加用 I a、I c 或Ⅲ类抗心律失常药物。药物治疗无效时可采用射频导管消融。

(2)洋地黄引起者,应立即停用洋地黄。如血清钾不高,首选氯化钾口服或静脉滴注,并注意血清钾和心电图的检查,防止出现高钾;血清钾增高或不能应用氯化钾者,可选用苯妥英钠、利多卡因、β 受体阻滞剂或普罗帕酮。对于心室率不快者,只需停用洋地黄。

### (二)折返性房速的治疗

可参照房室结折返性心动过速。

### (三)紊乱性房速的治疗

重点是积极治疗原发疾病。在此基础上,选用维拉帕米、胺碘酮可能有效。β 受体阻滞剂在无禁忌证时患者如能耐受也可选用。补充钾盐和镁盐可抑制心动过速发作,也是有效方法之一。电复律和导管消融不是治疗的适应证。

(徐志勇)

# 第七节　室性心动过速的诊治

室性心动过速(ventricular tachycardia,VT)简称室速,是临床上较为严重的一类快速性心律失常,大多数发生于器质性心脏病患者,可引起血流动力学变化。若未能得到及时有效的治疗,可导致心源性猝死。室速也可见于结构正常的无器质性心脏病患者。

## 一、定义和分类

室性心动过速(室速)是指发生于希氏束分叉以下的束支、浦肯野纤维、心室肌的快速性心律失常。目前室速的定义大多采用 Wellens 的命名方法,将室速定义为频率超过 100 次/分钟、自发、连续 3 个或 3 个以上的室性期前搏动或程序刺激诱发的至少连续 6 个室性期前搏动。

室速的分类方法较多,各有其优缺点,但尚无统一的国际标准。根据室速的心电图表现、持续时间、发作方式、对血流动力学的影响、病因等不同特征可将室速分为不同的类型。

### (一)根据室速发作的心电图形态分类

#### 1.单形性室速

单形性室速是指室速发作时 QRS 波群形态在心电图同一导联上单一而稳定(图 4-11),既可呈短阵性(非持续性),也可呈持续性。有一些患者在多次发作心动过速时,QRS 波群形态并非一致,但只要每次心动过速发作时的 QRS 波群形态单一,均可确定为单形性室速。

持续性VT

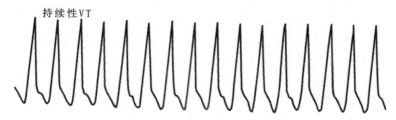

**图 4-11　持续性单形性室速**

QRS 波群形态在同一导联上单一而稳定

大部分的室速属单形性,根据 QRS 波群的形态可分为右束支传导阻滞型室速和左束支传导阻滞型室速。右束支传导阻滞型室速是指 $V_1$ 导联的 QRS 波群呈 rsR′、qR、RS 型或 RR′型(图 4-12),而 $V_1$ 导联的 QRS 波群呈 QS、rS 或 qrS 型则称为左束支传导阻滞型室速(图 4-13)。

#### 2.多形性室速(polymorphic VT)

多形性室速是指室速发作时 QRS 波群在心电图同一导联上出现 3 种或 3 种以上形态。根据室速发作前基础心律的 QT 间期长短可进一步将多形性室速分为两种类型:①尖端扭转型室性心动过速(torsade de pointes,Tdp),室速发作前的 QT 间期延长,发作时 QRS 波群沿着一基线上下扭转(图 4-14);②多形性室性心动过速,室速发作前的 QT 间期正常,发作时心电图同一导联上出现 3 种或 3 种以上形态的QRS 波群(图 4-15)。

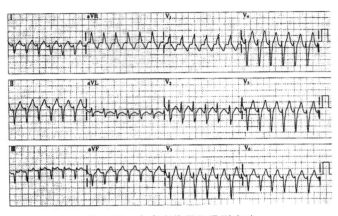

**图 4-12　右束支传导阻滞型室速**

$V_1$ 导联的 QRS 波群呈 rsR′ 型

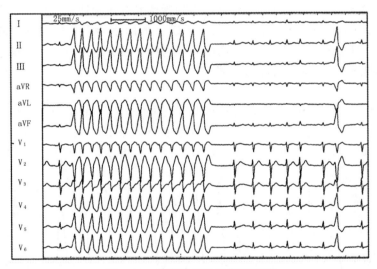

**图 4-13　左束支传导阻滞型室速**

$V_1$ 导联的 QRS 波群呈 QS 型

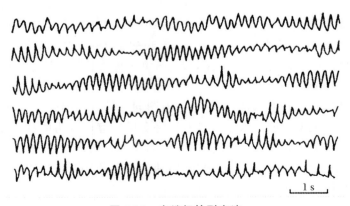

**图 4-14　尖端扭转型室速**

QRS 波群增宽,振幅和形态变化较大,主波方向围绕基线出现上下扭转

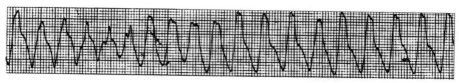

**图 4-15 多形性室速**

心室率为 170 次/分钟,QRS 波群增宽畸形,呈 3 种以上的形态,第 4、第 5 个 QRS 波群似融合波

近几年一些学者发现,有些多形性室速患者表现为极短联律间期,无明显器质性心脏病依据。窦性心律时 QT 间期、T 波、U 波均正常,常常具有极短的联律间期,其病因尚不明确,有的发生机制可能为触发活动。

3.双向性室速

双向性室速是指室速发作时心电图的同一导联上 QRS 波群呈现两种形态并交替出现,表现为肢体导联 QRS 波群主波方向交替发生正负相反的改变,或胸前导联 QRS 波群呈现左、右束支传导阻滞图形并交替变化(图 4-16)。双向性室速在临床上比较少见,主要见于严重的器质性心脏病(如扩张型心肌病、冠心病等)或洋地黄中毒,该型室速患者的基本心律失常为心房颤动。发生在正常人的双向性室速意义不太清楚,有学者认为可能对预示心搏骤停具有一定的意义。

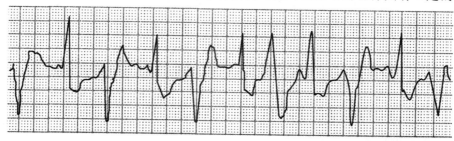

**图 4-16 双向性室速**

QRS 波群呈两种形态并交替出现

**(二)根据室速的发作时间分类**

根据室速发作的持续时间和血流动力学改变,可分为 3 种类型。

1.持续性室速

持续性室速是指心动过速的发作时间达到或超过 30 s,或虽未达到 30 s 但发作时心动过速引起严重血流动力学改变。

由于此型多见于器质性心脏病患者,室速的发作时间较长,常伴有严重血流动力学改变,患者出现心慌、胸闷、晕厥等症状,需要立即体外直流电复律。

若室速不间断发作,虽然其间有窦性心律但大部分时间为室速,称为无休止性室速。它是持续性室速的一种严重类型,发作时间持续 24 h 以上,使用各种抗心律失常药物或体外直流电复律等均不能有效终止心动过速的发作。多见于冠心病或扩张型心肌病患者,预后不良,病死率很高。

2.非持续性室速

非持续性室速是指室速发作持续时间较短,持续时间在 30 s 内能自行终止者。此型在临床上十分常见,在无器质性心脏病患者中占 0～6%,在器质性心脏病患者中占 13%。由于持续时间较短,一般不出现晕厥等严重血流动力学改变的症状,患者常仅有心慌、胸闷等不适。

### (三)根据有无器质性心脏病分类

**1.病理性室速**

各种器质性心脏病导致的室速。根据引起室速的病因,可分为冠心病室速、心肌病室速、药物性室速、右心室发育不良室速等。

**2.特发性室速**

发生在形态和结构正常的心脏的室速。根据发生部位,可分为左心室特发性室速和右心室特发性室速。

### (四)根据发作方式分类

可分为阵发性室速(又称为期前收缩型室速)及非阵发性室速(又称为加速性室性自主心律)。

### (五)根据室速发作的血流动力学和预后分类

**1.良性室速**

室速发作时未造成明显血流动力学障碍,发生心源性猝死的危险性很低。主要见于无器质性心脏病患者。

**2.潜在恶性室速**

非持续性但反复发作的室速,不常导致血流动力学障碍,但可能引起心源性猝死,患者大多有器质性心脏病的客观依据。

**3.恶性室速**

反复发作持续性室速,造成明显血流动力学障碍,表现为黑蒙、晕厥或晕厥前期、心功能不全恶化、心绞痛发作甚至猝死。常发生在心脏扩大、LVEF 小于 30% 的患者。常见类型有多形性室速、尖端扭转型室速、束支折返性室速等。

### (六)根据室速的发生机制分类

**1.折返性室速**

由折返机制引起的室速,折返是室速最常见的发生机制。

**2.自律性增高性室速**

由心室内异位起搏点自律性增高引起的室速,见于加速性室性自主心律。

**3.触发活动性室速**

由后除极引起的室速,主要见于由长 QT 间期综合征引起的尖端扭转型室速、洋地黄中毒引起的室速。

### (七)特殊命名的室速

主要包括束支折返性室速、维拉帕米敏感性室速或分支型室速、儿茶酚胺敏感性室速、致心律失常性右心室发育不良性室速、尖端扭转型室速、并行心律性室速、无休止性室速、多形性室速、双向性室速。

## 二、病因和发病机制

### (一)病因

1.器质性心脏病

器质性心脏病是室速的主要病因,约 80% 的室速具有器质性心脏病的病理基础。最常见为冠心病,特别是急性心肌梗死及陈旧性心肌梗死伴有室壁瘤或心功能不全。其次为心肌病、心力衰竭、急性心肌炎、二尖瓣脱垂、心瓣膜病、先天性心脏病等。

2.药物

除β受体阻滞剂外,各种抗心律失常药物都可能引起室速。常见的有Ⅰa、Ⅰc类抗心律失常药、索他洛尔等。拟交感神经药、洋地黄制剂、三环类抗抑郁药等大剂量使用时也可出现室速。

3.电解质紊乱、酸碱平衡失调

特别是低钾血症时。

4.其他病因

如先天性、获得性长QT间期综合征,麻醉,心脏手术和心导管操作等。

5.特发性

约10%的室速无器质性心脏病客观依据和其他原因可寻,称为特发性室速。少数正常人在运动和情绪激动时也可出现室速。

(二)发生机制

室速的发生机制包括折返、触发活动和自律性增高。冠心病心肌缺血及心肌梗死、心肌病等由于心肌缺血、缺氧、炎症、局部瘢痕形成、纤维化导致传导缓慢,为折返提供了形成条件,细胞外钾离子、钙离子浓度的改变,pH降低等也影响心肌的自律性和传导性,可成为室速的诱因并参与折返的形成。触发活动是除折返外的另一种重要机制,尖端扭转型室速、洋地黄制剂中毒可能与触发活动有关。自律性增高是部分室速的发生机制。在急性心肌梗死早期,室性心律失常的发生机制包括折返、自律性增高和触发活动,陈旧性心肌梗死单形性持续性室速的机制多为折返,非持续性室速的机制可能与单形性持续性室速不同。致心律失常性右心室发育不良的室速机制可能为折返,特发性室速的发生机制主要为触发活动,也可能包括折返和自律性增高。

### 三、临床表现

室速发作的临床表现主要取决于室速是否导致血流动力学障碍,与室速发生的频率、持续时间、有无器质性心脏病及其严重程度、原有的心功能状态等有关。

临床上,大多数患者室速发作为阵发性,其临床特征是发病突然,一般会突感心悸、心慌、胸闷、胸痛等心前区不适,头部或颈部发胀及跳动感,严重者还可出现精神不安、恐惧、全身乏力、面色苍白、四肢厥冷,甚至黑蒙、晕厥、休克、阿-斯综合征发作,少数患者可致心脏性猝死。也有少数患者症状并不明显。若为非器质性心脏病引起者,持续时间大多短暂,症状也较轻,可自行恢复或经治疗后室速终止,虽然反复发作但预后一般良好。而具有较严重的器质性心脏病基础者,在心动过速发作后可因心肌收缩力减弱,心室和心房的收缩时间不同步,心室的充盈和心排血量明显减弱,患者可迅速出现心力衰竭、肺水肿或休克等严重后果,有的甚至可发展为心室颤动而致心脏性猝死。

室速发作时,体格检查可发现心率一般在130~200次/分钟,也有的较慢,约70次/分钟,少数患者的频率较快,可达300次/分钟,节律多较规则,有的不绝对规则(如多形性室速发作时),心尖部第一心音和外周脉搏强弱不等,可有奔马律和第一、第二心音分裂,有的甚至只能听到单一的心音或大炮音。第一心音响度和血压随每一次心搏而发生变化,提示心动过速时发生了房室分离,是室性心动过速发作时较有特征性的体征。有些室速发作时,因QRS波群明显增宽而第一、第二心音呈宽分裂,可见颈静脉搏动强弱不等,有时可见颈静脉搏动出现大炮波,比心尖部搏动频率慢。

### 四、心电图表现

室速的心电图主要有以下表现。

(1)3 个或 3 个以上连续出现畸形、增宽的 QRS 波群,QRS 间期一般≥0.12 s,伴有继发性 ST-T 改变。少数起源于希氏束分叉处的室速,QRS 间期可不超过 0.12 s。QRS 波群前无固定 P 波,心室率>100 次/分钟,常为 130~250 次/分钟。有些特殊类型室速的心室率低至 70 次/分钟,少数高达 300 次/分钟。单形性室速 RR 间距规整,一般相差<20 ms,而多形性室速 RR 间距往往不规则,差别较大。

(2)大多数患者室速发作时的心室率快于心房率,心房和心室分离,P 波与 QRS 波群无关或埋藏在增宽畸形的 QRS 波群及 ST 段上而不易辨认。部分患者可呈现 1∶1 室房传导,也有部分患者呈现室房2∶1或文氏传导阻滞。

(3)心室夺获:表现为室速发作伴有房室分离时,偶有适时的窦性激动下传心室,出现所谓提前的窦性心搏,QRS 波群为室上性,其前有 P 波且 PR 间期>0.12 s。

(4)室性融合波:系不完全性心室夺获,由下传的窦性激动和室性异位搏动共同激动心室而形成,图形介于窦性和室速的 QRS 波群之间。心室夺获和室性融合波是室速的可靠证据,但发生率较低,仅见于 5% 左右的患者。

(5)室速常由室性期前收缩诱发,即在发作前后可出现室性期前收缩,后者 QRS 波群形态与室速相同、近似或者不一致。少数情况下,室速也可由室上性心动过速诱发。

### 五、室速的诊断和鉴别诊断

室速的诊断主要依靠心电图表现,病史、症状、体征等临床资料可为诊断提供线索,应与宽 QRS 波群的室上性心动过速鉴别,诊断不明确时对有适应证的患者需进行心脏电生理检查才能确诊。

#### (一)临床资料

一般而言,室速大多发生在有器质性心脏病的患者,而室上性心动过速患者多无器质性心脏病的依据。冠心病心肌梗死、急性心肌炎、心肌病、心力衰竭等患者发生的宽 QRS 波群心动过速,室速的可能性大。而心脏形态、结构正常,心动过速反复发作多年,甚至从年轻时就有发作,尤其是不发作时心电图有预激综合征表现者,室上性心动过速的可能性较大。发作时刺激迷走神经能终止心动过速者,大多是室上性心动过速;有时室速呈 1∶1 室房传导,刺激迷走神经虽然不能终止心动过速,但可延缓房室结传导,如果心动过速时室房由 1∶1 传导转变为 2∶1 或文氏传导,有助于室速的诊断。

体格检查时如颈静脉出现大炮波,第一心音闻及大炮音,有助于室速的诊断。

#### (二)心电图检查

室速发作时 QRS 波群增宽,间期≥0.12 s,表现为宽 QRS 波群心动过速。此外,室上性心动过速伴室内差异性传导、原有束支传导阻滞伴发的室上性心动过速、旁路前向传导的房性心动过速、心房扑动、心房颤动及预激综合征逆向性房室折返性心动过速均可见其 QRS 波群增宽。由于不同原因的宽 QRS 波群心动过速,其治疗和预后不尽相同,如果诊断错误导致治疗严重失误,则可能出现严重不良后果。因此,室速应与这些宽 QRS 波群的室上性心动过速相鉴别。临床上,室速是宽QRS 波群心动过速的最常见类型,约占 80%。对于任何一例宽 QRS 波群心动过速在没有依据表明是其他机制所致以前,均初步拟诊为室速。除非有差异性传导的证据,否则不宜轻易诊断室上性心动过速伴室内差异性传导。

表 4-1 列举了室上性心动过速伴室内差异性传导与室速的区别,可供鉴别诊断参考。

**表 4-1 室性心动过速与室上性心动过速伴室内差异性传导的区别**

| 项目 | 支持室性心动过速的依据 | 支持室上性心动过速伴室内差异性传导的依据 |
|---|---|---|
| P 波与 QRS 波群的关系 | 房室分离或逆向 P' 波 | 宽 QRS 波群前或后有 P' 波,呈 1∶1 关系,偶有 2∶1、3∶2 房室传导阻滞 |
| 心室夺获或室性融合波 | 可见到,为诊断的有力证据 | 无 |
| QRS 额面电轴 | 常左偏($-30°\sim-180°$) | 很少左偏($3\%\sim13\%$) |
| QRS 波形态 | | |
| 右束支传导阻滞型 | QRS 间期>0.14 s | QRS 间期为 $0.12\sim0.14$ s |
| $V_1$ 导联 | R 形波或双相波(qR、QR 或 RS 型)伴 R>R' | 三相波(rsR'、RSR' 型)($85\%$) |
| $V_6$ 导联 | rs 或 QS 形,R/S<1 | qRs 形,R/S 很少小于 1 |
| 左束支传导阻滞型 | QRS 间期>0.16 s | QRS 间期为 0.14 s |
| | 支持室性心动过速的依据 | 支持室上性心动过速伴室内差异性传导的依据 |
| $V_1$ 导联 | R 波>30 ms,R 波开始至 S 波最低点>60 ms,S 波顿挫 | 很少有左述形态 |
| $V_6$ 导联 | QR 或 QS 形 | R 波单向 |
| 刺激迷走神经 | 无效 | 可终止发作或减慢心率 |
| 其他 | $V_1\sim V_6$ 导联都呈现正向或负向 QRS 波群,QRS 波群形态与窦性心律时室性期前收缩一致 | 原有的束支阻滞或预激 QRS 波群形态与心动过速时一致,QRS 波群形态与室上性期前收缩伴室内差异性传导时一致 |

1991 年,Brugada 等对 554 例宽 QRS 波群心动过速患者进行了心内电生理检查,提出了简便有效的分步式诊断标准,显著提高了诊断室速的敏感性和特异性,两者分别为 $98.7\%$、$96.5\%$。诊断共分 4 个步骤:①首先看胸前导联 $V_1\sim V_6$ 的 QRS 波群是否均无 RS(包括 rS、Rs)图形,如任何一个胸前导联无 RS 波,则应诊断为室速。②如发现有一个或几个胸前导联有 RS 波,则要进行第 2 步观察,即测量胸前导联 R 波开始至 S 波最低点之间的时限,选择最长的 RS 时限,如果超过 100 ms 则应诊断为室速;如未超过 100 ms,则应进行第 3 步分析。③观察有无房室分离,如有,可诊断为室速;如无,则进行最后一步分析。④观察 $V_1$ 及 $V_6$ 导联的 QRS 波群形态,如果这两个导联的 QRS 波群形态都符合表 4-1 中室速的 QRS 波群形态特征则应诊断为室速,否则可诊断为室上性心动过速。

在临床实践中,绝大多数宽 QRS 波群心动过速可以通过仔细分析 12 导联心电图进行正确诊断,但有少数患者在进行鉴别诊断时仍然十分困难。利用希氏束电图及心脏电生理检查不但能区分室性与室上性心动过速,还可以了解心律失常的发生机制是折返还是自律性增高。室上性心动过速时,V 波前都有 H 波,且 HV 间期都大于 30 ms。室速时,V 波与 H 波是脱节的,可以出现以下几种图形:①H 波与 V 波同时出现,H 波隐藏在 V 波之中,不易被发现,或者 H 波在 V 波之前出现,但 HV 间期小于 30 ms,其 H 波来自窦性搏动而 V 波来自室性搏动;②H 波在 V 波后出现,H 波是室性搏动逆行激动希氏束产生的,H 波后可有心房夺获;③A 波后有 H 波,但

H 波与其后的 V 波无关,HV 时间变化不定,两者是脱节的。利用心房调搏法,给心房以高于室率的频率刺激,使心室夺获。如果夺获的 QRS 波为窄的心室波,则证明原来的宽 QRS 波为室速。

## 六、治疗

### (一)一般治疗原则

室速发作时,一部分患者可能病情很凶险,导致血流动力学障碍,出现严重症状甚至危及生命,必须立即给予药物或直流电复律及时有效地终止发作,而另一部分患者可以没有症状或者只有很轻微的症状,体检时血压无明显降低,不做任何处理,血流动力学也未见有恶化迹象。研究表明,许多抗心律失常药物有致心律失常作用,长期使用并不能减少室性心律失常的发生率,甚至增加病死率。因此,在选择治疗措施前,需要根据室速发作时患者的血流动力学状况、有无器质性心脏病,准确评估室速的风险,并采取合理的治疗对策:持续性室速患者,无论有无器质性心脏病,均应积极处理;器质性心脏病患者,无论是持续性室速还是非持续性室速,均应治疗;无器质性心脏病患者发生的非持续性室速,如无症状或血流动力学障碍,可不必药物治疗。其治疗原则如下。①立即终止发作:包括药物治疗、直流电复律等方法。②尽力去除诱发因素:如低钾血症、洋地黄中毒等。③积极治疗原发病:切除心室壁瘤,控制伴发的心功能不全等。④预防复发。

### (二)终止发作

#### 1.药物治疗

血流动力学稳定的室速,一般先采取静脉给药。

(1)发生于器质性心脏病患者的非持续性室速很可能是恶性室性心律失常的先兆,应该认真评估预后并积极寻找可能存在的诱发因素。治疗主要针对病因和诱因,即治疗器质性心脏病和纠正如心力衰竭、电解质紊乱、洋地黄中毒等诱因。对于上述治疗措施效果不佳且室速发作频繁、症状明显者,可以按持续性室速用抗心律失常药,以预防或减少发作。

(2)发生于器质性心脏病患者的持续性室速大多预后不良,容易引起心脏性猝死。除了治疗基础心脏病、认真寻找可能存在的诱发因素外,必须及时治疗室速本身。应用的药物为胺碘酮、普鲁卡因胺、β 受体阻滞剂和索他洛尔。心功能不全患者首选胺碘酮,心功能正常者也可以使用普罗帕酮,药物治疗无效时应及时使用电转复。

(3)无器质性心脏病、无心功能不全患者可以选用胺碘酮,也可以考虑应用Ⅰa 类抗心律失常药(如普鲁卡因胺)或Ⅰc 类抗心律失常药(如普罗帕酮、氟卡尼等);特殊病例可选用维拉帕米或普萘洛尔、艾司洛尔、硫酸镁静脉注射。在无明显血流动力学紊乱、病情不很紧急的情况下,也可选用口服给药如 β 受体阻滞剂、Ⅰb 类抗心律失常药美西律或Ⅰc 类抗心律失常药普罗帕酮等。

(4)尖端扭转型室性心动过速(TdP):首先寻找并处理引起 QT 间期延长的原因,如血钾、血镁浓度降低或药物作用等,停用一切可能引起或加重 QT 间期延长的药物。采用药物终止心动过速时,首选硫酸镁,无效时,可试用利多卡因、美西律或苯妥英钠静脉给药。上述治疗效果不佳者行心脏起搏,可以缩短 QT 间期,消除心动过缓,预防心律失常进一步加重。异丙肾上腺素能加快心率,缩短心室复极时间,有助于控制扭转型室速,但可能使部分室速恶化为室颤,使用时应小心,适用于获得性 QT 间期延长综合征患者、心动过缓所致 TdP 而没有条件立即行心脏起搏者。

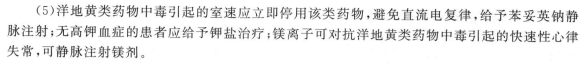

（5）洋地黄类药物中毒引起的室速应立即停用该类药物,避免直流电复律,给予苯妥英钠静脉注射;无高钾血症的患者应给予钾盐治疗;镁离子可对抗洋地黄类药物中毒引起的快速性心律失常,可静脉注射镁剂。

2.电学治疗

（1）同步直流电复律:对持续性室速,无论是单形性或多形性,有血流动力学障碍者不考虑药物终止,而应立即同步电复律。情况紧急(如发生晕厥、多形性室速或恶化为室颤)或因 QRS 波严重畸形而同步有困难者,也可进行非同步转复。

（2）抗心动过速起搏:心率在 200 次/分钟以下,血流动力学稳定的单形性室速可以置右心室临时起搏电极进行抗心动过速起搏。

**（三）预防复发**

主要包括药物治疗、射频导管消融及外科手术切除室壁瘤等。

可以用于预防的药物包括胺碘酮、利多卡因、β 受体阻滞剂、普罗帕酮、美西律、硫酸镁、普鲁卡因胺等。在伴有器质性心脏病的室速中,可用 β 受体阻滞剂或胺碘酮,β 受体阻滞剂也可以和其他抗心律失常药如胺碘酮等合用。由于 CAST 试验已证实心肌梗死后抗心律失常药物(恩卡尼、氟卡尼、莫雷西嗪)治疗可增加远期病死率,因此心肌梗死后患者应避免使用恩卡尼、氟卡尼、莫雷西嗪。无器质性心脏病的室速患者,如心功能正常,也可选用普罗帕酮。

有血流动力学障碍的顽固性室速患者,在有条件的情况下,宜安装埋藏式心脏转复除颤器(ICD)。CASH 和 AVID 试验结果表明,ICD 可显著降低器质性心脏病持续性室速患者的总死亡率和心律失常猝死率,效果明显优于包括胺碘酮在内的抗心律失常药物。

## 七、特殊类型的室性心动过速

### （一）致心律失常性右心室发育不良的室性心动过速

致心律失常性右心室发育不良(arrhythmogenic right ventricular dysplasia,ARVD)又称为致心律失常性右心室心肌病,是一种遗传性疾病,也可能与右心室感染心肌炎、右心室心肌变性或心肌进行性丧失有关。在文献中曾被称为羊皮纸心、Uhl 畸形、右心室脂肪浸润或脂肪过多症、右心室发育不良、右心室心肌病。其最常见的病理改变是右心室心肌大部分被纤维脂肪组织所替代,并伴有散在的残存心肌和纤维组织;右心室可有局限性或弥漫性扩张,在扩张部位存在不同程度的心肌变薄,而左心室和室间隔一般无变薄,也可有局限性右心室室壁瘤形成。ARVD主要发生于年轻的成年人,尤其是男性,大多在 40 岁以前发病。临床主要表现为伴有左束支传导阻滞的各种室性心律失常,如反复发作性持续性室性心动过速;也可出现房性心律失常,如房性心动过速、心房扑动、心房颤动。患者常表现为晕厥和猝死,晕厥和猝死的原因可能是心室颤动,晚期可发展为心力衰竭。患者最重要的心电图异常为右胸前导联 $V_1 \sim V_3$ T 波倒置、Epsilon波及心室晚电位阳性。右心室心肌病的诊断依据为超声心动图、螺旋 CT、心脏磁共振、心室造影等检查发现局限性或广泛性心脏结构和功能异常,仅累及右心室,无瓣膜病、先天性心脏病、活动性心肌炎和冠状动脉病变,心内膜活检有助于鉴别诊断。

其发作期的急性治疗与持续性室速的治疗相同,维持治疗可用 β 受体阻滞剂、胺碘酮,也可两者联用,但效果不确切。也有采用射频消融治疗的报道,但容易复发和出现新型室速,不作为常规手段。有晕厥病史、心搏骤停生还史、猝死家族史或不能耐受药物治疗的患者,应考虑安装 ICD。

### (二)尖端扭转型室性心动过速

尖端扭转型室性心动过速(torsade pointes,TdP)是多形性室速的一个典型类型,一般发生在原发性或继发性 QT 间期延长的患者,主要临床特征是反复晕厥,有的甚至猝死。其病因、发生机制、心电图表现和治疗与其他类型室速不同。1966 年,Dessertenne 根据该型室速发作时的心电图特征而命名。

正常人经心率校正后 QT 间期(Q-Tc)的上限为 0.40 s,当 Q-Tc 大于 0.40 s 时即为 QT 间期延长,又称为复极延迟。目前认为,TdP 与心室的复极延迟和不均一有关,其中 QT 间期延长是导致 TdP 的主要原因之一,因此将 QT 间期延长并伴有反复发生的 TdP 称为长 QT 综合征(LQTS)。

1.长 QT 间期综合征的分类

LQTS 一般分为先天性和后天性两类。

(1)先天性 LQTS 又可分为 QT 间期延长伴有先天性耳聋(Jervell-Lange-Nielson 综合征)和不伴有耳聋(Romano-Ward 综合征),两者都有家族遗传倾向,患者多为儿童和青少年。一般在交感神经张力增高的情况下发生 TdP,被认为是肾上腺素能依赖性。

(2)后天性 LQTS 通常发生在服用延长心肌复极的药物后或有严重心动过缓、低钾/低镁血症等情况下,多为长间歇依赖性,触发 TdP 通常在心率较慢或短-长-短的 RR 间期序列时。

有关 TdP 的发生机制仍有争议,目前认为主要与早期后除极引起的触发活动和复极离散度增加导致的折返有关。先天性 LQTS 的发生机制与对肾上腺素能或交感神经系统刺激产生异常反应有关。某些引起先天性 LQTS 的因素是由于单基因缺陷改变了细胞内钾通道调节蛋白的功能,导致 $K^+$ 电流如 $I_{Kr}$、$I_{Ks}$ 或 $I_{to}$ 等减少和/或内向除极 $Na^+/Ca^{2+}$ 流增强,动作电位时间和 QT 间期延长,出现早期后除极。在早期后除极幅度达阈电位时,引起触发活动而出现 TdP。后天性 LQTS 因复极离散度增加的折返机制和早期后除极的触发活动等引起 TdP。

2.心电图特点

TdP 时 QRS 波振幅变化,并沿等电位线扭转,频率为 200~250 次/分钟,常见于心动过速与完全性心脏阻滞,LQTS 除有心动过速外,尚有心室复极延长伴 QT 间期超过 500 ms。室性期前收缩始于 T 波结束时,由 R-on-T 引起 TdP,TdP 经过数十次心搏可以自行终止并恢复窦性心律,或间隔一段时间后再次发作,TdP 也可以恶化成心室搏动。患者静息心电图上 U 波往往明显。

3.LQTS 的治疗

对 LQTS 和 TdP 有效治疗的基础是确定和消除诱因或纠正潜在的有害因素。其后在弄清离子机制的基础上,一个适当的治疗计划就可以常规展开。将来特殊的治疗可能针对减弱引起早期后除极的离子流进行,现在的治疗一般着眼于抑制或阻止早期后除极的产生和传导,可通过增强外向复极 $K^+$,加强对内向 $Na^+$ 或 $Ca^{2+}$ 的阻滞,或抑制早复极电流从起点向周围心肌的传导实现。

(1)$K^+$ 通道的激活:实验已证实早期后除极和 TdP 可被 $K^+$ 通道的开放所抑制,但临床尚未证实。似乎有效的短期治疗包括采用超速起搏、利多卡因或注射异丙肾上腺素以增强 $K^+$,但异丙肾上腺素注射对于先天性 LQTS 是禁忌。

(2)$Na^+$ 通道的阻断:TdP 可被具有 $Na^+$、$K^+$ 双重阻滞功能的 Ⅰa 类药物诱发,但可被单纯 $Na^+$ 通道阻滞剂抑制。

(3)$Ca^{2+}$ 通道的阻滞:在先天性 $Ca^{2+}$ 依赖性和心动过缓依赖性 TdP 中,维拉帕米可抑制心室过早除极并减少早期后除极振幅。

（4）镁：静脉用镁是临床上一种抑制 TdP 的安全有效的方法。其作用可能是通过阻断 $Ca^{2+}$ 或 $Na^+$ 电流来实现的，与动作电位时程缩短无关。

（5）异丙肾上腺素注射：肾上腺素能刺激对先天性 LQTS 相关的 TdP 是禁忌的。但临床上，异丙肾上腺素注射对长间歇依赖性很强的 LQTS 经常是有效的。虽然小剂量可能增强早期后除极所需的除极电流，但大剂量可以增强外向 $K^+$ 电流，加快心率和复极，抑制早期后除极和 TdP。

（6）起搏：对先天性和后天性 LQTS 持续的超速电起搏是一种有效的治疗方法。可能因为加强了复极或阻止长的间歇，从而抑制早期后除极。

（7）肾上腺素能阻滞和交感神经节切除术：所有先天性 LQTS 可采用 β 受体阻滞剂治疗。有些权威专家认为高位左胸交感神经节切除术在单纯药物治疗失败的病例中可作为首选或辅助治疗。在心脏神经支配中占优势的左侧交感神经被认为是先天性 LQTS 的发病基础。在临床上，β 受体阻滞剂禁忌用于后天性 LQTS，因其可减慢心率。

（8）电复律器-除颤器的植入：伴有先天性 LQTS 的高危患者或不能去除诱因的后天性 LQTS 患者，可能需要埋植一个电复律器-除颤器。有复发性晕厥、有过心脏停搏而幸存的或内科治疗无效的患者应被视为高危患者。

### （三）加速性室性自主心律

加速性室性自主心律又称为加速性室性自搏心律、室性自主性心动过速、非阵发性室性心动过速或心室自律过速、加速性室性逸搏心律、心室自搏性心动过速、缓慢的室性心动过速等。

加速性室性自主心律是由于心室的异位节律点自律性增高而接近或略微超过窦性起搏点的自律性而暂时控制心室的一种心动过速。其频率大多为 60～130 次/分钟。由于室性异位起搏点周围不存在保护性的传入阻滞，因此会受到主导节律的影响。只有当异位起搏点自律性增高又无传出阻滞并超过窦性心律的频率时，心电图才显示室性自主心律，一旦窦性心律的频率增快而超过异位起搏点的自律性即可激动心室而使这种心动过速被窦性心律取代。与折返性室速不同，加速性室性自主心律的心室搏动有逐渐"升温-冷却"的特征，不会突然发生或终止。由于其频率不快，与窦性心律接近，因此可与窦性心律竞争，出现心室夺获或室性融合波。

心电图特征：①宽大畸形的 QRS 波群连续出现 3 个或 3 个以上，频率为 60～130 次/分钟；②心动过速的持续时间较短，大多数患者发作仅仅为 4～30 个心搏；③心动过速常常以舒张晚期的室性期前收缩或室性融合波开始，QRS 波群的前面无恒定的 P 波，部分 QRS 波群之后可见逆行性P'波，有时以室性融合波结束，并随之过渡到窦性心律；④室速可与窦性心律交替出现，可出现心室夺获或室性融合波（图 4-17）。

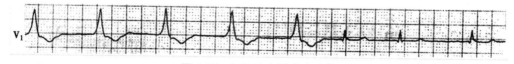

**图 4-17　加速性室性自主心律**

QRS波群宽大畸形，心率 66 次/分钟，窦性激动夺获心室后，加速的室性心律被抑制

加速性室性自主心律在临床上比较少见，绝大多数发生在器质性心脏病如急性心肌梗死、心肌炎、洋地黄中毒或高钾血症等患者，偶见于正常人。在急性心肌梗死溶栓再灌注治疗时，若出现加速性室性自主心律，可视为治疗有效的指标之一。其发作时间短暂，多在 4～30 个室性心搏后消失，一般不会发展为心室颤动，也无明显血流动力学障碍，因此这类心律失常本身是良性的，

预后较好,不需要治疗。治疗主要针对原有的基础心脏病。

### (四)束支折返性室性心动过速

束支折返性室性心动过速是由左右束支作为折返环路的组成部分而构成的大折返性室性心动过速,其折返环由希氏束-浦肯野系统和心室肌等组成,具有明确的解剖学基础。其心动过速也表现为持续性单形性室性心动过速。自从1980年首次报告1例束支折返性心动过速以后,临床报告逐渐增多。一般仅见于器质性心脏病患者,最多见于中老年男性扩张型心肌病患者,也可见于缺血性心脏病、瓣膜病、肥厚型心肌病、Ebstein畸形患者,此外也可见于希氏束-浦肯野系统传导异常伴有或不伴有左心室功能异常患者。其发生率约占室性心动过速的6%。因此,在临床上并不少见。

心电图上束支折返性室性心动过速发作时,频率较快,一般在200次/分钟以上,范围170~250次/分钟;多呈完全性左束支传导阻滞图形,电轴正常或左偏,少数可呈右束支传导阻滞图形(图4-18);若出现束支阻滞,心动过速即终止。平时室速不发作时,一般均有房室传导功能障碍,如PR间期延长,呈一度房室传导阻滞;QRS波群增宽,多呈类似左束支传导阻滞图形。

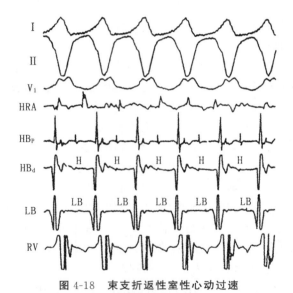

**图4-18 束支折返性室性心动过速**

呈右束支阻滞型,束支折返性激动由右束支逆传,通过希氏束,然后经由左
束支下传,希氏束电位(H)在左束支电位(LB)之前

由于绝大多数束支折返性室性心动过速患者都有较严重的器质性心脏病,心功能常常有不同程度的恶化,因此一旦室速发作,患者常常有明显的临床症状,如心慌、胸闷、胸痛、低血压、黑蒙、晕厥,甚至发生心脏性猝死。体格检查主要是原发性心脏病的体征,束支折返性室性心动过速发作时,常常出现心功能不全的体征。其确诊有赖于心内电生理检查。束支折返性室性心动过速发作时如不能得到及时有效的控制,常常呈加速的趋势,易转化为心室扑动或心室颤动。

束支折返性室性心动过速的治疗手段与其他类型室速相类似,但是药物疗效不佳;而射频导管消融阻断右束支是根治左束支传导阻滞型室速的首选方法,成功率近100%;极少数患者需安装ICD。

(谢圆圆)

# 第八节 室上性心动过速的诊治

室上性心动过速（SVT）是临床上最常见的心律失常之一。经典的定义是指异位快速激动形成和/或折返环路位于希氏束分叉以上的心动过速，传统上分为起源于心房和房室交界区的室上性快速性心律失常。包括许多起源部位、传导路径和电生理机制及临床表现、预后意义很不相同的一组心律失常。临床实践中，室上性心动过速包括多种类型，发生部位除了涉及心房、房室结、希氏束外，心室也参与房室折返性心动过速的形成，后者也归属于室上性心动过速的范畴。因此，有学者将其重新定义为激动的起源和维持需要心房或房室交界区参与的心动过速。

按照新定义，室上性心动过速包括窦房结折返性心动过速、房性心动过速、房室结折返性心动过速、房室折返性心动过速、房扑、房颤及其他旁路参与的心动过速。

心电图上室上性心动过速除了功能性和原有的束支阻滞、旁路前传引起 QRS 波群增宽（QRS 时限≥0.12 s）外，表现为窄 QRS 波群（QRS 时限＜0.12 s）。虽然室上性心动过速的名称应用较广，"窄 QRS 波群心动过速"这一术语较之更合适，且有临床价值。从心电图形态上可以将窄 QRS 波群心动过速和宽 QRS 波群心动过速容易地区别开来。

电生理研究表明，室上性心动过速的发生机制包括折返性、自律性增高和触发活动，其中绝大多数为折返性。

## 一、房室结折返性心动过速

### （一）病因

房室结折返性心动过速（AVNRT）是阵发性室上性心动过速（PSVT）最常见的类型。患者通常无器质性心脏病的客观证据，不同年龄和性别均可发病，但 20～40 岁是大多数患者的首发年龄，多见于女性。

### （二）发生机制

AVNRT 的电生理基础是房室结双径路（DAVNP）或多径路。Mines 在 1913 年就首次提出 DAVNP 的概念，以后由 Moe 等证实在房室结内存在电生理特性不同的两条传导路径，其中一条传导速度快（A-H 间期短），但不应期较长，称为快径路（β径路），另外一条传导速度慢（A-H 间期长），但不应期较短，称为慢径路（α径路）。正常窦性心律时，心房激动沿快径路和慢径路同时下传，因快径路传导速度快，沿快径路下传的激动先抵达希氏束，当沿慢径路下传的激动抵达时，因希氏束正处于不应期而传导受阻。由于 DAVNP（或多径路）的存在，并且传导速度和不应期不一致，分别构成折返环路的前向支和逆向支，一个适时的房性或室性期前刺激可诱发 AVNRT。

AVNRT 有 3 种不同的临床类型。一种是慢-快型，又称为常见型，其折返方式是激动沿慢径路前传、快径路逆传；另一种是快-慢型，又称为少见型，其折返方式是激动沿快径路前传、慢径路逆传。此外，还有一种慢-慢型，是罕见的类型，折返方式是激动沿一条慢径路前传、再沿另一条电生理特性不同的慢径路逆传。

典型的 AVNRT(慢-快型)是最常见的类型,占 90%。当一个适时的房性期前收缩下传恰逢快径路不应期时,激动不能沿快径路传导,但能沿不应期较短的慢径路缓慢传导,当激动抵达远端共同通路时,快径路因获得足够时间再次恢复应激性,激动从快径路远端逆传抵达近端共同通路,此时慢径路可再次应激折返形成环形运动。若反复折返便形成慢-快型AVNRT。

非典型 AVNRT(快-慢型)较少见,占 5%～10%。当快径路不应期短于慢径路,并且适时的房性期前收缩或程序期前刺激下传恰遇慢径路不应期时,激动便由快径路前传再沿慢径路逆传,若反复折返形成环形运动,则形成快-慢型 AVNRT。

慢-慢型 AVNRT 的形成是由于多径路的存在,房性期前收缩下传恰逢快径路不应期而不能下传,只能沿慢径路下传,因快径路没有逆传功能或者不应期太长,激动便沿另一条慢径路逆传,若反复折返形成环形运动,则形成慢-慢型 AVNRT。

DAVNP 是否有解剖学基础一直存在争议。近年的研究显示,快径路纤维主要位于房室结前上方与心房肌相连,而慢径路纤维主要位于下后方与冠状窦口相连,两者在近端和远端分别形成近端、远端共同通路,组成折返环。导管消融的实践证实,在快、慢径路所在的区域进行消融能选择性地阻断快、慢径路的传导。由于房室结快、慢径路在组织学上尚无明显差别,目前仍然以房室结功能性纵向分离为主导学说进行解释,认为 DAVNP 可能与房室结的复杂结构形成了非均一的各向异性传导有关。

### (三)临床表现

AVNRT 患者心动过速发作呈突然发作、突然终止的特点,症状包括心悸、紧张、焦虑,可出现心力衰竭、休克、心绞痛、眩晕甚至晕厥。症状的严重程度取决于心动过速的频率、持续时间及有无基础心脏病等。心动过速的频率通常在 160～200 次/分钟,有时可低至 110 次/分钟、高达240 次/分钟。每次发作持续时间为数秒至数小时,可反复发作。持续时间较长的患者常自行尝试通过兴奋迷走神经的方法终止心动过速,包括 Valsalva 动作、咳嗽、平躺后平静呼吸、刺激咽喉催吐等。

心脏体检听诊可发现规则快速的心率(律),心尖区第一心音无变化。

### (四)心电图和电生理特点

1.慢-快型 AVNRT(图 4-19～图 4-21)

(1)房性或室性期前收缩能诱发和终止心动过速,诱发心搏的 $P'-R$ 间期或 A-H 间期突然延长≥50 ms,呈 DAVNP 的跳跃现象。

(2)心动过速呈窄 QRS 波群,少数因功能性或原有的束支阻滞,QRS 波群增宽(QRS 时限≥0.12 s)、畸形;R-R 周期匀齐,心室率大多在 160～200 次/分钟。

(3)由于快速逆传,心房、心室几乎同时除极,体表心电图 $P'$ 波多埋藏在 QRS 波群中而无法辨认,少数情况下逆行 $P'$ 波(Ⅱ、Ⅲ、aVF 导联倒置)位于 QRS 波群终末部分,在 Ⅱ、Ⅲ、aVF 导联出现假性 S 波,在 $V_1$ 导联出现假性 $r'$ 波,$R-P'$ 间期<70 ms,$R-P'$ 间期<$P'-R$ 间期。

(4)心动过速时逆行 $A'$ 波呈向心性激动,即最早心房激动点位于希氏束附近,希氏束电图上V-A 间期<70 ms。

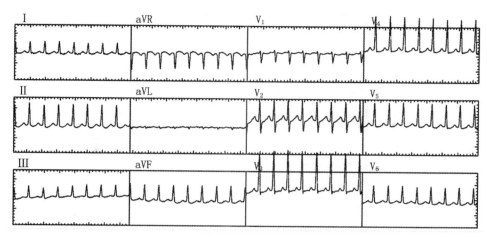

**图 4-19　慢-快型 AVNRT**

心动过速 RR 周期匀齐,窄 QRS 波群,QRS 波群前后无逆行 P 波,V₁ 导联出现假性 r′波

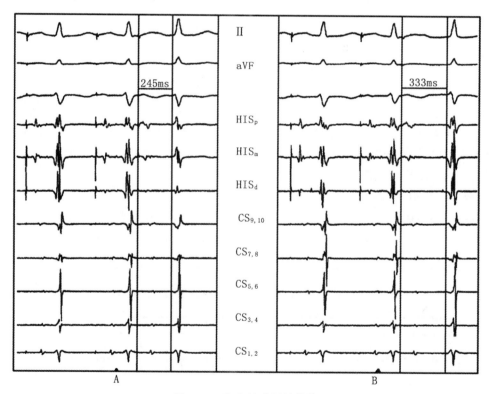

**图 4-20　房室结跳跃性前传**

同一病例,自上至下依次为体表心电图 Ⅱ、aVF、V₁ 导联和希氏束近中远(HISp、HISm、HISd)和冠状静脉窦由近至远(CS₉,₁₀~CS₁,₂)心内记录。A 图为心房 S₁S₁/S₁S₂=500/290 ms 刺激,A-V 间期=245 ms;B 图为心房 S1S1/S1S2=500/280 ms 刺激时房室结跳跃性前传,AV 间期=333 ms

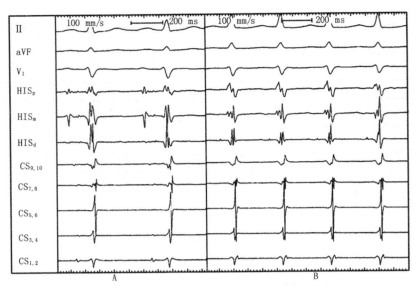

**图 4-21  慢-快型 AVNRT**

同一病例,A 图为窦性心律记录,B 图为心动过速记录。心动过速周长 320 ms,
希氏束部位逆行心房激动最早,希氏束部位记录(HIS$_d$)呈 HAV 关系,V-A 间期
=0,H-A 间期=50 ms,A-H 间期=270 ms,符合典型 AVNRT 诊断

(5)兴奋迷走神经、期前收缩或期前刺激可使心动过速终止。

(6)心动过速时,心房与心室多数呈 1:1 传导关系。由于折返环路局限于房室交界区及其
周围的组织,心房、希氏束和心室不是折返环的必需组成部分。因此,心动过速时房室和室房可
出现文氏型和 2:1 传导阻滞,或出现房室分离。

2.快-慢型 AVNRT(图 4-22~图 4-23)

(1)不需要期前刺激,心率增快时即可诱发,且反复发作,发作时无 P'-R 间期或 A-H 间期突
然延长;房性或室性期前收缩也能诱发和终止心动过速,一些患者可出现室房传导的跳跃现象。

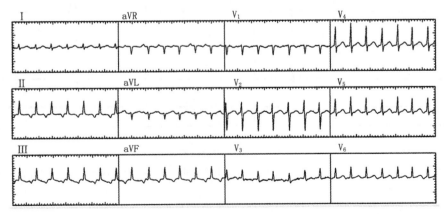

**图 4-22  快-慢型 AVNRT**

心动过速周长 365 ms,RR 周期匀齐,窄 QRS 波群,Ⅱ、Ⅲ、
aVF 导联 P 波倒置,aVL 导联 P 波直立,R-P'间期>P'-R 间期

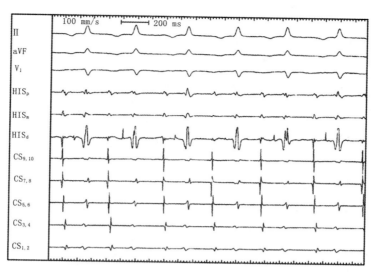

**图 4-23　快-慢型 AVNRT**

同一病例,心动过速周长 365 ms,希氏束部位记录(HIS$_d$)呈 HVA 关系,H-A 间期＝270 ms,A-H 间期＝95 ms,类似快-慢型 AVNRT,但是希氏束部位与冠状窦近端的心房激动均为最早,不很符合快-慢型 AVNRT,可能与冠状静脉窦电极位置过深有关

(2)心动过速呈窄 QRS 波群,少数因功能性或原有的束支阻滞,QRS 波群增宽(QRS 时限 ≥0.12 s)、畸形;RR 周期匀齐,心室率大多在 100～150 次/分钟。

(3)由于前传较快、逆传较慢,逆行 P′波(Ⅱ、Ⅲ、aVF 导联倒置)出现较晚,与 T 波融合或在 T 波上,位于下一个 QRS 波群之前,故 R-P′间期＞P′-R 间期。

(4)心动过速时逆行 A′波的最早激动点位于冠状窦口附近,希氏束电图上 H-A′间期 ＞A′-H 间期。

(5)刺激迷走神经、期前收缩或期前刺激可使心动过速终止,药物治疗效果较差,但可自行终止。

3.慢-慢型 AVNRT(图 4-24)

(1)房性或室性期前收缩能诱发和终止心动过速,诱发心搏的 P′-R 间期或 A-H 间期突然延长≥50 ms,常有一次以上的跳跃现象。

(2)心动过速呈窄 QRS 波群,少数因功能性或原有的束支阻滞,QRS 波群增宽(QRS 时限≥0.12 s)、畸形;RR 周期匀齐。

(3)逆行 P′波(Ⅱ、Ⅲ、aVF 导联倒置)出现稍晚,位于 ST 段上,R-P′间期＜P′-R 间期。

(4)心动过速时逆行 A′波的最早激动点位于冠状窦口附近,希氏束电图上 H-A′间期 ＞A′-H间期。

**(五)治疗**

1.急性发作的处理

根据患者有无器质性心脏病、既往的发作情况及患者的耐受程度作出适当的处理。有些患者仅需休息或镇静即可终止心动过速发作,有些患者采用兴奋迷走神经的方法就能终止发作,但大多数患者需要进一步的处理,包括药物治疗、食管心房调搏甚至直流电复律等。洋地黄制剂、钙通道阻滞剂、β 受体阻滞剂和腺苷等可通过抑制慢径路的前向传导而终止发作,Ⅰa、Ⅰc 类抗心律失常药物则通过抑制快径路的逆向传导而终止心动过速。

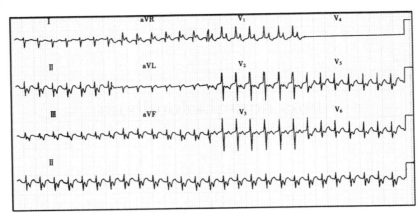

图 4-24　慢-慢型 AVNRT

心动过速周长 370 ms，RR 周期匀齐，窄 QRS 波群，Ⅱ、Ⅲ、
aVF 导联 P 波倒置，V₁ 导联 P 波直立，R-P′间期＜P′-R 间期

**2.预防发作**

频繁发作者可选用钙通道阻滞剂（维拉帕米）、β 受体阻滞剂（美托洛尔或比索洛尔）、Ⅰ c 类抗心律失常药物（普罗帕酮）、洋地黄制剂等作为预防用药。

**3.射频导管消融**

反复发作、症状明显而又不愿服药或不能耐受药物不良反应的患者，进行射频导管消融能达到根治的目的，是治疗的首选。目前，AVNRT 的射频导管消融治疗成功率达 98％以上，复发率＜5％，二度和三度房室传导阻滞的发生率＜1％。

## 二、房室折返性心动过速

房室折返性心动过速（AVRT）是预激综合征最常见的快速性心律失常。其发生机制是由于预激房室旁路参与房室折返环的形成。折返环包括心房、房室交界区、希普系统、心室和旁路。按照折返过程中激动的运行方向，AVRT 分为两种类型：顺向型房室折返性心动过速（O-AVRT）和逆向型房室折返性心动过速（A-AVRT）。前者的折返激动运行方向是沿房室交界区、希普系统前向激动心室，然后沿房室旁路逆向激动心房；后者的折返激动运行方向正相反，经房室旁路前向激动心室，然后经希普系统、房室交界区逆向传导或沿另一条旁路逆向激动心房。

房室旁路及其参与的 AVRT 具有以下电生理特征：①心室刺激时，房室旁路的室房传导表现为"全或无"的传导形式，而无文氏现象。②心室刺激或心动过速发作时，室房传导呈偏心性，即希氏束旁记录的 A 波激动较其他部位晚（希氏束旁路例外）。③心动过速发作时，在希氏束不应期给予心室期前收缩刺激，可提早激动心房。④心动过速发作时，体表心电图大多可见逆传 P 波，且 R-P′间期＞80 ms。⑤发生旁路同侧束支阻滞时，心动过速的心率减慢。⑥心房和心室是折返环的组成部分，两者均参与心动过速，不可能合并房室传导阻滞。

### （一）顺向型房室折返性心动过速

O-AVRT 是预激综合征最常见的心动过速，占 AVRT 的 90％～95％。房室交界区和希普系统作为折返环的前传支，而房室旁路作为逆传支。心动过速多由房性（或室性）期前收缩诱发，一个适合的房性期前收缩恰好遇到旁路的不应期，在旁路形成单向阻滞，而由房室交界区下传心室，由于激动在房室交界区传导缓慢，心室除极后旁路已脱离不应期恢复了传导性，激动便沿旁路逆传激动心房,形成折返回波,如反复折返即形成 O-AVRT。

心电图表现:心室律规则,频率通常为 150～240 次/分钟;QRS 波群时限正常(除非有功能性或原有束支阻滞),无 δ 波;若出现逆行 P′波,则逆行 P′波紧随 QRS 波群之后,R-P′间期＜P′-R 间期(图 4-25)。

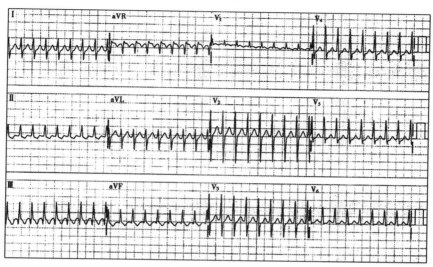

**图 4-25 O-AVRT**

RR 周期匀齐,窄 QRS 波群,在Ⅱ、aVF 导联 QRS 波群后隐约可见 P 波

本型应与 P′波位于 QRS 波群之后的慢-快型 AVNRT 鉴别。后者心动过速时心电图 R-P′间期及希氏束电图上 V-A 间期＜70 ms,逆行 A′波呈向心性激动,即最早心房激动点位于希氏束附近;而 O-AVRT 患者心动过速时心电图 R-P′间期及希氏束电图上 V-A 间期大多＞80 ms,逆行 A′波呈偏心性激动(图 4-26)。

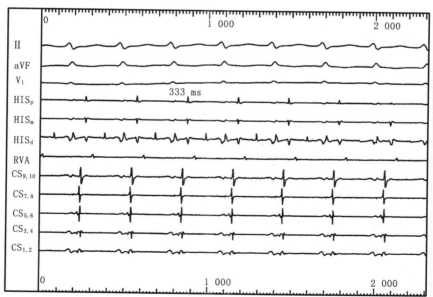

**图 4-26 O-AVRT**

同一病例,心动过速时,可见 $CS_{7,8}$ 记录的逆行心房激动最早,希氏束部位逆行激动较晚

### (二)逆向型房室折返性心动过速

A-AVRT 是预激综合征较少见的心动过速,占 AVRT 的 5％～10％,有此类心动过速发作的患者多旁路的发生率较高。其发生机制与 O-AVRT 相似,心动过速多由房性(或室性)期前收缩诱发,房室旁路作为折返环的前传支,而逆传支可以是房室交界区、希普系统,但更多见的是另一条旁路作为逆传支,因此多旁路折返是 A-AVRT 的重要特征。期前收缩诱发 A-AVRT 需具备以下条件:完整的旁路传导、房室交界区或希普系统的前向阻滞、完整的房室交界区和希普系统逆向传导功能。

心电图表现:心室律规则,频率通常为 150～240 次/分钟;QRS 波群宽大、畸形,起始部分可见到 δ 波;若出现逆行 P′ 波,则逆行 P′ 波在下一个 QRS 波群之前,R-P′ 间期＞P′-R 间期(图 4-27)。

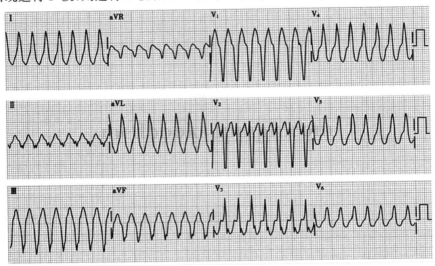

**图** 4-27　A-AVRT

一例右后侧壁显性旁路前传发生逆向型 AVRT,呈完全预激图形

本型因 QRS 波群为完全预激图形难与室性心动过速鉴别。若心动过速时 P 波在宽 QRS 波群之前而窦性心律的心电图表现为心室预激,则提示 A-AVRT 的诊断;若心动过速时出现房室分离或二度房室传导阻滞则可排除 AVRT 的诊断。

### (三)治疗

AVRT 的治疗包括心动过速发作期的治疗及非发作期的治疗两方面。治疗方法有药物治疗、物理治疗、导管消融和外科手术等。

AVRT 发作时的治疗原则是采取有效的措施终止心动过速或控制心室率。多数患者在心动过速发作后的短时间内不会复发,部分患者可反复发作,或发作后心室率很快,血流动力学不稳定或症状严重,应选择适当的治疗预防复发。心动过速发作频繁、临床症状严重、抗心律失常药物治疗无效或不愿接受药物治疗的患者,可施行射频导管消融房室旁路以达到根治的目的。并存先天性心脏病或其他需外科手术纠治的器质性心脏病患者,在外科治疗前可试行射频导管消融,成功阻断房室旁路可降低外科治疗的难度、缩短手术时间。

1.药物治疗

药物治疗是目前终止 AVRT 发作或者减慢心动过速心率的主要方法。

(1)O-AVRT:电生理检查和临床观察心动过速的终止证实房室交界区是大多数 O-AVRT

的薄弱环节,有效抑制房室交界区传导的药物更易终止心动过速发作。希普系统、房室旁路、心房、心室也是折返环的必需成分,抑制这些部位的药物也可终止心动过速的发作。

腺苷或三磷腺苷(ATP)、钙通道阻滞剂、β受体阻滞剂、洋地黄制剂、升压药物等,通过抑制房室交界区的前向传导终止心动过速的发作;而普罗帕酮、胺碘酮等通过抑制 O-AVRT 折返环的多个部位终止心动过速的发作。

(2)A-AVRT:A-AVRT 的药物治疗不同于 O-AVRT。单纯抑制房室交界区传导的药物对 O-AVRT 有良好的效果,但对 A-AVRT 的治疗作用较差甚至有害。一方面,多数 A-AVRT 系多房室旁路折返,房室交界区和希普系统不是心动过速的必需成分;另一方面,多数抑制房室交界区的药物对其逆向传导的抑制作用不如对前向传导的抑制作用强,单纯抑制房室交界区效果也欠佳。因此,药物治疗应针对房室旁路。

Ⅰa、Ⅰc 和Ⅲ类抗心律失常药物均可抑制房室旁路的传导,其中以普鲁卡因胺、普罗帕酮、胺碘酮较常用。这 3 种药物除可抑制房室旁路传导外,还可抑制房室交界区的传导。国内常以普罗帕酮、胺碘酮为首选终止 A-AVRT 的发作。A-AVRT 常对血流动力学有影响,所以对于心动过速引起血压下降、心功能不全、心绞痛,或既往有晕厥病史的患者,当药物不能及时有效终止心动过速时,应考虑体表直流电复律。有效复律后应继续使用抗心律失常药物以预防复发。

2.物理治疗

主要有手法终止 O-AVRT、心脏电脉冲刺激、体表直流电复律。

(1)手法终止 O-AVRT:某些手法如 Valsalva 动作、咳嗽、刺激咽喉催吐等通过兴奋刺激迷走神经以抑制房室交界区的传导,使部分患者 O-AVRT 终止于房室交界区。

(2)心脏电脉冲刺激:主要机制是利用适时的刺激引起心房或心室侵入心动过速折返环的可激动间隙,造成前向或逆向阻滞而使心动过速终止。

食管心房调搏刺激终止 AVRT 成功率在 95% 以上,操作简便、安全,是终止 AVRT 的有效方法。但该技术并没有作为 AVRT 患者的常规治疗措施,大多数时候只是在药物治疗无效时才考虑使用。

食管心房调搏终止 AVRT 的适应证:①抗心律失常药物治疗无效的 AVRT,尤其是经药物治疗后心动过速频率减慢但不终止者,此时食管心房调搏易使心动过速终止并转复为窦性心律。②并存有窦房结功能障碍或部分老年人,尤其是既往药物治疗心动过速后继发严重窦性心动过缓、窦性停搏或窦房传导阻滞者,或者心动过速自发终止后出现黑蒙或晕厥者,这类患者宜选择食管心房调搏终止心动过速,如果心动过速终止后继发心动过缓,可经食管临时起搏予以保护。③部分血流动力学稳定的宽 QRS 波群心动过速,食管心房刺激前可记录食管心电图,了解心动过速的房室激动关系以帮助诊断,也可根据食管心房刺激能终止心动过速来排除室性心动过速。④并存器质性心脏病或 AVRT 诱发的心功能不全,药物治疗有可能进一步抑制心功能,此时可选择食管心房调搏终止心动过速。

刺激的方式可选择短阵(8~10 次)猝发脉冲刺激(较心动过速频率快 20~40 次),如不能终止心动过速,可重复多次或换用其他刺激方式如程控期前刺激,大多能奏效。

(3)体表直流电复律:是各种快速性心律失常引起血流动力学异常的首选措施。主要适用于 AVRT 频率较快伴有血压下降、心功能不全等需立即终止心动过速或各种治疗方法无效者(非常少见)。

3.外科手术

最早的非药物治疗是外科开胸手术切断旁路,此后又经历了 20 世纪 80 年代的直流电消融房室交界区或直接毁损旁路,但效果不令人满意且并发症较多,目前已基本被射频导管消融取代。

4.射频导管消融

1985 年以后开展的射频导管消融治疗可有效阻断房室旁路,具有成功率高、并发症少等诸多优点,且技术已相当成熟,是目前国内许多大型医疗机构治疗预激综合征合并房室折返性心动过速及心房颤动的首选治疗。

**(徐志勇)**

# 第九节　窦房传导阻滞的诊治

## 一、概述

窦房结是人类正常心搏的起始部位。窦房结位于右房和上腔静脉连接处,呈纺锤形。窦房结主要由起源于右冠状动脉的窦房结动脉供血,也有部分人起源于左冠状动脉回旋支近端。窦房结主要受右迷走神经和右交感神经丛的控制。右迷走神经对窦房结有抑制作用,刺激右迷走神经可引起窦性心动过缓或窦性停搏,而刺激右交感神经丛可使心率增快。

窦房传导阻滞(sinoatrial block,SAB),是指窦房结与心房之间发生的阻滞。其主要原因是窦房结周围组织发生病变,使从窦房结发出的激动不能顺利到达心房,因而出现窦房结和心房肌之间传导时间延长或不能传出,导致心房和心室停搏。由于窦房传导阻滞是激动产生后传出受阻或不能传出,所以属于传出性阻滞。依据阻滞程度不同分为一度窦房传导阻滞、二度窦房传导阻滞、高度窦房传导阻滞和三度窦房传导阻滞。

## 二、常见病因

窦房传导阻滞可分为急性窦房传导阻滞和慢性窦房传导阻滞。

### (一)急性窦房传导阻滞

(1)多数人窦房结动脉是单支型的,很少有人呈双支型。任何原因导致窦房结动脉病变时,都会使窦房结的血供产生影响。急性心肌缺血是最常见的病因,如急性心肌梗死,尤以急性下后壁心肌梗死时较易发生窦房传导阻滞。

(2)急性心肌炎、白喉、流感、风湿热和急性心包炎都可导致窦房结周围组织发生器质性损害,这些也是导致急性窦房传导阻滞的主要病因。

(3)窦房结内神经末梢分布丰富,任何影响神经及其介质的因素,都可使窦房结细胞的生物电活动发生改变,如交感神经或迷走神经张力的变化。内分泌系统尤其是甲状腺和肾上腺都有直接或间接作用。另外,电解质紊乱如血钾异常(高血钾或低血钾)及高碳酸血症等亦可发生窦房传导阻滞。

(4)药物中毒可引起窦房传导阻滞,如洋地黄、奎尼丁、维拉帕米,胺碘酮、β 受体阻滞及普罗帕酮等中毒,以及快速静脉推注硫酸镁亦可引起。

（5）少数患者原因不明。

（6）个别病例可为家族性的。

**（二）慢性窦房传导阻滞**

常见于冠心病、高血压心脏病、风湿性心脏病、心肌病、先天性心脏病、慢性炎症所致的窦房结及其周围组织病变以及随着年龄的增长窦房结功能减退等，使窦房结内 P 细胞（起搏细胞）数量减少或窦房结区域的退行性硬化、纤维化、脂肪化或淀粉样变等，都可以发生窦房传导阻滞。

## 三、发生机制

由于窦房结发出的激动电位很小，在体表心电图上描记不出来，只有用窦房结电图才能记录到。窦房结发出的激动要通过窦房交接区至周围心房肌，使心房肌除极产生心房波，即窦性 P 波，以此来间接测出窦房结的电激动。

窦房传导阻滞与窦性停搏不同，前者窦房结仍按时、有规律地发出激动，但激动从窦房交接区向外传至心房肌时，发生传导延缓或不能传出。窦房传导阻滞可表现一度、二度Ⅰ型、二度Ⅱ型、二度Ⅲ型、高度或三度窦房传导阻滞。

## 四、心电图表现

**（一）一度窦房传导阻滞**

一度窦房传导阻滞是指窦房结发出的电脉冲在通过窦房连接部位时发生传导速度减慢，但每个窦性电脉冲均能传导至心房，产生窦性 P 波，并引发心房的收缩。但从体表心电图上无法判断一度窦房传导阻滞，只有捕捉到一度窦房传导阻滞突然消失的瞬间才有可能作出诊断。有以下两种情况时可作出诊断：①一度窦房传导阻滞与二度窦房传导阻滞同时存在时，在心电图上有时可以作出诊断。其特点是，在一组无窦性心律不齐的窦性心律后，出现长间歇。该长间歇比一个窦性周期长，而比两个窦性周期短（即长间歇小于正常窦性周期的 2 倍），以此可推论长间歇前面正常的窦性心律为一度窦房传导阻滞，而无窦性 P 波的长间歇为二度窦房传导阻滞。②当发生在长间歇后有次长间歇存在，而次长间歇加长间歇等于窦性周期的 3 倍时，即可诊断为一度窦房传导阻滞。据此特点可与窦性停搏、窦性心律不齐、未下传的房性期前收缩等截然分开（图 4-28）。

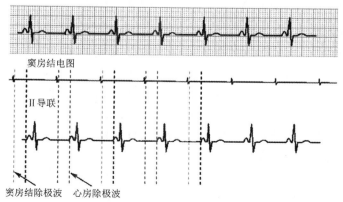

窦房结电图

Ⅱ导联

窦房结除极波　心房除极波

**图 4-28　一度窦房传导阻滞**

每个窦房结冲动都有一个 P 波跟随，但是从窦性冲动到 P 波的时间延长。

**（二）二度窦房传导阻滞**

二度窦房传导阻滞是指窦房结发出的电脉冲在通过窦房连接部位时不仅传导速度减慢，而且出现传导脱落，依据阻滞程度的不同分为二度Ⅰ型、二度Ⅱ型和二度Ⅲ型窦房传导阻滞。

**（三）二度Ⅰ型窦房传导阻滞**

二度Ⅰ型窦房传导阻滞依据PP间期的变化特点可分为3型，即典型文氏型、变异型文氏型和不典型文氏型。

典型文氏型窦房传导阻滞（又称OkadaⅠ型窦房传导阻滞）：表现为窦性激动经窦房连接部位传导至心房的速度逐渐减慢，传导时间逐渐延长，直至最后一个窦性激动完全不能下传至心房，导致一次窦性P波的脱落，每次脱落的第一次窦房传导因较长时间的间歇后可恢复至原来的传导速度。体表心电图的诊断有赖于PP间期的文氏变化规律。心电图特点：①必须为窦性心律、窦性P波。②有PP间期逐渐缩短直至因窦性P波脱落而出现一个长的PP间期，而后出现长的PP间期，并且周而复始。③长PP间期小于最短PP间期的2倍（图4-29）。

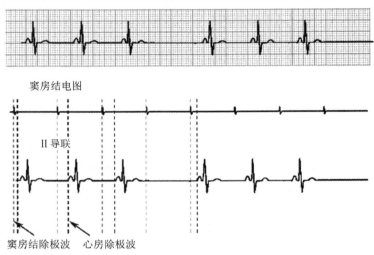

图4-29　二度Ⅰ型窦房传导阻滞

在窦房结电图中可以看到规律的窦房结除极波，但从窦房结到心房的传导时间逐渐延长，直到有一个P波脱落。PR间期正常且QRS波群成组出现

变异型文氏窦房传导阻滞（又称OkadaⅡ型窦房传导阻滞）。心电图特点：①必须为窦性心律，窦性P波。②窦性PP间期逐渐缩短，其后PP间期不变或稍长，最后出现一个无窦性P波的长间隙。③无窦性P波的长间隙，即长PP间期短于2个窦性周期。

不典型文氏型窦房传导阻滞（又称OkadaⅢ型窦房传导阻滞）：当出现不典型文氏型窦房传导阻滞时，窦房传导的增量并非逐渐减少，而是逐渐增加。在心电图上表现为PP间期逐渐延长，继而突然明显延长成一个无窦性P波的长间歇，长间歇略短于2个窦性周期。

**（四）二度Ⅱ型窦房传导阻滞**

二度Ⅱ型窦房传导阻滞又称莫氏型窦房传导阻滞，表现为窦房结的传导经窦房连结部位传导至心房的速度、时间固定，但间歇性发生窦性激动传出阻滞。心电图特点：在规律窦性PP间期中突然出现一个长的PP间期，此间期为窦性PP间期的整数倍（图4-30）。

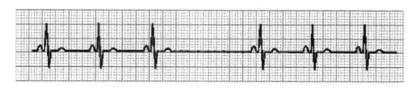

窦房结电图

Ⅱ导联

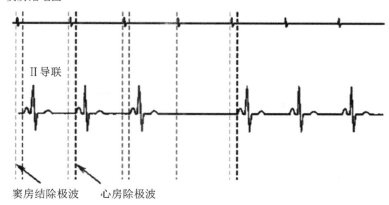

窦房结除极波　心房除极波

**图 4-30　二度Ⅱ型窦房传导阻滞**

窦房结稳定发放冲动,但偶尔窦性冲动后无 P 波跟随,窦性冲动到 P 波的传导时间不变

#### (五)二度Ⅲ型窦房传导阻滞

为窦房传导间期不定型的二度窦房传导阻滞。心电图特点是,PP 间期长短不一,与呼吸周期无关。如与二度Ⅰ型窦房传导阻滞交替出现或间歇出现,则更证明是二度Ⅲ型窦房传导阻滞。

#### (六)高度窦房传导阻滞

高度窦房传导阻滞是指 2 个或 2 个以上的窦性激动不能传入心房。心电图特点:①窦性心律中突然发生长的 PP 间期,且长的 PP 间期总是短的 PP 间期的整倍数,并且可反复出现。②在高度窦房传导阻滞时其传导比例可以是恒定的,也可以是几种传导比例同时存在。③在高度窦房传导阻滞时,心脏停搏过久,常易出现交界性逸搏及逸搏心律,或室性逸搏、室性逸搏心律。

#### (七)三度窦房传导阻滞

三度窦房传导阻滞又称完全性窦房传导阻滞,表现为窦房结发出的电脉冲完全不能经窦房连接部位传导至心房而使心房收缩。体表心电图特征:无窦性 P 波,但可有心房、房室交界区或心室发出的逸搏心律。三度窦房传导阻滞与窦性停搏的鉴别有时十分困难,如在监护中发现有房性逸搏或出现一、二度窦房传导阻滞,则有助于三度窦房传导阻滞的诊断(图 4-31)。

### 五、心电图鉴别诊断

#### (一)窦房传导阻滞与窦性心律不齐鉴别

窦房传导阻滞时可出现 PP 间期的规律性变化。①心电图各导联出现类似文氏周期的变化。②该文氏周期周而复始。③窦性心律不齐时 PP 间期与呼吸有关,呈逐渐缩短又逐渐延长的特点。而窦房传导阻滞的 PP 间期变化是有一定规律的,呈逐渐缩短,最后出现一次接近 2 倍短 PP 间期的长间期。

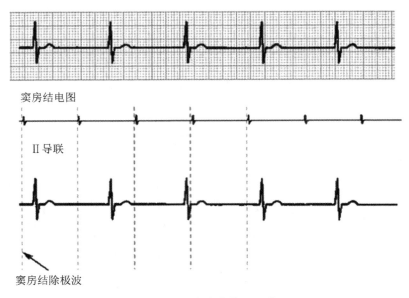

窦房结电图

Ⅱ导联

窦房结除极波

**图 4-31　三度窦房传导阻滞**

窦房结稳定发放冲动,但其后无 P 波跟随。在体表心电图中,无法与其他原因引起的逸搏心律相鉴别

### (二)窦房传导阻滞与窦性停搏鉴别

两者均出现长的 PP 间期,但二度窦房传导阻滞的长 PP 间期为基本窦性心律 PP 间期的整数倍,并且其长度相等的长 PP 间期可反复出现。而窦性停搏时长 PP 间期与短间期无整倍数关系,并且在一份心电图中很少见停搏间期相等的窦性停搏。窦性停搏时往往存在低位节律点也被抑制,一般情况下不易出现逸搏。而在高度窦房传导阻滞时,即使心脏停搏过久,也常易出现交界性逸搏及逸搏心律,或室性逸搏及室性逸搏心律。

### (三)窦房传导阻滞与窦性心动过缓鉴别

窦房传导阻滞有时可表现为 2∶1 窦房传导,即每隔 1 次窦性激动发生 1 次窦性不下传,表现为心率缓慢(30～40 次/分),其难与窦性心动过缓区分。如在体力活动或静脉注射阿托品后,窦房传导功能改善,心率突然加倍,则可确定为二度Ⅱ型窦房传导阻滞。

### (四)高血钾时窦室传导与窦房传导阻滞鉴别

高血钾时发生窦室传导时,窦房结发出的电脉冲直接通过结间束传导至房室交界处而不激动心房,心电图上也无 P 波,但与三度窦房传导阻滞不同,无逸搏或逸搏心律。

## 六、治疗

(1)对于窦房传导阻滞的治疗主要是针对病因治疗。因暂时性、一过性原因所致的窦房传导阻滞,不需特殊治疗,患者多可恢复正常。

(2)对频发、反复、持续发作或伴有明显症状,如头晕、胸闷、心悸者,可给予阿托品、麻黄碱、异丙肾上腺素治疗,以防意外事件发生。

(3)对窦性停搏过久而又无其他起搏点代替窦房结发出激动,心脏停搏收缩者,患者有心源性晕厥、阿-斯综合征,应及时植入心脏起搏器。

**(徐志勇)**

# 第十节 房室传导阻滞的诊治

## 一、概述

房室传导阻滞是心脏传导阻滞中最常见的一种,意指房室传导系统某个部位(或多个部位)由于不应期异常延长,使激动自心房向心室传导过程中出现传导延缓或中断的现象。房室传导阻滞可以呈一过性、间歇性或持久性存在。其中,持久性房室传导阻滞一般是器质性病变或损伤的结果;而一过性与间歇性房室传导阻滞除器质性病变外,尚可因心内、心外一过性因素或迷走神经张力增高引起。

### (一)房室传导阻滞的分类与机制

1.传统心电图分类

临床心电图学,通常依据 P 波与 QRS 波群的传导关系,把房室传导阻滞分为三度。

(1)一度房室传导阻滞:房室传导时间延长,但每个心房激动都能下传心室。

(2)二度房室传导阻滞:部分 P 波不能下传心室。依下传的 PR 间期分为二度Ⅰ型(PR 间期逐次延长)和Ⅱ型(PR 间期固定);按房室传导比例将≥3∶1 的二度房室传导阻滞称为高度房室传导阻滞。

(3)三度房室传导阻滞:所有来自心房的激动都不能下传心室,亦称为完全性房室传导阻滞。前两者(一度、二度)统称为不完全性房室传导阻滞。

2.房室传导阻滞的发生机制

从心肌的兴奋特点来说,一个心动周期是由应激期和不应期两部分组成;后者从临床心电学角度又进一步分为有效不应期和相对不应期。各期的传导特点:处于应激期传导完全正常;处于相对不应期传导延缓,越早期传导延迟的程度越重(表现为 PR 与 RP 呈反比例关系);处于有效不应期则传导中断(图 4-32)。

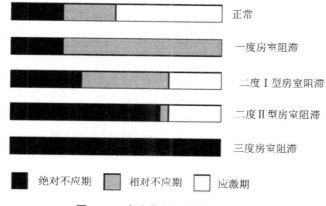

图 4-32 房室传导阻滞的电生理机制

(1)一度房室传导阻滞:房室传导系统某部位相对不应期延长,当相对不应期>PP 间期时,使 P 波遇相对不应期而使下传的 PR 间期延长。

(2)二度Ⅰ型房室传导阻滞:相对不应期和有效不应期均延长,但以相对不应期延长为主,使 P 波逐次因遇相对不应期的更早期,引起下传的 PR 间期逐渐延长,当遇有效不应期时即产生传导中断。

(3)二度Ⅱ型房室传导阻滞:主要是有效不应期显著延长,只留下很短的相对不应期,使心动周期晚期抵达的冲动,只能以"全或无"的方式传导,使其能下传的 PR 间期固定。

(4)三度房室传导阻滞:有效不应期极度延长,大于逸搏周期,使所有的心房激动均不能传入心室。

**(二)传统分类方法的局限性**

1.不能确定阻滞部位

房室传导阻滞的预后和治疗,不仅取决于阻滞程度,更重要的是发生阻滞的部位。临床理想的分类方法是应当根据传导阻滞发生的部位和程度进行分类,阻滞部位的准确确定尚依赖于希氏束电图。

2.阻滞的"度"不一定与不应期延长的严重程度完全相符

因为房室传导阻滞的分度诊断,实质是建立在 PP 间期与房室传导系统不应期及有效不应期与逸搏间期关系的基础上,没有考虑 PP 间期和逸搏变化对判定结果的影响,以及交界区不应期生理变化的影响。在分析中应加以注意:①不应期已有明显病理性延长,但如仍小于 PP 间期,此时不能做出诊断。②逸搏周期干扰可造成阻滞程度加重的假象,如实为 2:1 阻滞,但当逸搏间期小于 2 倍 PP 间期时可出现房室分离,酷似高度或几乎完全性房室传导阻滞。③动态心电图检查时如患者在夜间睡眠中,心率 40～50 次/分钟时出现二度Ⅰ型房室传导阻滞,而白天活动时心率达 140 次/分钟以上时房室传导功能却正常。这样的房室传导阻滞显然没有病理意义。

**(三)房室传导阻滞中常见的心电现象**

1.干扰现象

在房室传导阻滞的心电图分析中易将干扰(生理性传导阻滞)误认为病理性传导阻滞,因而在诊断中应注意识别。干扰是指激动因遇生理不应期而引起的传导延迟或中断现象。常见原因如下。①心率过快(心房周期<交界区生理不应期),常见于心房颤动、扑动、房性心动过速及房性期前收缩等。②心室率加快(快于心房率),使心房激动遇到心室激动隐匿除极交界区产生的生理不应期,如室性或交界性心动过速、加速性逸搏、期前收缩(或隐匿性期前收缩)。③窦性心律过缓,低于逸搏心律时,窦性 P 波将遇逸搏产生交界区生理不应期而被阻滞。

2.假性房室传导阻滞

隐匿性传导、房室结双径路中的蝉联现象及隐匿性折返均可引起"假性房室传导阻滞",或阻滞程度加重的假象。

3.意外传导(包括裂隙现象、韦金斯基现象和超常传导)

常可使阻滞程度意外改善。

4.单向阻滞

部分三度房室传导阻滞的患者心室起搏却能逆传心房,示仅有前向阻滞。

这些心电现象会增加房室传导阻滞心电图的复杂性,分析中均应加以注意。

## 二、一度房室传导阻滞

### (一)一度房室传导阻滞的心电图表现

一度房室传导阻滞(亦称房室传导延迟)意指房室传导时间延长,但每个心房激动均能传入心室。心电图表现 PR 间期超过正常上限(图 4-33)。①成人≥0.21 s。②老年人>0.22 s。③小儿>该年龄、该心率的正常上限。④个体化标准,心率没有明显改变,PR 间期增加≥0.04 s。

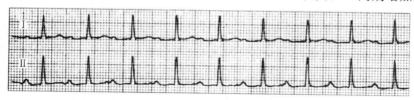

图 4-33 一度房室传导阻滞的心电图

### (二)阻滞发生的部位和希氏束电图表现

按 PR 间期延长发生的部位,通过希氏束电图(图 4-34)可进一步分为心房、房室结、希氏束和希氏束下(双侧束支)的一度传导阻滞。最常见的部位是房室结内传导延迟(Narula 报道占 83%),希氏束图示 AH 间期延长>130 ms(图 4-35);房内传导延迟希氏束图示 PA 间期延长>45 ms;希氏束内阻滞示 H 波延长(分裂)>30 ms;希氏束下(双侧束支)传导阻滞示 HV 间期延长>55 ms。

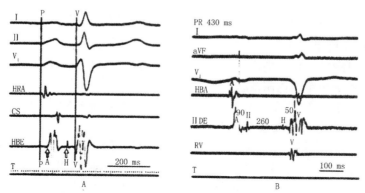

图 4-34 希氏束电图

A.正常希氏束电图;B.希氏束一度传导阻滞(H-H′:260 ms)

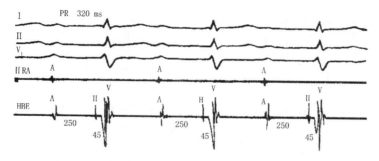

图 4-35 房室结一度传导阻滞希氏束电图(AH 250 ms)

### (三)诊断中应注意的问题

**1.PR间期延长的鉴别诊断**

(1)干扰性(生理性)PR间期延长常见于:①房性心动过速。②间位期前收缩后第一个窦性搏动的PR间期延长。③发生较早(T波结束前)的房性期前收缩,其 P′R 间期延长。④隐匿性交界区期前收缩引起的"伪一度房室传导阻滞"。

(2)房室结双径路中的蝉联现象:房室结双径路(在正常人中并不少见)是房室结功能性纵行分离为传导速度和不应期不同的两条径路(快径和慢径),快径路传导速度快(PR间期正常),但有效不应期长;慢径路传导速度慢(PR间期长),但有效不应期短。心率的临界变化或期前收缩因遇快径路有效不应期,而经慢径路下传表现为PR间期延长,又由于快径路连续被慢径路下传激动逆行隐匿除极(蝉联现象),可表现PR间期在一段时间显著延长(图4-36)。

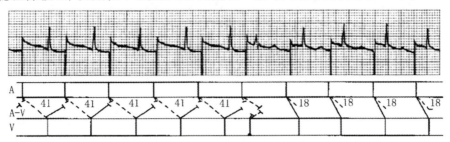

**图 4-36 房室结双径路的蝉联现象**

前 5 组快径路连续被慢径路逆行隐匿除极,激动持续经慢径路下传,
表现 PR 间期延长,室性期前收缩(R6)后 PR 间期恢复正常

**2.PR间期延长的程度**

一度房室传导阻滞时,PR间期多在 0.21~0.35 s 间,但可以更长,偶有达 1.0 s。PR间期明显延长>0.40 s,多见于房室结内阻滞。

(1)PR间期明显延长 P 波重叠在 T 波或 ST 段上。当发现 QRS 波群之前没有 P 波时,应仔细分析是否有 P 波重叠在 T 波或 ST 段上。

(2)越过 R 波的房室传导 PR 间期进一步延长,甚至有可能重叠在 QRS 波群中或 QRS 波群前,形成 PR 间期>RR 间期即越过 R 波的房室传导现象。即在 PR 间期明显延长时相当于QRS-T 后移,如 PR 间期延长大于交界区有效不应期(R 波后移到有效不应期之外),在 R 波前存有可激动间期,此时 P 波可越过 R 波下传心室(图4-37~图4-39)。临床易误认为 P 波不能下传心室,而误诊为交界性心搏。

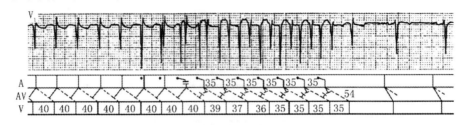

**图 4-37 越过 R 波的房室传导**

图示房室结折返性心动过速(RR 间期为 400 ms),用 S1S1 间期 350 ms 的刺激频率行心房起搏,呈
1:1 下传心室,S1R 间期 540 ms(>RR 间期 350 ms),示越过 R 波的房室传导现象

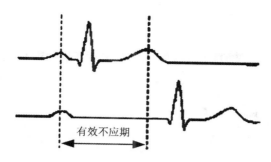

**图 4-38　越过 R 波房室传导机制**

PR 间期延长→QRS-T 后移。PR 间期延长＞交界区有效不应期时,R 波后移到有效不应期之外,在 R 波前存在可激动间期,此期出现的 P 波可越过 R 波下传心室

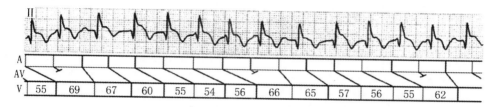

**图 4-39　二度Ⅰ型房室传导阻滞伴越过 R 波的房室传导(急性下壁心肌梗死)**

P7、P8、P14 均越过 R 波下传心室

3.PR 间期正常的一度房室传导阻滞

(1)阻滞部位影响:希氏束内传导时间延长一倍(20 ms×2＝40 ms),只要房室传导系统近端(心房和房室结)的传导时间在正常范围内,PR 间期通常不超过 0.20 s。PA 时间(房内)、HV 时间(希氏束下)轻度延长(一度传导阻滞)时,PR 间期均可正常。

(2)个体差异影响:即使是一度房室传导阻滞其 PR 间期已延长≥0.04 s,但因 PR 间期正常范围较大(120～200 ms),PR 间期仍可＜0.20 s。如某人原 PR 间期 0.13 s,当一度房室传导阻滞 PR 间期延长0.05 s,此时 PR 间期仅为 0.18 s。因此,不能仅根据 PR 间期正常完全排除房室传导阻滞的可能。

4.一度房室传导阻滞中 QRS 波群的时限

一度房室传导阻滞多伴窄 QRS 波群,但亦可为宽 QRS 波群。

(1)一度房室传导阻滞伴窄 QRS 波群:常见于心房、房室结、希氏束内传导延迟,但亦见于希氏束下(双侧束支)传导延迟程度相等时。

(2)一度房室传导阻滞伴宽 QRS 波群:常见于希氏束下(双侧束支传导延迟程度不等),呈传导延迟较重侧束支传导阻滞型;但亦可为近端一度传导阻滞伴室内(束支)阻滞。

## 三、二度房室传导阻滞

二度房室传导阻滞是指部分 P 波不能下传心室(无 QRS 波群)。依能下传的 PR 间期特点分为两型:二度Ⅰ型和二度Ⅱ型。在二度房室传导阻滞中,阻滞程度通常用房室传导比例(即 P 波与其下传的 QRS 波群数目之比)表示,如 3:1 阻滞示每 3 个 P 波只有一个下传心室,两个不能下传。

### (一)二度Ⅰ型房室传导阻滞

#### 1.心电图表现

PR 间期呈进行性延长,直到 QRS 波群脱漏;脱漏后 PR 间期恢复,以后又逐渐延长重复出现,这种现象称为文氏现象(图 4-40)。房室传导比例常为 3∶2、4∶3 或 5∶4 等。典型的文氏现象的心电图特点如图 4-41 所示。

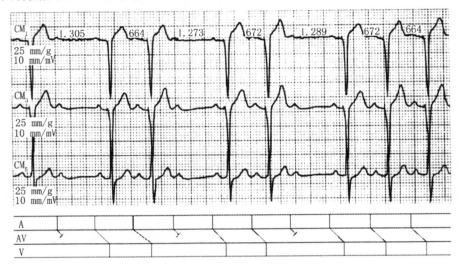

图 4-40 二度Ⅰ型房室传导阻滞

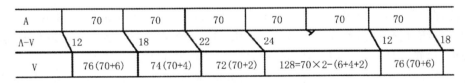

| A | 70 | 70 | 70 | 70 | 70 | 70 | |
|---|---|---|---|---|---|---|---|
| Λ-V | 12 | 18 | 22 | 24 | | 12 | 18 |
| V | 76(70+6) | 74(70+4) | 72(70+2) | 128=70×2-(6+4+2) | | 76(70+6) | |

图 4-41 二度Ⅰ型房室传导阻滞梯形图

(1)PR 间期。①进行性延长,直至 QRS 波群脱漏结束文氏周期。②PR 间期的增量逐次减小。

(2)RR 间期。①RR 间期进行性缩短(因 PR 间期增量递减),至形成一个长 RR 间期结束文氏周期。②长 RR 间期(2 倍 PP 间期-各次 PR 增量之和)＜任一短 RR 间期(PP 间期+PR 增量)的 2 倍。③长 RR 间期后的第 1 个 RR 间期(PP 间期+最大 PR 增量)＞其前的第 1 个 RR 间期(PP 间期+最小 PR 间期增量)。文氏周期中 RR 间期的特点对没有 P 波(如交界性或室性心动过速合并外出阻滞)或 P 波不清楚的病例出现文氏现象的分析特别有用。

#### 2.二度Ⅰ型房室传导阻滞发生部位和希氏束图表现

(1)阻滞部位。二度Ⅰ型房室传导阻滞多发生在房室结,也可发生在希氏束-浦肯野系统内(Narula 报道,房室结占 70%,希氏束占 7%,双侧束支水平占 21%)。后两者 PR 间期的递增量和总增加量均较前者小得多,这与房室结与希氏束-浦肯野系统的基本电生理特性有关(递减传导是房室结的电生理特性,而希普系统中仅在疾病状态才发生)。阻滞区在房室结或希氏束内时 QRS 波群多正常(少数因伴束支传导阻滞而 QRS 波群增宽);而阻滞区在双侧束支水平时,几乎 QRS 波群均增宽(呈束支传导阻滞)。

（2）希氏束图表现。①阻滞部位在房室结，表现为 AH 间期进行性延长→A 后 HV 脱漏（HV 间期正常，图 4-42）。②阻滞部位在希氏束内表现为 HH′进行性延长→H 后 H′V 脱漏（H′V 正常）。③希氏束下远端阻滞表现为 HV 间期进行性延长→H 后 V 脱漏。

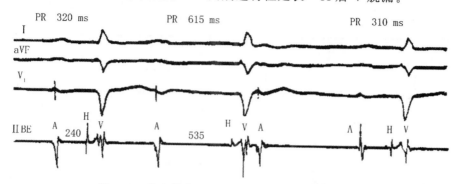

**图 4-42 房室结水平二度Ⅰ型传导阻滞希氏束电图**

3.诊断中应注意的问题

文氏现象多表现不典型；有时出现交替下传的文氏周期；可伴其他心电现象，需在诊断中加以注意。

（1）非典型文氏现象。据 Pablo 等观察自发的文氏周期中大部分不符合典型的文氏现象，特别是当房室传导比例超过 6：5 时，常见非典型文氏现象的心电图表现。心室漏搏前的 PR 间期意外地延长：①可能由于前一个激动在交界区内发生隐匿性折返。②亦可能是房室结双径路中快、慢径路的文氏现象（最后一次通过慢径路下传）。心室连续出现二次漏搏，或漏搏后的第一个 PR 间期不恢复反而延长，多与隐匿传导有关，即文氏周期最后的一个 P 波虽未下传心室，但已进入房室交界区一定深度（隐匿传导），使交界区产生新的不应期。如随后的 P 波遇其有效不应期即可出现连续二次漏搏；遇其相对不应期，即可产生 PR 间期反而延长现象。RR 间期不呈进行性缩短（PR 间期增量不呈进行性减小）；PR 间期无规律变化多与交感神经和迷走神经张力变化有关，多见于窦性心律不齐，特别是在房室传导比例超过 6：5 时容易出现。文氏周期以反复心搏或反复性心动过速而结束，常见房室结双径路的病例。

（2）交替下传的文氏周期。

心电图表现：在 2：1 房室传导阻滞中下传的 PR 间期逐次延长，以连续 2～3 个 P 波不能下传而结束文氏周期。

发生机制：大多数交替下传的文氏周期是由于房室传导系统中存在着两个不同水平、不同程度的阻滞区。①如近端阻滞区为 2：1 阻滞，远端阻滞区为文氏型时，则以三个 P 波连续受阻结束文氏周期（图 4-43A）。②如近端阻滞区为文氏型，远端阻滞区为 2：1，则以两个 P 波连续受阻结束文氏周期（图 4-43B）。

临床意义：与心房频率有关。①窦性心律：在窦性心律时出现的交替下传的文氏周期，示房室传导路径存在两个阻滞区，致阻滞程度超过 2：1 的更高程度房室传导阻滞。②房性心动过速：在应用洋地黄中出现，提示洋地黄过量。③心房扑动：心房扑动中交替下传的文氏周期较常见，无特殊临床意义。

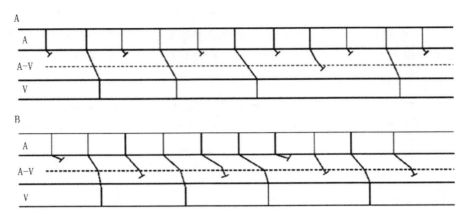

**图 4-43  交替下传的文氏周期梯形图**

A.近端 2∶1,远端文氏,以连续 3 个 P 波受阻结束文氏周期;B.近端文氏,远端 2∶1,以连续 2 个 P 波受阻结束文氏周期

（3）文氏型房室传导阻滞常伴发的心电现象。①伴室内差异传导:文氏周期中第二个心搏易发生室内差异传导而呈现 QRS 波群畸形（因该心搏出现在长周期之后,符合长-短周期条件）。②伴逸搏-夺获形成二联律:3∶2 文氏周期伴逸搏干扰,可形成逸搏夺获二联律（图 4-44）。③伴隐匿传导（顿挫型 3∶2 二度 I 型房室传导阻滞）:在 3∶2 文氏周期中,当预期下传的第 2 个 P 波在交界区发生隐匿性传导时可表现为 3∶1 房室传导阻滞（图 4-45）。

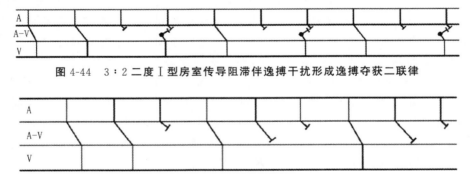

**图 4-44  3∶2 二度 I 型房室传导阻滞伴逸搏干扰形成逸搏夺获二联律**

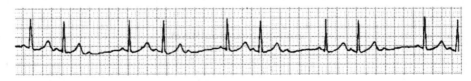

**图 4-45  3∶2 二度 I 型房室传导阻滞伴隐匿性传导表现为 3∶1 房室传导阻滞**

**（二）二度Ⅱ型房室传导阻滞**

**1.心电图表现**

QRS 波群有规律或不定时的漏搏,但所有能下传的 PR 间期恒定（多正常,少数可延长）。后者是Ⅱ型房室传导阻滞的特征,也是区别于二度 I 型房室传导阻滞的标志（图 4-46）。

**图 4-46  二度Ⅱ型房室传导阻滞**

阻滞程度不同,房室传导比例不同。常见的房室传导比例为 2∶1 和 3∶1,轻者可呈 3∶2、4∶3 等。常将房室传导比例在 3∶1 以上（含 3∶1）称为高度房室传导阻滞。

(1)2:1房室传导阻滞:2:1房室传导阻滞虽多见于Ⅱ型,但亦可为Ⅰ型,本身不能确定哪型,如记录到1次3:2传导(PR间期是否相同)或发现PR间期不等均有助鉴别。2:1阻滞部位可能发生在房室结(占33%),也可能发生在希普系统(占67%)。在诊断中应注意:①2:1房室传导阻滞时,受阻的P波常重叠在T波中易误认为窦性心动过缓,此时T波变形(特别是V₁导联)有助于明确诊断。②2:1房室传导阻滞时,当逸搏间期<2倍PP间期,可能合并干扰引起不完全性房室分离,酷似高度(几乎完全性)房室传导阻滞,此时应仔细分析PP间期与逸搏间期的关系,结合此前有2:1阻滞的心电图,多不难识别(图4-47)。

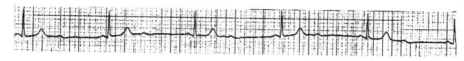

图4-47 2:1房室传导阻滞

(2)高度房室传导阻滞:高度房室传导阻滞多为Ⅱ型,但亦可为Ⅰ型。常出现逸搏,形成不完全性房室分离,此时注意心室夺获的PR间期是否固定不变有助两型鉴别(图4-48,图4-49)。

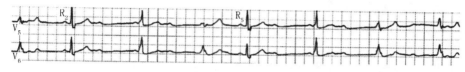

图4-48 高度房室传导阻滞(一)

R2和R5为窦性夺获下传心搏,RP间期不同,下传的PR间期固定,示Ⅱ型房室传导阻滞

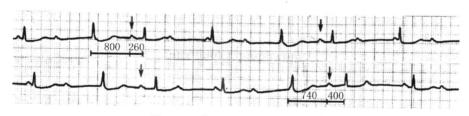

图4-49 高度房室传导阻滞(二)

下传的PR间期不等(与RP成反比),示Ⅰ型房室传导阻滞

2.阻滞部位和希氏束电图表现

(1)阻滞部位:二度Ⅱ型房室传导阻滞的阻滞区几乎完全位于希普系统(Narula报道位希氏束中、下段占35%,双束支水平占65%),下传者约1/3为窄QRS波群,其余为宽QRS波群。

(2)希氏束电图表现:希氏束内二度Ⅱ型传导阻滞的特点是近端(H)与远端(H′)间歇性传导,下传的AHH′V间期固定,阻滞发生在AH后H′V脱漏(图4-50)。希氏束下阻滞,则下传的A-H~V固定,阻滞发生在AH后V脱漏。

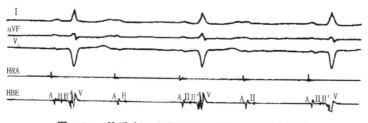

图4-50 希氏束二度Ⅱ型传导阻滞的希氏束电图

3.二度Ⅰ型与二度Ⅱ型房室传导阻滞的鉴别诊断

二度Ⅰ型房室传导阻滞与Ⅱ型房室传导阻滞的临床意义不同,前者阻滞部位多在房室结,预后较好。而后者阻滞部位几乎均在希氏束-浦肯野系统内,易发展为完全性房室传导阻滞,伴晕厥发作,需要心脏起搏治疗。两者鉴别要点如下。①有连续下传:下传心搏的PR间期是否固定,PR间期固定是Ⅱ型的标志,反之为Ⅰ型。②2∶1和3∶1阻滞:虽多见Ⅱ型,但亦可为Ⅰ型,只有在较长的描记中(或前、后心电图中)记录到3∶2阻滞,依下传的PR间期是否相等,有助两者鉴别。③高度房室传导阻滞伴逸搏形成不完全性房室分离:观察心室夺获心搏PR间期是否相等。相等为Ⅱ型;不等(RP间期与PR间期成反比关系)为Ⅰ型。④静脉注射阿托品:可抵消迷走神经影响,使房室结传导阻滞有所改善;而使希普系统内的阻滞加重。

## 四、三度房室传导阻滞

三度房室传导阻滞是由于房室传导系统某部位的有效不应期极度延长(大于逸搏间期),所有的心房激动均不能下传心室而引起的完全性房室分离,亦称完全性房室传导阻滞。其阻滞部位可位于房室结、希氏束和双侧束支系统。

**(一)三度房室传导阻滞的心电图表现**

1.完全性房室分离

PP间期和RR间期各有自己的规律,而P波与QRS波群无关,且心房率快于心室率。

2.心房激动

多为窦性心律,亦可分房性异位心律(心房颤动、扑动、房性心动过速等)。

3.心室激动

为缓慢匀齐的交界性或室性逸搏心律,逸搏心律的起源取决于阻滞部位。阻滞发生在房室结内,则为交界性逸搏,频率在40~60次/分钟,QRS波群多正常(伴束支传导阻滞时宽大畸形);阻滞发生在希氏束以下则为室性逸搏心律,频率25~40次/分钟,QRS波群宽大畸形。阻滞部位越低,频率越慢、越畸形(图4-51,图4-52)。

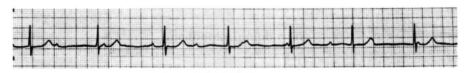

图4-51　三度房室传导阻滞(交界区逸搏心律)

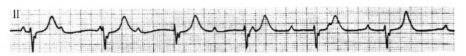

图4-52　三度房室传导阻滞(室性逸搏心律)

**(二)阻滞部位和希氏束电图表现**

三度房室传导阻滞部位可位于房室结、希氏束内和希氏束下。

1.房室结内传导阻滞

较少见,多为先天性;亦见于急性下壁心肌梗死(多呈一过性)。希氏束电图示A与HV分离(HV固定)。

### 2.希氏束内传导阻滞

希氏束电图示 AH(固定)与 H′V 分离(图 4-53)。

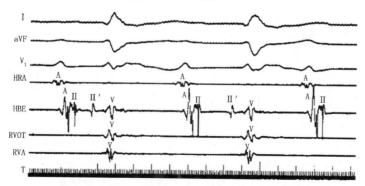

**图 4-53　希氏束内三度房室传导阻滞 AH(固定)与 H′V(固定)分离**

### 3.希氏束下传导阻滞

最常见,表现为 AH(固定)与 V 分离(图 4-54)。

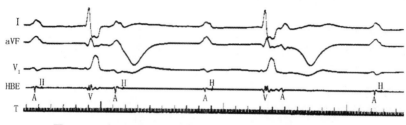

**图 4-54　希氏束下三度房室传导阻滞 AH(固定)与 V 分离**

## (三)诊断中应注意的问题

房室分离是三度房室传导阻滞最基本的心电图表现,但房室分离不等同三度房室传导阻滞。房室分离包括干扰性房室分离、干扰+阻滞引起的房室分离和三度房室传导阻滞引起的房室分离,诊断中应注意鉴别。

### 1.干扰性房室分离

由于心室提早激动,使本能下传的 P 波因遇提早激动产生的生理不应期而不能下传。心电图特点:室率>房率的房室分离。

### 2.阻滞+干扰性房室分离

(1)室率>房率符合干扰性房室分离,但具有房室传导阻滞表现:T 波结束后的 P 波仍不能下传心室(图 4-55)或下传的 PR 间期延长。

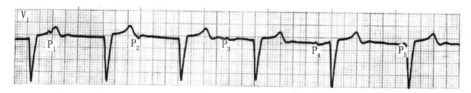

**图 4-55　阻滞+干扰性房室分离**

干扰合并阻滞引起的房室分离室率快于房率符合干扰,出现在 T 波结束之后的 P 波($P_3$、$P_4$)仍不能下传示存在阻滞

（2）室率＜房率符合阻滞,但如逸搏间期＜2倍PP间期,需改变PP间期与逸搏间期关系,有助于排除干扰引起阻滞程度加重的伪像(图4-56)。为排除上述情况,有学者进一步提出三度房室传导阻滞严格的条件:①逸搏心率需＜45次/分钟。②逸搏周期≥2倍PP间期。③房率＜135次/分钟(排除生理不应期的影响)。

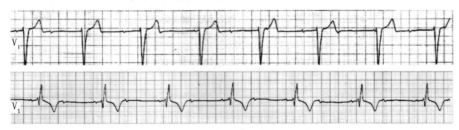

**图4-56  2∶1房室传导阻滞并干扰致房室分离**

A图示完全性房室分离,房率(73次/分钟)＞室率(44次/分钟),心室为室性逸搏心律,酷似三度房室传导阻滞,但逸搏周期＜2PP间期;B图为同日描记示2∶1房室传导阻滞,证实A图为2∶1房室传导阻滞伴干扰致完全性房室分离

## 五、阻滞部位的心电图初步分析

房室传导阻滞的预后和治疗,不仅取决于阻滞程度,更取决于阻滞部位(后者更重要),阻滞区的准确定位需借助希氏束电图,体表心电图只能依QRS波群形状和阻滞的类型加上某些病理因素和药物反应做出初步估计。

**(一)一度房室传导阻滞**

1.一度房室传导阻滞伴窄QRS波群

多见于房室结或希氏束内(尤其前者);但亦有例外,如双侧束支内同等程度的传导延迟。

2.一度房室传导阻滞伴宽QRS波群

多见于希氏束下传导阻滞;但亦可见于房室结一度传导阻滞伴束支传导阻滞(尤其PR间期延长比较明显＞0.40 s时)。

**(二)二度房室传导阻滞**

1.二度Ⅰ型房室传导阻滞

多为房室结内传导阻滞;但亦可发生在希氏束内和双束支水平(发生率较低),如PR间期增量幅度很小时,提示可能发生在希普系统内。

2.二度Ⅱ型房室传导阻滞

定位意义较肯定,阻滞区在希普系统(大部分为双侧束支,少数发生在希氏束内)。

3.2∶1和3∶1阻滞的房室传导阻滞

本身定位意义小。下传的QRS波群增宽,发生在双束支水平可能性大,但尚应结合临床、心电图变化和药物反应进一步分析。

**(三)三度房室传导阻滞**

1.逸搏心律QRS波群正常

示阻滞区在希氏束分叉以上包括房室结或希氏束。在希氏束水平阻滞:逸搏心率更慢(＜40次/分钟);运动或用阿托品后逸搏心率加快不明显(≤5次/分钟);以往心电图常有二度Ⅱ型房室传导阻滞。

2.逸搏心律 QRS 波群增宽

大部分希氏束下阻滞；少数为三度房室结或希氏束阻滞伴束支传导阻滞。如发生三度阻滞前下传的 QRS 波群与逸搏相同是支持后者的有力证据；如宽大畸形的 QRS 波群不呈典型束支传导阻滞图形，或室率低于 35 次/分钟，或波形不稳定（伴同频率改变），或发生三度传导阻滞之前呈有交替性束支传导阻滞等均是支持前者的证据。

## 六、心房颤动时房室传导阻滞分析

心房颤动时 P 波消失，代之以 350～600 次/分钟不规则的 f 波，无法用上述房室传导阻滞的诊断标准判断，目前尚无统一标准。但在心房颤动中房室传导阻滞较窦性心律更为常见。

**（一）心房颤动时的房室传导阻滞**

1.生理性二度房室传导阻滞

（1）房颤时心房周期小于房室结生理有效不应期，生理性二度房室传导阻滞是房室结避免心室过快反应的保护机制。

（2）同时常由于伴隐匿性传导（特别是隐匿性传导连续出现时）及迷走神经张力影响，可引起长 RR 间期，易误认为二度房室传导阻滞。

2.病理性二度房室传导阻滞

（1）在持续和永久性房颤中二度房室传导阻滞有较高的发生率，并随房颤病程的持续而增加。

（2）对房室传导功能正常的房颤（仅有生理性二度房室传导阻滞），为控制心室率，临床需用药物减慢房室传导，将休息时心室率控制在 60～80 次/分钟（日常中等体力活动在 90～115 次/分钟）（但目前认为控制在 100 次/分钟以下就可以），造成药物性二度房室传导阻滞。特别是最近公布的 AFFIRM 和 RACE 试验结果，使心室率控制更受重视（已列入一线干预对策），而心室率得到满意控制的房颤均已有二度房室传导阻滞。

3.高度和三度房室传导阻滞

无论是病理性还是药物所致的高度或三度房室传导阻滞，均可由于心室率过缓而产生临床症状，严重时可发生晕厥，需及时调整治疗药物或安置心脏起搏器。

**（二）心房颤动时房室传导阻滞分析**

在房颤中生理性二度房室传导阻滞是房室结避免过快心室反应的保护机制。控制心室率是治疗的需要，而将心室率控制至理想程度时，均已有二度房室传导阻滞，所以对房颤患者，从临床角度，无必要诊断临床治疗需要的二度房室传导阻滞；亦无须与生理性二度房室传导阻滞鉴别。关键是如何识别需要警惕和治疗的高度和三度房室传导阻滞，对此诊断尚无统一标准。下列几点可供诊断。

1.三度房室传导阻滞

全部为缓慢室性或交界性逸搏心律，可诊断三度房室传导阻滞。

2.高度房室传导阻滞

下列三点提示需警惕和治疗的高度房室传导阻滞：①缓慢的室性或交界性逸搏≥心搏总数50％。②平均心室率≤50 次/分钟。③平均心室率＜60 次/分钟，伴 1.5 s 长 RR 间期，或伴室性（或交界性）逸搏多次出现，或伴有过缓心律失常的临床症状（黑矇、晕厥）者。

临床心电图出现上述表现，应警惕晕厥发生，及时调整治疗药物或安置心脏起搏器。

### 七、房室传导阻滞与临床

#### (一)病因

1.房室传导阻滞常见病因

急性心肌梗死、冠状动脉痉挛、病毒性心肌炎、心内膜炎、心肌病、急性风湿热、钙化性主动脉瓣狭窄、心脏肿瘤、先天性心血管病、原发性高血压、心脏手术、Lyme 病(螺旋体感染致心肌炎)、Chagas 病(原虫感染致心肌炎)、黏液性水肿等。Lev 病(心脏纤维支架的钙化)与 Lenegre 病(传导系统本身的原发性硬化变性疾病)可能是成人孤立性慢性心脏传导阻滞最常见的原因。

2.迷走神经张力影响

可引起一度和二度Ⅰ型房室传导阻滞,常见于运动员或少数正常人,多发生在夜间或卧位。

#### (二)临床表现与治疗

1.临床表现

一度房室传导阻滞通常无症状。二度房室传导阻滞可引起心悸与心搏脱漏。三度房室传导阻滞的症状取决于室率和伴随病变,症状包括乏力、头晕、晕厥、心绞痛、心力衰竭等,严重者可致猝死。

2.治疗

主要是对病因进行治疗。对房室传导阻滞本身一度和二度Ⅰ型心室率不慢者,无须特殊治疗;二度Ⅱ型和三度房室传导阻滞如心室率显著缓慢伴有明显症状或血流动力学障碍应予起搏治疗。阿托品可提高房室传导阻滞的心率,适用于阻滞位于房室结者;异丙肾上腺素适用于任何部位的房室传导阻滞,但对急性心肌梗死者慎用(因可能导致严重的室性心律失常),上述药物仅适用于无心脏起搏条件的应急情况。

(徐志勇)

# 第十一节　房内传导阻滞的诊治

房内传导阻滞(intra-atrial block,IAB)是指窦房结发出的冲动在心房内传导时延迟或中断,可分为完全性传导阻滞和不完全性传导阻滞两种。

## 一、病因

心房肌群的纤维化、脂肪化、淀粉样变的退行性病变;左心房和/或右心房的肥大或扩张;心房肌的急性或慢性炎症;心房肌的急慢性缺血或心肌梗死。

## 二、临床特点

#### (一)不完全性心房内传导阻滞

多发生于二尖瓣狭窄、某些先天性心脏病和心肌梗死。心电图示 P 波增宽(>0.12 s),有切迹,P 波的前半部或后半部振幅减低或增高。由于冲动在房内传导延迟,可有 PR 间期延长。因房内传导和不应期的不均匀,可以引起心房内折返性心动过速。

## （二）完全性心房内传导阻滞（完全性心房分离）

由于房内传导完全阻滞,出现左、右心房激动完全分离。窦房结冲动仅传到一侧心房,并下传心室产生 QRS 波,而另一侧则由心房异位起搏点控制,形成与窦性 P 波并行的另一组心房波,频率慢且不能下传激动心室。心电图特点如下。

(1)同一导联有两种 P 波:一种为窦性,其后有 QRS 波;另一种为心房异位的小 P′波,其频率慢,规律性差,不能下传激动心室。

(2)右心房波是窦性冲动下传引起右心房激动的表现,呈窦性,左心房波为扑动或颤动。

(3)心房波的一部分呈扑动,另一部分呈颤动。

心房分离常发生于危重患者,出现后可于数小时或数天内死亡。但在应用洋地黄等药物过量或中毒时,经过及时纠正治疗心房分离可消失并恢复。

心房分离需要与房性并行心律相鉴别,房性并行心律的 P 波较窦性 P 波稍大或等大,心房分离的P′波小而不易看清。房性并行心律 PP 间期较恒定,常出现夺获、融合,心房分离则无。迷走神经刺激术可使房性并行心律减慢,而对心房分离无影响。

## 三、治疗

心房内传导阻滞本身不需治疗,治疗主要针对原发病。完全性心房内传导阻滞极罕见,多见于临终前,预后差。常在记录心电图后短时间内死亡。

**（李贵平）**

# 第十二节 病态窦房结综合征的诊治

病态窦房结综合征(SSS)简称病窦综合征,又称窦房结功能不全。最初在1967 年由 Lown 提出,其在研究电复律过程中发现有些患者在房颤转复后窦性心律不稳定,出现紊乱的房性心律失常、窦房传导阻滞等表现,首次提出病态窦房结综合征的术语,并沿用至今,已被临床广泛使用。

目前认为病态窦房结综合征是由于窦房结及其邻近组织病变引起窦房结起搏功能和/或窦房传导障碍,从而产生多种心律失常和临床症状的综合征。病态窦房结综合征是心源性晕厥的原因之一,严重者可以发生心脏性猝死,临床上已引起普遍重视。

## 一、病因

按照病程长短,Bashout 将病态窦房结综合征分为急性和慢性两类,每类又可分为器质性和功能性两种。

**（一）急性病态窦房结综合征**

1.器质性

(1)缺血性:急性下壁心肌梗死时,5％可伴发病态窦房结综合征,多在急性心肌梗死最初4 d 内出现,1 h 内最多。这种急性窦房结功能不全大多在随后的1～7 d 内恢复,少数由于瘢痕形成而演变为慢性病态窦房结综合征。

心肌梗死发生窦性心动过缓是由于：①右冠状动脉主干闭塞，使窦房结动脉供血中断，或由于左旋支闭塞导致窦房结的供血中断。②窦房结具有丰富的胆碱能神经纤维末梢，急性缺血时，胆碱分泌增高，心动过缓，当心率小于 50 次/分钟时可导致心排血量下降、血压下降，晕厥发生。

冠状动脉严重痉挛可诱发心绞痛伴窦房结暂时性缺血，可伴有过缓性心律失常、快速异位心律，甚至晕厥。

（2）炎症性：急性心包炎、心肌炎和心内膜炎均可使窦房结受累而发生功能障碍。因窦房结动脉属于小动脉，累及全身小动脉的结缔组织病变也可影响窦房结的供血。

（3）创伤性：右心耳是心脏外科手术的重要途径，可由心脏手术损伤窦房结。

（4）浸润性：肿瘤细胞浸润可造成窦房结细胞功能单位减少，影响窦房结功能。

2.功能性

（1）神经性：自主神经功能失调、迷走神经张力升高是最常见的原因。

（2）药物性：急性药物中毒，如洋地黄、β 受体阻滞剂、维拉帕米、胺碘酮等，均可抑制窦房结的自律性或造成冲动形成障碍。

（3）代谢性：高血钾、高血钙、阻塞性黄疸可抑制窦房结的起搏和传导功能。

（4）医源性：颈动脉窦按摩、Valsalva 动作、压迫眼球、药物或电复律后、冠状动脉造影术中导管刺激右冠状动脉等都可引起缓慢性心律失常。

**（二）慢性病态窦房结综合征**

1.器质性

（1）缺血性：冠状动脉粥样硬化性心脏病，导致窦房结长期供血不足、纤维化，发展为病窦综合征。

（2）特发性：不能肯定病因者称为特发性，多由窦房结退行性病变所致。

（3）内分泌性：甲状腺功能亢进性心脏病，因甲状腺素毒性造成广泛心肌损害，可累及窦房结。黏液性水肿因代谢率低，对儿茶酚胺的敏感性降低，引起显著窦性心动过缓。

（4）创伤性：心脏手术后纤维组织增生，瘢痕形成，累及窦房结。

（5）家族性：家族性病窦综合征少见，国内外文献报道中多为常染色体显性和常染色体隐性遗传。

2.功能性

（1）神经性：窦房结细胞正常，但由于迷走神经张力异常增高，明显抑制窦房结功能，导致过缓性心律失常，伴有一系列症状。

（2）药物性：个别老年人，窦房结功能处于临界状态，对抗心律失常药物特别敏感，长期用药后显示窦房结功能不全。一旦快速心律失常控制，停用有关药物，不会再次出现过缓性心律失常。

上述原因导致窦房结起搏功能低下或衰竭后，心脏下部的起搏点发出较窦房结频率为慢的逸搏，以保证心脏继续搏动而不致停跳，但临床上病态窦房结综合征患者常因心脏停搏而引起急性脑缺血综合征。这反映其下部起搏点不能发出逸搏，可以理解其病变范围包括了下部传导系统。这种房室交界区也有功能失常者被称为双结病变或双结综合征。

## 二、临床表现

病态窦房结综合征病程发展大多缓慢，从出现症状到症状严重可长达 10 年或更久。各个年龄组均可发生,以老年人居多。临床表现轻重不一,可呈间歇发作性。症状多以心率缓慢所致脑、心、肾等脏器供血不足为主。

**(一)脑症状**

头晕、眼花、失眠、瞬间记忆力障碍、反应迟钝或易激动等,进一步发展可有黑蒙、眩晕、晕厥或阿-斯综合征。

**(二)心脏症状**

主要表现为心悸。无论是心动过缓、过速还是心律不齐,患者均可感到心悸。部分患者合并短阵室上性心动过速发作,又称慢-快综合征。慢-快综合征房性快速心律失常持续时间长者,易致心力衰竭。一般规律为心动过速突然终止后可有心脏暂停伴或不伴晕厥发作;若心动过缓转为过速,则出现心悸、心绞痛甚至心力衰竭加重。

**(三)肾脏和胃肠道症状**

心排血量过低,可以影响肾血流灌注,使肾血流量降低,引起尿量减少;胃肠道供血不足,表现为食欲缺乏、消化吸收不良、胃肠道不适。

## 三、心电图表现

心电图表现主要包括窦房结功能障碍本身及继发于窦房结功能失常的逸搏和/或逸搏心律,还可以并发短阵快速心律失常和/或传导系统其他部位受累的表现。

**(一)过缓性心律失常**

病态窦房结综合征的基本特征,包括:①单纯的窦性心动过缓,心率多在 60 次/分钟以下,有时低至 40 次/分钟;②窦房传导阻滞;③窦性停搏,它可自发也可发生于心动过速后,持续时间短者为数秒,长者为十几秒。

**(二)过速性心律失常**

常见的有阵发性房性心动过速,常由房内或房室交界区形成折返所致;阵发性交界性心动过速,也是因折返机制所致;心房扑动;心房颤动。

**(三)心动过缓-过速综合征**

阵发或反复发作短阵心房颤动、心房扑动或房性心动过速,与缓慢的窦性心律形成所谓慢-快综合征。快速心律失常自动停止后,窦性心律常于 2 s 以上的间歇后出现。

上述这些心律失常可以单独存在、相继出现,也可合并存在,因此病态窦房结综合征患者心律和心率变化明显。

## 四、诊断

患者有心动过缓伴头晕、晕厥或有心动过缓-心动过速表现者应首先考虑本综合征的可能,但必须排除某些生理性表现、药物的作用及其他病变的影响。诊断主要基于窦房结功能障碍的心电图表现。早期或不典型病例的窦房结功能障碍可能呈间歇性发作,或以窦性心动过缓为主要或唯一表现,常难以确诊本病。下列检查有助于评估窦房结功能。

**(一)动态心电图**

可发现心脏节律变化的特征,借以得到更为有意义的资料,提高病态窦房结综合征的诊断率,结果阴性时可于短期内重复检查。

## （二）窦房结功能激发试验

通过分析病史、连续观察心电图不能确定诊断者，则需要做窦房结功能激发试验。常用的试验有以下几种。

### 1.运动试验

窦房结功能不全者，可以显示运动负荷试验不能使窦性节律加速，而呈现异常反应，包括踏车次极量负荷试验和活动平板次极量负荷试验，病态窦房结综合征患者的最高心率显著低于对照组，但这不能作为一种排除或诊断病窦综合征的、有识别力的方法。

### 2.阿托品试验

阿托品是抗胆碱药，主要作用是阻断 M 型胆碱反应系统，使迷走神经张力减小，消除迷走神经对窦房结的影响。因此，如果心动过缓是由于迷走神经张力过高导致的，注射阿托品后（静脉注射阿托品 1～2 mg）心率可立即提高；如果与迷走神经张力无关，是窦房结本身功能低下所致，则注射阿托品后心率不能显著提高（<90 次/分钟）或诱发心律失常。对于青光眼患者和前列腺肥大患者，此试验禁用。高温季节也应避免使用。

### 3.异丙肾上腺素试验

通过刺激 β 受体，兴奋窦房结，提高窦房结的自律性。静脉推注或滴注 1～2 μg，心率<90 次/分或增加<25％提示窦房结功能低下。冠心病、甲状腺功能亢进、高血压、严重室性心律失常者禁用。

### 4.窦房结功能电生理检查

主要有心脏固有心率（IHR）、窦房结电图、窦房结恢复时间（SNRT）和矫正窦房结恢复时间（CSNRT）及窦房结传导时间（SACT）测定。病窦综合征患者的 SNRT 和 SACT 常显著超过正常高限。

### 5.Fisher 结合电生理检查

将 SSS 分为起搏障碍、传导阻滞及迷走神经过敏 3 种类型（表 4-2）。

表 4-2　明显的 SSS 患者的窦房结功能障碍的类型

| 项目 | 迷走神经张力 | 窦房结实验 | 结果 |
|---|---|---|---|
| 起搏障碍（固有自律性低下） | 降低 | SNRT | 延长 |
| | | SACT | 正常 |
| 窦房结传导阻滞或正常 | 降低 | SNRT | 延长 |
| | | SACT | 延长 |
| 迷走神经过敏症 | 增加 | SNRT | 可变 |
| 迷走神经张力亢进 | 过度增加 | SACT | 延长 |
| 对正常张力的敏感 | 降低 | SNRT | 正常 |
| | | SACT | 正常 |

迷走神经张力增高延长 SA 传导时间，此时进行 SNRT 试验，快速起搏未能进入窦房结，因此不能产生超速抑制，但是窦性激动传出也会受阻。起搏激发的心动过速所致的迷走神经张力增高可使 SNRT 延长，当迷走神经张力增高是由于窦性心律恢复的第一心跳产生的高血压所致时，有可能产生第二次停搏。

### 五、治疗

治疗应针对病因,无症状者可以定期随访,密切观察病情。

**(一)药物治疗**

心率缓慢显著或伴自觉症状者可以试用药物。但是用于提高心率的药物缺乏长期治疗作用,仅能作为暂时的应急处理,为起搏治疗争取时间。常用的药物有阿托品、沙丁胺醇、异丙肾上腺素、氨茶碱。当快速心律失常发作时,可慎用洋地黄、胺碘酮。心房扑动或心房颤动发作时不宜进行电复律。

**(二)起搏治疗**

有下列情况的患者需进行起搏治疗(《ACC/NASPE 指南》)。

(1)Ⅰ类适应证:①病态窦房结综合征表现为症状性心动过缓,或必须使用某些类型和剂量的药物进行治疗,而这些药物又引起或加重心动过缓并产生症状者;②因窦房结变时性不佳而引起症状者。

(2)Ⅱ类适应证。①Ⅱa:自发或药物诱发的窦房结功能低下,心率<40 次/分钟,虽有心动过缓的症状,但未证实与所发生的心动过缓有关;不明原因的晕厥,经电生理检查发现窦房结功能不全。②Ⅱb:清醒状态下心率长期低于 40 次/分钟,但症状轻微。

(3)Ⅲ类适应证:①无症状的患者,包括长期应用药物所致的窦性心动过缓(心率<40 次/分钟);②虽有类似心动过缓的症状,但已证实该症状并不是由窦性心动过缓造成的;③非必须应用的药物引起的症状性心动过缓。

病态窦房结综合征患者约 50% 有双结病变,因此以 VVI 或房室序贯型起搏较好。有条件者可以应用程控式 VVI 起搏器。DVI、DDD 起搏器虽能按需起搏心房,并备有按需心室起搏功能,附以多参数程控装置可达到生理起搏与抗 SVT、心房扑动的目的,但仍无法终止心房颤动。带有程控自动扫描功能的起搏器是治疗慢-快综合征的一种较理想的起搏器,心动过缓时按 VVI 起搏,心动过速发作时则由 VVI 转为 VVT,发放扫描刺激或短阵快速刺激终止心动过速的发作。

(谢圆圆)

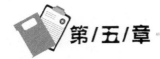

# 第五章

# 心脏瓣膜病的诊治

## 第一节 二尖瓣狭窄的诊治

### 一、病因与病理

#### (一)风湿热

虽然近几十年来风湿性心脏瓣膜病的发生率逐年降低,但仍是临床上二尖瓣狭窄(mitral stenosis,MS)的常见病因。风湿性心脏病患者中约 25% 为单纯二尖瓣狭窄,40% 为二尖瓣狭窄并二尖瓣关闭不全。其中女性患者占 2/3。一般而言,从急性风湿热发作到形成重度二尖瓣狭窄,至少需 2 年,在温带气候大多数患者能保持 10 年以上的无症状期。风湿热反复多次发作者易罹患二尖瓣狭窄。

风湿性二尖瓣损害,早期病理变化为瓣膜交界处和基底部发生水肿、炎症及赘生物形成,随后由于纤维蛋白的沉积和纤维性变,发生瓣叶交界处粘连、融合,瓣膜增粗、硬化、钙化,腱索缩短并相互粘连,限制瓣膜的活动与开放,致使瓣口狭窄,与鱼嘴或钮孔相似。一般后瓣病变程度较前瓣重,后瓣显著增厚、变硬、钙化、缩短,甚至完全丧失活动能力,而前瓣仍能上下活动者并不罕见。

#### (二)二尖瓣环及环下区钙化

常见于老年人退行性变。尸检发现,50 岁以上人群中约 10% 有二尖瓣环钙化,其中糖尿病患者尤为多见,女性比男性多 2～3 倍,超过 90 岁的女性患者二尖瓣环钙化率高达 40% 以上。偶见于年轻人,可能与合并 Maffan 氏综合征或钙代谢异常有关。

瓣环钙化可影响二尖瓣的正常启闭,引起狭窄和/或关闭不全。钙化通常局限于二尖瓣的瓣环处,多累及后瓣。然而,最近研究表明,老年人二尖瓣环钙化,其钙质沉着主要发生于二尖瓣环的前方及后方,而非真正的瓣环处,钙化延伸至膜部室间隔或希氏束及束支时,可引起心脏传导功能障碍。

#### (三)先天性发育异常

单纯先天性二尖瓣狭窄甚为少见。

#### (四)其他罕见病因

如结缔组织病、恶性类癌瘤、多发性骨髓瘤等。

## 二、病理生理

正常人二尖瓣开放时瓣口面积为 $4\sim6\ cm^2$,当瓣口面积小于 $2.5\ cm^2$ 时,才会出现不同程度的临床症状。临床上根据瓣口面积缩小程度不同,将二尖瓣狭窄分为轻度($1.5\sim2.5\ cm^2$)、中度($1.0\sim1.5\ cm^2$)、重度($<1.0\ cm^2$)狭窄。根据二尖瓣狭窄程度和代偿状态分为如下 3 期(图 5-1)。

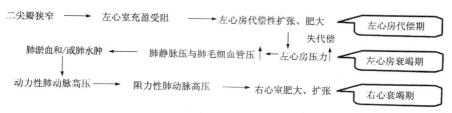

**图 5-1　二尖瓣狭窄血流动力学图解**

### (一)左心房代偿期

轻度二尖瓣狭窄时,只需在心室快速充盈期、心房收缩期存在压力梯度,血液便可由左心房充盈左心室。因此左心房发生代偿性扩张及肥大以增强收缩力,延缓左心房压力的升高。此期内,临床上可在心尖区闻及典型的舒张中、晚期递减型杂音,收缩期前增强(左心房收缩引起)。患者无症状,心功能完全代偿,但有二尖瓣狭窄的体征(心尖区舒张期杂音)和超声心动图改变。

### (二)左心房衰竭期

随着二尖瓣狭窄程度的加重,左心房代偿性扩张、肥大及收缩力增强难以克服瓣口狭窄所致血流动力学障碍时,房室压力梯度必须存在于整个心室舒张期,房室压力阶差在 2.7 kPa(20 mmHg)以上,才能维持安静时心排血量,因此左心房压力升高。由于左心房与肺静脉之间无瓣膜存在,当左心房压力升至$3.3\sim4.0$ kPa($25\sim30$ mmHg)时,肺静脉与肺毛细血管压力亦升至 $3.3\sim4.0$ kPa($25\sim30$ mmHg),超过血液胶体渗透压水平,引起肺毛细血管渗出。若肺毛细血管渗出速度超过肺淋巴管引流速度,可引起肺顺应性下降,发生呼吸功能障碍和低氧血症,同时,血浆及血细胞渗入肺泡内,可引起急性肺水肿,出现急性左心房衰竭表现。本期患者可出现劳力性呼吸困难,甚至端坐呼吸、夜间阵发性呼吸困难,听诊肺底可有湿啰音,胸部 X 线检查常有肺淤血和/或肺水肿征象。

### (三)右心衰竭期

长期肺淤血可使肺顺应性下降。早期,由于肺静脉压力升高,可反射性引起肺小动脉痉挛、收缩,肺动脉被动性充血而致动力性肺动脉高压,尚可逆转。晚期,因肺小动脉长期收缩、缺氧,致内膜增生、中层肥厚,肺血管阻力进一步增高,加重肺动脉高压。肺动脉高压虽然对肺毛细血管起着保护作用,但明显增加了右心负荷,使右心室壁肥大、右心腔扩大,最终引起右心衰竭。此时,肺淤血和左心衰竭的症状反而减轻。

## 三、临床表现

### (一)症状

1.呼吸困难和乏力

当二尖瓣狭窄进入左心房衰竭期时,可产生不同程度的呼吸困难和乏力,是二尖瓣狭窄的主要症状。前者为肺淤血所引起,后者是心排血量减少所致。早期仅在劳动、剧烈运动或用力时出现呼吸困难,休息即可缓解,常不引起患者注意。随狭窄程度的加重,日常生活甚至静息时也感气促,夜间喜高枕,甚至不能平卧,须采取半卧位或端坐呼吸,上述症状常因感染(尤其是呼吸道感染)、心动过速、情绪激动、心房颤动诱发或加剧。

**2.心悸**

心慌和心前区不适是二尖瓣狭窄的常见早期症状。早期与偶发的房性期前收缩有关,后期发生心房颤动时心慌常是患者就诊的主要原因。自律性或折返活动引起的房性期前收缩,可刺激左心房易损期而引起心房颤动,由阵发性逐渐发展为持续性。而心房颤动又可引起心房肌的弥漫性萎缩。导致心房增大及不应期、传导速度更加不一致,最终导致不可逆心房颤动。快心室率心房颤动时,心室舒张期缩短,左心室充盈减少,左心房压力升高,可诱发急性肺水肿的发生。

**3.胸痛**

15%的患者主诉胸痛,其产生原因如下。①心排血量下降,引起冠状动脉供血不足,或伴冠状动脉粥样硬化和/或冠状动脉栓塞。②右心室压力升高,冠状动脉灌注受阻,致右心室缺血。③肺动脉栓塞,常见于右心衰竭患者。

**4.咯血**

咯血发生于10%患者。二尖瓣狭窄并发的咯血有如下几种。

(1)突然出血:出血量大,有时称为肺卒中,却很少危及生命。因为大出血后,静脉压下降,出血可自动停止。此种咯血是由于突然升高的左心房和肺静脉压,传至薄而扩张的支气管静脉壁使其破裂所致,一般发生于病程早期。晚期,因肺动脉压力升高,肺循环血流量有所减少,该出血情况反而少见。

(2)痰中带血:二尖瓣狭窄患者,因支气管水肿罹患支气管炎的机会增多,若支气管黏膜下层微血管破裂,则痰中带有血丝。

(3)粉红色泡沫痰:急性肺水肿的特征性表现,是肺泡毛细血管破裂,血液、血浆与空气互相混合的缘故。

(4)暗红色血液痰:病程晚期,周围静脉血栓脱落引起肺栓塞时的表现。

**5.血栓栓塞**

左心房附壁血栓脱落引起动脉栓塞,是二尖瓣狭窄常见的并发症。在抗凝治疗和手术治疗时代前,二尖瓣病变患者中,约1/4死亡继发于栓塞,其中80%见于心房颤动患者。若为窦性心律,则应考虑一过性心房颤动及潜在感染性心内膜炎的可能。35岁以上的患者合并心房颤动,尤其伴有心排血量减少和左心耳扩大时是形成栓子的最危险时期,主张接受预防性抗凝治疗。

**6.吞咽困难、声嘶**

增大的左心房压迫食管,扩张的左肺动脉压迫左喉返神经所致。

**7.感染性心内膜炎**

增厚、钙化的瓣膜少发。

**8.其他**

肝大、体静脉压增高、水肿、腹水,均为重度二尖瓣狭窄伴肺血管阻力增高及右心衰竭的症状。

**(二)体征**

重度二尖瓣狭窄患者常有二尖瓣面容,即双颧呈绀红色。右心室肥大时,心前区可扪及抬举性搏动。

**1.二尖瓣狭窄的心脏体征**

(1)心尖冲动正常或不明显。

(2)心尖区 $S_1$ 亢进是二尖瓣狭窄的重要特点之一,二尖瓣狭窄时,左心房压力升高,舒张末期左心房室压力阶差仍较大,且左心室舒张期充盈量减少,二尖瓣前叶处于心室腔较低位置,心室收缩时,瓣叶突然快速关闭,可产生亢进的拍击样 $S_1$。若 $S_1$ 亢进且脆,说明二尖瓣前叶活动尚好;若 $S_1$ 亢进且闷,则提示前叶活动受限。

(3)开瓣音亦称二尖瓣开放拍击音,由二尖瓣瓣尖完成开放动作后瓣叶突然绷紧而引起,发生在二尖瓣穹隆进入左心室的运动突然停止之际。

(4)心尖部舒张中、晚期递减型隆隆样杂音,收缩期前增强,是诊断二尖瓣狭窄的重要体征。心室舒张二尖瓣开放的瞬间,左心房室压力梯度最大,产生杂音最响,随着左心房血液充盈到左心室,房室压力梯度逐渐变小,杂音响度亦逐渐减轻,最后左心房收缩将 15%～25% 的血液灌注于左心室,产生杂音的收缩期前增强部分。心房颤动患者,杂音收缩期前增强部分消失。但据 Criley 氏报道,此时若左心房压力超过左心室压力 1.3 kPa(10 mmHg)或更高,则可有收缩期前增强部分。

二尖瓣狭窄的舒张期杂音于左侧卧位最易听到,对于杂音较轻者,可嘱运动、咳嗽、用力呼气或吸入亚硝酸异戊酯等方法使杂音增强。拟诊二尖瓣狭窄而又听不到舒张期杂音时,可嘱患者轻微运动(仰卧起坐 10 次)后左侧卧位,或左侧卧位后再深呼吸或干咳数声,杂音可于最初 10 个心动周期内出现。杂音响度还与瓣口狭窄程度及通过瓣口的血流量和血流速度有关。在一定限度内,狭窄愈重,杂音愈响,但若狭窄超过某一范围,以致在左心室形成漩涡不明显或不引起漩涡,反而使杂音减轻或消失,后者即所谓的"无声性二尖瓣狭窄"。

**2.肺动脉高压和右心室肥大的体征**

(1)胸骨左缘扪及抬举性搏动。

(2)$P_2$ 亢进、$S_2$ 分裂,肺动脉高压可引起 $S_2$ 的肺动脉瓣成分亢进,肺动脉压进一步升高时,右心室排血时间延长,$S_2$ 分裂。

(3)肺动脉扩张,于胸骨左上缘可闻及短的收缩期喷射性杂音和递减型高调哈气性舒张早期杂音(Graham Steell 杂音)。

(4)右心室肥大伴三尖瓣关闭不全时,胸骨左缘四五肋间有全收缩期吹风样杂音,吸气时增强。

## 四、辅助检查

### (一)心电图检查

中、重度二尖瓣狭窄,可显示特征性改变。左心房肥大,P 波时限大于 0.12 s,并呈双峰波形,即所谓二尖瓣型 P 波(图 5-2),是二尖瓣狭窄的主要心电图特征,可见于 90% 的显著二尖瓣狭窄伴窦性心律者。心房颤动时,$V_1$ 导联颤动波幅超过 0.1 mV,也提示存在心房肥大。

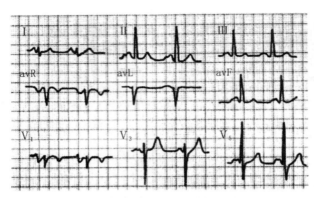

图 5-2　左心房肥大:二尖瓣型 P 波

右心室收缩压低于 9.3 kPa(70 mmHg)时右心室肥大少见;介于 9.3～13.3 kPa(70～100 mmHg)时,约 50％患者可有右心室肥大的心电图表现;超过 13.3 kPa(100 mmHg)时,右心室肥大的心电图表现一定出现(图 5-3)。

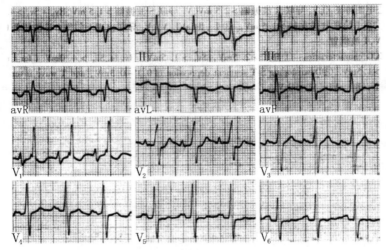

图 5-3　左心房肥大,右心室肥大

心律失常在二尖瓣狭窄患者早期可表现为房性期前收缩,频发和多源房性期前收缩往往是心房颤动的先兆,左心房肥大的患者容易出现心房颤动。

**(二)X 线检查**

轻度二尖瓣狭窄心影可正常。

左心房肥大时,正位片可见增大的左心房在右心室影后面形成一密度增高的圆形阴影,使右心室心影内有双重影。食管吞钡检查,在正位和侧位分别可见食管向右向后移位。

肺动脉高压和右心室肥大时,正位片示心影呈梨形,即二尖瓣型心,尚可见左主支气管上抬。肺部表现主要为肺淤血,肺门阴影加深。由于肺静脉血流重新分布,常呈肺上部血管阴影增多而下部减少。肺淋巴管扩张,在正位及左前斜位可见右肺外下野及肋膈角附近有水平走向的纹状影,即 Kerley B 线,偶见 Kerley A 线(肺上叶向肺门斜行走行的纹状影)。此外,长期肺淤血尚可引起肺野内含铁血黄素沉积点状影。

严重二尖瓣狭窄和老年性瓣环及环下区钙化者,胸片相应部位可见钙化影。

### (三)超声心动图(UCG)检查

UCG是诊断二尖瓣狭窄较有价值的无创伤性检查方法,有助于了解二尖瓣的解剖和功能情况。

1.M型UCG

(1)直接征象:二尖瓣前叶活动曲线和EF斜率减慢,双峰消失,前后叶同向运动,形成所谓"城墙样"图形。

(2)间接征象:左心房肥大,肺动脉增宽,右心房、右心室肥大。

2.二维UCG

(1)直接征象:二尖瓣叶增厚,回声增强,活动僵硬,甚至钙化,二尖瓣舒张期开放受限,瓣口狭窄,交界处粘连。

(2)间接征象:瓣下结构钙化,左心房附壁血栓。

3.多普勒UCG

二尖瓣口可测及舒张期高速射流频谱,左心室内可有湍流频谱,测定跨二尖瓣压力阶差可判定狭窄的严重程度。彩色多普勒检查可显示舒张期二尖瓣口高速射流束及多色镶嵌的反流束。

4.经食管UCG

采用高频探头,直接在左心房后方探查,此法在探查左心房血栓方面更敏感,可达90%以上。

### (四)心导管检查

仅在决定是否行二尖瓣球囊扩张术或外科手术治疗前,需要精确测量二尖瓣口面积及跨瓣压差时才做心导管检查。

### (五)其他检查

抗链球菌溶血素O(ASO)滴度1:400以上、血沉加快、C反应蛋白阳性等,尤见于风湿活动患者。长期肝淤血患者可有肝功能指标异常。

二尖瓣狭窄的临床表现及实验室检查与血流动力学变化密切相关,血流动力学发展的每一阶段,均可引起相应的临床表现及实验室检查结果。

## 五、并发症

### (一)心房颤动

见于晚期患者,左心房肥大是心房颤动持续存在的解剖学基础。出现心房颤动后,心尖区舒张期隆隆样杂音可减轻,且收缩期前增强消失。心房颤动早期可能是阵发性的,随着病程发展多转为持续性心房颤动。

### (二)栓塞

多见于心房颤动患者,以脑梗死多见,栓子也可到达全身其他部位。

### (三)急性肺水肿

这是重度二尖瓣狭窄严重而紧急的并发症,病死率高。往往由于剧烈体育活动、情绪激动、感染、妊娠或分娩、快心室率心房颤动等诱发,可导致左心室舒张充盈期缩短,左心房压升高,进一步引起肺毛细血管压升高,致使血浆渗透到组织间隙或肺泡,引起急性肺水肿。患者突发呼吸困难、不能平卧、发绀、大汗、咳嗽及咯粉红色泡沫样浆液痰,双肺布满湿啰音,严重者可昏迷或死亡。

### （四）充血性心力衰竭

晚期 50%～75%患者发生右心充血性心力衰竭,是此病常见的并发症及主要致死原因。呼吸道感染为心力衰竭常见诱因,年轻女性妊娠、分娩常为主要诱因。临床上主要表现为肝区疼痛、食欲缺乏、黄疸、浮肿、尿少等症状,体检有颈静脉怒张、肝大、腹水及下肢水肿等。

### （五）呼吸道感染

二尖瓣狭窄患者,常有肺静脉高压、肺淤血,因此易合并支气管炎、肺炎。

### （六）感染性心内膜炎

单纯二尖瓣狭窄较少发生。风湿性瓣膜病患者在行牙科手术或其他能引起菌血症的手术时,应行抗生素预防治疗。

## 六、诊断与鉴别诊断

根据临床表现,结合有关实验室检查,尤其是超声心动图检查多能做出诊断。但应与其他引起心尖部舒张期杂音的疾病相鉴别（表 5-1）。

表 5-1　其他疾病引起的心尖部舒张期杂音特点

| | |
|---|---|
| 相对性二尖瓣狭窄 | 严重的二尖瓣关闭不全左向右分流的先天性心脏病,如 VSD,PDA 等此杂音的产生是由于血容量增加,致二尖瓣相对狭窄所致 |
| Carey-Coombs 杂音 | 急性风湿热时,活动性二尖瓣膜炎征象该杂音柔和,发生于舒张早期,变化较大,比器质性二尖瓣狭窄的音调高,可能由严重的二尖瓣反流通过非狭窄的二尖瓣口所致,也可能是一短的紧随 $S_3$ 的杂音 |
| Austin-Flint 杂音 | 见于主动脉瓣关闭不全等疾病。该杂音历时短,性质柔和,吸入亚硝酸异戊酯后杂音减轻,应用升压药后杂音可增强 |
| 三尖瓣狭窄 | 慢性肺心病患者,由于右心室肥大,心脏顺时针转位可在心尖部听到三尖瓣相对性狭窄所致的杂音 |
| 左心房黏液瘤 | 左心房黏液瘤部分堵塞二尖瓣口所致,与体位有关 |

## 七、治疗

狭窄程度轻无明显临床症状者,无须治疗,应适当避免剧烈运动,风湿热后遗症者应预防风湿热复发。有症状的二尖瓣患者,应予以积极治疗。

### （一）内科治疗

1.一般治疗

(1)适当休息,限制钠盐入量(2 g/d),使用利尿剂,通过减轻心脏前负荷改善肺淤血症状。

(2)急性肺水肿的处理:洋地黄的应用需谨慎,因洋地黄可增强右心室收缩力,有可能使右心室射入肺动脉内的血量增多,导致肺水肿的加重,但可应用常规负荷量的1/2～2/3,其目的是减慢心率而非增加心肌收缩力,以延长舒张期,改善左心室充盈,提高左心室搏出量。适用于合并快心室率心房颤动和室上性心动过速者。

(3)栓塞性并发症的处理:有体循环栓塞而不能手术治疗的患者,可口服抗凝剂,如华法林等。对于有栓塞危险的患者,包括心房颤动、40 岁以上伴巨大左心房者,也应接受口服抗凝药治疗。

(4)心律失常的处理:快心室率心房颤动应尽快设法减慢心室率,可使用洋地黄类药物,若疗效不满意,可联合应用地尔硫草、维拉帕米或β受体阻滞剂。对于轻度二尖瓣狭窄患者不伴巨大左心房,心房颤动<6个月,可考虑药物复律或电复律治疗。

2.介入治疗

经皮球囊二尖瓣成形术(PBMV)是治疗二尖瓣狭窄划时代的进展,患者无须开胸手术,痛苦小,康复快,且具有成功率高、疗效好的特点。

(1)PBMV的适应证。①中、重度单纯二尖瓣狭窄,瓣叶柔软,无明显钙化,心功能Ⅱ、Ⅲ级是PBMV最理想的适应证;轻度二尖瓣狭窄有症状者亦可考虑;心功能Ⅳ级者需待病情改善,能平卧时才考虑。②瓣叶轻、中度钙化并非禁忌,但若严重钙化且与腱索、乳头肌融合者,易并发二尖瓣关闭不全,因此宜做瓣膜置换手术。③合并慢性心房颤动患者,心腔内必须无血栓。④合并重度肺动脉高压,不宜外科手术者。⑤合并轻度二尖瓣关闭不全,左心室无明显肥大者。⑥合并轻度主动脉瓣狭窄或关闭不全,左心室无明显肥大者。

(2)PBMV禁忌证。①合并中度以上二尖瓣关闭不全。②心腔内有血栓形成。③严重钙化,尤其瓣下装置病变者。④风湿活动。⑤合并感染性心内膜炎。⑥妊娠期,因放射线可影响胎儿,除非心功能Ⅳ级危及母子生命安全。⑦全身情况差或合并其他严重疾病。⑧合并中度以上的主动脉瓣狭窄和/或关闭不全。

**(二)外科治疗**

目的在于解除瓣口狭窄,增加左心搏出量,改善肺血循环。

1.手术指征

凡诊断明确,心功能Ⅱ级以上,瓣口面积小于1.2 cm² 而无明显禁忌证者,均适合手术治疗。严重二尖瓣狭窄并发急性肺水肿患者,如内科治疗效果不佳,可行急诊二尖瓣扩张术。

2.手术方式

包括闭式二尖瓣分离术、直视二尖瓣分离术、瓣膜修补术或人工瓣膜替换术。

## 八、预后

疾病的进程差异很大,从数年至数十年不等。预后主要取决于狭窄程度及心脏肥大程度,是否多瓣膜损害及介入、手术治疗的可能性等。

一般而言,首次急性风湿热发作后,患者可保持10～20年无症状。然而,出现症状后如不积极进行治疗,其后5年内病情进展非常迅速。研究表明,有症状的二尖瓣狭窄患者5年死亡率为20%,10年死亡率为40%。

(周珊珊)

# 第二节 二尖瓣关闭不全的诊治

## 一、病因

二尖瓣关闭不全(mitral incompetence,MI)严格来说不是一种原发病、而是一种临床综合征。任何引起二尖瓣复合装置包括二尖瓣环、瓣膜、腱索、乳头肌病变的因素都可导致二尖瓣关闭不全,其诊断容易但确定病因难。按病程进展的速度和病程的长短可分为慢性病变和急性病变。

**(一)慢性病变**

慢性二尖瓣关闭不全进展缓慢、病程较长,病因包括以下几点。①风湿性心脏病:在不发达国家风湿性心脏病引起者占首位,其中半数以上合并二尖瓣狭窄。②退行性病变:在发达国家,二尖瓣脱垂为最多见原因;二尖瓣黏液样退行性变、二尖瓣环及环下区钙化等退行性病变也是常见原因。③冠心病:常见于心肌梗死致乳头肌功能不全。④其他少见原因:先天性畸形、系统性红斑狼疮、风湿性关节炎、心内膜心肌纤维化等。

**(二)急性病变**

急性二尖瓣关闭不全进展快、病情严重、病程短,病因包括以下几点。①腱索断裂:可由感染性心内膜炎、二尖瓣脱垂、急性风湿热及外伤等原因引起。②乳头肌坏死或断裂:常见于急性心肌梗死致乳头肌缺血坏死而牵拉作用减弱。③瓣膜毁损或破裂:多见于感染性心内膜炎。④心瓣膜替换术后人工瓣膜裂开。

## 二、病理生理

由于风湿性炎症使二尖瓣瓣膜纤维化、增厚、萎缩、僵硬、畸形,甚至累及腱索和乳头肌使之变粗、粘连、融合缩短,致使瓣膜在心室收缩期不能正常关闭,血液由左心室向左心房反流,病程长者尚可见钙质沉着。

**(一)慢性病变**

慢性二尖瓣关闭不全者,依病程进展可分为左心室代偿期、左心室失代偿期和右心衰竭期3个阶段(图5-4)。

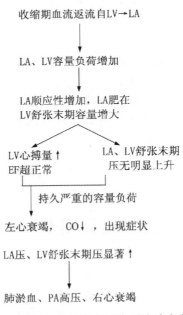

**图5-4 慢性二尖瓣关闭不全血流动力学图解**

二尖瓣关闭不全时,在心室收缩期左心室内的血流存在两条去路,即通过主动脉瓣流向主动脉和通过关闭不全的二尖瓣流向左心房。这样,在左心房舒张期,左心房血液来源除通过四条肺静脉回流外,还包括左心室反流的血液而使其容量和压力负荷增加。由于左心房顺应性好,在反流血液的冲击下,左心房肥大,缓解了左心房压力的增加,且在心室舒张期,左心房血液迅速注入左心室而使容量负荷迅速下降,延缓了左心房压力的上升,这实际上是左心房的一种代偿机制,体积增大而压力正常(图 5-5),可使肺静脉与肺毛细血管压长期维持正常。与急性二尖瓣关闭不全相比,肺淤血发生晚、较轻,患者主述乏力而呼吸困难。

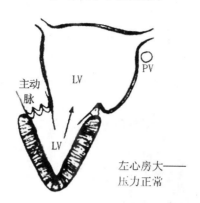

图 5-5 慢性二尖瓣关闭不全

对于左心室,在心室收缩期由于反流,使得在舒张期时由左心房流入左心室的血液除了正常肺循环回流外还包括反流的部分,从而增加了左心室的容量负荷。早期左心室顺应性好,代偿性扩大而使左心室舒张末期压力上升不明显,且收缩时左心室压力迅速下降,减轻了室壁紧张度和能耗而有利于代偿。左心室这种完善的代偿机制,可在相当长时间(>20 年)无明显左心房肥大和肺淤血,左心排血量维持正常而无临床症状。但一旦出现临床症状,说明病程已到一定阶段,心排血量迅速下降而致头昏、困倦、乏力,迅速出现左心衰竭、肺水肿、肺动脉高压和右心衰竭,心功能达Ⅳ级,成为难治性心力衰竭,病死率高,患者出现呼吸困难、体循环淤血症状。

**(二)急性病变**

急性二尖瓣关闭不全早期反流量大,进展迅速,左心房、左心室容量和压力负荷迅速增加,没有经过充分的代偿即出现急性左心衰竭,使得心排血量迅速下降,心室压力上升,左心房及肺静脉压迅速上升,导致肺淤血和肺间质水肿。患者早期即出现呼吸困难、咯血等左心衰竭和肺淤血症状,病程进展迅速,多较快死于急性左心衰竭。由于来不及代偿,左心房、左心室肥大不明显(图 5-6、图 5-7),X 线检查示左心房、左心室大小正常,反流严重者可见肺淤血和肺间质水肿征象。

## 三、临床表现

**(一)症状**

1.慢性病变

患者由于左心良好的代偿功能而使病情有无症状期长,有症状期短的特点。

(1)代偿期:左心代偿功能良好,心排血量维持正常,左心房压力及肺静脉压也无明显上升,患者可多年没有明显症状,偶有因左心室舒张末期容量增加而引起的心悸。

收缩期血流返流自LV→LA

↓

LA、LV容量负荷骤增
急性扩张能力有限

↓

LV舒张末期压、LA压急剧↑

↓

急性左心衰竭：肺淤血
急性肺水肿

图 5-6　急性二尖瓣关闭不全血流动力学图解

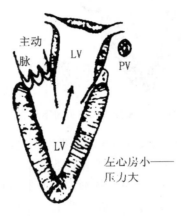

图 5-7　急性二尖瓣关闭不全

(2)失代偿期：患者无症状期长，通常情况下，从初次感染风湿热到出现明显二尖瓣关闭不全的症状，时间可长达 20 年之久。但一旦出现临床症状即说明已进入失代偿期。随着左心功能的失代偿，心排血量迅速下降，患者出现疲劳、头昏、乏力等症状。左心室舒张末期压力迅速上升，左心房、肺静脉及肺毛细血管压上升，引起肺淤血及间质水肿，出现劳力性呼吸困难，开始为重体力劳动或剧烈运动时出现，随着左心衰竭的加重，出现夜间阵发性呼吸困难及端坐呼吸等。

(3)右心衰竭期：肺淤血及肺水肿使肺小动脉痉挛硬化而出现肺动脉高压，继而引起右心衰竭，患者出现体循环淤血症状，如肝大、上腹胀痛、下肢水肿等。

2.急性病变

轻度二尖瓣反流仅有轻度劳力性呼吸困难。严重反流，病情常短期内迅速加重，患者出现呼吸困难，不能平卧，咯粉红色泡沫痰等急性肺水肿症状，随后可出现肺动脉高压及右心衰竭征象。若处理不及时，则心排血量迅速下降出现休克，患者常迅速死亡。

**(二)体征**

1.慢性病变

(1)代偿期。

1)心尖冲动：呈高动力型，左心室肥大时向左下移位。

2)心音：①瓣叶缩短所致的重度关闭不全(如风湿性心脏病)，$S_1$ 常减弱。②$S_2$ 分裂，代偿期无肺动脉高压时,由于左心室射血时间缩短,主动脉提前关闭,产生 $S_2$ 分裂,吸气时明显;失代偿产生肺动脉高压后,肺动脉瓣延迟关闭可加重 $S_2$ 分裂。③心尖区可闻及 $S_3$,大约出现在第二心音后 $0.10\sim0.18$ s,是中、重度二尖瓣关闭不全的特征性体征,卧位时明显,其产生是由于血液大量快速流入左心室使之充盈过度,引起肥大的左心室壁振动所致。

3)心脏杂音:心尖区全收缩期吹风样杂音是二尖瓣关闭不全的典型体征。其强度取决于瓣膜损害程度、反流量及左心房、室压差,可以是整个收缩期强度均等,也可以是收缩中期最强,然后减弱。杂音在左心衰竭致反流量小时可减弱,在吸气时由于膈下降,心脏顺时针转位,回左心血流量减少,杂音相应减弱,呼气时相反。

杂音一般音调高、粗糙、呈吹风样、时限长,累及腱索或乳头肌时呈乐音样。其传导与前后瓣的解剖位置结构和血液反流方向有关,在前交界和前瓣损害时,血液反流至左心房的左后方,杂音可向左腋下和左肩胛间区传导;后交界区和后瓣损害时,血液冲击左心房的右前方,杂音可传导至肺动脉瓣区和主动脉瓣区;前后瓣均损害时,血液反流至左心房前方和左右侧,杂音向整个心前区和左肩胛间部传导。

心尖区舒张中期杂音,是由于发生相对性二尖瓣狭窄所致。通过变形的二尖瓣口血液的速度和流量增加,产生一短促、低调的舒张中期杂音,多在 $S_3$ 之后,无舒张晚期增强,$S_3$ 和它的出现提示二尖瓣关闭不全为中至重度。

(2)失代偿期(左心衰竭期):心前区可触及弥散性搏动,心尖区可闻及舒张期奔马律,全收缩期杂音减弱。

(3)右心衰竭期:三尖瓣区可闻及收缩期吹风样杂音。由于右心衰竭,体静脉血回流障碍产生体循环淤血,患者可有颈静脉怒张、搏动,肝大,肝颈静脉回流征阳性,腹水及下垂性水肿等。

2.急性病变

患者迅速出现左心衰竭,甚至出现肺水肿或心源性休克,常迅速死亡。

## 四、辅助检查

### (一)心电图检查

病情轻者无明显异常,重者 P 波延长,可有双峰,同时左心室肥大、电轴左偏,病程长者心房颤动较常见。急性者,心电图可正常,窦性心动过速常见。

### (二)X 线检查

慢性二尖瓣关闭不全早期,左心房、左心室形态正常,晚期左心房、左心室显著增大且与病变严重程度成比例,有不同程度肺淤血及间质水肿,严重者有巨大左心房,肺动脉高压和右心衰竭征象。偶可见瓣膜瓣环钙化,随心脏上下运动,透视可见收缩时左心房膨胀性扩大。

急性者心脏大小正常,反流严重者可有肺淤血及间质水肿征象,$1\sim2$ 周内左心房、左心室开始扩大,一年还存活者,其左心房、左心室扩大已达慢性患者程度。

### (三)超声心动图检查

1.M 型 UCC

急性者心脏大小正常,慢性者可见左心房、左心室肥大,左心房后壁与室间隔运动幅度增强。

2.二维 UCG 检查

可确定左心室容量负荷,评价左心室功能和确定大多数病因,可见瓣膜关闭不全,有裂隙,瓣膜增厚变形、回声增强,左心房、左心室肥厚,肺动脉增宽。

3.多普勒 UCG 检查

可见收缩期血液反流,并可测定反流速度,估计反流量。

(四)心导管检查

一般没有必要,但可评估心功能和二尖瓣关闭不全的程度,确定大多数病因。

## 五、并发症

急性者较快出现急性左心衰竭,慢性者与二尖瓣狭窄相似,以左心衰竭为主,但出现晚,一旦出现,则进展迅速。感染性心内膜炎较常发生(>20%),体循环栓塞少见,常由感染性心内膜炎引起,心房颤动发生率高达 75%,此时栓塞较常见。

## 六、诊断与鉴别诊断

(一)诊断

根据典型的心尖区全收缩期吹风样杂音伴有左心房、左心室肥大,诊断应不困难。但应结合起病急缓、患者年龄、病情严重程度、房室肥大情况及相应辅助检查来确定诊断及明确病因。

(二)鉴别诊断

1.相对性二尖瓣关闭不全

由扩大的左心室及二尖瓣环所致,但瓣叶本身活动度好,无增厚、粘连等。杂音柔和,多出现在收缩中晚期。常有高血压、各种原因的主动脉瓣关闭不全或扩张型心肌病、心肌炎、贫血等病因。

2.二尖瓣脱垂

可出现收缩中期喀喇音和收缩晚期杂音综合征。喀喇音是由于收缩中期,拉长的腱索在二尖瓣脱垂到极点时骤然拉紧,瓣膜活动突然停止所致。杂音是由于收缩晚期,瓣叶明显突向左心房,不能正常闭合所致。轻度脱垂时可仅有喀喇音,较重时喀喇音和杂音均有,严重时可只有杂音而无喀喇音。

3.生理性杂音

杂音一般为 1～2 级,柔和,短促,位于心尖和胸骨左缘。二尖瓣关闭不全的临床表现及实验室检查与血流动力学变化密切相关,血流动力学发展的每一阶段,均可引起相应的临床表现及实验室检查结果。

## 七、治疗

(一)内科治疗

急性者一旦确诊,经药物改善症状后应立即采取人工瓣膜置换术,以防止变为慢性而影响预后,积极的内科治疗仅为手术争取时间。

慢性患者由于长期无症状,一般仅需定期随访,避免过度的体力劳动及剧烈运动,限制钠盐摄入,保护心功能,对风心病患者积极预防链球菌感染与风湿活动及感染性心内膜炎。如出现心功能不全的症状,应合理应用利尿剂、ACE 抑制剂、洋地黄、β 受体阻滞剂和醛固酮受体阻滞剂。血管扩张剂,特别是减轻后负荷的血管扩张剂,通过降低左心室射血阻力,可减少反流量,增加前向心排血量,从而产生有益的血流动力学作用。慢性患者可用 ACE 抑制剂,急性者可用硝普钠、硝酸甘油或酚妥拉明静脉滴注。洋地黄类药物宜用于心功能Ⅱ、Ⅲ、Ⅳ级的患者,对伴有快心室率心房颤动者更有效。晚期的心力衰竭患者可用抗凝药物防止血栓栓塞。

**(二)外科治疗**

人工瓣膜替换术是几乎所有二尖瓣关闭不全病例的首选治疗。对慢性患者,应在左心室功能尚未严重损害和不可逆改变之前考虑手术,过分推迟可增加手术死亡率和并发症。手术指征:①心功能Ⅲ~Ⅳ级,Ⅲ级为理想指征,Ⅳ级死亡率高,预后差,内科疗法准备后应行手术。②心功能Ⅱ级及以下,缺乏症状者,若心脏进行性肥大,左心功能下降,应行手术。③EF>50%,左心室舒张末期直径<8.0 cm,收缩末期直径<5.0 cm,心排指数>2.0 L/(min·m²),左心室舒张末压<1.6 kPa(12 mmHg),收缩末容积指数<50 mL/m²患者,适合做手术,效果好。④中度以上二尖瓣反流。

## 八、预后

(1)慢性二尖瓣关闭不全患者代偿期较长,可达 20 年。一旦失代偿,病情进展迅速,心功能恶化,成为难治性心力衰竭。

(2)内科治疗后 5 年生存率为 80%,10 年生存率近 60%,而心功能Ⅳ级患者,内科治疗 5 年生存率仅为 45%。

(3)急性二尖瓣关闭不全患者多较快死于急性左心衰竭。

**(周珊珊)**

# 第三节　三尖瓣狭窄的诊治

## 一、病因

三尖瓣狭窄病变较少见,几乎均由风湿病所致,小部分病因有三尖瓣闭锁、右房肿瘤。临床特征为症状进展迅速,类癌综合征常同时伴有三尖瓣反流;偶尔,右心室流出道梗阻可由心包缩窄、心外肿瘤及赘生物引起。

风湿性三尖瓣狭窄几乎均同时伴有二尖瓣病变,在多数患者中主动脉瓣亦可受累。

## 二、病理生理

风湿性二尖瓣狭窄的病理变化与二尖瓣狭窄相似,腱索有融合和缩短,瓣叶尖端融合,形成一隔膜样孔隙。

当运动或吸气使三尖瓣血流量增加时及当呼气使三尖瓣血流减少时,右房和右心室的舒张期压力阶差即增大。平均舒张期压力阶差超过 0.7 kPa(5 mmHg)时,则足以使平均右房压升高而引起体静脉淤血,表现为颈静脉充盈、肝大、腹水和水肿等体征。

## 三、临床表现

**(一)症状**

三尖瓣狭窄致低心排血量可引起疲乏,体静脉淤血可引起恶心呕吐、食欲缺乏等消化道症状及全身不适,由于颈静脉搏动的巨大"a"波,使患者感到颈部有搏动感。

### (二)体征

主要体征为胸骨左下缘低调隆隆样舒张中晚期杂音,也可伴舒张期震颤,可有开瓣拍击音。增加体静脉回流方法可使之更明显,呼气及 Valsalva 动作使之减弱。

## 四、辅助检查

### (一)X 线检查

主要表现为右房明显扩大,下腔静脉和奇静脉扩张,但无肺动脉扩张。

### (二)心电图检查

示 Ⅱ、$V_1$ 导电压增高;由于多数二尖瓣狭窄患者同时合并有二尖瓣狭窄,故心电图亦常提示双侧心房肥大。

### (三)超声心动图检查

其变化与二尖瓣狭窄时观察到的相似,M 型超声心动图常显示瓣叶增厚,前叶的 EF 斜率减慢,舒张期与隔瓣示矛盾运动、三尖瓣钙化和增厚;二维超声心动图对诊断三尖瓣狭窄较有帮助,其特征为舒张期瓣叶呈圆顶状,增厚、瓣叶活动受限。

## 五、诊断及鉴别诊断

根据典型杂音、心房扩大及体循环淤血的症状和体征,一般即可做出诊断,对诊断有困难者可行右心导管检查。若三尖瓣平均跨瓣舒张压差低于 0.3 kPa(2 mmHg),即可诊断为三尖瓣狭窄。应注意与右房黏液瘤、缩窄性心包炎等疾病相鉴别。

## 六、治疗

限制钠盐摄入及应用利尿剂,可改善体循环淤血的症状和体征;如狭窄显著,可行三尖瓣分离术或经皮球囊扩张瓣膜成形术。

(周珊珊)

# 第四节　三尖瓣关闭不全的诊治

## 一、病因

三尖瓣关闭不全多为功能性,常继发于左心瓣膜病变致肺动脉高压和右心室扩张,器质性病变者多见于风湿性心脏病,常为联合瓣膜病变。单纯性三尖瓣关闭不全非常少见,见于先天性三尖瓣发育不良、外伤、右心感染性心内膜炎等。

## 二、病理生理

先天性三尖瓣关闭不全可有以下病变:①瓣叶发育不全或缺如;②腱索、乳头肌发育不全、缺如或延长;③瓣叶、腱索发育尚可,瓣环过大。

后天性单独的三尖瓣关闭不全可发生于类癌综合征。

三尖瓣关闭不全引起的病理变化与二尖瓣关闭不全相似,但代偿期较长;若病情逐渐进展,最终可导致右心室、右房肥大,右心室衰竭。若肺动脉高压显著,则病情发展较快。

## 三、临床表现

### (一)症状

二尖瓣关闭不全合并肺动脉高压时,才出现心排血量减少和体循环淤血的症状。三尖瓣关闭不全合并二尖瓣疾病者,肺淤血的症状可由于三尖瓣关闭不全的发展而减轻,但乏力和其他心排血量减少的症状可更为加重。

### (二)体征

主要体征为胸骨左下缘全收缩期杂音,吸气及压肝后可增强;如不伴肺动脉高压,杂音难以闻及。反流量很大时,有第三心音及三尖瓣区低调舒张中期杂音。颈静脉脉波图 V 波(又称回流波,为右心室收缩时,血液回到右房及大静脉所致)增大;可扪及肝脏搏动。瓣膜脱垂时,在三尖瓣区可闻及非喷射性喀喇音。其淤血体征与右心衰竭相同。

## 四、辅助检查

### (一)X 线检查

可见右心室、右房增大。右房压升高者,可见奇静脉扩张和胸腔积液;有腹水者,横膈上抬。透视时可看到右房收缩期搏动。

### (二)心电图检查

无特征性改变。可示右心室肥厚、劳损右房肥大;并常有右束支传导阻滞。

### (三)超声心动图检查

可见右心室、右房增大,上下腔静脉增宽及搏动;二维超声心动图声学造影可证实反流,多普勒可判断反流程度。

## 五、诊断及鉴别诊断

根据典型杂音,右心室右房增大及体循环淤血的症状及体征,一般不难做出诊断。应与二尖瓣关闭不全、低位室间隔缺损相鉴别。超声心动图声学造影及多普勒可确诊,并可帮助做出病因诊断。

## 六、治疗

(1)针对病因的治疗。

(2)由于右心压力低,三尖瓣口血流缓慢,易产生血栓,且三尖瓣置换有较高的手术病死率并且远期存活率低,一般尽量采用三尖瓣成形术来纠正三尖瓣关闭不全。如单纯瓣环扩大、瓣叶病变轻、外伤性乳头肌断裂等可行三尖瓣成形术治疗。成形方法包括瓣环成形术和瓣膜成形术。

(周珊珊)

# 第五节　主动脉瓣狭窄的诊治

## 一、病理生理

正常主动脉瓣口面积超过 3.5 cm²,当瓣口面积减少至 1.5 cm² 时,为轻度狭窄;面积减少至 1.0 cm² 时为中度狭窄;面积减少至<1.0 cm² 时为重度狭窄。主动脉瓣狭窄引起的基本血流动力学改变是收缩期左心室血液流出受阻,进而左心室压力增高,严重时左心房压、肺动脉压、肺毛细血管楔嵌压及右心室压均可上升,心排血量减少,造成心力衰竭和心肌缺血。

### (一)左心室壁增厚

主动脉瓣严重狭窄时收缩期左心室血液流出受阻,左心室压力负荷增加,左心室代偿性通过进行性室壁向心性肥厚以平衡左心室收缩压升高,维持正常收缩期室壁应力和左心室心排血量。

### (二)左心房肥厚

左心室舒张末压进行性升高后,左心房后负荷增加,左心房代偿性肥厚,肥厚的左心房在舒张末期的强有力收缩有利于左心室的充盈,使左心室舒张末容量增加,达到左心室有效收缩时所需水平,以维持心搏量正常。左心房有力收缩也可使肺静脉和肺毛细血管内压力避免持续性增高。

### (三)左心室功能衰竭

主动脉瓣狭窄晚期,左心室壁增厚失代偿,左心室舒张末容量增加,最终由于室壁应力增高,心肌缺血和纤维化等导致左心室功能衰竭。

### (四)心肌缺血

严重主动脉瓣狭窄引起心肌缺血,机制如下:①左心室壁增厚、心室收缩压升高和射血时间延长,增加心肌耗氧。②左心室肥厚,心肌毛细血管密度相对减少。③舒张期心腔内压力增高,压迫心内膜下冠状动脉。④左心室舒张末压升高致舒张期主动脉-左心室压差降低,减少冠状动脉灌注压。

## 二、临床表现

### (一)症状

主动脉瓣狭窄症状出现晚,由于左心室代偿能力较强,在相当长的时间内患者可无明显症状,直至瓣口面积小于 1 cm² 才出现临床症状,主要表现为呼吸困难、心绞痛、晕厥三联症,有15％～20％发生猝死。

#### 1.呼吸困难

劳力性呼吸困难为晚期肺淤血引起的常见首发症状,见于 90％的有症状患者,主要由于左心室顺应性降低和左心室扩大,左心室舒张期末压力和左心房压力上升,引起肺毛细血管楔嵌压和肺动脉高压所致,以后随着病程发展,可发生夜间阵发性呼吸困难、端坐呼吸和急性肺水肿。

#### 2.心绞痛

心绞痛见于 60％有症状患者,常由运动诱发,休息后缓解,多为劳力性心绞痛。主要由于瓣口严重狭窄,心排血量下降,平均动脉压降低,使冠状动脉血流量减少,活动时不足以代偿增加的耗氧量,造成心肌缺血缺氧。极少数由瓣膜的钙质栓塞冠状动脉引起。

3.晕厥

轻者为黑蒙,可为首发症状。多发生于直立、运动中或运动后即刻,由于脑缺血引起。机制如下:运动时周围血管扩张,而狭窄的主动脉瓣口限制心排血量的增加;运动致心肌缺血加重,使左心室收缩功能降低,心排血量减少;运动时左心室收缩压急剧上升,过度激活心室内压力感受器,通过迷走神经传入纤维兴奋血管减压反应,导致外周血管阻力降低;运动停止后回心血量减少,左心室充盈量及心排血量进一步减少;休息后由于心律失常导致心排血量骤减也可导致晕厥。

4.其他症状

主动脉瓣狭窄晚期可出现心排血量降低的各种表现,如明显的疲乏、虚弱、周围性发绀。血栓栓塞及胃肠道出血主要多见于老年退行性主动脉瓣钙化男性患者,妇女少见。

(二)体征

1.视诊

心尖冲动位置正常或在腋中线以内,为缓慢的抬举样心尖冲动。若心尖冲动很活跃,则提示同时合并有主动脉瓣或二尖瓣关闭不全。

2.触诊

心尖区可触及收缩期抬举样搏动,左侧卧位时可呈双重搏动,第1次为心房收缩以增加左心室充盈,第2次为心室收缩,持续而有力。心底部可触及收缩期震颤,在坐位、胸部前倾、深呼气后屏气时易触及,胸骨上窝、颈动脉和锁骨下动脉处也可触及。

脉搏较特殊,为细脉或迟脉,与强有力的心尖冲动不相称,脉率较低,在心力衰竭时可低于70次/分钟。

3.叩诊

心浊音界正常,心力衰竭时向左扩大。

4.听诊

(1)胸骨右缘第2肋间可听到低调、粗糙、响亮的喷射性收缩期杂音,呈递增、递减型,第一心音后出现,收缩中期达到最响,以后逐渐减弱,主动脉瓣关闭前终止。胸骨右缘第2肋间或胸骨左缘第3肋间最响,杂音向颈动脉及锁骨下动脉传导,有时向胸骨下端或心尖区传导。通常杂音越长、越响,收缩高峰出现越迟,主动脉瓣狭窄越严重。合并心力衰竭时,通过瓣口的血流速度减慢,杂音变轻而短促。主动脉瓣狭窄杂音在吸入亚硝酸异戊酯或平卧时增强,在应用升压药或站立时减轻。

(2)瓣膜活动受限或钙化明显时,主动脉瓣第二心音减弱或消失,也可出现第二心音逆分裂。

(3)左心室扩大和左心衰竭时可闻及第三心音(舒张期奔马律)。

(4)左心室肥厚和舒张期末压力升高时,肥厚的左心房强有力收缩产生心尖区明显的第四心音。

## 三、辅助检查

### (一)X线检查

左心缘圆隆,心影不大。升主动脉根部发生狭窄后扩张,透视下可见主动脉瓣钙化。晚期心力衰竭时左心室明显扩大、左心房扩大、肺动脉主干突出、肺静脉增宽及肺淤血的征象。

**1.左心室增大**

心尖部下移和/或左心室段圆隆是左心室增大的轻度早期征象。由于左心室增大,心脏向右呈顺钟向转位,心脏呈"主动脉"型。

**2.升主动脉扩张**

升主动脉根部因长期血流的急促喷射而发生狭窄后梭形扩张,使右上纵隔膨凸,侧位透视下可见主动脉钙化。

**3.肺淤血征象**

晚期心力衰竭可出现左心室明显扩大、左心房扩大、肺动脉主干突出、肺静脉增宽及肺淤血的征象,表现为肺纹理普遍增多、增粗,边缘模糊,以中下肺野明显;肺门影增大,上肺门影增宽明显;肺野透光度降低;肺内含铁血黄素沉着、钙化。

**(二)心电图检查**

大约85%患者有左心室肥厚的心电图表现,伴有继发性ST-T改变,左心房肥厚、房室传导阻滞、室内传导阻滞(左束支传导阻滞或左前分支传导阻滞)、心房颤动及室性心律失常。

多数患者左胸导联中T波倒置,并有轻度ST段压低,是左心室收缩期负荷过重的表现。左胸导联中的ST段压低超过0.3 mV,提示存在严重的左心室肥厚。左心房肥厚心电图表现为$V_1$导联P波的负性部分明显延迟(图5-8)。其他心电图表现如房室传导阻滞主要是钙化浸润范围从主动脉瓣扩大到传导系统,在男性主动脉瓣钙化中较多见。

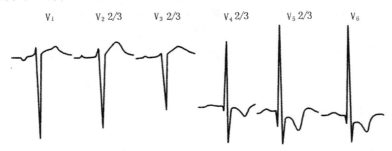

**图 5-8　主动脉瓣狭窄时心电图改变**

$V_{4\sim6}$导联R波异常增大;ST段呈下斜型下降;T波倒置

**(三)超声心动图检查**

M型超声诊断此病不敏感和缺乏特异性。二维超声心动图探测主动脉瓣异常敏感,有助于显示瓣叶的数目、大小、增厚、钙化、瓣环大小、瓣口大小和形状等。彩色多普勒测定通过主动脉瓣的最大血流速度,可计算平均和跨膜压差及瓣口面积,对瓣膜狭窄程度进行评价。

**1.M型超声检查**

可见主动脉瓣叶增厚、钙化、开放受限,瓣膜开放幅度<15 mm,瓣叶回声增强提示瓣膜钙化。

**2.二维超声检查**

可观察左心室向心性肥厚,主动脉瓣收缩呈向心性穹形运动,并能明确先天性瓣膜畸形、鉴别瓣膜狭窄原因。

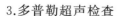

3.多普勒超声检查

多普勒超声可准确测定主动脉瓣口流速,计算跨瓣压力阶差,评价瓣膜狭窄程度。彩色多普勒超声可帮助区别二尖瓣反流和主动脉瓣狭窄的血流。连续多普勒超声提示主动脉瓣流速超过2 m/s,又无过瓣血流增加(如主动脉瓣反流、动脉导管未闭等)时,是诊断主动脉瓣狭窄的根据之一。

**（四）心导管检查**

当超声心动图不能确定狭窄程度并考虑人工瓣膜置换时,应行心导管检查。将导管经股动脉置于主动脉根部及左心室,可探测左心室腔与主动脉收缩期压力阶差,并可推算出主动脉瓣口面积,从而明确狭窄程度。但对于重度主动脉瓣狭窄患者,应将导管经股静脉送入右心,经房间隔穿刺进入左心室,测左心室-主动脉收缩期峰压差。若怀疑合并冠状动脉病变,应同时行冠脉造影。

## 四、诊断及鉴别诊断

发现主动脉瓣狭窄典型的心底部喷射样收缩期杂音及震颤,即可诊断主动脉瓣狭窄。超声心动图检查可明确诊断。

**（一）主动脉瓣收缩期杂音与下列疾病相鉴别**

1.二尖瓣关闭不全

心尖区全收缩期吹风样杂音,向左腋下传导;吸入亚硝酸异戊酯后杂音减弱。第一心音减弱,主动脉瓣第二心音正常。

2.三尖瓣关闭不全

胸骨左缘下端闻及高调的全收缩期杂音,吸气时回心血量增加可使杂音增强,呼气时减弱。

3.肺动脉瓣狭窄

于胸骨左缘第2肋间可闻及粗糙响亮的收缩期杂音,常伴收缩期喀喇音,肺动脉瓣区第二心音减弱并分裂,主动脉瓣区第二心音正常。

4.主动脉扩张

见于各种原因如高血压、梅毒所致的主动脉扩张。可在胸骨右缘第2肋间闻及短促的收缩期杂音,主动脉瓣区第二心音正常或亢进,无第二心音分裂。

**（二）主动脉瓣狭窄还应与其他左心室流出道梗阻性疾病相鉴别**

1.先天性主动脉瓣上狭窄

杂音最响在右锁骨下,杂音和震颤明显传导至胸骨右上缘和右颈动脉,喷射音少见。

2.先天性主动脉瓣下狭窄

常合并轻度主动脉瓣关闭不全,无喷射音,第二心音非单一性。

3.肥厚梗阻性心肌病

杂音为收缩中晚期喷射性杂音,胸骨左缘最响,不向颈部传导。

## 五、并发症

**（一）感染性心内膜炎**

多见于先天性二叶式主动脉瓣狭窄,老年妇女钙化性主动脉瓣狭窄发病率较男性低,合并感染性心内膜炎危险性亦较低。

## (二)心律失常

10％患者可发生心房颤动,致左心房压升高和心排血量明显减少,可致严重低血压、晕厥或肺水肿。左心室肥厚、心内膜下心肌缺血或冠状动脉栓塞可致室性心律失常。

## (三)充血性心力衰竭

50％～70％的患者死于心力衰竭。发生左心衰竭后,自然病程明显缩短,因此终末期的右心衰竭少见。

## (四)心脏性猝死

多发生于先前有症状者,无症状者发生猝死少见。

## (五)胃肠道出血

15％～25％的患者有胃肠道血管发育不良,可合并胃肠道出血。多见于老年患者,出血为隐匿性或慢性。人工瓣膜置换术后出血停止。

# 六、治疗

无症状的轻度狭窄患者每2年复查一次,应包括超声心动图定量测定,中、重度狭窄的患者应避免体力活动,每6～12个月复查一次。

### (一)内科并发症治疗

1.心律失常

因左心房增大,约有10％患者可发生房性心律失常。如有频发房性期前收缩,应积极给予抗心律失常药物以预防心房颤动的发生。主动脉瓣狭窄的患者不能耐受心房颤动,一旦出现,病情会迅速恶化,发生低血压、心绞痛或心电图显示心肌缺血,故应及时用电转复或药物转复为窦性心律。其他有症状或影响血流动力学的心律失常也应积极治疗。

2.感染性心内膜炎

对于风湿性心脏病患者,应积极预防风湿热。如已合并亚急性或急性感染性心内膜炎,治疗同二尖瓣关闭不全。

3.心力衰竭

应限制钠盐摄入,使用洋地黄制剂和利尿药。利尿药使用需慎重,因过度利尿使血容量减少,降低主动脉瓣狭窄患者心排血量,导致严重的直立性低血压。扩张小动脉药物也应慎用,以防血压过低。

### (二)介入治疗——经皮球囊主动脉瓣成形术(PBAV)

由于PBAV操作死亡率3％,1年死亡率45％,故临床上应用远远不如PBMV,其主要治疗对象为高龄、有心力衰竭和手术高危患者,对于不适用于手术治疗的严重钙化性主动脉瓣狭窄的患者仍可改善左心室功能和症状。

适应证:①儿童和青年的先天性主动脉瓣狭窄。②不能耐受手术者。③重度狭窄危及生命;④明显狭窄伴严重左心功能衰竭的手术过渡。⑤手术禁忌的老年主动脉瓣狭窄钙化不重的患者。

常用方法是经皮股动脉穿刺后将球囊导管沿动脉逆行送至主动脉瓣,用生理盐水与造影剂各半的混合液体充盈球囊,裂解钙化结节,伸展主动脉瓣环和瓣叶,撕裂瓣叶和分离融合交界处,减轻狭窄和症状。成形术后主动脉瓣口面积一般可比术前增加 $0.2～0.4 \text{ cm}^2$,术后再狭窄率为42％～83％。

### (三)外科治疗

治疗关键是解除主动脉瓣狭窄,降低跨瓣压力阶差。常用有两种手术方法:一是人工瓣膜置换术;二是直视下主动脉瓣交界分离术。

#### 1.人工瓣膜置换术

人工瓣膜置换术为治疗成人主动脉瓣狭窄的主要方法。重度狭窄[瓣口面积<0.75 cm² 或平均跨瓣压差>6.7 kPa(50 mmHg)]伴心绞痛、晕厥或心力衰竭症状为手术的主要指征。无症状的重度狭窄患者,如伴有进行性心脏增大和明显左心室功能不全,也应考虑手术。术前多常规做冠状动脉造影,如合并冠心病,需同时做冠状动脉旁路移植术(CABG)。

手术适应证。①有症状,重度主动脉瓣狭窄,或跨瓣压差>6.7 kPa(50 mmHg)。②重度主动脉瓣狭窄合并冠心病需冠状动脉旁路移植术治疗。③重度主动脉瓣狭窄,同时合并升主动脉或其他心脏瓣膜病变需手术治疗。④冠心病、升主动脉或心脏瓣膜病变需手术治疗,同时合并中度主动脉瓣狭窄[平均压差为 4.0~6.7 kPa(30~50 mmHg),或流速为 3~4 m/s](分级Ⅱa)。⑤无症状,重度主动脉瓣狭窄,同时有左心室收缩功能受损表现(分级Ⅱa)。⑥无症状,重度主动脉瓣狭窄,但活动后有异常表现,如低血压(分级Ⅱa)。

手术禁忌证:晚期合并重度右心衰竭,经内科治疗无效;心功能 4 级及 75 岁以上高龄患者;严重心力衰竭合并冠状动脉病变者。

手术死亡率小于 2%,主动脉瓣机械瓣替换术后,患者平均年龄为 57 岁时,5 年生存率可达 80%左右,10 年生存率为 60%。生物瓣替换术后,患者平均年龄为 74 岁时,5 年生存率达 70%,10 年生存率为 35%。术后的远期预后优于二尖瓣疾病和主动脉瓣关闭不全的换瓣患者。

#### 2.直视下主动脉瓣交界分离术

该手术适用于儿童和青少年先天性主动脉瓣狭窄且无钙化者。妇女主动脉瓣狭窄患者多行介入治疗及换瓣术,行直视下主动脉瓣交界分离术者少见。

(韩晓冰)

# 第六节　主动脉瓣关闭不全的诊治

## 一、病理生理

主动脉瓣关闭不全引起的基本血流动力学障碍是舒张期左心室内压力大大低于主动脉,故大量血液反流回左心室,使左心室舒张期负荷加重,左心室舒张期末容积逐渐增大,容量负荷过度。早期收缩期左心室每搏量增加,射血分数正常,晚期左心室进一步扩张,心肌肥厚,当左心室收缩减弱时,每搏量减少,左心室舒张期末压力升高,最后导致左心房、肺静脉和肺毛细血管压力升高,出现肺淤血。主动脉瓣反流明显时,主动脉舒张压明显下降,冠脉灌注压降低,心肌供血减少,进一步使心肌收缩力减弱。

### (一)左心室容量负荷过度

主动脉瓣关闭不全时,左心室在舒张期除接纳从左心房流入的血液外,还接受从主动脉反流的血液,造成左心室舒张期充盈量过大,容量负荷过度。左心室的代偿能力是影响病理生理改变的重要因素,也决定了急、慢性主动脉瓣关闭不全血流动力学障碍的明显差异。

1.急性主动脉瓣关闭不全

左心室顺应性及心腔大小正常,面对舒张期急剧增加的充盈量,左心室来不及发生代偿性扩张和肥大,导致舒张期充盈压显著增高,迫使左心房压、肺静脉和肺毛细血管压力升高,引起呼吸困难和肺水肿,并导致肺动脉高压和右心功能障碍,此时患者表现出体循环静脉压升高和右心衰竭的症状和体征。

当左心室舒张末期压力超过 4.0～5.3 kPa(30～40 mmHg)时,可使二尖瓣提前关闭,对肺循环有一定的保护作用,但效力有限。由于急性者左心室舒张末容量仅能有限的增加,即使左心室收缩功能正常或增加,并有代偿性心动过速,心排血量仍减少。

2.慢性主动脉瓣关闭不全

主动脉反流量逐渐增大,左心室充分发挥代偿作用,通过 Frank-Starling 定律调节左心室容量-压力关系,使总的左心室心搏量增加。长期左心室舒张期充盈过度,使心肌纤维被动牵张,刺激左心室发生离心性心肌肥大,心脏重量明显增加,心腔明显扩大。

代偿期扩张肥大的心肌收缩力增强,能充分将心腔内血液排出,每搏量明显增加,前向血流量、射血分数及收缩末期容量正常。

由于主动脉反流血量过大及肥大心肌退行性变和纤维化,左心室舒张功能受损。当左心室容量负荷超过心肌的代偿能力时,进入失代偿期。此时,心肌顺应性降低,心室舒张速度减慢,左心室舒张末压升高,左心房压和肺循环压力升高,引起肺淤血和呼吸困难。同时,心肌收缩力减弱,每搏量减少,前向血流量及射血分数降低。左心室收缩末期容量增加是左心收缩功能障碍的敏感指标之一。

(二)脉压增宽

慢性主动脉瓣关闭不全时,因左心室充盈量增加,每搏量增加,主动脉收缩压升高,而舒张期血液向左心室反流又使主动脉舒张压降低,压差增大。当主动脉舒张压<6.7 kPa(50 mmHg)时,提示有严重的主动脉瓣关闭不全。急性主动脉瓣关闭不全时,因心肌收缩功能受损,主动脉收缩压不高甚至降低,而左心室舒张末压明显升高,主动脉舒张压正常或轻度降低,压差可接近正常。

(三)心肌供血减少

由于主动脉舒张压降低和左心室舒张压升高,冠状动脉灌注压降低;左心室壁张力增加压迫心肌内血管,使心肌供血减少。交感神经兴奋反射性引起心率加快及心肌肥大和室壁张力增加,又再次增加心肌耗氧量,故主动脉瓣关闭不全患者可出现心肌缺血和心绞痛,多出现在主动脉瓣关闭不全的晚期。

## 二、临床表现

### (一)症状

主动脉瓣关闭不全患者一旦出现症状(表 5-2),往往有不可逆的左心功能不全。

1.心悸和头部搏动

心脏冲动的不适感可能是最早的主诉,由于左心室明显增大,左心室每搏量明显增加,患者常感受到强烈的心悸。情绪激动或体力活动引起心动过速时,每搏量增加明显,此时症状更加突出。由于脉压显著增大,患者常感身体各部有强烈的动脉搏动感,尤以头颈部为甚。

表 5-2　重度主动脉瓣关闭不全典型体征

| 视诊及触诊 | |
|---|---|
| de Musset's sign | 伴随每次心搏的点头征,由于动脉搏动过强所致 |
| Muller's sign | 腭垂的搏动或摆动 |
| Quincke's sign | 陷落脉或水冲脉,即血管突然短暂的充盈及塌陷 |
| **听诊** | |
| Hill's sign | 袖带测压时,上下肢收缩压相差 8.0 kPa(60 mmHg),正常时＜2.7 kPa(20 mmHg) |
| Traube's sign | 股动脉收缩音及舒张音增强,即枪击音 |
| Duroziez's sign | 用听诊器轻压股动脉产生的杂音 |
| De tambour 杂音 | 第二心音增强,带有铃声特点,常见于梅毒性主动脉瓣反流 |

**2.呼吸困难**

劳力性呼吸困难出现表示心脏储备能力已经降低,以后随着病情进展,可出现端坐呼吸和夜间阵发性呼吸困难,在合并二尖瓣病变时此症状更加明显。

**3.胸痛**

由于冠脉灌注主要在舒张期,所以主动脉舒张压决定了冠脉流量。重度主动脉瓣关闭不全患者舒张压明显下降,特别是夜间睡眠时心率减慢,舒张压下降进一步加重,冠脉血流更加减少。此外,胸痛发作还可能与左心室射血时引起升主动脉过分牵张或心脏明显增大有关。

**4.眩晕**

当快速变换体位时,可出现头晕或眩晕,晕厥较少见。

**5.其他**

如疲乏、过度出汗,尤其是在夜间心绞痛发作时出现,可能与自主神经系统改变有关。晚期右心衰竭时可出现食欲缺乏、腹胀、下肢水肿、胸腔积液、腹水等。

**(二)体征**

**1.视诊**

颜面较苍白,头部随心脏搏动频率上下摆动;指(趾)甲床可见毛细血管搏动征;心尖冲动向左下移位,范围较广,且可见有力的抬举样搏动;右心衰竭时可见颈静脉怒张。

**2.触诊**

(1)颈动脉搏动明显增强,并呈双重搏动。

(2)主动脉瓣区及心底部可触及收缩期震颤,并向颈部传导。胸骨左下缘可触及舒张期震颤。

(3)颈动脉、桡动脉可触及水冲脉,即脉搏呈现高容量并迅速下降的特点,尤其是将患者前臂突然高举时更为明显。

(4)肺动脉高压和右心衰竭时,可触及增大的肝脏,肝颈静脉回流征可阳性,下肢指凹性水肿。

**3.叩诊**

心界向左下扩大。

4.听诊

(1)主动脉舒张期杂音,为一与第二心音同时开始的高调叹气样递减型舒张早期杂音,坐位并前倾和深呼气时明显。一般主动脉瓣关闭不全越严重,杂音的时间越长,响度越大。轻度反流时,杂音限于舒张早期,音调高。中度或重度反流时,杂音粗糙,为全舒张期。杂音为音乐时,提示瓣叶脱垂、撕裂或穿孔。

(2)心底部及主动脉瓣区常可闻及收缩期喷射性杂音,较粗糙,强度 2/6~4/6 级,可伴有震颤,向颈部及胸骨上凹传导,为极大的每搏量通过畸形的主动脉瓣膜所致,并非由器质性主动脉瓣狭窄所致。

(3)Austin-Flint 杂音:心尖区常可闻及一柔和、低调的隆隆样舒张中期或收缩前期杂音,即Austin-Flint杂音,此乃由于主动脉瓣大量反流,冲击二尖瓣前叶,使其振动和移位,引起相对性二尖瓣狭窄;同时主动脉瓣反流与左心房回流血液发生冲击、混合,产生涡流所致。此杂音在用力握拳时增强,吸入亚硝酸异戊酯时减弱。

(4)当左心室明显扩大时,由于乳头肌外移引起功能性二尖瓣反流,可在心尖区闻及全收缩期吹风样杂音,向左腋下传导。

(5)心音:第一心音减弱,第二心音主动脉瓣成分减弱或缺如,但梅毒性主动脉炎时常亢进。由于舒张早期左心室快速充盈增加,心尖区常有第三心音。

(6)周围血管征听诊:股动脉枪击音;股动脉收缩期和舒张期双重杂音;脉压增大。

## 三、辅助检查

### (一)X 线检查
急性期心影多正常,常有肺淤血或肺水肿征。慢性主动脉瓣关闭不全常有以下特点。①左心室明显增大,心脏呈主动脉型。②升主动脉普遍扩张,可以波及主动脉弓。③透视下主动脉搏动明显增强,与左心室搏动配合呈"摇椅样"摆动。④左心房可增大,肺动脉高压或右心衰竭时,右心室增大并可见肺静脉充血、肺间质水肿。

### (二)心电图检查
轻度主动脉瓣关闭不全者心电图可正常。严重者可有左心室肥大和劳损,电轴左偏。I、aVL、$V_{5\sim6}$ 导联 Q 波加深,ST 段压低和 T 波倒置;晚期左心房增大,也可有束支传导阻滞(图 5-9)。

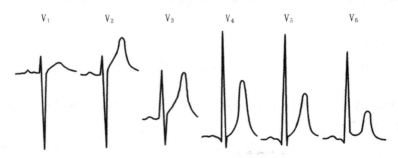

图 5-9　主动脉瓣关闭不全示心电图改变

$V_5$、$V_6$ 导联出现深 Q 波,R 波增大,S-T 段抬高,T 波增大

### (三)超声心动图检查
对主动脉瓣关闭不全及左心室功能评价很有价值,还可显示二叶式主动脉瓣、瓣膜脱垂、破

裂或赘生物形成及升主动脉夹层等,有助于病因的判断。

1.M 型超声检查

显示舒张期二尖瓣前叶和室间隔纤细扑动,为主动脉瓣关闭不全的可靠诊断征象。但敏感度低。

2.二维超声检查

可显示瓣膜和升主动脉根部的形态改变,可见主动脉瓣增厚,舒张期关闭对合不佳,有助于病因确定。

3.彩色多普勒超声

由于舒张早期主动脉压和左心室舒张压间的高压差,主动脉瓣反流导致很高流速(超过4 m/s)的全舒张期湍流。彩色多普勒超声探头在主动脉瓣的心室侧可探及全舒张期高速血流,为最敏感的确定主动脉瓣反流方法,并可通过计算反流量与每搏量的比例,判断其严重程度。

**(四)主动脉造影**

当无创技术不能确定反流程度并且考虑外科治疗时,可行选择性主动脉造影,可半定量反流程度。

升主动脉造影提示:舒张期造影剂反流至左心室,可以显示左心室扩大。根据造影剂反流量可以估计关闭不全的程度。①Ⅰ度:造影剂反流仅限于主动脉口附近,一次收缩即可排出。②二度:造影剂反流于左心室中部,一次收缩即可排出。③三度:造影剂反流于左心室全部,一次收缩不能全部排出。

**(五)磁共振显像**

诊断主动脉疾病如主动脉夹层极准确。可目测主动脉瓣反流射流,可半定量反流程度,并能定量反流量和反流分数。

## 四、诊断和鉴别诊断

发现典型的主动脉瓣关闭不全的舒张期杂音伴周围血管征即可诊断,超声心动图可明确诊断。主动脉瓣舒张早期杂音应与下列杂音和疾病鉴别。

**(一)Graham Steell 杂音**

见于严重肺动脉高压伴肺动脉扩张所致肺动脉瓣关闭不全,常有肺动脉高压体征,如胸骨左缘抬举样搏动、第二心音肺动脉瓣成分亢进等。

**(二)肺动脉瓣关闭不全**

胸骨左缘舒张期杂音吸气时增强,用力握拳时无变化。颈动脉搏动正常,肺动脉瓣区第二心音亢进,心电图示右房和右心室肥大,X线检查示肺动脉主干突出。多见于二尖瓣狭窄及房间隔缺损。

**(三)冠状动静脉瘘**

可闻及主动脉瓣区舒张期杂音,但心电图及X线检查多正常,主动脉造影可见主动脉与右心房、冠状窦或右心室之间有交通。

**(四)主动脉窦瘤破裂**

杂音与主动脉瓣关闭不全相似,但有突发性胸痛,进行性右心功能衰竭,主动脉造影及超声心动图检查可确诊。

## 五、并发症

(1)充血性心力衰竭:为主动脉瓣关闭不全的主要死亡原因。一旦出现心功能不全的症状,往往在2～3年内死亡。

(2)感染性心内膜炎:较常见。

(3)室性心律失常:较常见。

## 六、治疗

### (一)内科治疗

1.预防感染性心内膜炎

避免上呼吸道感染及全身感染,防止发生心内膜炎。

2.控制充血性心力衰竭

避免过度的体力劳动及剧烈运动,限制钠盐摄入。无症状患者出现左心室扩大,特别是 EF 降低时,应给予地高辛。

3.控制高血压

控制高血压至关重要,因为它可加重反流程度。当伴发升主动脉根部扩张时,高血压也可促进主动脉夹层的发生。目前研究证实,应用血管扩张药特别是血管紧张素转换酶抑制药(ACEI)能防止或延缓左心扩大,逆转左心室肥厚,防止心肌重构。

### (二)外科治疗

主动脉瓣关闭不全,一旦心脏失去代偿功能,病情将急转直下,多数在出现心力衰竭后 2 年内死亡。主动脉瓣关闭不全的彻底治疗方法是主动脉瓣置换术。最佳的手术时机为左心室功能衰竭刚刚开始即严重心力衰竭发生之前手术,或虽无症状,但左心室射血分数低于正常和左心室舒张末期内径>60 mm 左右,应进行手术治疗。

对于左心室功能正常而无症状的患者,心脏结构改变不明显的应密切随诊,每 6 个月复查超声心动图以及时发现手术时机。一旦出现症状或出现左心室功能衰竭或左心室明显增大,应及时手术。

1.人工瓣膜置换术

风湿性和绝大多数其他病因引起的主动脉瓣关闭不全均宜施行瓣膜置换术。分机械瓣和生物瓣两种。心脏明显扩大、长期左心功能不全的患者,手术死亡率约为 10%。尽管如此,由于药物治疗的预后较差,即使有左心衰竭,也应考虑手术治疗。

2.瓣膜修复术

较少用,通常不能完全消除主动脉瓣反流,仅适用于感染性心内膜炎主动脉瓣赘生物或穿孔、主动脉瓣与其瓣环撕裂。由于升主动脉动脉瘤使瓣环扩张所致的主动脉瓣关闭不全,可行瓣环紧缩成形术。

3.急性主动脉瓣关闭不全的治疗

严重急性主动脉瓣关闭不全迅速发生急性左心功能不全、肺水肿和低血压,极易导致死亡,故应在积极内科治疗的同时,及早采用手术治疗,以挽救患者的生命。术前应静脉滴注正性肌力药物如多巴胺或多巴酚丁胺和血管扩张药如硝普钠,以维持心功能和血压。

(韩晓冰)

# 第七节 肺动脉瓣狭窄的诊治

## 一、病理生理

肺动脉瓣狭窄基本血流动力学改变是右心室收缩期排血受阻,致右心室压力超负荷改变,使右心室肥厚,最后发生右心衰竭。

### (一)右心室压力负荷过重

正常成人肺动脉瓣口面积为 2 cm$^2$,通常肺动脉瓣口面积要减少到 60% 才会出现血流动力学改变。右心室压力负荷增加,迫使右心室肌增强收缩,提高右心室收缩压以克服肺动脉瓣狭窄所产生的阻力。

### (二)肺动脉压力降低

右心排血受限使肺动脉压正常或降低,收缩期右心室-肺动脉压力阶差加大。收缩期右心室-肺动脉压差<5.3 kPa(40 mmHg)时为轻度狭窄;压力阶差 5.3~13.3 kPa(40~100 mmHg)时为中度狭窄;压力阶差>13.3 kPa(100 mmHg)为重度狭窄。严重狭窄时其跨瓣压差可高达32.0 kPa(240 mmHg)。肺循环血流量减少可引起动脉血氧饱和度降低,组织缺血缺氧。

### (三)右心衰竭

收缩期压力负荷过重引起右心室向心性肥厚,右心室收缩压明显升高,射血时间延长,肺动脉瓣关闭延迟。长期右心室肥厚使右心室顺应性降低,心肌舒缩功能受损,导致右心衰竭。此时右心室舒张压及右房压升高,右心室收缩末期残余血量增加,使右心室轻度扩张,右心排血量减少。

## 二、临床表现

### (一)症状

轻中度肺动脉瓣狭窄一般无明显症状。中度狭窄者,运动耐量下降,可有胸痛、头晕、晕厥、发绀等。

### (二)体征

1.视诊

可有口唇发绀,颜面苍白。持久发绀者,可有杵状指(趾)。先天性重度狭窄者,心前区隆起伴胸骨旁抬举样搏动。合并右心衰竭时,可见颈静脉怒张。

2.触诊

肺动脉瓣区可触及收缩期震颤。右心衰竭时,可触及肿大的肝脏,肝颈静脉回流征阳性,双下肢指凹性水肿。

3.叩诊

轻度狭窄者,心界正常,中重度狭窄者,因右心室增大,心界略向右扩大。

4.听诊

(1)肺动脉瓣区(胸骨左缘第 2 肋间)响亮、粗糙的收缩期喷射性杂音。

（2）肺动脉瓣区第二心音减弱伴分裂，吸气后明显。

（3）第一心音后可闻及收缩早期喷射音（喀喇音），表明瓣膜无重度钙化，活动度尚可。

### 三、实验室检查

#### （一）X线检查

右心室肥厚、增大，严重时右房也可增大，主肺动脉呈狭窄后扩张，肺纹理稀疏，肺野清晰。①心脏呈"二尖瓣"型，轻度增大，主要为右心室增大。②肺动脉段凸出，多为中至高度凸出，呈直立状，其上缘可接近主动脉弓水平。③肺血减少，肺血管纹理纤细、稀疏，与肺动脉段明显凸出形成鲜明对比，两肺门动脉阴影不对称（左侧＞右侧），在诊断上颇具特征（图5-10）。

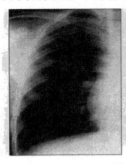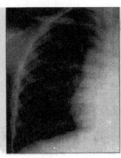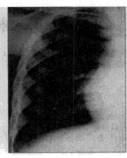

**图5-10 肺血减少的X线表现**

从左至右依次为正常、轻度和明显少血

#### （二）心电图检查

心电图随狭窄的轻、重及其引起右心室内压力增高的程度而有轻重不同的4种类型：正常、不完全性右束支传导阻滞、右心室肥大和右心室肥大伴劳损（心前区广泛性T波倒置）。心电轴有不同程度的右偏。部分患者有P波增高，显示右心房肥大。

#### （三）超声心动图检查

1.M型超声

心底波群可见肺动脉增宽（狭窄后扩张），搏动增强，右心室流出道变窄、肥厚，右心室呈压力超负荷改变，右肺动脉内径缩小。

2.二维超声

肺动脉瓣增厚、回声增多，收缩期瓣叶不能完全开放，向肺动脉腔中部弯曲，呈圆顶状或尖锥状。

3.彩色多普勒超声

在狭窄后扩张的肺动脉内有一高速、湍流而呈现的异常血流束。

#### （四）右心导管检查

右心室-肺动脉收缩期压差≥2.7 kPa（20 mmHg），即可诊断肺动脉瓣狭窄。主肺动脉至右心室连续测压有时可见压力移行区，为右心室流出道狭窄所形成的第三心室压力曲线，是肺动脉瓣下狭窄的诊断依据。

#### （五）右心室造影检查

取正、侧位投照。注入造影剂早期，心室收缩，可以观察到含有造影剂的血柱自狭窄口射出，称为"喷射征"，借此可测量瓣口狭窄程度。主动脉及左肺动脉起始部的狭窄后扩张，右心室肌小梁增粗、肥大，右心室流出道继发性肥厚。

## 四、诊断及鉴别诊断

根据肺动脉瓣区典型收缩期杂音、震颤及肺动脉瓣区第二心音减弱,一般可诊断肺动脉瓣狭窄,超声心动图检查及右心室 X 线造影,可帮助鉴别肺动脉瓣狭窄、漏斗部狭窄及瓣上狭窄。

肺动脉瓣区收缩期粗糙吹风样杂音注意与下列情况相鉴别。

### (一)房间隔缺损(ASD)

胸骨左缘第 2、3 肋间可闻及 2/6~3/6 级收缩期杂音,性质柔和,传导范围不广,多数不伴有震颤,系右心室输血量增多引起。肺动脉瓣区第二心音增强,并有固定分裂,且分裂不受呼吸影响,系因右心室血量增多,排空时间延长,肺动脉瓣关闭延迟,产生固定的第二心音分裂所致。超声心动图示房间隔连续中断,心导管检查时心室造影见心房水平左向右分流。

### (二)室间隔缺损(VSD)

胸骨左缘第 3、4 肋间闻及响亮粗糙的全收缩期杂音,杂音向心前区广泛传导,有时颈部、背部亦可听到。室上嵴上型缺损杂音最响部位可在胸骨左缘第 2、3 肋间,在杂音最响部位可触及震颤。超声心动图示心室间隔连续中断,心导管检查时心室造影见心室水平左向右分流。

### (三)动脉导管未闭(PDA)

胸骨左缘第 2 肋间可闻及响亮、粗糙的连续性机器样杂音,开始于第一心音之后,逐渐增强,接近第二心音时最响,舒张期逐渐减弱,杂音可向左锁骨下、颈部和背部传导,杂音最响处可触及连续性震颤或收缩期震颤。心脏超声可见明确的动脉导管,逆行升主动脉造影可见动脉导管和主肺动脉同时显影,并可显示 PDA 类型、粗细、长度等。

### (四)法洛四联症

其包括肺动脉瓣或右心室漏斗部狭窄、室间隔缺损、主动脉骑跨和右心室肥厚,在胸骨左缘 2~4 肋间有震颤及收缩期杂音。超声心动图可进一步显示室间隔缺损、肺动脉瓣狭窄、主动脉右移的病理改变,有助于确立诊断。选择性右心室造影并辅以左心室造影显示在右心室、肺动脉充盈时,左心室和主动脉提早显影,反映心室水平右向左的分流和主动脉骑跨。右心室造影直接显示肺动脉瓣狭窄的部位、类型和程度及肺内动脉分支的情况,为此病诊断提供依据。但法洛四联症是幼儿和儿童期最常见的发绀性先天性心脏病,多在儿童期以前行手术治疗。

## 五、治疗

### (一)内科药物治疗

主要治疗右心衰竭、纠正心律失常和防治感染性心内膜炎。

### (二)经皮球囊肺动脉瓣扩张成形术(PBPV)

先天性 PS 的治疗主要是球囊扩张,极少数情况下需行瓣膜置换术。近年应用导管介入法治疗瓣膜型狭窄,可免开胸手术。临床实践证明,经皮球囊肺动脉瓣成形术是安全、有效的治疗方法。

1.适应证与禁忌证

(1)适应证:肺动脉瓣狭窄的青少年和年轻成人患者,有劳力性呼吸困难、心绞痛、晕厥前状态,心导管检查显示右心室-肺动脉峰值压力阶差>4.0 kPa(30 mmHg)(Ⅰ类);无症状肺动脉瓣狭窄青少年和年轻成人患者,导管显示右心室-肺动脉峰值压力阶差>5.3 kPa(40 mmHg)(Ⅰ类);无症状肺动脉瓣狭窄青少年和年轻成人患者,导管显示右心室-肺动脉峰值压力阶差 4.0~5.2 kPa(30~39 mmHg)(Ⅱb 类)。

（2）禁忌证：极重度肺动脉瓣狭窄、右心室造影为肺动脉瓣严重狭窄并瓣膜发育不良者，往往合并右心室漏斗部的狭窄，不宜介入治疗。

2.操作技术

先行右心导管检查和右心室造影，计算肺动脉瓣环直径，选用适宜的球囊，球囊直径选择较肺动脉瓣环直径大 20%～40%。将球囊导管经股静脉、右心房、右心室送入肺动脉，置球囊于肺动脉瓣口，向球囊内注入稀释造影剂，加压至 304.0～506.0 kPa 张开球囊，维持 6～10 s，从而扩张狭窄的肺动脉瓣口，一般扩张 2～3 次。

3.疗效

以肺动脉-右心室收缩压差大小为判断疗效的标准：≤3.3 kPa（25 mmHg）为优，3.3～6.6 kPa（25～50 mmHg）为良。PBPV 的临床有效率约为 96%，再狭窄发生率低，再次行 PBPV 效果满意。

4.并发症

极少发生严重并发症，病死率低。可能并发症有静脉损伤、心律失常、肺动脉瓣关闭不全等。

**（三）外科手术**

主要施行低温下肺动脉瓣直视切开术和体外循环下直视纠治术。前者可在低温麻醉下施行，仅适于单纯性肺动脉瓣狭窄，且病情较轻而无继发性漏斗部狭窄和其他伴发心内畸形。后者则需在体外循环条件下施行，适合于各类肺动脉瓣狭窄的治疗。若症状明显，狭窄严重或出现右心衰竭，应尽早手术。手术适应证：①症状进行性加重；②右心室与肺动脉压差＞5.3 kPa（40 mmHg）；③右心室收缩压＞8.0 kPa（60 mmHg），右心室平均压＞3.3 kPa（25 mmHg）。④X 线与心电图均提示右心室肥大。

（韩晓冰）

# 第八节　肺动脉瓣关闭不全的诊治

## 一、病理生理

因原发性或继发性肺动脉高压，肺动脉瓣环性损伤引起的器质性肺动脉瓣关闭不全相对较少。肺动脉瓣关闭不全者，由于反流发生于低压低阻力的肺循环，故血流动力学改变通常不严重。若瓣口反流量增大可致右心室容量负荷增加。肺动脉瓣关闭不全的基本血流动力学改变是舒张期肺动脉瓣反流使右心室容量负荷增大，严重时引起右心室扩大、肥厚，最后导致右心衰竭。伴发肺动脉高压、出现急性反流或反流程度严重者，病情发展较快。

## 二、临床表现

### （一）症状

肺动脉瓣关闭不全患者，在未发生右心衰竭前，临床上无症状。严重反流引起右心衰竭时，可有腹胀、尿少、水肿等症状。

## (二)体征

**1.视诊**

胸骨左缘第 2 肋间隙可见肺动脉收缩期搏动。

**2.触诊**

胸骨左缘第 2 肋间隙可扪及肺动脉收缩期搏动,有时可伴收缩或舒张期震颤。胸骨左下缘可扪及右心室高动力性收缩期搏动。

**3.叩诊**

心界向右扩大。

**4.听诊**

(1)胸骨左缘第 2～4 肋间隙有随第二心音后立即开始的舒张早期叹气性高调递减型杂音,吸气时增强,称为 Graham Steell 杂音,系继发于肺动脉高压所致。

(2)合并肺动脉高压时,肺动脉瓣区第二心音亢进、分裂。反流量大时,三尖瓣区可闻及收缩期杂音,也可能有收缩期前低调杂音(右 Austin-Flint 杂音)。如瓣膜活动度好,可听到肺动脉喷射音。肺动脉高压者,第二心音肺动脉瓣成分增强。由于右心室心搏量增多,射血时间延长,第二心音呈宽分裂。有心搏量增多致已扩大的肺动脉突然扩张产生收缩期喷射音,在胸骨左缘第 2 肋间隙最明显。胸骨左缘第 4 肋间隙常有右心室第三和第四心音,吸气时增强。

## 三、辅助检查

### (一)X 线检查

右心室增大,伴肺动脉高压时有肺动脉段凸出,肺门阴影增宽,尤其是右下肺动脉增宽(>10 mm),胸透可见肺门动脉搏动。

### (二)心电图检查

继发于肺动脉高压者可有右束支传导阻滞和/或右心室肥厚图形。

### (三)超声心动图检查

**1.M 型超声检查**

主要呈右心室舒张期容量负荷改变。

**2.二维超声检查**

可明确病因。

**3.彩色超声检查**

多普勒右心室流出道内,于舒张期可测得源于肺动脉口的逆向血流束。

## 四、诊断和鉴别诊断

根据肺动脉瓣区舒张早期杂音,吸气时增强,可做出肺动脉瓣关闭不全的诊断。多普勒超声可明确诊断并可帮助与主动脉瓣关闭不全的鉴别。

## 五、治疗

继发于肺动脉高压的肺动脉瓣关闭不全者,主要应治疗其原发疾病。对原发于瓣膜的病变应进行病因治疗。如反流量大或右心室容量负荷进行性加重者,可施行人工心脏瓣膜置换术。

**（韩晓冰）**

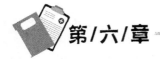

# 第/六/章

# 心肌病的诊治

## 第一节 限制型心肌病的诊治

### 一、概述

限制型心肌病(RCM)是以心肌僵硬度增加导致舒张功能异常为特征,表现为限制性充盈障碍的心肌病。RCM常常难以界定,因为,RCM病理表现很宽泛,按照2008年ESC的分类,定义为单侧或双侧心室舒张容积正常或减小,收缩容积正常或减小,室壁厚度正常,传统意义上的收缩功能正常,但是,实际上,收缩功能很少正常。

RCM准确的发病率未知,但是,可能是较少见的类型,RCM可以是特发、家族性或者系统性疾病的表现,特别是淀粉样变、结节病、类癌心脏病、硬皮病和蒽环类药物的毒性。家族性RCM常呈常染色体显性遗传,有些为TNI基因突变,有些是其他基因突变。结蛋白基因突变引起的家族性RCM常常合并传导阻滞和骨骼肌受累。常染色体隐性遗传很少见,如*HFE*基因突变引起的血色病或糖原贮积病,或X-连锁遗传引起的安德森-法布里病。RCM也可以由心内膜病变引起,如纤维化、弹力纤维增生症及血栓形成损害了舒张功能。这些疾病可以进一步分类,如嗜酸粒细胞增多心内膜心肌疾病,心内膜心肌纤维化,由感染、药物和营养因素造成的称为获得性心内膜心肌纤维化。

### 二、临床特征和辅助检查

限制性心肌病的特征包括双房扩大,心室不大或缩小,室壁厚度正常,心室舒张功能异常。其临床表现无特异性,可有呼吸困难、心悸、乏力,严重者还会出现水肿、端坐呼吸、少尿及消化道淤血的症状。体格检查可见血压偏低、脉压小、颈静脉怒张、Kussmaul征阳性(吸气时静脉压升高)。心脏浊音界扩大,心律失常,可闻及第三心音、第四心音。当合并有二、三尖瓣关闭不全时,常会听到二、三尖瓣收缩期反流性杂音。双肺可闻及湿啰音。肝脏肿大,有时会有腹水。双下肢水肿。

#### (一)心电图

可见低电压、ST-T改变、异常Q波等。可出现各种心律失常,包括窦性心动过速、心房颤

172

动、心房扑动、室性期前收缩、束支传导阻滞等改变。

**(二)X线**

可见到心房扩大和心包积液导致的心影扩大,少数可见心内膜钙化影。并可显示肺淤血和胸腔积液的情况。合并右心房扩大者心影可呈球形。

**(三)超声心动图**

常见双心房明显扩大,心室壁厚度正常或增厚,有时可见左心室心尖部内膜回声增强,甚至血栓使心尖部心腔闭塞。多普勒血流图可见舒张期快速充盈突然中止;舒张中、晚期心室内径无继续扩大,A峰减低,E/A比值增大。

**(四)心导管检查**

这是鉴别 RCM 和缩窄性心包炎的重要方法。半数病例心室压力曲线可出现与缩窄性心包炎相似的典型"平方根"形改变和右心房压升高及 Y 谷深陷。但 RCM 患者左、右心室舒张压差值常超过 0.7 kPa(5 mmHg),右心室收缩压常＞6.7 kPa(50 mmHg)。左室造影可见心室腔缩小,心尖部钝角化,可有附壁血栓及二尖瓣关闭不全。左室外形光滑但僵硬,心室收缩功能基本正常。

**(五)心脏核磁共振(CMR)**

这是鉴别 RCM 和缩窄性心包炎最准确的无创伤性检查手段。RCM 典型的 CMR 表现为心房增大,心室正常,心脏轮廓正常。相反,慢性缩窄性心包炎心腔呈管状或向内缩陷。RCM 的心室肌常常增厚,但是,慢性缩窄性心包炎则正常。RCM 心包正常,但是,缩窄性心包炎心包常常增厚。缩窄性心包炎的钙化区常表现为低信号。RCM 可见到心包积液。延迟增强显像可以发现炎症和纤维化病灶。

CMR 检查已经成为诊断心内膜下心肌纤维化的重要手段。实际上可以反映组织学特点。CMR 可以确定疾病的发展阶段,在疾病的早期类固醇形成期就可以发现,继而早期治疗,防止发展成为纤维化期。心内膜下心肌渗出病变可见 $T_2$ 相呈高信号或在心尖部和流入道内膜和内膜下 STIR 信号增强。随着疾病的进展,可见到心内膜下血栓影像在 GRE 和 SSFP 序列表现为低信号。当纤维化形成期表现为心内膜下增强显像。

**(六)心内膜心肌活检**

它是确诊 RCM 的重要手段。根据心内膜心肌病变的不同阶段可有坏死、血栓形成、纤维化三种病理改变。心内膜可附有血栓,血栓内偶有嗜酸性粒细胞;心内膜可呈炎症、坏死、肉芽肿、纤维化等多种改变;心肌细胞可发生变性坏死并可伴间质性纤维化改变。

### 三、诊断要点

(1)心室腔和收缩功能正常或接近正常。

(2)舒张功能障碍,心室压力曲线呈舒张早期快速下陷,而中晚期升高,呈平台状。

(3)特征性病理改变,如心内膜心肌纤维化、嗜酸性粒细胞增多性心内膜炎、心脏淀粉样变和硬皮病等,可确诊。

### 四、几种与之易混淆的疾病

**(一)缩窄性心包炎**

(1)有活动性心包炎的病史。

(2)奇脉。

(3)心电图无房室传导障碍。

(4)CT 或 MRI 显示心包增厚。

(5)胸部 X 线有心包钙化。

(6)超声心动图示房室间隔切迹,并可见心室运动协调性降低。

(7)心室压力曲线的特点为左右心室充盈压几乎相等,差值<0.7 kPa(5 mmHg)。

(8)心内膜心肌活检无淀粉样变或其他心肌浸润性疾病表现。

**(二)肥厚型心肌病**

肥厚型心肌病时心室肌可呈对称性或非对称性增厚,心室舒张期顺应性降低,同样表现为心室舒张功能异常。常出现呼吸困难、胸痛、晕厥。但是,超声心动图示病变主要累及室间隔,没有 RCM 特有的舒张早期快速充盈和舒张中、晚期缓慢充盈的特点,有助于鉴别。但是,限制型心肌病和肥厚型心肌病之间存在灰色地带。特别是有些限制性心肌病,如淀粉样变性的患者也存在心肌肥厚。

**(三)缺血性心肌病和高血压性心肌肥厚**

两种情况时均可有不同程度的心肌纤维化改变,且均有心室顺应性降低、舒张末压升高及心排血量减少等,与 RCM 表现相似,但缺血性心肌病有明确的冠状动脉病变证据,冠状动脉造影可确诊;高血压性心肌肥厚多有长期血压升高及左心功能不全的病史。此外,两者在临床上均以左心受累和左心功能不全为特征,而 RCM 则常以慢性右心衰竭表现更为突出。

**(四)肝硬化**

本病还应与肝硬化腹水、下肢水肿鉴别。

# 五、治疗

药物疗效有限,严重者手术可以获益。总的来说,限制性心肌病预后较差。尽管有报道药物治疗可以减轻心肌的渗出和心腔缩小,但是,药物治疗效果有限。有些患者可以从外科手术中获益包括心内膜切除术和瓣膜置换术。术后 10 年生存率为 68%。

**(一)病因治疗**

对于那些有明确原因的限制型心肌病,应首先治疗其原发病。如对嗜酸细胞增多综合征的患者,嗜酸性粒细胞增多症是该病的始动因素,造成心内膜及心内膜下心肌细胞炎症、坏死、附壁血栓形成、栓塞等继发性改变。因此,治疗嗜酸性粒细胞增多症对于控制病情的进展十分重要。糖皮质激素(泼尼松)、细胞毒药物等,能够有效地减少嗜酸性粒细胞,阻止内膜心肌纤维化的进展。据报道,可以提高生存率。一些与遗传有关的酶缺乏导致的限制型心肌病,还可进行酶替代治疗及基因治疗。

**(二)对症治疗**

1.降低心室充盈压

利尿剂和血管扩张剂可以有效地降低前负荷,减轻肺循环和体循环淤血,降低心室充盈压,减轻症状,改善患者生活质量和活动耐量,但不能改善患者的长期预后。但应当注意,限制型心肌病患者的心肌僵硬度增加,血压变化受心室充盈压的变化影响较大,过度的减轻前负荷会造成心排血量下降,血压下降,病情恶化,故应根据患者情况,酌情使用。β受体阻滞剂能够减慢心率,延长心室充盈时间,降低心肌耗氧量,有利于改善心室舒张功能,可以作为辅助治疗药物,但在限制型心肌病治疗中的作用并不肯定。

2.以舒张功能受限为主

洋地黄类药物无明显疗效,但房颤时,可以用来控制心室率。对于房颤亦可以使用胺碘酮转复,并口服预防。但抗心律失常药物对于预防限制型心肌病患者的猝死无效,亦可置入 ICD治疗。

(3)抗凝治疗:本病易发生附壁血栓和栓塞,可给予抗凝或抗血小板治疗。

**(三)外科治疗**

对于严重的心内膜心肌纤维化可行心内膜剥脱术,切除纤维性心内膜。伴有瓣膜反流者可行人工瓣膜置换术。对于有附壁血栓者行血栓切除术。手术死亡率为 20%。对于特发性或家族性限制性心肌病伴有顽固性心力衰竭者可考虑行心脏移植。有研究显示,儿童限制型心肌病患者即使没有明显的心力衰竭症状,仍有较大的猝死风险,所以主张对诊断明确的患儿应早期进行心脏移植,可改善预后。

(刘冬燕)

# 第二节 扩张型心肌病的诊治

扩张型心肌病(dilated cardiomyopathy,DCM)以左心室或双心室扩张并伴收缩功能受损为特征。可以是特发性、家族性(或)遗传性、病毒性和/或免疫性、乙醇性(或)中毒性、或虽伴有已知的心血管疾病但其心肌功能失调程度不能用异常负荷状况或心肌缺血程度来解释。组织学检查无特异性。常表现为进行性心力衰竭、心律失常、血栓栓塞、猝死,且可发生于任何阶段。以中年男性多见,男:女为 2.5:1,年发病率为(6~10)/10 万。

## 一、病因与发病机制

大多数患者病因不明。扩张型心肌病可能代表着由各种迄今尚未确定的因素所导致心肌损害的一种共同表现。尽管病因尚未阐明,但主要的可能机制包括有家族遗传性、病毒感染以及免疫异常。另外,心肌能量代谢紊乱、交感-肾上腺素能系统以及肾素-血管紧张素系统功能紊乱等,可能都与扩张型心肌病的发生发展有关。病毒感染在扩张型心肌病的发生机制中占有较重要地位,业已发现病毒性心肌炎可以演变为扩张型心肌病。有 1/5 患者在 DCM 发生之前患过严重的流感综合征,并在部分患者心肌活检标本中检测到病毒颗粒,同时发现该组患者柯萨奇病毒抗体滴度明显高于健康人。在动物实验中,以肠道病毒感染小鼠引起病毒性心肌炎伴有持久的免疫功能异常,最后发展形成 DCM。急性病毒性心肌炎患者经长期随访,有 6%~48%可转变为 DCM。不少临床诊断 DCM 患者,心内膜心肌活检发现心肌炎的证据。由病毒性心肌炎发展为 DCM 的过程是一个心肌重塑的过程,涉及多种细胞膜蛋白、胞质钙超载和核蛋白的调节失控。有作者认为,在病毒性心肌炎向 DCM 发展的过程中,微循环痉挛发挥了重要作用,内皮细胞感染或免疫损伤导致微血管功能异常,反复的微循环痉挛引起心肌骨架蛋白的溶解,心肌细胞减少,最终导致心力衰竭。病毒性心肌炎向 DCM 发展的确切机制尚未阐明。也有学者认为,DCM 和病毒性心肌炎是同一病理过程中的不同阶段。

### (一)病毒感染

在扩张型心肌病患者中已发现体液免疫和细胞免疫功能异常。自身抗体介导的免疫反应在分子水平引起心肌细胞功能紊乱,可能是扩张型心肌病发生、发展的重要机制。扩张型心肌病患者体内可以检出多种自身抗体。

### (二)免疫异常

目前,能在患者血清中检测到与 DCM 相关的自身抗体有抗肌凝蛋白抗体、抗线粒体腺苷载体(ATP/ADP 载体)抗体、抗 $M_7$ 抗原抗体、抗 α 酮戊二酸脱氢酶支链复合物抗体、抗 β 受体(β-AR)抗体、抗 $M_2$ 受体($M_2$R)抗体等,抗内皮细胞抗体、抗核抗体和抗心肌纤维抗体也与 DCM 有关。细胞免疫紊乱可能也参与扩张型心肌病的发病过程。有研究显示,扩张型心肌病患者存在细胞毒性 T 细胞、抑制性 T 淋巴细胞和自然杀伤细胞等各种 T 细胞功能异常。流行病学调查发现,扩张型心肌病有家族聚集性,但比肥厚型心肌病少见。Abelmann 等根据多个家族性DCM 的研究认为,DCM 遗传方式有以下三种:①常染色体显性遗传,其特点是有近 50% 的外显率,家族中可能有一半成员患 DCM,男女患病率相似;②常染色体隐性遗传,特点是家族成员中很少或没有人患 DCM,发病可能与环境因素如病毒感染关系密切;③X-染色体伴性遗传,特点是家族中女性成员携带 DCM 相关基因但不发病,患病者均为男性。目前应用分子遗传学技术发现 DCM 发病与基因异常密切相关。应用免疫组化技术检测 DCM 患者的心肌组织,发现有胎儿型肌凝蛋白重链的重新表达,提示胎儿型肌凝蛋白的重新表达与 DCM 发病有关。心肌病动物模型中某些原癌基因如 c-myc 表达增加,可能与心肌病发病有关。线粒体 DNA(mtDNA)是人体内唯一的核外 DNA,编码呼吸链的 13 种酶的亚单位。DCM 时 mtDNA 异常,心肌内 ATP 酶含量及活性下降,导致能量代谢障碍,从而引发心功能不全。

与疾病关联的特定人类白细胞抗原(HLA)型别作为遗传易感性标志,可反应特定个体对疾病的易感状态。近年来,人白细胞抗原(HLA)多态性被认为是 DCM 发生发展的独立危险因素。已有报道 DCM 患者 $HLA-B_{27}$、$HLA-A_2$、$HLADR_4$、$HLA-DQ_4$、$HLA-DQW_4$、$HLA-DQ_8$ 表达增加,而 $HLADRW_6$ 表达明显减低。

### (三)遗传因素

能量代谢是维持心肌细胞结构完整和功能正常的重要支柱。心肌细胞在病理状态下线粒体内 $Ca^{2+}$ 超载以及氧自由基产生过多,导致线粒体损伤,从而损害氧化磷酸化过程,ATP 生成障碍。近年来报道,心肌病心肌线粒体 DNA 缺失和突变,其编译相应氧化还原酶的结构和功能异常导致心肌能量代谢紊乱。

### (四)其他

(1)心肌能量代谢紊乱。

(2)交感-肾上腺素能系统、肾素-血管紧张素系统及其受体、受体后信号通路的改变可能也参与 DCM 的发病过程。

## 二、诊断

### (一)临床表现特点

本病起病缓慢,多在临床症状明显时方就诊。最突出的症状是左心衰竭的症状,如胸闷、气促、甚至端坐呼吸。疲乏、无力也很常见。右心衰竭属晚期表现,可能提示更差的预后。部分患者有胸痛症状,可能提示合并有缺血性心脏病,也可能与 DCM 时冠状微血管扩张储备能力降低有关。胸痛也可继发于肺栓塞。

体格检查可有心尖冲动外移、心脏浊音界扩大、心音低钝。第二心音往往呈正常分裂,但当存在左束支传导阻滞时,第二心音也可呈逆分裂。若有肺动脉高压,则第二心音的肺动脉成分增强。收缩期前奔马律($S_4$)几乎普遍存在,且往往在明显的充血性心力衰竭之前就已出现。心脏功能一旦失代偿,则通常都会存在室性奔马律($S_3$)。如同时伴有心动过速,则可闻及重叠性奔马律。收缩期杂音常见,多为二尖瓣反流引起,也可见于三尖瓣反流。收缩压通常正常或偏低,脉压小。左心衰竭严重时可出现交替脉。右心衰竭时可见颈静脉怒张、肝脏充血性肿大并有搏动、下肢水肿,严重时可出现腹水。来自左心房、左心室的血栓脱落所造成的体循环栓塞以及由下肢静脉系统来源的血栓所造成的肺栓塞可出现相应的症状与体征。约有10%患者心力衰竭时血压升高,心力衰竭控制后血压可正常。

**(二)辅助检查**

1.超声心动图(UCG)

UCG可提供形态学和血流动力学信息,对DCM的诊断和鉴别具有重要价值,可排除心包疾病、瓣膜病、先天性心脏病和肺源性心脏病等。DCM超声心动图的典型特征可以概括为"一大、一小、一薄、一弱",即心脏扩大、二尖瓣开放幅度小、心室壁变薄、心室壁运动普遍减弱。心脏扩大可以表现为全心扩大,尤以左心室、左心房扩大最为常见,并伴心室收缩功能普遍减弱,收缩或舒张期心室容量增加,室壁厚度可正常、增厚或变薄,但其增厚率降低,二、三尖瓣可因心室显著扩大、瓣环扩张和乳头肌移位而发生相对性关闭不全伴反流。另外也可见心腔内附壁血栓,多发生于左室心尖部。UCG还可以测定左心室射血分数(LVEF)、左心室内径缩短率、左心室舒张功能以及肺动脉高压等。收缩期末室壁厚度、LVEF与预后有关,室壁越薄、LVEF越低,预后越差。UCG也有助于扩张型心肌病与缺血性心肌病的鉴别诊断。年龄>50岁,室壁局限性变薄及节段性运动异常,并伴有主动脉瓣区退行性病变,有利于缺血性心肌病的诊断;而年龄较轻,心脏普遍增大,伴多瓣膜反流、右心增大、室壁运动弥漫性减弱,则有利于DCM诊断。DCM左心室呈"球形"改变,心尖部心肌不变薄,收缩期可见内缩运动,室壁运动弥漫性减低,二尖瓣与室间隔之间的间距明显增大;而缺血性心肌病则左心室呈"圆拱门形"改变,心尖圆钝变薄且搏动明显减弱,室壁节段性运动减弱及主动脉内径增宽为其特征表现。

2.放射性核素显像

其主要包括心血池动态显影和心肌血流灌注显像。心血池动态显影可测定心室腔大小、心室收缩功能、射血分数和局部射血分数,也可观察室壁运动情况。心肌血流灌注显像可用以了解心肌局部血流灌注情况和缺血程度,判断心肌病变部位的形态、范围和程度。DCM放射性核素心血池显影主要特征为:心腔明显扩大,尤以左心室腔扩大显著;心腔容量增加,心腔扩大呈舒张状态,形成球形或椭圆形;室壁运动普遍减弱,整体射血分数及各节段局部射血分数均下降,心室相角程增大;DCM放射性核素心肌血流灌注显像则可见多节段性花斑状改变或节段性减低。

3.心电图

DCM的心电图表现以多样性、复杂性而又缺乏特异性为特征。可有左室、右室或双侧心室肥大,也可有左房、右房或双侧心房肥大,可有QRS低电压、ST段压低及T波低平或倒置,少数病例有病理性Q波。DCM患者出现病理性Q波提示病情较重,病死率明显高于无病理性Q波者。可见各种心律失常,以室性心律失常、房颤、房室传导阻滞以及束支传导阻滞多见。动态心电图监测可发现90%的患者有复杂性心律失常,如多源性室性期前收缩、成对室性期前收缩或短阵室速。

**4.X 线检查**

病程早期可无变化,随着病情的发展,显示不同程度的心影扩大,心胸比例大于 0.5,心脏搏动减弱,肺淤血征。也可见胸腔积液、心包积液。

**5.CT 检查**

可见左心室、室间隔和游离壁均变薄,左心室腔明显扩张,致使室间隔凸出向右心室流出道而表现出右心室梗阻,即 Bernheim 综合征。少数情况以左心房或右心室增大为主。有时也可见到心脏内有充盈缺损的附壁血栓。也可测出心肌重量和左室容量增加。亦可见到胸腔积液、心包积液以及肺栓塞的表现。

**6.磁共振成像(MRI)**

MRI 可对心肌病患者的心脏结构提出可靠的、可重复的定量信息。DCM 患者行 MRI 检查可见左、右心室扩大,左心室壁厚度通常正常且均匀一致,左室重量增加。MRI 对心室容量、心室壁厚度以及重量的定量检查准确,重复性好,可用于治疗效果的评价。

**7.心导管和心血管造影检查**

只对经过选择的扩张型心肌病患者(如主诉有胸痛并怀疑有缺血性心脏病可能的患者)行心导管检查,常可显示左室舒张末压、左房压以及肺动脉楔压增高。中等程度的肺动脉高压常见。重症病例可出现右室扩张、右心衰竭,心导管检查可见右室舒张末压、右房压以及中心静脉压升高。左室造影可证实左室腔扩大,伴有室壁运动弥漫性减弱,射血分数降低,收缩末期容积增大。有时可见左室腔内附壁血栓,表现为左室腔内充盈缺损。二尖瓣反流也可见到。冠脉造影常呈现正常血管影像,但是冠状动脉扩张能力可以受损,这可能与某些病例左室充盈压显著升高有关。对于心电图显示有病理性 Q 波的患者或在非侵入性检查中发现局限性或节段性室壁运动异常的患者,冠脉造影有助于区分病理性 Q 波以及局限性或节段性室壁运动异常究竟是由心肌梗死所致,还是继发于 DCM 广泛局灶性心肌纤维化。

**8.心内膜心肌活检(EMB)**

EMB 可见心肌细胞肥大、变性、间质纤维化等。目前认为,由于 DCM 的心肌组织病理改变缺乏特异性,EMB 对 DCM 的诊断价值有限。但 EMB 仍具有组织形态学诊断价值,有助于与特异性(继发性)心肌病和急性或慢性心肌炎的鉴别诊断。对 EMB 标本行免疫组化、多聚酶链式反应(PCR)或原位杂交等分子生物学检测,有助于感染病因的诊断以及特异性细胞异常的基因分析。

**9.抗体检测**

EMB 的有创性以及至今尚未找出可用于建立 DCM 诊断或明确其病因的免疫组化、形态结构或生物学标志,均使其应用于临床受到限制而难以推广。以 ELISA 法检测 DCM 患者血清中抗心肌抗体,如抗心肌线粒体 ADP/ATP 载体抗体、抗肌球蛋白抗体、抗 $\beta_1$-受体抗体、抗 $M_2$-胆碱能受体抗体对扩张型心肌病的诊断具有较高的特异性和敏感性。抗 ADP/ATP 载体抗体敏感性 52%～95%、特异性 95%～100%,抗肌球蛋白重链抗体敏感性 44.4%、特异性 96.4%,抗 $\beta$-肾上腺素受体抗体敏感性 30%～64%、特异性 88%,抗 $M_2$-胆碱能受体抗体敏感性 38.8%、特异性92.5%。检测 T 淋巴细胞亚群和细胞因子,如 IL-1、IL-2、IL-6、INF-γ、TNF,了解患者的免疫调节功能。Th/Ts 比值上升,提示易患自身免疫疾病。检测淋巴细胞 HLA 表型,了解患者的免疫基因和遗传易感性。

10.血清肌钙蛋白

另外,血清肌钙蛋白是诊断心肌损伤的高敏感性、高特异性心肌损伤指标。已有研究表明,DCM 病程中血清肌钙蛋白(cTn)T 或 I、CK-MB 增高常提示预后不良。也有研究显示,DCM 患者血清 cTnT、cTnI 值均明显高于正常人,表明对疑诊 DCM 患者测定血清 cTnT、cTnI 有助于 DCM 的临床诊断。

**(三)诊断注意事项**

特发性(原发性)DCM 是一种原因不明的心肌病,其主要特征是心脏扩大和心肌收缩功能减低。起病隐匿,早期可表现为心室扩大,可有心律失常,静态时射血分数正常,运动后射血分数降低,然后逐渐发展为充血性心力衰竭。

中青年人出现心力衰竭、心律失常或心脏扩大者应考虑有心肌病的可能,通过病史、体检和有关的辅助检查等方法,若无风湿性、高血压性、先天性、冠状动脉性、肺源性心脏病或心包疾病证据,应考虑为心肌病。诊断时须仔细与下列心脏病进行鉴别。心肌病亦可有二尖瓣或三尖瓣区收缩期杂音,但一般不伴舒张期杂音,且在心力衰竭时较响,心力衰竭控制后减轻或消失,风湿性心脏病则与此相反。心肌病时常有多心腔同时扩大,不像风湿性心脏病以左房、左室或右室为主。超声心动图检查有助于区别。

1.风湿性心脏病

心肌病时心尖冲动向左下方移位,与心浊音界的左外缘相符;心包积液时心尖冲动常不明显或处于心浊音界左外缘之内侧。二尖瓣或三尖瓣区收缩期杂音,心电图上心室肥大、异常 Q 波、各种复杂的心律失常,均提示心肌病。超声心动图有助于鉴别。

2.心包积液

心肌病可有暂时性高血压,但舒张压多不超过 14.7 kPa(110 mmHg),且出现于急性心力衰竭时,心力衰竭好转后血压下降。眼底、尿常规、肾功能正常。

3.高血压性心脏病

中年以上患者,有高血压、高血脂或糖尿病等易患因素,室壁活动呈节段性异常者有助于冠心病的诊断。冠脉造影可确诊。

4.冠心病

多数具有明显的体征,心导管检查和超声心动图检查可明确诊断。

5.先天性心脏病

全身性疾病如系统性红斑狼疮、硬皮病、血色病、淀粉样变性、糖原累积症、神经肌肉疾病等,都有其原发病的表现可资区别。

6.特异性心肌病

2007 年中华医学会心血管病学分会、中国心肌病诊断与治疗建议工作组提出的扩张型心肌病的诊断参考标准如下。

(1)临床表现为以左室、右室或双心腔扩大和收缩功能障碍等为特征,导致左室收缩功能降低、进行性心力衰竭、室性和室上性心律失常、传导系统异常、血栓栓塞和猝死。DCM 是心肌疾病的常见类型,是心力衰竭的第三位原因。

(2)DCM 的诊断标准:①临床常用左心室舒张期末内径(LVEDd)>50 mm(女性)和>55 mm(男性);②LVEF<45%(或)左心室缩短速率(FS)<25%;③更为科学的是 LVEDd>27 mm/m²,体表面积(m²)=0.006 1×身高(cm)+0.012 8×体重(kg)-0.152 9,更为保守的

179

评价方法是 LVEDd 大于年龄和体表面积预测值的 117%，即预测值的 2 倍标准差(SD)＋5%。临床上主要以超声心动图作为诊断依据，X 线胸片、心脏同位素、心脏计算机断层扫描有助于诊断，磁共振检查对于一些心脏局限性肥厚的患者，具有确诊意义。

（3）在进行 DCM 诊断时，需要排除引起心肌损害的其他疾病，如高血压、冠心病、心脏瓣膜病、先天性心脏病、酒精性心肌病、心动过速性心肌病、心包疾病、系统性疾病、肺源性心脏病和神经肌肉性疾病等。

## 三、治疗

目前对 DCM 尚缺乏有效而特异的治疗手段，因而临床上对其治疗的主要目标即在于改善症状、预防并发症和阻止或延缓病情进展、提高生存率，包括抗心力衰竭、抗心律失常及预防血栓栓塞的抗凝治疗等并发症的治疗。对积极的内科治疗无效者，可考虑非药物治疗。

### （一）一般治疗

适当休息可减轻心脏负荷，改善重要脏器的供血，有利于水肿消退和心功能改善。休息的方式和时间应视病情而定。重度心力衰竭患者应完全卧床休息，心功能改善后应及早开始活动，以不加重症状为前提逐渐增加活动量。患者的饮食以高蛋白、富含维生素并且容易消化的食物为主。水肿的患者应适当限制钠盐的摄入。适当控制体重也可以减轻心脏的负荷，戒烟酒、防治呼吸道感染均是重要的基础治疗措施。

### （二）控制心力衰竭

心力衰竭是 DCM 的主要临床表现。近年来，慢性充血性心力衰竭治疗的主要进展就体现在对扩张型心肌病心力衰竭的治疗。迄今为止，已有 39 个应用治疗的临床试验结果证明可以提高患者生活质量，并可使死亡危险性下降 24%，同时还发现不管是何种病因所导致的心功能改变，不论轻、中、重，也无论年龄、性别均因而受益。临床实践中，慢性心功能不全患者不论是收缩性抑或舒张性心功能不全均应使用，有或无症状心功能不全，除非患者不能耐受或存在禁忌证；使用时小剂量开始，逐步增量，达到合适剂量，长期维持治疗。一般每隔 3～7 d 剂量倍增 1 次，剂量调整的快慢取决于每个患者的临床情况。对 ACEI 曾有致命性不良反应的患者（如有血管神经性水肿）、无尿性肾衰竭患者或妊娠妇女绝对禁用 ACEI。

1.血管紧张素转化酶抑制剂（ACEI）

以下情况须慎用 ACEI：①双侧肾动脉狭窄；②血肌酐水平显著升高[＞225.2 $\mu$mol/L(3 mg/dL)]；③高血钾（＞5.5 mmol/L）；④低血压[收缩压＜12.0 kPa(90 mmHg)]，低血压患者须经其他处理，待血流动力学稳定后再决定是否应用 ACEI。β 受体阻滞剂是治疗 DCM 慢性心力衰竭的标准用药之一。大型临床试验如美托洛尔控释剂/缓释剂干预充血性心力衰竭试验（MERIT-HF）、比索洛尔心功能不全研究Ⅱ（CIBISⅡ）、美国卡维地洛治疗心力衰竭研究（US carvedilol heart failure study）、卡维地洛前瞻性随机累积生存试验（COPERNICUS）均证明，β 受体阻滞剂是治疗慢性心力衰竭的有效药物。β 受体阻滞剂成功地用于慢性心力衰竭的治疗正是心力衰竭的治疗从短期的血流动力学措施转为长期的修复性策略的具体体现。目前用于治疗慢性心力衰竭的 β 受体阻滞剂有美托洛尔、比索洛尔、卡维地洛等。

β 受体阻滞剂治疗慢性心力衰竭的可能机制：①上调心肌 β 受体密度与活性；②防止儿茶酚胺的毒性作用；③抑制肾素-血管紧张素-醛固酮系统的激活；④抗心律失常作用；⑤扩张冠状动脉，增加冠脉血流量；⑥减慢心率，延长舒张期时间，改善心内膜供血；⑦防止或减轻心室重塑；

⑧抗氧化;⑨促使心肌能量代谢由游离脂肪酸代谢向糖代谢转化等。

所有慢性收缩性心力衰竭,NYHA 心功能 Ⅱ～Ⅲ 级患者,LVEF<40%,病情稳定者,均必须应用 β 受体阻滞剂,除非有禁忌证或不能耐受。NYHA 心功能 Ⅳ 级患者,需病情稳定(4 d 内未静脉用药、已无液体潴留、体重恒定)后,在严密监护下应用。一般是在血管紧张素转换酶抑制和利尿剂应用基础上加用 β 受体阻滞剂,从小剂量开始(美托洛尔 12.5 mg/d、比索洛尔 1.25 mg/d、卡维地洛 3.125 mg/d,每天 2 次),2～4 周剂量倍增,达最大耐受剂量或目标剂量后长期维持。症状改善常在治疗 2～3 个月才出现,即使症状不改善,亦能防止疾病的进展。β 受体阻滞剂的禁忌证有:支气管痉挛性疾病,心动过缓(心率<60 次/分钟),二度及二度以上房室传导阻滞(除非已安装起搏器),明显液体潴留、需大剂量利尿者。

2.β 受体阻滞剂

与 ACEI 不同,可阻断经 ACE 和非 ACE 途径产生的 Ⅱ 与 1 型受体 AngⅡ 结合。因此,理论上此类药物对 AngⅡ 不良作用的阻断比 ACEI 更直接、更完全。应用 ARB 后,血清 AngⅡ 水平上升与 2 型 AngⅡ 受体结合增加,可能发挥有利的效应。ARB 对缓激肽的代谢无影响,因此不能通过提高血清缓激肽浓度发挥可能对心力衰竭有利的作用,但也不会产生可能与之有关的咳嗽不良反应。大型临床试验如 ELITE、ELITEⅡ、Val-HeFT、CHARM 等证实了 ARB 治疗慢性心力衰竭的有效性,但其效应是否相当于或是优于 ACEI 尚未定论,当前仍不宜以 ARB 取代 ACEI 广泛用于心力衰竭治疗。未应用过 ACEI 和能耐受 ACEI 的心力衰竭患者,仍以 ACEI 为首选。ARB 可用于不能耐受 ACEI 不良反应的心力衰竭患者,如有咳嗽、血管神经性水肿时,ARB 和 ACEI 相同,亦能引起低血压、高血钾及肾功能恶化,应用时仍需小心。心力衰竭患者对 β 受体阻滞剂有禁忌证时,可 ARB 与 ACEI 合用。

3.醛固酮拮抗剂

醛固酮(Ald)除引起低镁、低钾外,可激活交感神经,增加 ACE 活性,升高 AngⅡ 水平,并降低副交感神经活性。更重要的是,Ald 有独立于 AngⅡ 和相加于 AngⅡ 的对心脏结构和功能的不良作用。人类发生心力衰竭时,心室醛固酮生成及活化增加,且与心力衰竭严重程度呈正比。因而,Ald 促进心室重塑,从而促进心力衰竭的发展。心力衰竭患者短期应用 ACEI 时,可降低 Ald 水平,但长期应用时,血 Ald 水平却不能保持稳定、持续的降低,即所谓"醛固酮逃逸现象"。因此如能在 ACEI 应用基础上加用 Ald 拮抗剂,能进一步抑制 Ald 的有害作用,获益可能更大。RALES(randomized aldactone evaluation study)试验显示,对于缺血性或非缺血性心肌病伴重度心力衰竭(近期或目前为 NYHA 心功能 Ⅳ 级)患者,在常规治疗基础上加用螺内酯(最大剂量 25 mg/d),可以降低心力衰竭住院率和总死亡率。根据上述结果建议,对近期或目前为 NYHA 心功能 Ⅳ 级心力衰竭患者,可考虑应用小剂量的螺内酯 20 mg/d。EPHESUS 实验证明,新型 Ald 拮抗剂依普利酮对心肌梗死后心力衰竭安全有效。如恰当使用,利尿剂仍是治疗心力衰竭的基石。所有心力衰竭患者,有液体潴留的证据或原先有过液体潴留者,均应给予利尿剂。NYHA 心功能 Ⅰ 级患者一般不需应用利尿剂。应用利尿剂后心力衰竭症状得到控制,临床状态稳定,亦不能将利尿剂作为单一治疗。一般应与 ACEI 和 β 受体阻滞剂联合应用。氯噻嗪适用于轻度液体潴留、肾功能正常的心力衰竭患者,如有显著液体潴留,特别是当有肾功能损害时,宜选用袢利尿剂如呋塞米。利尿剂通常从小剂量开始(氢氯噻嗪 25 mg/d,呋塞米 20 mg/d)逐渐加量,氯噻嗪 100 mg/d 已达最大效应,呋塞米剂量不受限制。一旦病情控制(肺部啰音消失,水肿消退,体重稳定),即可以最小有效量长期维持,一般无须限期使用。在长期维持期间,仍应根据液体潴留情况随时调整剂量。每天体重的变化是最可靠的监测利尿剂效果和调整利尿剂剂量的指标。利尿剂用量不当有可能改变其他治疗心力衰竭药物的疗效和不良反应。如利尿剂用量不足致液体潴留可减 AECI 的疗效和增加 β 受体阻滞剂治疗的危险。反之,剂量过大引起血容量减少,可增加 ACEI 和血管扩张剂的低血压反应及 ACEI 和 AngⅡ 受体阻滞剂出现肾功能不全的危险。在应用利尿剂过程中,若出现低血压和氮质血症而患者已无液体潴留,则可能是利尿过量、血容量减少所致,应减少利尿剂剂量。如患者有持续液体潴留,则低血压和氮质血症很可能是心力衰竭恶化,终末器官灌注不足的表现,应继续利尿,并短期使用能增加肾灌注的药物如多巴胺或多巴酚丁胺。出现利尿剂抵抗时(常伴有心力衰竭恶化),可用以下方法:①静脉给予利尿剂,如呋塞米持续静脉滴注。②2 种或 2 种以上利尿剂联合应用。③应用增加肾血流的药物,如短期应用小剂量的多巴胺或多巴酚丁胺[2~5 μg/(kg·min)]。

4.利尿剂

大型临床试验(digitalis investigation group trial,DIG)证实,地高辛能够改善心力衰竭患者的运动耐量和左室功能,降低心力衰竭住院率,对死亡率的影响是中性的,是正性肌力药中唯一的、长期治疗不增加死亡率的药物。DCM 心力衰竭时地高辛使用剂量宜适当减小。

非洋地黄正性肌力药物不改善患者的远期预后,不主张对慢性心力衰竭患者长期、间歇静脉滴注此类正性肌力药。

5.洋地黄

在 DCM 心力衰竭病情危重期间、心脏移植前的终末期心力衰竭、心脏手术后心肌抑制所致的急性心力衰竭以及难治性心力衰竭可考虑短期使用非洋地黄正性肌力药物如多巴酚丁胺或米力农支持 3~5 d,渡过危重期。推荐剂量:多巴酚丁胺 2~5 μg/(kg·min)静脉滴注,米力农 50 μg/kg 负荷量静脉推注,继以 0.375~0.750 μg/(kg·min)静脉滴注。

### (三)钙通道阻滞剂

由于缺乏支持钙通道阻滞剂有效性的证据,这类药物不宜用于心力衰竭的治疗。有部分研究提示,地尔硫䓬能够改善 DCM 患者的心功能和运动耐力,可能适合于 DCM 的早期干预治疗。然而,有关钙离子拮抗剂用于治疗扩张型心肌病的问题仍属探索的范畴。

### (四)抗心律失常治疗

在采用抗心律失常治疗之前,首先应加强对心力衰竭的治疗,消除引起心律失常的一些诱因,如缺氧、心肌缺血、水电解质酸碱平衡紊乱(尤其是低血钾、低血镁)、交感神经和肾素-血管紧张素-醛固酮系统的激活等。DCM 心律失常的治疗应认真权衡利弊,大部分抗心律失常药物并不能提高患者的生存率,相反有致心律失常的危险,并有负性肌力作用。因此在选用抗心律失常药物时应充分注意药物对生存率的影响,不宜把心律失常的抑制作为治疗的最终目标。

Ⅱ类抗心律失常药物 β 受体阻滞剂、Ⅲ类抗心律失常药物胺碘酮可降低心律失常死亡率,可以选用于各种快速性心律失常如房性心动过速、心房颤动、频发室性期前收缩以及室速。而Ⅰ类抗心律失常药物可增加死亡率,尽量避免使用。尽管对于短阵室速患者可以短期静脉应用Ⅰ类抗心律失常药物中的利多卡因,但仍以选用胺碘酮为佳。对于顽固性室速患者,应选用胺碘酮或采用射频消融治疗。新型Ⅲ抗心律失常药物如伊布利特、多非利特的疗效并不优于胺碘酮。室性心律失常引起明显血流动力学障碍时,必须立即予以电复律。发作持续性室速、室颤引起晕厥或心搏骤停的患者需要考虑安装 ICD。DCM 患者同时有左室功能降低和频繁发作的非持续性室速的患者,猝死危险增大。对于具有室速或室颤的左室功能受损患者,植入 ICD 可能是可取

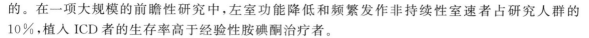

的。在一项大规模的前瞻性研究中,左室功能降低和频繁发作非持续性室速者占研究人群的10%,植入 ICD 者的生存率高于经验性胺碘酮治疗者。

**（五）抗凝治疗**

DCM 伴心力衰竭时,心室内血流淤滞,易发生周围动脉栓塞及肺栓塞。尽管抗凝剂对 DCM 伴心力衰竭者的实际效果尚缺乏临床对照实验的证实,但对这类患者仍推荐使用抗凝剂。对于 DCM 合并心房颤动或以前有缺血性卒中的患者,如无特殊的抗凝剂使用禁忌证,即使从临床或超声心动图上均未发现血栓形成的直接证据,也应进行抗凝治疗。一般选用华法林 1～3 mg,每天 1 次,使凝血酶原时间延长 1～1.5 倍,国际标准化比值(INR)在 2.0～3.0 之间。

**（六）改善心肌代谢**

有的 DCM 发病与心肌能量代谢障碍有关,DCM 发生后也存在一定程度的心肌能量代谢紊乱。适当应用改善心肌能量代谢的药物,可能有助于 DCM 病情的稳定和改善。根据临床情况可以选用辅酶 $Q_{10}$、辅酶 A、三磷酸腺苷(ATP)、肌苷、维生素 C、极化液、1,6-二磷酸果糖(FDP)、磷酸肌酸、曲美他嗪等。

**（七）肾上腺皮质激素**

肾上腺皮质激素不宜常规应用。有人认为,心肌活检或核素心肌扫描证实心肌有炎性渗出改变者,应用肾上腺皮质激素可使炎性病灶减轻或消退,有利于改善心功能;合并急性左心衰竭者,短时间使用大剂量肾上腺皮质激素,有利于控制心力衰竭。

**（八）免疫调节治疗及中医药治疗**

近年来,国内外有学者应用免疫调节剂如干扰素治疗 DCM 取得了良好效果,可使患者血清肠道病毒 RNA、抗 β 受体抗体、抗 $M_2$ 受体抗体明显下降,提高 LVEF,改善心功能,降低顽固室性心律失常和反复心力衰竭的发生率。然而其确切疗效尚有待更多临床试验的验证。

黄芪、牛磺酸、生脉制剂具有抗病毒、调节机体免疫、改善心脏功能的作用。我国完成的一项多中心中西医结合治疗 DCM 的临床研究显示,采用中西医结合治疗(黄芪、生脉、牛磺酸、泛癸利酮及强心、利尿、扩血管等)能够提高患者的 LVEF,改善心功能。中西医结合治疗 DCM 不失为一种可取的药物治疗手段。

**（九）其他药物**

其他包括钙离子增敏剂、重组人生长激素(rhGH)、甲状腺素、利钠利尿肽等。已有几项临床试验证明钙离子增敏剂如左西孟旦、利钠利尿肽对充血性心力衰竭有效。由于这些制剂在临床上使用的时间很短,还需要更深入的研究。

**（十）其他治疗措施**

其他包括心室再同步化治疗、外科治疗(心脏移植、动力性心肌成形术、部分左心室切除术、心室辅助系统和人工心脏)、心肌干细胞移植等。

DCM 的病程长短各异,一旦发生充血性心力衰竭则预后不良。死亡原因多为心力衰竭、严重心律失常和血栓栓塞,不少患者猝死。以往认为,症状出现后 5 年生存率占 40%左右;近年来,随着治疗手段的进步,存活率有明显提高。对预后影响不良的因素:①年龄＞55 岁;②心胸比例＞0.55;③明显心力衰竭,心脏指数＜2.5 L/(min·m²),左室舒张末压＞2.7 kPa(20 mmHg),LVEF＜0.30,肺动脉楔压(PCWP)＞2.7 kPa(20 mmHg);④心脏重量/容积比减少;⑤血浆肾上腺素、心房利钠肽、肾素水平增高,心肌活检示有明显的组织学异常;⑥左室内传导阻滞、复杂性室性心律失常。

(刘冬燕)

# 第三节　肥厚型心肌病的诊治

肥厚型心肌病(HCM)是最常见的遗传性心血管病,目前发现引起 HCM 的致病基因有13 个,均为编码肌原纤维粗、细肌丝蛋白的基因,这些蛋白参与心脏的结构、收缩或调节功能。美国调查显示,年轻人的发病率达 0.2%;阜外心血管病医院的研究调查发现,成年人群的发病率达0.08%。HCM 是一种原发于心肌的疾病,有猝死的危险性,猝死原因主要是心室颤动。有45%的 HCM 患者存在猝死危险因素。在美国 HCM 是运动相关性猝死的最常见的原因。常发生于平素健康的年轻人(包括运动员)。

## 一、临床特点

从毫无症状到心脏性猝死跨度很大。HCM 的症状大都开始于 30 岁以前,见于各个年龄段:婴儿期、儿童期、成年期等,偶见于老年患者,男女患病比例无明显差异。年轻的患者多无或者仅有轻微的临床症状,然而已经出现明显的左室肥厚。主要临床症状有呼吸困难、胸痛、心慌、乏力、头晕、甚至晕厥,15%~25%的 HCM 至少发生过一次晕厥。

### (一)心源性猝死(SCD)

SCD 是 HCM 最为严重的并发症,并有可能是其第一临床表现。HCM 是青少年和运动员猝死的主要原因。SCD 常见于 10~35 岁年轻、无其他异常的患者和运动员,相反心力衰竭死亡多发生于中老年患者,HCM 有关的房颤导致的中风则几乎都见于老年患者。SCD 的危险性随年龄增长而逐渐下降,但不会消失,直至晚年仍会出现。到三级医疗中心就诊的患者年死亡率为2%~4%,儿童患者甚至高达 6%。心肌缺血、心律失常、流出道梗阻等是其可能机制之一。

### (二)HCM 扩张相

为 HCM 终末阶段表现之一,有 10%~15%的患者出现左心室的扩张,肌肉组织缺失和纤维替代是其机制之一,后者是由供应心肌的小动脉的病变而引起的心肌缺血所致。HCM 进展为扩张相其他机制包括透壁心肌梗死、酗酒和乙醇消融术后左心室几何形状扭曲等,遗传因素也可能参与其中。有学者认为,HCM 扩张相是 HCM 合并 DCM。也有学者认为这种观点不正确,应该是 HCM 的不同发展阶段。

大多数 HCM 患者无明显的体征。约有 1/4 的患者可出现由于左心室流出道梗阻引发的收缩期杂音。该杂音出现于胸骨左缘,此杂音的一个典型特征是它依赖于心室容积,降低后负荷及静脉回流的生理学和药理学措施能增强杂音的程度(如 Valsalva 动作的站立位、吸入亚硝酸异戊酯),而增强后负荷及静脉回流的干预则能减低杂音(如 Valsalva 动作的下蹲位、应用肾上腺素)。这对梗阻性肥厚型心肌病的用药有重要意义。大多数存在明显左心室流出道压力阶差的患者还出现二尖瓣反流。极少数情况下,在肺部可闻及收缩期杂音,这是由于右心室流出道梗阻所致。

## 二、分型

根据血流动力学和心肌肥厚的部位等不同,HCM 可分为不同的类型。

**（一）根据血流动力学的不同分型**

根据血流动力学的不同，临床上将 HCM 分两型。

1.非梗阻性 HCM

无论是在静息时还是在受激惹时，左室流出道（LVOT）均无压力阶差出现［超声心动图检查 LVOT 压力阶差不超过 4.0 kPa(30 mmHg)］。

2.梗阻性 HCM(HOCM)

主要表现为 LVOT 梗阻和左心室中腔的梗阻，可能主要与肥厚的部位有关。一般情况下所说的梗阻性 HCM 主要指 LVOT 梗阻。另外，根据左心室流出道梗阻的变化情况，可分为静息梗阻型——该型患者静息时即存在左心室流出道压力阶差［超声心动图检查 LVOT 压力阶差超过 4.0 kPa(30 mmHg)］；隐匿梗阻型——该型患者在静息时不存在 LVOT 压力阶差，但在受激惹后，如吸入亚硝酸异戊酯、期前收缩后等即出现 LVOT 压力阶差［超声心动图检查 LVOT 压力阶差超过 4.0 kPa(30 mmHg)］。这是临床上最常用的分型，有利于指导治疗措施的选择。

**（二）根据肥厚的部位分型**

根据肥厚的部位，HCM 分为以下三型。

1.心室间隔肥厚

此型最多见，其中 1/3 累及心室间隔基底部，构成主动脉瓣下狭窄，1/3 为整个心室间隔肥厚，1/3 肥厚的室间隔延长至乳头肌。心室间隔常与左心室后壁厚度之比＞1.3，称为"不对称性 HCM"。

2.心尖肥厚

肥厚主要局限于左心室的心尖部，这种类型的肥厚多见于亚洲尤其是日本和中国香港，占所有 HCM 患者的 25～40％，而欧美人群少见。

3.全心肥厚

约有 5％的 HCM 表现为心室的弥漫性肥厚，这种类型的肥厚难以与继发性心肌肥厚鉴别。其他非常少见的还有腱索或乳头肌 HCM、单心室或者单心房 HCM。

**（三）根据家族史和遗传学规律分型**

根据家族史和遗传学规律，HCM 可分为两种类型。

1.家族性 HCM(FHCM)

60％～70％的 HCM 患者呈家族性聚集，称之为 FHCM，绝大部分的家族性 HCM 为常染色体显性遗传性疾病，父母双方有一方携带致病的遗传缺陷，后代就有 50％的机会继承这个遗传缺陷。

2.散发性 HCM

对于无家族性聚集的 HCM 患者，称之为散发性 HCM。该分型有利于指导遗传学分析。

HCM 的诊断和分型主要依靠以下几种检查方法。

（1）超声心动图：超声心动图是诊断 HCM 极为重要的无创性方法，更重要的是可以根据各种测量数据，将 HCM 做进一步的分型，以利于临床诊治。超声心动图对于心尖部和非典型部位的诊断灵敏度差。

（2）心电图：80％以上的 HCM 患者的心电图有 ST-T 改变，大多数患者冠状动脉正常，少数心尖部局限性心肌肥厚的患者由于冠状动脉异常而有巨大倒置的 T 波；约 60％的患者有左心室肥大；有异常 Q 波的存在于 I、aVL、V₅、V₆ 导联，大多是深而不宽的 Q 波，反映不对称性室间隔肥厚；部分患者合并预激综合征。心电图变化较早，且较为灵敏，但特异性差。

（3）动态心电图：24 h 动态心电图能够明确心律失常，尤其是室性心动过速，指导 HCM 的危险分层。

（4）运动试验：根据运动中血压的变化有助于危险分层。

（5）X 线检查：X 线检查没有明显的特点，可能见到左心室增大，也可能在正常范围。可见肺部淤血，但严重肺水肿少见。

（6）心脏磁共振：其敏感性高于超声心动图，但费用较高，对于诊断特殊部位的肥厚和不典型的肥厚最为灵敏。尤其近年来发现延迟显像可以明确心肌纤维化。

（7）基因诊断：基因诊断有望成为新的诊断标准的重要依据。但目前仅在大的医疗中心中开展，临床上尚未大规模应用。

（8）其他检查：核素心肌扫描可显示心肌肥厚的部位和程度。心肌活检是诊断 HCM 的金标准之一，但目前我国临床中少有开展。

## 三、诊断标准——不断在完善但仍有缺陷

2011 年 12 月美国心脏病基金会（ACCF）和美国心脏学会（AHA）发表了肥厚型心肌病诊断与治疗指南，进一步明确了肥厚型心肌病是一种不明原因的以左室肥厚为特征的疾病，且不伴有心室腔扩大，除外了其他引起心脏肥厚的心血管或全身疾病。基因型阳性而表型为阴性者（无明显的心肌肥厚）应高度警惕。临床上，通常认为超声提示最大左室壁厚度≥15 mm（修订了1995 年国际卫生组织≥13 mm 的标准）可诊断为肥厚型心肌病，13～14 mm 为临界值，特别是伴有其他危险因素（如 HCM 家族史）。

2007 年中华心血管病杂志发表的我国心肌病诊断与治疗建议制订了 HCM 详细的诊断标准。

### （一）HCM 诊断标准

临床诊断 HCM 的主要标准：①超声心动图提示左心室壁和/或室间隔厚度超过 15 mm；②组织多普勒、磁共振发现心尖、近心尖室间隔部位肥厚，心肌致密或间质排列紊乱。

次要标准：①35 岁以内患者，12 导联心电图 I、aVL、V4-V6 导联 ST 下移，深对称性倒置T 波；②二维超声室间隔和左室壁厚 11～14 mm；③基因筛查发现已知基因突变，或新的突变位点，与 HCM 连锁。

排除标准：①系统疾病，如高血压病、风湿性心脏病二尖瓣病、先天性心脏病（房间隔、室间隔缺损）及代谢性疾病伴发心肌肥厚；②运动员心脏肥厚。

临床确诊 HCM 标准。符合以下任何一项者：1 项主要标准＋排除标准；1 项主要标准＋次要标准 3 即阳性基因突变；1 项主要标准＋排除标准 2；次要标准 2 和 3；次要标准 1 和 3。

### （二）FHCM 诊断标准

除发病就诊的先证者以外，三代直系亲属中有两个或以上成员诊断 HCM 或存在相同 DNA位点变异。

诊断 FHCM 依据如下：①依据临床表现、超声诊断的 HCM 患者，除本人（先证者）以外，三代直系亲属中有两个及以上被确定为 HCM 或 HCM 致猝死患者；②HCM 患者家族中，两个及以上的成员发现同一基因、同一位点突变，室间隔或左室壁超过 13 mm，青少年成员 11～14 mm；③HCM 患者及三代亲属中有与先证者相同基因突变位点，伴或不伴心电图、超声心动

图异常者。符合三条中任何一条均诊断为 FHCM,该家族为 FHCM 家系。

心电图诊断标准:①在至少 2 个导联上出现 Q 波时间>0.04 s 或深度超过其同一导联 R 波的 1/3;②Romhilt-Estes 计分方法判断为左心室肥厚≥4 分。

诊断标准如下。①QRS 波幅:肢体导联最大的 R 波或 S 波>2.0 mV;V$_1$ 或者 V$_2$ 导联的 S 波>3.0 mV;V$_5$ 或 V$_6$ 导联 R 波>3.0 mV。具有以上任何一项者记 3 分。②出现典型的 ST-T 左心室劳损征象:ST-T 向量与 QRS 波平均向量相反,在未合并应用洋地黄类制剂时出现记 3 分,在合并应用洋地黄类制剂时出现记 1 分。③出现左心房扩大(Vl 导联 P 波终末负电位>0.1 mV,时限>0.04 s)时记 3 分。④电轴左偏>-30°时记 2 分。⑤QRS 波群间期>0.09 s 时记 1 分。⑥V5 或 V6 内转折时间>0.05 s 时记 1 分。

在不存在束支传导阻滞的情况下,至少 2 个导联出现复极的异常,即 T 波的倒置。

绝大部分的 HCM 为家族性,因此患者在临床就诊时,医师一般建议患者的亲属也要到医院进行检查。肥厚型心肌病诊断与治疗 2003 年美国心脏病学会/欧洲心脏病学会专家共识中提倡对 HCM 患者的一级亲属(父母和子女)和其他的家族成员进行基因突变筛查,如果当地医院不具备基因诊断技术,也应该每年对有血缘关系的青春期的家系成员(12~18 岁)进行体格检查、12 导心电图和超声心动图检查。而对 18 岁以上的成年家系成员即使临床表现正常,也应该每 5 年进行一次检查,因为有些基因突变所导致的 HCM 在成年后发病,也就是说呈年龄依赖性。而对 12 岁以下的儿童不建议进行常规检查,除非其家族患者危险性较高或者本人从事竞技性的体育运动。通过家族筛查发现的 HCM 患者,应该每 1~1.5 年进行一次临床检查,评定其危险性,有任何不适时应随时就诊。

原发性 HCM 的临床诊断并不难,凡是原因不明的心肌肥厚,不论是全心肥大还是局限性肥大,经超声心动图、心电图、心室造影等检查证实的患者,符合上述诊断标准可诊断。心室间隔增厚与左室游离壁的厚度之比>1.3 的患者,并不一定为原发性非对称性 HCM 的必需条件。临床中可见有些高血压性心脏病患者比值>1.3,所以有人提出室间隔增厚与左室游离壁的厚度之比>1.5,甚至>1.8 时才能诊断 HCM。HCM 应和以下几种疾病相鉴别。①高血压病引起的心肌肥厚:有长期的高血压病史,常伴有眼底、肾功能等动脉硬化的临床指征。心脏超声检查没有 HCM 的特征表现,尽管有少部分患者可能有心室间隔增厚与左室游离壁的厚度之比>1.3,但不伴有其他 HCM 的超声特点。目前指南认为,对于 HCM 合并高血压的患者,认为有肌小节基因突变或左心室的厚度显著增厚大于 25 mm 或伴有 SAM 现象、左室流出道梗阻(LVOT)者可协助诊断肥厚型心肌病。②冠心病:冠心病患者年龄多在 40 岁以上,有冠心病的易患因素,如高血压病、高脂血症、长期吸烟、糖尿病等。冠心病患者的心室间隔可以增厚,很少见,但可能有室壁阶段性运动异常而且也没有 HCM 的超声心动图特征。③主动脉瓣狭窄:该病为瓣膜本身受累,继发出现心肌肥厚,超声心动图可以明确病变特点及部位。④心肌淀粉样变性:心肌淀粉样变性导致的心肌肥厚从传统的检查手段难以与 HCM 鉴别,但一般情况下淀粉样变性患者除心肌受累外,心外器官或者组织受累更为常见,心肌或者腹壁脂肪活检是最为可靠的确诊手段。

此外,在肥厚型心肌病的终末期,需要与扩张型心肌病相鉴别。其他如先天性心室间隔缺损、动脉导管未闭等疾病都各有特点,借助超声心动图、心电图、心导管等技术,可以和 HCM 相鉴别。

## 四、危险分层

预防猝死是关键。尽管 HCM 的猝死易发生于年轻人(<30 岁),但也可以发生于中年或更

大年龄的患者,因此,年龄较大的患者并不能排除猝死的可能性。对所有 HCM 患者,特别是<60 岁的患者应该进行完善的、动态的危险分层评估,包括详细询问病史和家族史及体格检查、12 导联 ECG、二维超声心动图、Holter ECG 监测及运动试验。危险分层应该根据时间和临床变化做动态分析。HCM 的表现如左室流出道梗阻、诱发性心肌缺血、心房颤动尽管队列分析不是猝死的独立危险因素,但可能增加某些患者的危险性。电生理检查心室程序刺激不作为 HCM 的常规检查,因为,其诱发的室性心动过速为非特异性的。实验室基因分型对患者进行危险分层,目前还未常规用于临床,在研究中心也受到很大限制。

2013 年 O'Mahony 等评估了 2003 年美国心脏病学会和欧洲心脏病学会及 2011 年美国心脏病学会和美国心脏学会关于肥厚性心脏病危险分层和猝死预防策略,发现非持续性室性心动过速、左室极度肥厚、猝死家族史、不明原因的晕厥和运动时出现血压异常反应 5 个危险因素中,危险因素越多,猝死风险越大。

## 五、治疗注意事项

HCM 治疗的目标是降低疾病的危险性,缓解症状,控制并发症。

应避免劳累、情绪波动等,禁止参加竞技性的体育运动和突然的、剧烈的活动。许多患者在登楼梯或者赶公共汽车时突然晕厥或猝死,这时应宜加慎。建议戒烟戒酒,饮酒往往能够使流出道梗阻加重或者激惹静息状态下没有流出道梗阻的患者出现梗阻。体形肥胖的患者应该减肥。禁止使用加强心肌收缩力的药如洋地黄类、异丙肾上腺素以及减轻心脏负荷的药物如硝酸甘油等,因能使左心室流出道梗阻加重。

非梗阻型 HCM 的治疗没有特异性,晚期心脏移植是有效的手段之一。而梗阻型的 HCM 可选择的治疗方法较多。对无症状的 HCM 患者是否用药存在分歧,部分学者主张无症状不用药。

### (一)药物治疗

#### 1.β 受体阻滞剂

β 受体阻滞剂是治疗 HOCM 的一线药物,该类药物能使心肌收缩力减弱,减缓收缩期二尖瓣前向运动和减轻流出道梗阻,减少心肌氧耗,增加舒张期心室扩张,而且能减慢心率,延长舒张期,增加心搏出量和心肌有效灌注时间,同时本身有抗心律失常作用。初始用药有效率达60%～80%。使用 β 受体阻滞剂通常从小剂量开始,根据心率、左室流出道压差逐渐调整剂量至最大耐受剂量,以能最大限度改善临床症状而又不引起心率过慢、血压过低为原则。常用的有普萘洛尔、美托洛尔等。

#### 2.钙通道阻断剂

钙通道阻断剂是 β 受体阻滞剂的替代用药,该药阻断钙通道,减少钙内流,降低心肌收缩力,改善心肌的顺应性有利于心脏的舒张。代表药物维拉帕米。常用维拉帕米 240～480 mg/d,顿服或分次口服,可使症状长期缓解;近年来还常用硫氮草酮 30～60 mg,每天 3 次口服,有良好的效果。但对于严重流出道梗阻的患者使用钙通道阻断剂需要慎重。

#### 3.抗心律失常药

主要用于控制快速室性心律失常与心房颤动,常用胺碘酮治疗,不仅能减少恶性心律失常,还可以缓解症状,使心绞痛发作减少。开始从 200 毫克/次,每天 3～4 次口服,经 5～7 d 心率减慢后,改为每天100～200 mg维持。另外胺碘酮也能和普萘洛尔联合使用,具有缓解心绞痛的优点,但剂量宜适当减少。

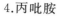

**4.丙吡胺**

丙吡胺为Ⅰa类抗心律失常的药物,用于梗阻型HCM能够有效地降低流出道的压差,缓解梗阻,减轻患者的不适。日用量为300～600 mg。对于不能耐受β-受体阻滞剂或者维拉帕米的患者,丙吡胺是有效的选择之一。在HCM合并房颤时,丙吡胺可与β-受体阻滞剂合用。使用此药物时注意监测QT间期。丙吡胺具有较强的负性肌力作用,合并心力衰竭时慎用。HCM患者伴前列腺肥大者不用或慎用。

**5.其他**

螺内酯、辛伐他汀等药物能够逆转HCM心肌纤维化和心肌肥厚,改善心脏功能,有可能成为治疗HCM的有效药物,但目前尚缺乏一定规模的临床试验支持。

**(二)外科手术治疗**

外科手术是治疗内科治疗无效的梗阻型HCM的"金"方法,治疗效果较好,病死率较低(1%～2%)。适应证:药物治疗无效、症状明显、LVOT压差静息时≥4.0 kPa(30 mmHg)或应激时≥6.7 kPa(50 mmHg),且室间隔心肌极度肥厚、能够耐受手术。手术目的是使LVOT增宽,消除二尖瓣收缩期前移和间隔与二尖瓣的接触(SAM征),手术有效率为70%～80%。最常用的手术方式是经主动脉途径的室间隔心肌切开或部分切除术(Morrow术),对于二尖瓣前叶明显冗长的患者可同时行二尖瓣前叶缝折术,以减少术后SAM征持续存在的可能。目前,外科治疗已经进展为"RPR"修复复式即切除-折叠-松解,对一些前室间隔上段厚度≤18 mm、手术切除易于导致室间隔穿孔或不适当的血流动力学改变者,心室腔中部梗阻、Morrow术后仍持续有严重症状和LVOT梗阻者及二尖瓣本身病变伴严重二尖瓣反流(如二尖瓣脱垂)者,则需行二尖瓣置换术。手术可明显减少LVOT压差及二尖瓣关闭不全症状。主要并发症包括完全性房室传导阻滞、室间隔缺损和主动脉瓣反流等。

**(三)经皮经腔间隔心肌消融术(PTSMA)**

经皮经腔间隔心肌消融术是通过导管将乙醇注入前降支的一条或多条间隔支中,造成相应肥厚部分的心肌梗死,使室间隔基底部变薄,减轻左室流出道压差和梗阻的方法,又称乙醇消融术。从15年前开展到目前为止,全世界超过3 000例的患者接受了这种治疗措施,中短期的研究显示,该方法能够有效地降低流出道压差,改善症状和增加活动耐量,但是,效果不及外科手术。我国目前有10数家医院能够开展此类治疗。

**1.适应证**

超声心动图证实符合HOCM的诊断标准,梗阻位于主动脉瓣下而非心室中部或其他部位,室间隔厚度≥15 mm;有明显的临床症状,如明显劳累性气短、心绞痛、晕厥等;药物治疗效果不佳,或不能耐受药物不良反应;导管测压显示LVOT压力阶差静息时≥6.7 kPa(50 mmHg),或LVOTG静息时在4.0～6.7 kPa(30～50 mmHg),应激时≥9.3 kPa(70 mmHg)。若有明显晕厥(需除外其他原因)等临床症状,压差可适当放宽;心脏血管解剖适于行PTSMA。

**2.非适应证**

非梗阻型肥厚性心肌病;合并必须进行心脏外科手术的疾病,如严重二尖瓣病变、冠状动脉三支病交等;无或仅有轻微临床症状,即使LVOT压差高亦不应进行PTSMA治疗;不能确定靶间隔支或球囊在间隔支固定不确切。年龄虽无限制,但原则上对年幼及高龄患者应更慎重,权衡利弊后再决定是否行PTSMA治疗。

PTSMA并发症:①治疗相关死亡率在2%～4%;②高度或三度房室传导阻,需要安装起搏器治疗,占 2%～10%;③束支传导阻滞:发生率可达 50%,以右束支为主;④非控制性心肌梗死:与前降支撕裂、乙醇泄漏、注入部位不当等有关;⑤急性二尖瓣关闭不全,需要急诊外科手术治疗。

虽然 PTSMA 是很有潜力的治疗方法,但有关经验和长期安全性随访资料均有限。因为毕竟是造成了局部的心肌瘢痕,所以术中、术后均会有室性心律失常发生的可能,建议最好局限于一些有经验的医院和专家,以便将治疗危险性降到最低,避免造成不必要的心肌损伤和医源性心律失常。

### (四)安置 DDD 型永久起搏器

植入双腔 DDD 起搏器对有严重症状的梗阻型 HCM 可能有用,但其确切的疗效仍有待证实。肥厚型心肌病诊断与治疗 2003 年美国心脏病学会/欧洲心脏病学会专家共识中仍建议把安置 DDD 型永久起搏器作为外科手术的替代措施。缓解梗阻的机制推测与心室电极放置于右心室心尖部,左室壁收缩方式发生变化,收缩时二尖瓣向室间隔移位减少所致。有研究发现,永久起搏缓解梗阻的效果与安慰组相同。因此不鼓励置入双腔起搏器作为药物难治性 HCM 患者的首选方案。

### (五)心源性猝死的预防

埋藏式心脏复律除颤器(ICD)是预防 HCM 猝死最有效的治疗措施。有几项研究支持这种观点,包括一个 HCM 高危患者多中心前瞻性研究。3 年中 ICDs 在近 25% 的患者中有效终止了致命性心律失常,无论左室肥厚的特点如何。置入 ICD 每年有 11% 用于二级预防,约 5% 用于一级预防。初次适时放电的平均年龄为 40 岁,为较年轻的 HCM 患者,有 1/4 发生于致命性心律失常。临床上推荐有一个或多个危险因素的患者预防性安装 ICD(如有猝死家族史的患者),作为一级预防。有些调查(大多在欧洲)存在局限性,在考虑安装 ICD 前,患者需要具备 2 个或 2 个以上危险因素。然而,许多尚不够安装 ICD 指征的仅有一个危险因素的 HCM 患者但仍然存在猝死的危险性。如 LV 显著肥厚(≥30 mm),即使是没有严重心律失常,仍然是未来发生猝死的独立危险因素。对于这样的患者临床上需要慎重考虑。

目前发现 β-阻断剂、钙通道阻滞剂和 I-A 类抗心律失常药(如奎尼丁、普鲁卡因胺)对预防猝死无效。小剂量胺碘酮能有效改善 HCM 患者的生存率,但是应该监测药物的毒性作用。

(刘冬燕)

# 第四节　未定型心肌病的诊治

未定型心肌病(unclassified cardiomyopathy,UCM)是指不适合归类于扩张型心肌病、肥厚型心肌病、限制型心肌病和右室心肌病等类型的心肌病,如弹性纤维增生症、非致密性心肌病、线粒体受累、心室扩张甚轻而收缩功能减弱等。

## 一、心室肌致密化不全

心室肌致密化不全(noncompaction of ventricular myocardium,NVM)是一种先天性心室肌发育不全性心肌病,主要特征为左心室和/或右心室,腔内存在大量粗大突起的肌小梁及深陷隐窝,常伴或不伴有心功能不全、心律失常及血栓栓塞。1984 年德国的 Engberding 等通过心血管造影和二维超声检查首次发现一成年女性患者左心室肌发育异常,心肌肌束间如海绵状的血液窦状隙持续存在;1985 年德国的 Goebel 等提出此类患者病变可能为一种新型疾病,从而引起人们关注。随着类似病例的不断发现,研究者们曾一度将此病称为"海绵样心肌病",直至 1990 年美国的 Chin 等将其正式命名为"心室肌致密化不全"。我国于 2000 年首次报道,其后 3 年陆续发现 30 余例,近 2 年有增多趋势。

(一)病因

NVM 病因迄今不明,儿童病例多呈家族性。近年基因学研究认为,它可能与 Xq28 染色体上的 G415 基因突变有关。另有报道,基因 RKBP12、11p15、LMNA 等也可能与本病相关。通常在胚胎早期,心肌是由心肌纤维形成的肌小梁和深陷的小梁间隙(即隐窝)交织成的"海绵"样网状结构,其中小梁间隙与心室腔相通,血液通过此通道供应心肌。胚胎发育 4～6 周后,心肌逐渐致密化,大部分隐窝压缩成毛细血管,形成冠状动脉微循环系统。心肌致密化过程是从心外膜向心内膜、从基底部向心尖部进行的,在此过程中,若某区域心肌致密化停止,将造成相应区域的致密化心肌减少,而由多个粗大的肌小梁取代,导致心肌供血失常,影响心肌收缩功能;而粗大的肌小梁又可使心室壁顺应性下降、舒张功能障碍。另外,心肌结构的变异、血流的紊乱易致心律失常和附壁血栓形成,甚至发生猝死。

(二)病理

病理学特征为心室腔内有大量粗大突起的肌小梁和与心室腔交通的深陷隐窝,组织学表现为隐窝表面覆以内皮细胞并与心外膜相延续。随着病程进展,心脏逐渐扩大,类似于 DCM,发展到此阶段仍然可见扩大的心室腔内有大量粗大突起肌小梁和与心室腔交通深陷的隐窝,在心脏超声检查中应当注意这种病变的识别。

(三)临床表现

本病起病隐匿,有些患者出生即发病,有些直至中年时才出现症状,也有终身无症状者。病程的进展由非致密化心肌范围和慢性缺血程度决定,临床表现为进行性收缩和/或舒张功能障碍、各种类型的心律失常(以快速室性心律失常多见)和系统性血栓栓塞,少数患儿病例可伴有面部畸形、前额突出、低位耳和高颚弓等。

(四)诊断

由于其临床表现无特异性,冠状动脉造影显示正常,X 线和心电图检查很难将其与 DCM 鉴别,而超声心动图则可显示本病心室肌的异常结构特征与功能。

2001 年 Jenni 等总结提出以下超声心动图诊断标准。①心室壁异常增厚并呈现两层结构,即薄且致密的心外膜层和厚而非致密的心内膜层,后者由粗大突起的肌小梁和小梁间的隐窝构成,且隐窝与左室腔交通而具有连续性。成人非致密化的心内膜层最大厚度/致密化的心外膜层厚度>0.2,幼儿则>1.4(心脏收缩末期胸骨旁短轴)。②主要受累心肌(>80%)为心尖部、心室下壁和侧壁。③小梁间的深陷隐窝充满直接来自左心室腔的血液(彩色多普勒显示),但不与冠状动脉循环交通。④排除其他先天性或获得性心脏病的存在。

少数 DCM 患者和正常心脏心室腔内也可能存在粗大的肌小梁(通常不超过 3 个),此时若无高质量的超声心动图识别,可通过磁共振成像提供更清晰的形态结构和更高的空间分辨率,心血管造影也可明确诊断。此外,这些影像学检查还可有助本病与肥厚型心肌病、心律失常型心肌病、心脏肿瘤和心室附壁血栓的鉴别。

NVM 在成年人多因心力衰竭就诊时,超声心动图检查表现为左心室扩大,薄且致密的心外膜层和厚而非致密的心内膜层,后者由粗大突起的肌小梁和小梁间的隐窝构成,隐窝与左室腔交通具有连续性,主要累及心尖部、心室下壁和侧壁,小梁间的深陷隐窝充满直接来自左心室腔的血液。在诊断扩张型心肌病时应当注意病因诊断与鉴别诊断。

**(五)治疗与预后**

目前尚无有效治疗方法。目前主要针对心力衰竭、各种心律失常和血栓栓塞等并发症的治疗。药物可选用 β 受体阻滞剂和血管紧张素转化酶抑制药等抗心力衰竭;同时可使用辅酶 Q10 和 B 族维生素等改善心肌能量代谢;应用阿司匹林或华法林行抗栓治疗;必要时安置 ICD 控制恶性室性心律失常。Oechslin 等对 34 例有症状成人 NVM 患者随访(44±39)个月,18 例(53%)因心力衰竭住院,12 例(35%)死亡(心力衰竭死亡和猝死各 6 例),14 例(41%)出现室性心律失常,8 例(24%)发生血栓栓塞事件,提示本病预后不良。关注超声心动图对 NVM 特征性病变的识别,提高本病早期诊断水平,有助于延缓患者寿命。由于本病为心室肌发育不良,心脏移植是终末阶段的主要治疗方法。

## 二、线粒体病累及心脏

线粒体病是指编码线粒体基因出现致病突变或与线粒体疾病相关的核 DNA 损害,导致 ATP 电子传递链酶的缺陷,ATP 产生障碍,线粒体的形态发生改变而出现的一组多系统疾病。该疾病主要累及神经肌肉系统,心肌组织也是最易受累的组织之一。患者在心脏表现为心肌病,包括肥厚型心肌病、扩张型心肌病及左室致密化不全。廖玉华曾收治一例 16 岁男性线粒体病患者,主要表现为显著的 LVH、心肌酶水平持续升高、静息及运动时乳酸及丙酮酸水平增高,乳酸与丙酮酸比值>20,肌肉与心肌活检显示心肌纤维间大量异型的线粒体堆积,见图 6-1。

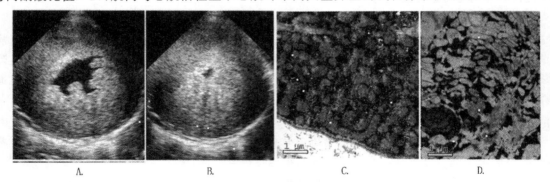

A.　　　　B.　　　　C.　　　　D.

**图 6-1　线粒体病累及心肌**

二维超声心动图切面:A.左心室大小无明显增大,左心室后壁 3.4 cm,侧壁 3.2 cm;B.左心室在收缩末期几乎闭塞,内径 1.2 cm。透射电镜:C.股四头肌肌活检,骨骼肌肌膜下肌原纤维间大量异型线粒体堆积,糖原含量增多;D.心内膜心肌活检,心肌细胞肌纤维排列紊乱、粗细不等,肌原纤维间亦可见大量异型线粒体堆积,糖原含量增多

（刘冬燕）

# 第五节　酒精性心肌病的诊治

长期过度饮酒可以引起心力衰竭、高血压、脑血管意外、心律失常和猝死,过量饮酒是西方国家非缺血性扩张型心肌病的第 2 大病因。据统计,成年人中有一定的酒量者约占 2/3,过量饮酒者在 1/10 以上。与扩张型心肌病相比,酒精性心肌病若能够早期发现并及早戒酒,可以逆转或中止左心室功能减退。

## 一、发病机制与病理变化

过度饮酒对心肌损害有 3 种途径:①乙醇或其毒性产物对心肌的直接毒性作用;②营养不良,最常见为维生素 $B_1$ 缺乏,引起脚气病性心脏病;③可能与乙醇添加剂(如钴)的毒性有关。乙醇经过肠道吸收后,在肝乙醇脱氢酶作用下,乙醇转化为乙醛,再经乙醛脱氢酶转换为醋酸盐,进入柠檬酸循环,继续氧化分解为 $CO_2$ 和 $H_2O$。乙醛是导致乙醇中毒的主要中间代谢产物。乙醇和乙醛可以干扰细胞功能,涉及 $Ca^{2+}$ 的转运和结合、线粒体的呼吸、心肌脂代谢、心肌蛋白合成及肌纤维的 ATP 酶活性等方面。乙醇通过抑制钙与肌丝之间的相互作用,干扰离体乳头肌的兴奋-收缩偶联,降低心肌收缩性。乙醇的代谢产物在心肌内蓄积还可以干扰心肌的脂代谢。

酒精性心肌病的心脏病变为非特异性改变。大体解剖及镜检与扩张型心肌病相似。酒精性心肌病的心脏可见血管壁水肿和心肌内冠状动脉周围纤维化,因而推测其心肌损害由心肌壁内小冠状动脉缺血所引起。据对一组 30 例有多年饮酒史猝死病例的报道,其中 17 例临死时血液内乙醇浓度增高,与醉酒致死者相比,这些患者心室肥厚、局灶性心肌纤维化和心肌坏死以及单核细胞浸润更为突出。50% 无症状的酒精性心肌病患者有心室肥厚,多数患者早期左心室壁增厚,不伴有心肌收缩功能减退,左心室舒张期末内径仍正常;晚期心室内径增大,室壁无增厚。但是无论心室内径有无增大,所有患者左室舒张末压均有不同程度增高。

乙醇、乙醛不仅可以促使 α-受体张力增高、交感神经兴奋、心率增快、血管收缩,还可能引起心电生理紊乱,心肌细胞膜变性和膜电位改变,尤其同时伴有低血镁和/或低血钾时,可以导致 $Ca^{2+}$ 运转失调,引起除极延缓和复极不均性传导减慢,成为折返和自律性电生理异常的基础。

## 二、临床表现

酒精性心肌病常见于 30～55 岁的男性,通常都有 10 年以上过度饮酒史。患者的营养状况因其生活条件而异,可伴有酒精性肝硬化和周围血管疾病。患者首次就诊的症状差异颇大,包括胸痛、心悸、晕厥或栓塞等表现。症状一般为隐匿性,有些患者可出现急性左心衰竭。疾病早期表现为酒后感到心悸、胸部不适或晕厥,阵发性心房颤动是早期常见表现之一。随着病情进展,心排血量降低,乏力、肢软最为常见。当患者发生心力衰竭时,表现为劳力性或夜间阵发性呼吸困难、气短和端坐呼吸。体循环栓塞多因左室或左房附壁血栓脱落引起,常在大量饮酒后发生。年轻的酒精性心肌病患者猝死可能由室颤所致。

体征主要包括心脏扩大、窦性心动过速、舒张压增高、脉压减小,常伴有室性或房性奔马律。乳头肌功能失调时,心尖区可出现收缩期吹风样杂音。当发生慢性心力衰竭时,可出现肺动脉高压症。右心衰竭表现轻重不一,多表现为颈静脉怒张和周围水肿。患者常合并有骨骼肌疾病,肌无力症状与心脏表现平行。

在心力衰竭早期,心脏中度扩大,如果不伴乳头肌功能失调所引起的二尖瓣关闭不全,经过治疗肺淤血可获得缓解,心脏大小也有可能恢复正常。

### 三、辅助检查

#### (一)心电图

常为酒精性心肌病临床前期的唯一表现,多呈非特异性改变。对嗜酒者定期进行心电图普查,有助于本病的早期发现。一度房室传导阻滞、室内传导阻滞、左心室肥厚、心前区导联 R 波逐渐减低和复极异常是常见的心电图改变。Q-T 延长占无心力衰竭患者的 42.8%。ST 段和 T 波改变非常多见,一般在停止饮酒后可恢复正常。最常见的心律失常是心房扑动、心房颤动和室性期前收缩。饮酒也可在无酒精性心肌病者中诱发心房颤动和心房扑动,另外低血钾、低血镁也参与诱发心律失常。猝死患者可能是心室颤动所致。

#### (二)胸部 X 线检查

无心力衰竭症状期,17.2% 的嗜酒患者胸部 X 线显示心脏扩大,对于长期嗜酒者定期进行 X 线胸片普查,也有助于对本病的早期诊断。胸部 X 线常见表现为心影普遍性增大,合并心力衰竭患者可合并有肺淤血或肺水肿征。晚期患者多有心脏显著扩大、肺淤血和肺动脉高压表现,胸腔积液也常见。

#### (三)超声心动图

这是诊断酒精性心肌病的主要手段。亚临床期,多数患者可有左心室容量增加,室间隔和左心室后壁轻度增厚,左心房内径增大。心力衰竭患者则表现为心脏不同程度扩大,室壁活动减弱,心室功能减退,如左室射血分数和左室周径缩短率降低等。酒精性心肌病的心肌异常声学表现为左心室心肌内散在异常斑点状回声,该征象在伴有左心功能异常的饮酒者中检出率达 85.7%,而心功能正常的饮酒者为 37.5%($P$ <0.05),无饮酒史对照组无此征象。

#### (四)血流动力学检查

与扩张型心肌病大致相同。较低的心脏指数和较高的左房压力常提示病情较重。

### 四、诊断

酒精性心肌病的诊断:①符合扩张型心肌病的诊断标准;②长期过量饮酒(WHO 标准,女性 >40 g/d,男性 >80 g/d,饮酒 5 年以上);③既往无其他心脏病病史;④疾病发现早期戒酒 6 个月后,扩张型心肌病临床状态可得到缓解。饮酒是导致心功能损害的独立原因,建议戒酒 6 个月后再进行临床状态评价。

酒精性心肌病患者常伴有高血压,因为大量饮酒可以引起高血压发病率的增加,二者鉴别诊断主要依据病史。如果高血压的病程难以解释短期内发生的心脏扩大,则应考虑酒精性心肌病的诊断;高血压达到诊断标准的患者,也可以同时诊断高血压病。由于酒精性心肌病常合并有酒精性肝硬化,当患者的腹水难以控制时,除了考虑心力衰竭伴发心源性肝硬化外,还要注意酒精性肝硬化原因。

### 五、治疗

酒精性心肌病的治疗关键在于早期诊断、立即戒酒。如果出现心功能不全的临床表现仍然持续饮酒,将失去治愈的机会。因本病有维生素 $B_1$ 缺乏的证据,除了戒酒外,可以应用维生素 $B_1$ $20\sim60$ mg,每天3次。因乙醇、乙醛干扰心肌细胞膜的 $Ca^{2+}$ 的转运,钙通道阻滞剂,如地尔硫䓬、尼群地平可以试用。辅酶 $Q_{10}$ 每天 $10\sim20$ mg,因乙醇、乙醛影响线粒体的呼吸,每天3次。本病心力衰竭的治疗与扩张型心肌病相同。

## 六、预后

酒精性心肌病确诊后仍然持续饮酒,预后不良,$40\%\sim60\%$ 的患者在 $3\sim6$ 年死亡。据法国对一组心力衰竭入院的108例患者的观察,42例被诊断为酒精性心肌病,其中 2/3 患者在3年内死亡;而非酒精性心肌病患者3年内死亡仅占 1/3。另一组64例嗜酒患者随访4年,戒酒患者4年死亡率为 $9\%$,而持续饮酒患者的病死率达 $57\%$。日本报道10例酒精性心肌病患者戒酒后10年生存率可达 $100\%$。因此,酒精性心肌病患者早期诊断、立即戒酒,预后较好;戒酒对病程的影响可能与心肌损害的程度有关,心肌损害程度轻者预后更好。

(刘冬燕)

# 第六节　药物性心肌病的诊治

药物性心肌病是指接受某些药物治疗的患者,因药物对心肌的毒性作用,导致心肌损害,产生类似扩张型心肌病和非梗阻性肥厚型心肌病的心肌疾病。临床上这类药众多,最常见的药物包括抗肿瘤药物,如阿霉素、柔红霉素;抗精神病药物,如氯丙嗪、奋乃静、三氟拉嗪;三环类抗抑郁药,如氯丙咪嗪、阿米替林、多虑平等。

## 一、诊断

主要根据曾服用某些药物,而服药之前无心脏病证据,服药后出现心律失常、心脏增大和心功能不全的征象,又不能用其他心脏病解释者,可诊断本病。

## 二、治疗

严格掌握用药适应证和剂量是预防本病的关键。药物性心肌损害可用辅酶 $Q_{10}$ $10\sim20$ mg,每天3次以改善心肌能量代谢。另外,针对心律失常和心功能不全,可采用相应的治疗措施。

(刘冬燕)

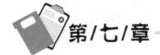

# 第七章

# 先天性心脏病的诊治

## 第一节　动脉导管未闭的诊治

动脉导管是胎儿血循环沟通肺动脉和降主动脉的血管,位于左肺动脉根部和降主动脉峡部之间,正常状态多于出生后短期内闭合。如未能闭合,称动脉导管未闭(PDA),见图7-1。公元初 Gallen 曾经描述,直到1888年 Munso 首次在婴儿尸检中发现;1900年,Gibson 根据听诊得出临床诊断。这种典型杂音,称为 Gibson 杂音,是确定动脉导管未闭诊断的最重要听诊体征。

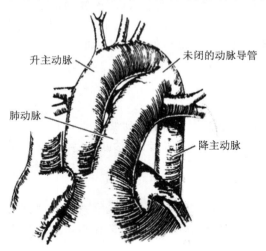

图 7-1　动脉导管未闭的解剖部位

动脉导管未闭是常见先天性心脏病之一,占第3位。其发病率在 Abbott 统计分析的先天性心脏病1 000例尸检中占9.2%,在 Wood 统计900临床病例中占15%。据一般估计,每2 500～5 000名活婴约有1例;早产儿有较高的发病率,体重少于1 000 g者可高达80%,这与导管平滑肌减少、对氧的反应减弱和血循环中血管舒张性前列腺素水平升高等因素有关。此病女性较男性多见,男女之比约为1:2。约有10%并发心内其他畸形。

## 一、解剖

绝大多数 PDA 位于降主动脉起始部左锁骨下动脉根部对侧壁和肺总动脉分叉左肺动脉根部之间。少数右位主动脉弓的患者，导管可位于无名动脉根部对侧壁主动脉和右肺动脉之间。其主动脉端开口往往大于肺动脉端开口，形状各异，大致可分为 5 型（图 7-2）。

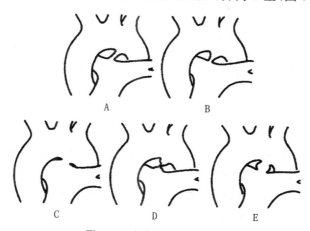

**图 7-2　动脉导管未闭形状**
A.管状；B.漏斗状；C.窗状；D.哑铃状；E.动脉瘤状

**（一）管状**

外形如圆管或圆柱，最为常见。

**（二）漏斗状**

导管的主动脉侧往往粗大，而肺动脉侧则较狭细，因而呈漏斗状，也较多见。

**（三）窗状**

管腔较粗大但缺乏长度，酷似主肺动脉吻合口，较少见。

**（四）哑铃状**

导管中段细。主、肺动脉向两侧扩大，外形像哑铃，很少见。

**（五）动脉瘤状**

导管本身呈瘤状膨大，壁薄而脆，张力高，容易破裂，极少见。

## 二、胚胎学和发病机制

胎儿的动脉导管从第 6 主动脉鳃弓背部发育而来，构成胎儿血循环主动脉、肺动脉间的生理性通道。胎儿期肺小泡全部萎陷，不含有空气，且无呼吸活动，因而肺血管阻力很大，故右心室排出的静脉血大都不能进入肺内循环进行氧合。由于肺动脉压力高于主动脉，因此进入肺动脉的大部分血液将经动脉导管流入主动脉再经脐动脉而达胎盘，在胎盘内与母体血液进行代谢交换，然后纳入脐静脉回流入胎儿血循环。

动脉导管的闭合分为 2 期。①第一期为生理闭合期。婴儿出生啼哭后第一口吸气，肺泡即膨胀，肺血管阻力随之下降，肺动脉血流开始直接进入肺，建立正常的肺循环，而不流经动脉导管，促进其闭合。动脉导管的组织学结构与两侧的主动脉、肺动脉不同，管壁主要由平滑肌而不是弹性纤维组织组成，中层含黏性物质。足月婴儿出生后血氧张力升高，作用于平滑肌，使之环形收缩,同时管壁黏性物质凝固,内膜垫突入管腔,造成血流阻滞,营养障碍和细胞分解性坏死,因而导管发生生理性闭合。一般在出生后10～15 h完成,但在7～8 d有潜在性再开放的可能。②此后内膜垫弥漫性纤维增生完全封闭管腔,最终形成导管韧带。导管纤维化一般起始于肺动脉侧,向主动脉延伸,但主动脉端可以不完成,因而呈壶腹状。纤维化解剖性闭合,88%的婴儿于8周内完成。如闭合过程延迟,称动脉导管延期未闭。出生后6个月动脉导管未能闭合,将终身不能闭合,则称持续动脉导管未闭,临床上称动脉导管未闭。

动脉导管的闭合受到许多血管活性物质,如乙酰胆碱、缓激肽、内源性儿茶酚胺等释放的影响,但主要是血氧张力和前列腺素。后两者作用相反:血氧张力的升高使导管收缩,而前列腺素则使血管舒张,且随不同妊娠期而有所改变。成熟胎儿的导管对血氧张力相当敏感,未成熟婴儿则对前列腺素反应强。这些因素复杂的相互作用是早产婴儿有较多未闭动脉导管的原因。

### 三、病理生理

持续性未闭动脉导管在组织学既与两侧的大动脉不同,亦与胎儿期的动脉导管有所不同。其内膜相对较厚,有一未断裂弹力纤维层与中层分隔。在中层黏性物质中,平滑肌呈螺旋形排列,其间尚有不等量弹性物质,形成薄层,因而其管壁接近主动脉化。此外,成人的动脉导管,尤其是在主动脉端开口附近和近端肺动脉,可有粥样硬化病变,甚至钙化斑块。长期的血流冲击,加之腔内压力增高,可使导管扩大,管壁变薄,形成动脉瘤。

如果动脉导管在出生后肺循环阻力下降时不能闭合,导管内血流方向发生逆转,产生左向右分流。非限制性动脉导管未闭患者(大量的左向右分流),常在出生后第1年内发展到充血性心力衰竭。与室间隔缺损类似,成人未矫治的动脉导管未闭相对不常见。对少部分患者,肺循环阻力升高超过体循环阻力分流逆转。因为动脉导管未闭的位置低于左锁骨下动脉,头颈部血管接受氧合血,但降主动脉接受不饱和氧合血,于是出现分段性发绀,或叫差异性发绀。

当动脉导管未闭独立存在时,由于主动脉压高于肺动脉,无论收缩期或舒张期,血流均由主动脉流向肺动脉,即左向右分流,分流量可达4～19 L,因肺循环过多可出现心力衰竭。分流的血液增加了左心负荷,发生左心扩大,晚期也发生肺动脉高压、右心室增大。合并其他缺损时有可能代替肺循环(如肺血管闭锁、室间隔不完整)或体循环(如主动脉闭锁)的血供,生存可能依赖于动脉导管永久性开放。显著肺动脉高压等于或超过动脉压时可发生右向左分流。

### 四、临床表现

#### (一)症状

与分流量有关。轻者无症状,如果10岁以前没有出现充血性心力衰竭,大多数患者成年后可无症状。一小部分患者在20岁或30岁时可发展到充血性心力衰竭,出现劳力性呼吸困难、胸痛、心悸、咳嗽、咯血、乏力等。若发生右向左分流,可引起发绀。

#### (二)体征

患者几乎无发绀,但当出现发绀和杵状指(趾)时,通常不影响上肢。下肢和左手可出现发绀和杵状指(趾),但右手和头部无发绀。脉压增宽,脉搏无力。左心室搏动呈高动力状态,常向外侧移位。无并发症的动脉导管未闭的典型杂音在左锁骨下胸骨左缘第Ⅱ肋间最易闻及,收缩后期杂音达到峰值,杂音为连续性机器样,贯穿第二心音,在舒张期减弱。杂音在舒张晚期或收缩早期可有一停顿,向左上胸、颈及背部传导,绝大多数伴震颤。如果分流量大造成明显的左心室容量负荷过重可出第三心音奔马律和相对性二尖瓣狭窄的舒张期杂音(与大的室间隔缺损类似)。当肺循环阻力增加分流逆转时杂音也出现变化,先是杂音的舒张成分减弱,然后是杂音的收缩成分减弱。最后是杂音消失,体格检查与肺动脉高压的表现一致。肺动脉瓣区第二心音亢进但易被杂音掩盖。体循环压下降可产生水冲脉、枪击音等周围血管征。

## 五、辅助检查

### (一)心电图检查

分流量少时心电图正常,分流量大时表现为左心房、左心室肥厚。当出现肺动脉高压、右向左分流占优势时,心电图表现为肺性 P 波,电轴右偏,右心室肥厚。

### (二)放射线检查

分流量少时 X 线胸片正常。分流明显时,左心室凸出,心影扩大,肺充血。在出现肺动脉高压时,肺动脉段突出,肺门影扩大可有肺门舞蹈征,周围肺血管出现残根征。年龄较大的成人动脉导管可能出现钙化。左心室、左心房扩大,右心室也可扩大。

### (三)超声心动图检查

左心室、左心房扩大,室间隔活动增强,肺总动脉增宽,二维 UCG 可显示未闭的动脉导管,彩色多普勒超声可显示动脉导管及肺动脉干内连续性高速湍流。

### (四)心导管检查

肺动脉血氧含量高于右心室 0.5% 容积或血氧饱和度>20%。有时导管可从肺总动脉通过动脉导管进入主动脉。左侧位降主动脉造影时可见未闭导管。

### (五)升主动脉造影检查

左侧位造影示升主动脉和主动脉弓部增宽,降主动脉削狭,峡部内缘突出,造影剂经此处分流入肺动脉内,并显示出导管的外形、内径和长度。

## 六、诊断和鉴别诊断

凡在胸骨左缘第 2、3 肋间听到响亮的连续性机械样杂音伴局限性震颤,向左胸外侧、颈部或锁骨窝传导,心电图示电轴左偏,左心室高压或肥大,X 线胸片示心影向左下轻中度扩大,肺门充血,一般即可得出动脉管未闭的初步诊断,并可由彩色多普勒超声心动图检查加以证实。非侵入性彩色多普勒超声的诊断价值很大,即使是在重度肺动脉高压、心杂音不典型甚至消失的患者中都可检查出此病,甚至合并在其他心内畸形中亦可筛选出动脉导管未闭。可是超声心动图诊断尚有少数假阳性或假阴性者,因此对可疑病例需行升主动脉造影和心导管检查。升主动脉造影能进一步明确诊断。导管检查除有助于诊断外,血管阻力的测定尚有助于判别动力性或阻力性肺动脉高压,这对选择手术方法有决定性作用。

有许多从左向右分流心内畸形在胸骨左缘可听到同样的连续性机械样杂音或接近连续的双期心杂音,难以辨识。在建立动脉导管未闭诊断进行治疗前,必须予以鉴别。

### (一)高位室间隔缺损合并主动脉瓣脱垂

当高位室间隔缺损较大时往往伴有主动脉瓣脱垂畸形,导致主动脉瓣关闭不全,并引起相应的体征。临床上在胸骨左缘听到双期杂音,不向上传导,但有时与连续性杂音相仿,难以区分。目前,彩色超声心动图已列入心脏病常规检查。在此病可显示主动脉瓣脱垂畸形及主动脉血流反流入左心室,同时通过室间隔缺损由左心室向右心室和肺动脉分流。为进一步明确诊断,可施行逆行升主动脉和左心室造影,前者可示升主动脉造影剂反流入左心室,后者则示左心室造影剂通过室间隔缺损分流入右心室和肺动脉。据此不难得出鉴别诊断。

**(二)主动脉窦瘤破裂**

临床表现与动脉导管未闭相似,可听到性质相同的连续性心杂音,只是部位和传导方向稍有差异;破入右心室者偏下外,向心尖传导;破入右心房者偏向右侧传导。如彩色多普勒超声心动图显示主动脉窦畸形及其向室腔和肺动脉或房腔分流即可判明。再加上逆行升主动脉造影更可确立诊断。

**(三)冠状动脉瘘**

这种冠状动脉畸形并不多见,可听到与动脉导管未闭相同的连续性杂音伴震颤,但部位较低,且偏向内侧。多普勒彩超能显示动脉瘘口所在和其沟通的房室腔。逆行升主动脉造影更能显示扩大的病变冠状动脉主支或分支走向和瘘口。

**(四)主动脉-肺动脉间隔缺损**

主动脉-肺动脉间隔缺损非常少见。常与动脉导管未闭同时存在,且有相同的连续性杂音和周围血管特征,但杂音部位偏低偏内侧。仔细的超声心动图检查才能发现其分流部位在升主动脉根部。逆行升主动脉造影更易证实。

**(五)冠状动脉开口异位**

右冠状动脉起源于肺动脉是比较罕见的先天性心脏病。其心杂音亦为连续性、但较轻,且较表浅。多普勒超声检查有助于鉴别诊断。逆行升主动脉造影显示冠状动脉异常开口和走向及迂回曲张的侧支循环可明确诊断。

## 七、治疗

存活到成年且有大的、未矫治的、动脉导管未闭的患者通常在 30 岁左右出现充血性心力衰竭或肺动脉高压(由左向右分流和不同程度的发绀)。大多数成年肺循环阻力正常或轻度升高,<4 U 的动脉导管未闭患者可无症状或仅有轻微症状,可通过外科结扎动脉导管或经皮封堵来治疗。肺循环阻力明显升高(>10 U/m²)的患者,预后差。超过 40 岁的患者约有 15% 可能存在动脉导管的钙化或瘤样扩张,使外科手术难度增加。外科结扎动脉导管或经皮弹簧圈或器械栓堵的病死率和致残率很低,不论未闭导管大小与分流情况如何,均建议进行,因为未经治疗的病例具有心内膜炎的高危险性。以往动脉导管未闭主要采取外科手术治疗,但传统的外科手术结扎方法创伤大,住院时间长,并发症发生率高。人们一直探讨应用非开胸手术方法治疗 PDA,自 1967 年 Porstman 等经心导管应用泡沫塑料塞子堵塞 PDA 成功后,通过介入方法治疗 PDA 广泛开展起来。自 20 世纪 80 年代以来,先后有多种方法应用于临床,除了 Porstman 法以外,尚有 Rashkind 双面伞法、Sideris 纽扣式补片法、弹簧圈堵塞法、Amplatzer 蘑菇伞法。前 3 种方法操作复杂,并发症高,临床已不应用。目前主要应用后 2 种方法,尤其是 Amplatzer 蘑菇伞法应用最广。

## 八、并发症和预后

早产患儿常伴有其他早产问题,如呼吸窘迫综合征、坏死性小肠大肠炎、心室内出血等,加重了病情,故往往发生左心力衰竭,内科治疗很难见效,病死率甚高。足月患儿未经治疗第一年也有 30% 死于左心力衰竭。过了婴儿期,心功能获得代偿,病死率剧减。幼儿期可无症状,分流量大者会有生长发育迟缓。Key 等报告,活至 17 岁的患者,将再有 18 年的平均寿命。过了 30 岁每年病死率为 1%,40 岁为 1.8%,以后升至 4%。在未使用抗生素的年代,40% 死于心内膜炎,其余死于心力衰竭。据 20 世纪 80 年代 Campbell 的推算,42% 未治疗的患者在 45 岁前死亡。能存活至成人者将发生充血性心力衰竭、肺动脉高压,严重者可有 Eisenmenger 综合征。

(冯小丽)

# 第二节　房间隔缺损的诊治

房间隔缺损(aterial septal defect,ASD)简称房缺,是指原始心房间隔在发生、吸收和融合时出现异常,左、右心房之间仍残留未闭的房间孔。

## 一、流行病学

房间隔缺损是一种最常见的先天性心脏病,根据 Abbott 1 000 例单纯性先天性心脏病的尸体解剖,房间隔缺损居首位,占 37.4%。在我国的发病率为 0.24%~0.28%。其中男女患病比例约为 1:2,女性居多,且有家族遗传倾向。成人房缺以继发孔型多见,占 65%~75%,原发孔型占 15%~20%。

## 二、解剖

根据房间隔发生的部位,分为原发孔房间隔缺损和继发房间隔缺损,见图 7-3。

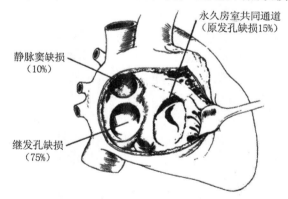

图 7-3　房间隔缺损的解剖位置

### (一)原发孔型房间隔缺损

在发育的过程中,原发房间隔停止生长,不与心内膜垫融合而遗留间隙,即成为原发孔(或第 1 孔)缺损。位于心房间隔下部,其下缘缺乏心房间隔组织,而由心室间隔的上部和三尖瓣与二尖瓣组成;常伴有二尖瓣前瓣叶的裂缺,导致二尖瓣关闭不全,少数有三尖瓣隔瓣叶的裂缺。

### (二)继发孔型房间隔缺损

继发孔型房间隔缺损是胚胎发育过程中,原始房间隔吸收过多,或继发性房间隔发育障碍,导致左右房间隔存在通道所致。继发孔型房间隔缺损可分为 4 型:中央型或称卵圆孔型,缺损位于卵圆窝的部位,四周有完整的房间隔结构,约占76%;下腔型缺损位置较低,呈椭圆形,下缘缺如和下腔静脉入口相延续,左心房后壁构成缺损的后缘,约占12%;上腔型也称静脉窦型缺损,缺损位于卵圆孔上方,上界缺如,和上腔静脉通连,约占3.5%;混合型,此型缺损兼有上述两种以上的缺损,缺损一般较大,约占8.5%,见图7-4。

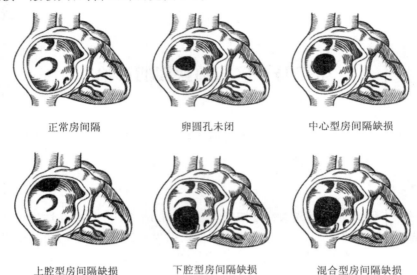

正常房间隔　　　　　卵圆孔未闭　　　　　中心型房间隔缺损

上腔型房间隔缺损　　　下腔型房间隔缺损　　　混合型房间隔缺损

**图7-4　继发孔型房间隔缺损解剖结构分型**

有15%～20%的继发孔房间隔缺损可合并其他心内畸形,如肺动脉瓣狭窄、部分型肺静脉畸形引流、二尖瓣狭窄等。房间隔缺损一般不包括卵圆孔未闭,后者不存在房水平的左向右分流,而是与逆向栓塞有关。

临床上还有一类房间隔缺损,是在治疗其他疾病后遗留的缺损,为获得性房间隔缺损,如Fonton手术后为稳定血流动力学而人为留的房间隔窗,二尖瓣球囊扩张术后遗留的房间隔缺损等。此类房间隔缺损一般在卵圆窝位置,其临床意义与继发孔房间隔缺损类似。

### 三、胚胎学与发病机制

约在胚胎28 d时,在心房的顶部背侧壁正中处发出第一房间隔,其向心内膜垫方向生长,到达心内膜垫之前的孔道称第一房间孔。在第一房间孔封闭以前,第一房间隔中部变薄形成第二房间孔。在第一房间隔形成后,即胚胎第5周末,在其右侧发出第二房间隔,逐渐生长并覆盖第二房间孔。与第一房间隔不同的是,第二房间隔并不与心内膜垫发生融合而形成卵圆孔。其可被第一房间隔覆盖,覆盖卵圆孔的第一房间隔称为卵圆孔瓣。此后,胎儿期血液自左向右在房水平分流实现体循环。出生后,左心房压力增大,从而使两个房间隔合二为一,卵圆孔闭锁,成为房间隔上的前庭窝。在原始心房分隔过程中,如果第一房间孔未闭合,或者第一房间孔处缺损,或卵圆孔过大,均可造成ASD。

### 四、分子生物学

房间隔缺损发病机制正在研究中,目前对于其分子学发病机制至今并不十分清楚。近年来随着分子生物学的发展,发现越来越多的心房间隔缺损有关的基因。目前研究发现 T-BX5、

NKX2.5、GATA4 转录因子与房间隔缺损的发生高度相关。除上述因子外,WNT$_4$、IFRD1、HCK 等基因的表达异常也与房间隔缺损的发生相关。

## 五、病因

房间隔缺损是由多因素的遗传和环境因素的相互作用,很难用单一原因来解释。很多情况下不能解释病因。母亲在妊娠早期患风疹、服用沙利度胺及长期酗酒等,都是干扰胚胎正常心血管发育的不良环境刺激。动物试验表明,缺氧、缺少或摄入过多维生素,摄入某些药物,接受离子放射线常是心脏畸形的原因。而对于遗传学,大多数房间隔缺损不是通过简单方式遗传,而是多基因、多因素的共同作用。

## 六、病理生理

正常情况下,左心房压力比右房压力高约 0.7 kPa。因此,有房间隔缺损存在时,血液自左向右分流,临床无发绀出现。分流量大小与左右房间压及房间隔缺损大小成正比,与右心室排血阻力(如合并有肺动脉瓣狭窄、肺动脉高压)高低成反比。由于左向右分流,右心容量增加,发生右心房、右心室扩大,室壁变厚,肺动脉不同程度扩张,肺循环血量增多,肺动脉压升高。

随病情发展,肺小动脉壁发生内膜增生、中膜增厚、管腔变窄,因而肺血管阻力增大,肺动脉高压从动力性的变为阻力性的,右心房、右心室压力亦增高,左向右分流量逐渐减少,病程晚期右心房压力超过左心房,心房水平发生右向左分流,形成艾森曼格综合征,出现临床发绀、心力衰竭。这种病理改变较晚,通常发生在 45 岁以后。

## 七、临床表现

### (一)症状

根据缺损的大小及分流量的多少不同,症状轻重不一。缺损较小者,可长期没有症状,一直潜伏到老年。缺损较大者,症状出现较早,婴儿期发生充血性心力衰竭和反复发作性肺炎。一般房间隔缺损儿童易疲劳,活动后气促、心悸,可有劳力性呼吸困难。患儿容易发育不良,易发生呼吸道感染。在儿童时期,房性心律失常、肺动脉高压、肺血管栓塞和心力衰竭发生极少见。随着右心容量负荷的长期加重、病程的延长,成年后,这些情况多见。

### (二)体格检查

房间隔缺损较小者,发育不受影响。缺损较大者,可有发育迟缓、消瘦等。

心脏听诊胸骨左缘第 2、3 肋间可闻及 2～3 级收缩期吹风样杂音,性质柔和,音调较低,较少扪及收缩期震颤,肺动脉瓣区第 2 心音亢进,呈固定性分裂。该杂音是经肺动脉瓣血流量增加引起收缩中期肺动脉喷射性杂音。在出生后肺血管阻力正常下降后,第二心音宽分裂。由于肺动脉瓣关闭延迟,当肺动脉压力正常和肺血管阻抗降低时,呼吸使第二心音相对固定。肺动脉高压时,第二心音的分裂间隔是由于两心室电机械间隔所决定的。当左心室电机械间隔缩短和/或右心室电机械间隔延长时,则发生第二心音宽分裂。如果分流量大,使通过三尖瓣的血流量增加,可在胸骨左缘下端闻及舒张中期隆隆样杂音。伴随二尖瓣脱垂的患者,可闻及心尖区全收缩期杂音或收缩晚期杂音,向腋下传导。但收缩中期喀喇音常难闻及。此外,由于大多数患者二尖瓣反流较轻,可无左心室心前区活动过度。

随着年龄的增长,肺血管阻力不断增高,使左向右分流减少,体格检查结果改变。肺动脉瓣

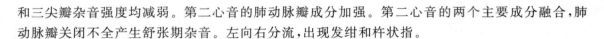

和三尖瓣杂音强度均减弱。第二心音的肺动脉瓣成分加强。第二心音的两个主要成分融合,肺动脉瓣关闭不全产生舒张期杂音。左向右分流,出现发绀和杵状指。

## 八、辅助检查

### (一)心电图检查

在继发孔缺损患者心电图常示电轴右偏,右心室增大。右胸导联 QRS 间期正常,但是呈 rSR′或 rsR′型。右心室收缩延迟是由于右心室容量负荷增加还是由于右束支和浦肯野纤维真正的传导延迟尚不清楚。房间隔缺损可见 PR 间期延长。延长结内传导时间可能与心房扩大和由于缺损本身引起结内传导距离增加有关。

### (二)胸部 X 线片检查

缺损较小时,分流量少,X 线所见可大致正常或心影轻度增大。缺损较大者,肺野充血,肺纹理增多,肺动脉段突出,在透视下有时可见到肺门舞蹈。主动脉结缩小,心脏扩大,以右心房,右心室明显,一般无左心室扩大。

### (三)超声心动图检查

可以清晰显示 ASD 的大小、位置、数目、残余房间隔组织的长度及厚度及与毗邻解剖结构的关系,还可以全面了解心内结构和血流动力学变化。经胸超声显示右房、右心室扩大,肺动脉增宽,M 型见左心室后壁与室间隔同向运动,二维可见房间隔连续性中断,彩色多普勒显像可显示左向右分流的部位及分流量。肺动脉压可通过三尖瓣反流束的高峰血流来评估。

### (四)心导管检查

一些年轻的患者如果使用非介入方法已确诊缺损存在,无须心导管检查。除此之外,可能需介入的方法来准确定量分流,测量肺血管阻力,排除冠状动脉疾病。右心导管检查重复取血标本测量血氧饱和度,证实从腔静脉到右心房血氧饱和度逐步增加。一般来说,肺动脉血氧饱和度越高、分流越大;在对诊断大的分流时,其价值$>90\%$。肺循环和体循环的比率可通过下列公式计算:$Qp/Qs=SAO_2-MVO_2/PVO_2-PAO_2$。$SAO_2$、$MVO_2$、$PVO_2$、$PAO_2$ 分别代表大动脉、混合静脉、肺静脉、肺动脉的血氧饱和度。肺血管阻力超过体循环阻力的 70% 时,提示严重的肺血管疾病,最好避免外科手术。

## 九、诊断与鉴别诊断

诊断房间隔缺损,根据临床症状、体征、心电图检查结果、胸部 X 线片及超声心动图检查结果可得出明确诊断。尤其是超声心动图检查结果,可确定缺损类型、肺动脉压力高低及有无合并其他心内畸形等。临床上房间隔缺损还应与以下病种相鉴别。

### (一)较大的室间隔缺损

因为左至右的分流量大,心电图表现与此病极为相似,可能造成误诊。但心室间隔缺损心脏听诊杂音位置较低,左心室常有增大。但在小儿患者,不易鉴别时可做右心导管检查确立诊断。

### (二)特发性肺动脉高压

其体征、心电图和 X 线检查结果与此病相似,但心导管检查可发现肺动脉压明显增高而无左至右分流证据。

### (三)部分肺静脉畸形

其血流动力改变与房间隔缺损极为相似,但临床上常见的是右侧肺静脉畸形引流入右心房与

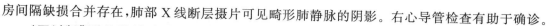

房间隔缺损合并存在,肺部 X 线断层摄片可见畸形肺静脉的阴影。右心导管检查有助于确诊。

**（四）瓣膜型单纯肺动脉口狭窄**

其体征、X 线和心电图表现与此病有许多相似之处,有时可造成鉴别上的困难。但瓣膜型单纯肺动脉口狭窄时杂音较响,超声心动图见肺动脉瓣异常,右心导管检查可确诊。

## 十、治疗

到目前为止,房间隔缺损的治疗包括外科开胸和介入治疗 2 种。一般房间隔缺损一经确诊,应尽早开始接受治疗。一般介入治疗房间隔缺损的大小范围为 5～36 mm。对于原发孔型房间隔缺损、静脉窦型房间隔缺损、下腔型房间隔缺损和合并有需外科手术的先天性心脏畸形,目前还不能用经介入方法进行治疗,其中,外科手术是原发孔房间隔缺损治疗的唯一选择。

1976 年,King 和 Miller 首先采用介入方法用双伞状堵塞装置关闭继发孔房间隔缺损取得成功。1985 年,Rashikind 等报道应用单盘带钩闭合器封堵继发孔型房间隔缺损获得成功。我国于 1995 年开始引进该技术。1997 年,Amplazer 封堵器治疗继发孔型 ASD 应用于临床,目前是全球应用最广泛的方法。2003 年,国产封堵器材上市后,使得我国接受介入治疗的患者大量增加。随着介入技术和封堵器的进展,越来越多的房缺患者通过介入手术得到了根治。随着介入适应证的扩大,出现心脏压塞、封堵器脱落、房室传导阻滞等一系列并发症。

外科修补继发孔房间隔缺损已有 40 多年的历史。方法是在体外循环下,对较小缺损直接缝合,较大缺损则需补上心包片或人造补片。同时纠正合并的其他先天畸形,术后症状改善,心脏大小恢复正常。手术时机应选在儿童或少年期(5～15 岁),当证实房缺存在,且分流量达肺循环 40％以上时,或有明显症状应早期治疗。40 岁以上患者手术死亡率可达 5％,有显著肺动脉高压,当肺动脉压等于或高于体动脉压发生右-左分流者,不宜手术。原发孔型房缺手术修补可造成希氏束损伤或需同时修复二尖瓣,病死率较高。

## 十一、预后

尽管未矫治的继发孔型房间隔缺损患者通常可以生存到成年,但生存期并不能达到正常,只有 50％的患者可活到 40 岁。40 岁后每年的病死率约为 6％。小的房间隔缺损(肺血流与体循环血流比率<1.5：1)可能在若干年后才出现问题,当高血压和冠状动脉疾病引起左心室顺应性降低时可导致左向右分流增加、房性心律失常、潜在的左右心力衰竭。另外,没有其他获得性心脏疾病的房间隔缺损患者可发展至左心室舒张功能异常。只有 5％～10％分流量大的患者(>2：1)可在成年时出现严重的肺动脉高压。尽管大多数成年房间隔缺损的患者有轻到中度的肺动脉高压,但到老年发展为严重肺动脉高压的比率很少。妊娠时没有肺动脉高压的房间隔缺损患者通常不会出现并发症。另一个成年房间隔缺损患者的潜在并发症(甚至包括很小的卵圆孔未闭)是逆向栓塞。房间隔缺损患者很少出现心内膜炎,通常并不主张预防性用药,除非存在损伤的高危险因素。

对于房间隔缺损患者进行治疗,无论是介入治疗还是外科治疗,均能改善患者远期预后、改善生存质量,年龄不是治疗的禁忌证。对于那些合并肺动脉高压、心律失常及那些合并缺血性心脏病、瓣膜性心脏病或高血压病的患者进行正确、及时有效的处理,才是提高生存率、改善预后的关键所在。

（谢圆圆）

# 第三节　室间隔缺损的诊治

　　室间隔缺损为最常见的先天性心脏畸形,可单独存在,亦可与其他畸形合并发生。此病在胎儿中的检出率为 0.66%,在存活新生儿中的发生率为 0.3%,室间隔缺损是儿童最常见的先天性心脏病,约占全部先心病儿童的 50%,其中单纯性室间隔缺损约占 20%。在上海早年的文献报道中,1 085 例先心病患者中室缺占 15.5%,女性稍多于男性。随着影像设备的进步和对婴儿筛查的重视,室间隔缺损的检出率较以往增加,检出率为 0.16%~5.3%。在成人中,室间隔缺损是最常见的先天性心脏缺损,占 0.3‰,约占成人先天性心血管疾病的 10%。在美国成人室间隔缺损的数量为 36.9 万。在我国成人室间隔缺损患者数量可能超过 100 万。由于室间隔缺损有比较高的自然闭合率,婴儿期室隔缺损约有 30%可自然闭合,40%相对缩小,其余 30%缺损较大,多无变化。自然闭合多在生后 7~12 个月,大部分在 3 岁前闭合,少数3 岁以后逐渐闭合。随着缺损的缩小与闭合,杂音减弱以至消失,心电图与 X 线检查恢复正常。

　　此病的预后与缺损的大小及肺动脉压力有关。缺损小,肺动脉压力不高者预后良好。有肺动脉高压者预后较差。持续性肺动脉高压可引起肺血管闭塞,从而伴发艾森曼格综合征。室间隔缺损的常见并发症是亚急性细菌性心内膜炎。个别病例可伴有先天性房室传导阻滞、脑脓肿、脑栓塞等。大的室间隔缺损病程后期多并发心力衰竭,如选择适当时机介入治疗或外科手术,则预后良好。

## 一、病因

　　心管发生,心管卷曲,分隔和体、肺循环形成过程中的任何一点受到影响,均可能出现室间隔发育不全或融合不完全。与心间隔缺损有关的病因可分为 3 种类型:染色体疾病、单基因病、多基因病。

### (一)染色体疾病

　　先心病患者染色体异常率为 5%~8%,表现为染色体的缺失和双倍体,染色体缺失见于22q11 缺失(DiGeorge 综合征),45X 缺失(Turner 综合征)。双倍体异常见于 21 三体综合征(唐氏综合征)。染色体异常的患者子代有发生室间隔缺损的风险。

### (二)单基因病

　　3%的先心病患者有单基因病。表现为基因的缺失、错义突变和重复突变。遗传规律为常染色体显性遗传、常染色体隐性遗传或 X 连锁的遗传方式。例如,Holt-Oram 综合征患者中,出现房间隔缺损合并传导异常和主动脉瓣上狭窄。Schott 等发现,NKX2.5 基因与房间隔缺损有关,通过对 Holt-Oram 家族的研究发现,TBX5 突变引起房间隔缺损和室间隔缺损。进一步的研究发现,TBX5、GATA4 和 NKX2.5 之间的相互作用,提示转录过程与室间隔缺损的发生有关。基因异常患者的子代发生先心病的危险性较高。

### (三)多基因病

　　多基因病与许多先心病的发生有关,是环境和遗传因素作用的结果。特别是在妊娠后第5~9 周为心血管发育、演变最活跃的时期。母体在此期内感染病毒(如腮腺炎、水痘及柯萨奇病毒等)、营养不良、服用可能致畸的药物、缺氧环境及接受放射治疗等,均有增加发生先天性心血管畸形的危险。母体高龄,特别是接近于更年期者,婴儿患法洛四联症的危险性增加。目前尚无直接的检测方法确定无染色体病或单基因病的室间隔缺损患者下一代是否会发病。但是与正常人群相比,比预计发病率明显增高。父亲患室间隔缺损,子女发病率为 2%;母亲患室间隔缺损,子女发病率为 6%~10%。父母有室间隔缺损的患者,其子女患此病的危险性比一般人高 20 倍。

## 二、室间隔缺损的解剖与分类

室间隔由 4 部分组成:膜部间隔、流入道间隔、小梁部间隔、流出道间隔或漏斗部间隔。在室间隔缺损各部位均可能出现缺损。在临床上,根据室间隔缺损产生的部位,可将其分为 2 类,即膜周部室间隔缺损和肌部室间隔缺损。

### (一)膜周部室间隔缺损

膜部室间隔位于心室的基底部,在主动脉的右冠瓣和无冠瓣下,肌部间隔的流入道和流出道之间,前后长约 14 mm,上下约 8 mm。其形态多为多边形,其次为圆形或椭圆形。三尖瓣的隔瓣叶将膜部间隔分为房室间隔和室间隔两部分。真正的膜部室间隔缺损较少见,大部分为膜部室间隔缺损向肌部间隔延伸,形成膜周部室间隔缺损。

### (二)肌部室间隔缺损

肌部室间隔为非平面的结构,可分为流入道部、小梁部和漏斗部。

1.流入道室间隔

流入道室间隔在膜部间隔的下后方,开始于房室瓣水平,终止于心尖部的腱索附着点。流入道室间隔缺损在缺损和房室瓣环之间无肌性的残缘。在流入道处肌部间隔的缺损统称为流入道型室间隔缺损。另一种分类方法是将流入道处的间隔分为房室间隔和流入道间隔。当流入道室间隔缺损合并三尖瓣和二尖瓣的畸形时,称为共同房室通道缺损。

2.小梁部室间隔缺损

小梁部室间隔是室间隔的最大部分。从膜部间隔延伸至心尖,向上延伸至圆锥间隔。小梁部的缺损统称肌部室间隔缺损,缺损边缘为肌组织。小梁部缺损的部位也可分为室间隔前、中部、后部和心尖部。肌性室间隔的前部缺损是指位于室间隔的前部,中部室间隔缺损是指位于室间隔的后部,心尖部室间隔缺损是指位于相对于中部的下方。后部缺损在三尖瓣隔瓣的下方。后部缺损位于三尖瓣的隔瓣后。肌部缺损多为心尖附近肌小梁间的缺损,有时为多发性。由于在收缩期室间隔心肌收缩,使缺损缩小,所以左向右分流较小,对心功能的影响较小,此型较少,仅占 3%。

3.圆锥部室间隔缺损

圆锥部间隔将左右心室的流出道路分开。圆锥间隔的右侧范围较大,圆锥间隔的缺损位于右心室流出道,室上嵴的上方和主、肺动脉瓣的直下,主、肺动脉瓣的纤维组织是缺损的部分边缘。少数合并主、肺动脉瓣关闭不全。此部位的室间隔缺损也称圆锥缺损或流出道,嵴上和肺动脉瓣下或动脉下缺损。据国内资料,此型约占 15%。

由于膜部室间隔与肌部室间隔紧密相邻,缺损常常发生在两者的交界区域,即缺损从膜部延伸至肌部。如膜周部室间隔缺损延伸至邻近的肌部间隔,称膜周流入道室间隔缺损,膜周肌部室间隔缺损和膜周流出道室间隔缺损。

室间隔缺损邻近三尖瓣,三尖瓣构成缺损边缘的一部分。在缺损愈合过程中,三尖瓣与缺损的边缘组织融合在一起形成膜部瘤,膜部瘤形成可以部分或完全闭合缺损。圆锥部和膜周部室间隔缺损可伴有不同程度的圆锥间隔与室间隔的其他部分对接不良,可以是向前、向后或旋转,引起半月瓣的骑跨。圆锥部缺损时,可以伴二尖瓣的骑跨。流入道型室间隔缺损可并发心房和心室的连接不良,引起房室瓣中的一个环形骑跨。在一些病例,可以有不同程度的三尖瓣腱索附着点的骑跨。

室间隔缺损的直径多为 0.1~3.0 cm。通常膜部缺损较大,而肌部缺损较小。如缺损直径 <0.5 cm,左向右的分流量很小。缺损呈圆形或椭圆形。缺损边缘和右心室面向缺损的心内膜可因血流液冲击而增厚,容易引起细菌性心内膜炎。

### 三、病理生理

影响室间隔缺损血流动力学的因素有室间隔缺损的大小,左右心室间的压力和肺血管的阻力。在出生时,由于左右心室间的压力接近,可以无明显分流。随着出生后左右心室间的压力增加,引起分流增加。分流量的大小取决于室间隔缺损的大小和肺血管阻力。没有肺高压和右心室流出道的梗阻,分流方向是左向右。在肺血管阻力增加或右心室流出道狭窄或肺动脉口狭窄引起右心室梗阻时,右心室压力升高,以致右心室压力与左心室压力接近或超过左心室压力。随着右心室压力的升高,分流量逐渐减少,当超过左心室压力时,出现右向左分流,导致氧饱和度降低,发绀和继发性红细胞增多,即艾森曼格综合征。此时升高的肺动脉压是不可逆转的。肌部室间隔缺损可以自发性闭合。膜周部室间隔缺损可因三尖瓣膜部瘤形成而出现解剖上的闭合。漏斗部室间隔缺损可因右冠瓣脱垂而闭合。

按室间隔缺损的大小和分流的多少,一般可分为 4 类。①轻型病例,左至右分流量小,肺动脉压正常。②缺损为 0.5~1.0 cm 大小,有中等量的左向右分流,右心室及肺动脉压力有一定程度增高。③缺损 >1.5 cm,左至右分流量大,肺循环阻力增高,右心室与肺动脉压力明显增高。④巨大缺损伴显著肺动脉高压。肺动脉压等于或高于体循环压,出现双向分流或右向分流,从而引起发绀,形成艾森曼格综合征。

Keith 按室间隔缺损的血流动力学变化,分为以下几种:①低流低阻;②高流低阻;③高流轻度高阻;④高流高阻;⑤低流高阻;⑥高阻反向流。这些分类对考虑手术与估计预后有一定的意义。

### 四、临床表现

#### (一)症状

一般与缺损大小及分流量多少有关。缺损小、分流量少的病例,通常无明显的临床症状。缺损大伴分流量大者可有发育障碍、心悸、气促、乏力、咳嗽,易患呼吸道感染。严重者可发生心力衰竭。显著肺动脉高压发生双向分流或右向左分流者,出现活动后发绀或发绀症状。

#### (二)体征

室间隔缺损可通过听诊检出,几乎全部病例均伴有震颤,震颤与杂音的最强点一致。典型体征为胸骨左缘第 3、4 肋间有响亮粗糙的收缩期杂音,并占据整个收缩期。此杂音在心前区广泛传布,在背部及颈部亦可听到。杂音的程度与血流速度有关,杂音的部位依赖于缺损的位置。小的缺损最响,可以伴震颤。肌部缺损杂音在胸骨左缘下部,在整个收缩期随肌肉收缩引起大小变化影响强度。嵴内或干下型室间隔缺损分流接近肺动脉瓣,杂音在胸骨左上缘最响。膜周部室间隔缺损在可闻及三尖瓣膜部瘤的收缩期喀喇音。在肺血管阻力低时,大的室间隔缺损杂音单一,在整个心脏周期中几乎无变化,并且很少伴有震颤。左向右分流量大于肺循环60%的病例,由于伴有二尖瓣血流增加,往往在心尖部可闻及功能性舒张期杂音。心前区触诊有左心室负荷过重的表现。肺动脉压力升高引起 $P_2$ 增强。引起或合并三尖瓣反流时可以在胸骨左或右下缘闻及收缩期杂音。合并主动脉瓣关闭不全时,患者坐位前倾时,沿胸骨左缘出现舒张期递减性杂音。严重肺动脉高压病例可有肺动脉瓣区关闭振动感,$P_2$ 呈金属音性质。艾森曼格综合征患者常有发绀和杵状指,右心室抬举样冲动,肺动脉瓣第二音一般亢进或分裂。由于左向右分裂减少,原来的杂音可以减弱或消失。

### (三)合并症

#### 1.主动脉瓣关闭不全

室缺合并主动脉瓣关闭不全的发生率占室隔缺损病例的4.6%～8.2%。靠近主动脉瓣的室间隔缺损,如肺动脉瓣下型室间隔缺损(VSD)易发生主动脉瓣关闭不全。造成关闭不全的原因主要为主动脉瓣环缺乏支撑,高速的左向右分流对主动脉瓣产生吸引作用,使主动脉瓣叶(后叶或右叶尖)向下脱垂,大部分为右冠瓣。早期表现为瓣叶边缘延长,逐渐产生脱垂。随着年龄增长,脱垂的瓣叶进一步延长,最终导致关闭不全。合并主动脉脱垂的患者,除收缩期杂音外尚可听到向心尖传导的舒张期递减性杂音,测血压可见脉压增宽,并有股动脉"枪击音"等周围血管体征。

#### 2.右心室流出道梗阻

有5%～10%的 VSD 并发右心室流出道梗阻。多为大室缺合并继发性漏斗部狭窄,常见于儿童。如合并肺动脉瓣狭窄,应与法洛四联症相鉴别。有的患者室间隔缺损较小,全收缩期响亮而粗糙的杂音较响,即使封闭室间隔缺损后杂音也不会明显减轻。

### (四)并发症

#### 1.肺部感染

左向右大量分流造成肺部充血,肺动脉压力升高,因而使水分向肺泡间质渗出,肺内水分和血流增加,肺的顺应性降低,而发生呼吸费力、呛咳。当合并心脏功能不全时,造成肺淤血、水肿,在此基础上,轻微的上呼吸道感染就可引起支气管炎或肺炎。如单用抗生素治疗难以见效,需同时控制心力衰竭才能缓解。肺炎与心力衰竭可反复发作,可危及患儿的生命。因此应积极治疗室间隔缺损。

#### 2.心力衰竭

约有10%的 VSD 患儿会发生充血性心力衰竭。主要见于大型室间隔缺损,由于大量左分流,肺循环血量增加,肺充血加剧,左、右心容量负荷加重,导致心力衰竭。表现为心搏增快、呼吸急促、频繁咳嗽、喉鸣音或哮鸣音,肝大,颈静脉怒张和水肿等。

#### 3.肺动脉高压

大型 VSD 或伴发其他左向右分流的先天性心脏畸形,随着年龄增长,大量左向右分流使肺血流量超过体循环,肺动脉压力逐渐升高,肺小血管壁肌层逐渐肥厚,肺血管阻力增高,最后导致肺血管壁不可逆性病变,即艾森曼格综合征,临床出现发绀。

#### 4.感染性心内膜炎

小型至中等大小的室间隔缺损较大型者好发感染性心内膜炎。主要发病原因是 VSD 产生的高速血流,冲击右心室侧心内膜,造成该处心内膜粗糙。因其他部位的细菌感染,如呼吸道感染、泌尿系统感染、扁桃体炎、牙龈炎等并发菌血症时,细菌在受损的心内膜上停留,繁殖而致病。可出现败血症症状,如持续高热、寒战、贫血、肝脾大、心功能不全,有时出现栓塞表现,如皮肤出血点、肺栓塞等。常见的致病菌是链球菌、葡萄球菌、肺炎球菌、革兰氏阴性杆菌等。抗生素治疗无效,需手术切除赘生物,清除脓肿,纠正心内畸形或更换病变瓣膜,风险很大,病死率高。

### 五、实验室检查

#### (一)X 线检查

缺损小的室隔缺损,心肺 X 线检查可无明显改变。中度缺损者心影可有不同程度增大,一般以右心室扩大为主,肺动脉圆锥突出,肺野充血,主动脉结缩小。重度缺损时上述征象明显加重,左右心室、肺动脉圆锥及肺门血管明显扩大。待到发生肺动脉高压右向左分流综合征时,由于左向右分流减少,右向左分流增多,周围肺纹理反而减少,肺野反见清晰。

#### (二)心电图检查

缺损小者心电图在正常范围内。随着分流的增加,可出现左心室负荷过重和肥厚的心电图改变及左心房增大的图形。在肺动脉高压的病例,出现电轴右偏、右心室肥大、右心房肥大的心电图改变。重度缺损时可出现左、右心室肥大,右心室肥大伴劳损或 $V_{5\sim6}$ 导联深 Q 波等改变。

#### (三)超声检查

超声心动图检查是一项无创的检查方法,可以清晰显示回声中断和心室、心房和肺动脉主干扩大的情况。超声检查常用的切面有心尖或胸骨旁 5 腔心切面,心底短轴切面和左心室长轴切面。心尖 5 腔心切面可测量 VSD 边缘距主动脉瓣的距离,心底半月瓣处短轴切面可初步判断膜周部 VSD 的位置和大小。6~9 点位置为隔瓣后型、9~11 点为膜周部;12~13 点为嵴上型室缺;二尖瓣短轴切面可观察肌部室缺的位置,12~13 点钟位置为室间隔前部 VSD,9~12 点为中部 VSD,7~9 点为流入道 VSD。膜周型缺损,间隔中断见于三尖瓣隔瓣后与主动脉瓣环右缘下方区;主动脉瓣下型缺损,间隔中断恰在主动脉后半月瓣尖下方及三尖瓣的上方;肺动脉瓣下型缺损,声波中断见于流出道间隔至肺动脉瓣环,缺损口可见到 1~2 个主动脉瓣尖向右心室流出道突出;流入道处室间隔型缺损,声波中断可从三尖瓣纤维环起伸至肌部间隔,往往整个缺损均在三尖瓣隔瓣下。肌部型室缺有大有小,可为单发性或为多发性,位于室间隔任一部位,二维声结合彩色多普勒实时显像可提高检出率。高位较大缺损合并主动脉瓣关闭不全者,可见舒张期瓣膜脱垂情况。彩色多普勒检查可见经缺损处血液分流情况和并发主动脉瓣脱垂者舒张期血液反流情况。超声检查尚有助于发现临床漏诊的并发畸形,如左心室流出道狭窄、动脉导管未闭等。并可进行缺损的血流动力学评价,有无肺动脉压升高、右心室流出道梗阻、主动脉瓣关闭不全、瓣膜结构等情况。当经胸超声检查的显像质量差时,可以选择经食管超声检查。近年来发展起来的三维超声检查可以显示缺损的形态和与毗邻结构的关系。

#### (四)心导管检查

心导管检查可准确测量肺血管阻力,肺血管的反应性和分流量。评价对扩张血管药物的反应性可以指导治疗方法的选择。右心导管检查右心室血氧含量高于右房 0.9% 容积,或右心室平均血氧饱和度大于右房 4% 即可认为心室水平有左心室右分流存在。偶尔导管可通过缺损到达左心室。导管尚可测压和测定分流量。如肺动脉压等于或大于体循环压,且周围动脉血氧饱和度低,则提示右向左分流。一般室间隔缺损的分流量较房间隔缺损少。在进行右心导管检查时应特别注意瓣下型缺损,由于左向右分流的血流直接流入肺动脉,致肺动脉水平的血饱和度高于右心室,容易误诊为动脉导管未闭。

**(五)心血管造影**

彩色多普勒超声诊断单纯性室间隔缺损的敏感性达 100%,准确性达 98%,故室隔缺损的诊断一般不需进行造影检查。但如疑及肺动脉狭窄可行选择性右心室造影。如欲与动脉导管未闭或主、肺动脉隔缺损相鉴别,可做逆行主动脉造影。对特别疑难病例可行选择性左心室造影。心血管造影能够准确判断 VSD 的部位和其实际大小,且优于超声心动图。膜周部 VSD 的形态大致可分为囊袋形(膜部瘤型)、漏斗形、窗形和管形 4 种形态。其中漏斗形,窗形和管形形态与动脉导管未闭的造影影像相似,囊袋形室缺的形态较复杂,常突向右心室,常呈漏斗形,在左心室面较大而右心室面开口较小,右心室面可以有多个出口。嵴上型 VSD 距离主动脉瓣很近,常需要较膜部 VSD 造影采用更大角度的左侧投照体位(左前斜位 65°~90°,加头位 20°~30°)观察时才较为清楚,造影剂自主动脉右冠窦下方直接喷入肺动脉瓣下区,肺动脉主干迅速显影,由于有主动脉瓣脱垂,造影不能确定缺损的实际大小和缺损的形态。肌部室缺一般缺损较小,造影剂往往呈线状或漏斗型喷入右心室。

**(六)磁共振显像**

室间隔缺损不需要磁共振显像检查。此项检查仅应用于室间隔缺损合并其他复杂畸形的患者。

## 六、诊断与鉴别诊断

胸骨左缘第 3、4 肋间有响亮而粗糙的收缩期杂音,X 线与心电图检查有左心室增大等改变,结合无发绀等临床表现首先应当疑及此病。一般二维和彩色多普勒超声可明确诊断。室间隔缺损应与下列疾病相鉴别。

**(一)房间隔缺损**

杂音性质不同于室缺,容易做出诊断和鉴别。

**(二)肺动脉瓣狭窄**

杂音最响部位在肺动脉瓣区,呈喷射性,P₂减弱或消失,右心室增大,肺血管影变细等。

**(三)特发性肥厚性主动脉瓣下狭窄**

为喷射性收缩期杂音,心电图有 Q 波,超声心动图等检查可协助诊断。

**(四)其他**

室缺伴主动脉瓣关闭不全需与动脉导管未闭,主、肺动脉隔缺损,主动脉窦瘤破裂等相鉴别。动脉导管未闭一般脉压较大,主动脉结增宽,呈连续性杂音,右心导管检查分流部位位于肺动脉水平可帮助诊断。主、肺动脉隔缺损杂音呈连续性,但位置较低,在肺动脉水平有分流存在,逆行主动脉造影可资区别。主动脉窦瘤破裂有突然发病的病史,杂音以舒张期为主,呈连续性,血管造影可明确诊断。

## 七、治疗

小的缺损不需要外科治疗或介入治疗。中等或大的室间隔缺损需要不同程度的内科治疗,甚至最后选择介入治疗或外科治疗。

**(一)内科治疗**

需要内科治疗的情况有室间隔缺损并发心力衰竭、心律失常、肺动脉高压和感染性心内膜炎的预防等。

1.患者的评估和临床观察

通过 X 线、心电图、二维多普勒超声或心导管检查来估测患者的右心室和肺动脉压情况。如肺动脉压大于体动脉压的一半或药物治疗难以控制的心力衰竭,宜及早手术矫治室间隔缺损。成人有左心室负荷过重应选介入治疗或外科治疗。已经进行了室间隔缺损修补的患者,需要观察主动脉瓣功能不全。术后残余分流,需要连续监护是否有左心室负荷过重和进行性主动脉瓣功能异常的情况。

2.心力衰竭的治疗

合并充血性心力衰竭者,内科治疗主要是应用强心、利尿和抗生素等药物控制心力衰竭、防止感染或纠正贫血等。近年来心力衰竭指南推荐无症状的左心室收缩功能不全的患者应用 ACEI,ARB 及 β 受体阻滞剂。目前尚无这些药物能预防或延迟心力衰竭发作的证据。对合并无症状的严重瓣膜反流应选择外科治疗而不是药物治疗。对 QRS≥120 ms,经过充分的药物治疗心功能仍为 NYHAⅢ～Ⅳ级者,应用 CRT 可改善症状、心功能和存活率。

3.心律失常的治疗

手术与非手术的室间隔缺损患者在疾病的一定阶段可并发心律失常,影响患者的预后,也与猝死密切相关。心律失常的病因是多因素的,如心脏扩大、心肌肥厚、纤维化和低氧血症等。介入治疗放置封堵器术后,因封堵器对心室肌及传导系统的直接压迫,也可产生心律失常和传导阻滞。外科手术损伤可直接引起窦房结、房室传导系统损伤,心房和心室的瘢痕可以引起电生理的异常和心律失常。外科手术后和介入治疗术后数月和数年发生房室传导阻滞,故应重视长期随访观察。常见的心律失常有各种类型的心律失常和房室传导阻滞。非持续性室性心律失常的临床意义和预防性应用抗心律失常药物的指征尚不明了。预防性应用抗心律失常药物并不显示对无症状的先心病患者有益处。并发恶性心律失常药物治疗无效及发生过心搏骤停的成人先心病患者,应用 ICD 可挽救患者生命。

4.肺动脉高压的评价与治疗

肺动脉高压是指肺动脉平均压>3.3 kPa(25 mmHg)。肺动脉压是影响先心病患者预后的主要因素。肺动脉高压按肺动脉收缩压与主动脉或周围动脉收缩压的比值可分为 3 级:轻度肺动脉高压的比值≤0.45,中度肺动脉高压为 0.45～0.75,严重肺动脉高压为>0.75。按肺血管阻力的大小,也可以分为 3 级:轻度<560 dyn/(s·cm$^{-5}$)(7 Wood 单位),中度为 560～800 dyn/(s·cm$^{-5}$)(8～10 Wood 单位),重度超过 800 dyn/(s·cm$^{-5}$)(10 Wood 单位)。通过急性药物试验可鉴别动力型肺动脉与阻力型肺动脉高压,常用的药物有硝酸甘油[5 μg/(kg·min)]、一氧化氮(25×10$^{-6}$)、前列环素[2 ng/(kg·min)]和腺苷[50 μg/(kg·min)×15 min]。应用药物后,肺动脉平均压下降的绝对值超过 1.3 kPa(10 mmHg),肺动脉平均压下降到5.3 kPa(40 mmHg)之内,心排血量没有变化或者上升,提示是动力型肺动脉高压。如果是前者,可以考虑行介入治疗或外科手术,后者则主要是药物治疗。扩血管药物的应用可使部分患者降低肺动脉高压,缓解症状。目前应用的扩血管药物有伊洛前列素和内皮素受体拮抗药波生坦等,有一定的疗效。但是价格昂贵,大多数患者难以承受长期治疗。严重肺动脉高压,药物治疗无反应者,需要考虑心肺联合移植。

发生艾森曼格患者需要特别关注,常常见到的有关问题包括心律失常、心内膜炎、痛风性关节炎、咯血、肺动脉栓塞、肥大型骨关节病。明显肺动脉高压患者,当考虑行外科治疗或介入治疗时,需要行心导管检查。

**5.感染性心内膜炎的预防**

外科或非外科治疗的先心病患者均有患感染性心内膜炎的风险,未治疗者或术后存在残余分流者,心内膜炎是终身的危险(每年发病率为18.7/10 000),应进行适当的预防和定期随访。室缺术后6个月无残余分流者一般不需要预防性应用抗生素。各种进入人体的操作,包括牙科治疗、妇科和产科检查和治疗、泌尿生殖道和胃肠道介入治疗期间均需要预防性应用抗生素。甚至穿耳洞、文身时均有发生感染性心内膜炎的危险。口腔卫生、皮肤和指甲护理也是重要的环节。心内膜炎的症状可能是轻微的,当患者有全身不适、发热时应注意排除。

**6.妊娠**

越来越多的复杂先心病患者和术后患者达到生育年龄,需要评价生育对母体和胎儿的风险及子代先心病的发生率。评价的项目包括详细的病史、体检、心电图、X线胸片、心脏超声和心功能检查及瓣膜损伤、肺动脉压力。如果无创检查可疑肺动脉压力和阻力升高,需要行有创的心导管检查。通常,左向右分流和瓣膜反流无症状的年轻女性,且肺动脉压正常者可耐受妊娠。而右向左分流的患者则不能耐受。存在大的左向右分流时,妊娠可引起和加重心力衰竭。艾森曼格综合征是妊娠的禁忌证。大多数病例应推荐经阴道分娩,慎用止痛药并注意母体的位置。先心病患者在分娩时应预防性应用抗生素。

**7.外科术后残余漏**

残余漏是室缺外科术后常见的并发症之一。室缺术后小的残余分流对血流动力学无影响者,不需要治疗。对于直径>5 mm的残余漏,尤其术后残余漏伴心力衰竭者需要及时行第2次手术修补或介入治疗。目前介入治疗较容易,可以作为首选。

**(二)外科治疗**

外科手术和体外循环技术的发展,降低了室间隔缺损外科治疗的死亡率。早期外科治疗的患者应用心导管检查随访,显示80%的闭合率。258例中9例发生完全性房室传导阻滞,37例并发一过性的心脏阻滞,168例并发右束支传导阻滞。9例发生心内膜炎(每年发病率11.4/10 000)。近年的研究显示残余分流发生率31%,完全心脏阻滞的发生率为3.1%。另一项研究显示外科治疗的患者,需要起搏治疗的发生率为9.8/10 000患者每年,心内膜炎的发生率为16.3/10 000患者每年。外科治疗方法的选择依据:一是缺损的部位,如圆锥部间隔缺损应选择外科治疗;二是心腔的大小,心腔增大反映分流的程度,也是需要治疗的指征;三是分流量,Qp∶Qs≥1.5∶1;四是肺血管阻力,肺血管阻力增加时是外科治疗的适应证,成年患者手术的上限是肺血管阻力约在800 dyn/(s·cm$^5$)。

**(三)介入治疗**

1987年,Lock等应用Rashkind双面伞装置封堵室间隔缺损。应用此类装置封堵先天性、外科术后和心肌梗死后室间隔穿孔的患者,因封堵装置结构上的缺陷,未能推广应用。2001年起,国产对称双盘状镍钛合金封堵器和进口的Amplatzer室间隔缺损封堵器应用于膜周部室间隔缺损的介入治疗。国内已经治疗了万余例,成功率达到96%以上。因成功率高且并发症少,很快在国内推广应用。目前在国内一些大医疗中心已经成为室间隔缺损的首选治疗方法。根据目前的经验,临床上需要外科治疗,解剖上也适合行介入治疗的适应证患者,可首选介入治疗。目前介入治疗的适应证如下。①膜周型室缺,年龄通常≥3岁;缺损上缘距主动脉瓣和三尖瓣≥2 mm。②肌部室缺,直径>5 mm。③外科手术后的残余分流,病变的适应证与膜周部室间隔缺损相同。但是,介入治疗与外科治疗一样,有一定的并发症,如房室传导阻滞、瓣膜损伤等。因此,术后仍需要长期随访观察,以便客观评价长期的疗效。

(谢圆圆)

# 第四节　法洛四联症的诊治

在发绀型先天性心脏病中,法洛四联症最多见。发病率约占先天性心脏病的10%,占发绀型先心病的50%。由于四联症的解剖变化很大,可以极其严重伴有肺动脉闭锁和大量的侧支血管,也可仅为室间隔缺损伴流出道或肺动脉瓣轻度狭窄,因此其手术疗效和结果有较大差异。目前一般四联症的手术治疗死亡率已降至5%以下,如不伴有肺动脉瓣缺如或完全性房室通道等,其死亡率低于2%。

## 一、病理解剖

四联症意味其心脏有4种畸形,包括室间隔缺损、主动脉骑跨、右心室流出道梗阻和右心室肥厚。这些畸形的基此病理改变是由于漏斗部的圆锥隔向前和向左移位引起的。

### (一)室间隔缺损

非限制性的缺损,由漏斗隔及隔束左移对位不良引起,因此可称为连接不良型室间隔缺损。室间隔缺损上缘为移位的漏斗隔的前部;室间隔缺损的后缘与三尖瓣隔前瓣叶相邻;其下缘为隔束的后肢,而前缘为隔束的前肢。传导束穿行于缺损的后下缘。虽然室间隔缺损通常位于主动脉下,但当漏斗隔缺如或发育不完善时,缺损可向肺动脉部位延伸,或形成肺动脉瓣下缺损。

### (二)主动脉骑跨

主动脉根部向右移位,使主动脉起源于左、右心室之间。主动脉与二尖瓣纤维连接总是存在,即使在极度骑跨的病例也是如此。当主动脉进一步骑跨,瓣下形成圆锥时被认为右心室双出口。四联症的主动脉骑跨程度不同,但对手术的意义不是很大。

### (三)右心室流出道梗阻

由于漏斗隔发育不良,漏斗部向前、向左移位引起右心室流出道梗阻。从漏斗隔向右心室游离壁延伸的异常肌束亦可造成梗阻。肺动脉瓣环一般小于正常,肺动脉瓣叶常增厚且与肺动脉壁粘连,二瓣畸形多见,仅有少量病例肺动脉瓣狭窄成为流出道最窄部位。梗阻也可发生在肺动脉左、右分支的任何水平,有时可见一侧分支发育不良。左肺动脉可以缺如,而起源于动脉导管。也有局限性左右肺动脉开口狭窄。

### (四)右心室肥厚

随着年龄增长,右心室肥厚进行性加重,包括调节束和心室内异常肌束的肥厚。增粗进一步加剧右心室梗阻,使右心室压力增高,甚至超过左心室压力,患者发绀加剧,出现缺氧发作。右心室肥厚晚期使心肌纤维化,影响右心室舒张功能。

并发畸形包括:①肺动脉瓣缺如,大约5%四联症病例伴肺动脉瓣缺如。右心室流出道梗阻位于狭窄的肺动脉瓣环,常有严重肺动脉瓣反流。瘤样扩张的肺动脉干和左、右肺动脉分支可压迫支气管分支。②冠状动脉畸形,5%病例伴冠状动脉畸形,最多见为左前降支起源于右冠状动脉,横跨右心室流出道,右心室流出道切口易造成其损伤。其次为双左前降支,室间隔的下半由右冠状动脉供应,上半由左冠状动脉供应,且存在粗大右心室圆锥支。右冠状动脉起源于左主冠状动脉横跨右心室流出道较少见。临床上还见过冠状动脉行走于心肌层内,如粗大圆锥支行走在右心室流出道肌层内,流出道切口时,往往损伤冠状动脉。

四联症主要伴随畸形最多见的为房间隔缺损、动脉导管未闭、完全房室间隔缺损和多发室间隔缺损。其他少见的还有左上腔静脉残存、左前冠状动脉异常起源和左、右肺动脉异常起源等。

## 二、病理生理

四联症的发绀程度取决于右心室流出道的梗阻。出生时发绀不明显,随年龄增长,由于右心室漏斗部肥厚的进展,到 6～12 个月时,发绀才趋向明显。这时漏斗部水平的梗阻较为突出,由于肺循环血流的极度减少和心室水平右向左分流增加使低含氧血大量流入主动脉,导致体循环血氧饱和度降低,临床就出现发绀,这些病例可发生缺氧发作。缺氧发作的病理生理为右心室流出道继发性痉挛。在四联症伴肺动脉狭窄时外周肺动脉可发育不良,但通常肺动脉分支大小尚可。肺动脉分支外观显小主要因为肺循环内压力和流量的降低。这些病例持续发绀是由于肺血流的梗阻较恒定。

## 三、临床表现

### (一)症状

发绀为四联症病例的主要症状,常表现在唇、指(趾)甲、耳垂、鼻尖、口腔黏膜等毛细血管丰富的部位。出生时发绀多不明显,生后 3～6 个月(有的在 1 岁后)渐明显,并随年龄增长及肺动脉狭窄加重而发绀越重。20%～70%患儿有缺氧发作病史,发作频繁时期多是生后 6～18 个月,发作一般与发绀的严重程度无关,即发绀严重者也可不发作,发绀轻者也可出现频繁的发作。发作时表现为起病突然,阵发性呼吸加深加快,伴发绀明显加重,杂音减弱或消失,重者最后发生昏厥、痉挛或脑血管意外。缺氧发作的机制是激动刺激右心室流出道的心肌,使之发生痉挛与收缩,从而使右心室流出道完全堵塞。蹲踞在 1～2 岁患儿下地行走时开始出现,至 8～10 岁自知控制后不再蹲踞,蹲踞现象在其他畸形中也少见,发绀伴蹲踞者多可诊断为四联症。

### (二)体征

心前区略饱满,心尖冲动一般不移位,胸骨左缘可扪及右心室肥厚的右心抬举感。收缩期杂音来源于流出道梗阻,室缺多不发出杂音,杂音越响、越长,说明狭窄越轻,右心室到肺动脉血流量也越多,发绀也越轻;反之杂音越短促与柔和,说明狭窄越重,右向左分流也越多,肺动脉的血流量也越少,发绀也越重。缺氧发作时杂音消失。第一心音正常。由于主动脉关闭音掩盖了原本轻柔的肺动脉关闭音,因此,第二心音往往单一。在有较大侧支血管供血时,患儿背部和两侧肺野可闻及连续性杂音。肺动脉瓣缺如病例常伴呼吸窘迫症状,且可闻及肺动脉反流的舒张期杂音。较年长患儿可见杵状指(趾)。

## 四、辅助检查

### (一)心电图检查

心电图检查表现为右心室肥厚。与新生儿期的正常右心室肥厚一致,在 3～4 个月龄前不能清楚地反映出任何畸形。电轴右偏同样存在,而左心室肥厚仅见于由分流或侧支血管引起的肺血流过多病例。其他异常心电图少见。

**(二)胸片检查**

右心室肥厚引起心尖上翘和肺动脉干狭窄使心脏左上缘凹陷形成靴型心。心脏大、小基本正常,肺动脉段相对凹陷。当侧支血管较多时,外周肺纹理常紊乱和不规整。肺血流不对称多见于左、右肺动脉狭窄或左、右肺动脉无汇合。25%病例示右位主动脉弓。

**(三)多普勒超声心动图检查**

超声心动图检查能很好地显示对位不良型室间隔缺损,主动脉骑跨和右心室流出道梗阻。冠状动脉开口和大的分支有时也能显示。外周肺动脉显示需要心脏导管检查。目前国内大部分医院根据超声心动图检查直接手术。

**(四)心导管和心血管造影检查**

心血管造影检查可较好显示右心室流出道狭窄的范围,左、右肺动脉分支狭窄程度和有无汇合。主动脉造影可显示主肺动脉侧支血管。与横膈水平降主动脉的比较可估测肺动脉瓣环和肺动脉干及其分支的大小,以决定手术方案。左心室功能通常正常,但在长期缺氧或存在由手术建立的体肺分流、明显主肺动脉侧支血管、主动脉瓣反流等造成的慢性容量负荷过度时,左心室功能可能受到影响。长期发绀或肺血流过多病例,需行肺血管阻力和肺动脉压力测定以估测是否存在肺动脉高压。导管通过右流出道的刺激会促成缺氧发作,因此在导管检查中不要轻易尝试,因为血流动力学参数并不重要,右心室压力总与左心室相等且肺动脉压力肯定较低。

## 五、诊断

四联症的诊断:在临床上一般出生后 6 个月逐渐出现发绀、气促,当开始走步后出现蹲踞。体格检查胸骨左缘第 2~4 肋间可有喷射性收缩期杂音伴肺动脉第二音减弱。心电图示电轴右偏,右心室肥厚,X 线肺野缺血,肺动脉段凹陷,心影不大或呈靴形,通过超声及心血管造影可以确诊。

## 六、鉴别诊断

**(一)完全性大动脉错位**

出生后即严重发绀,呼吸急促,生后 1~2 周可发生充血性心力衰竭,X 线示肺充血,心影增大有时呈蛋形,一般无右位主动脉弓,上纵隔阴影较狭窄。四联症除严重型或肺动脉闭锁者外,一般发绀生后数月始出现,不发生心力衰竭,X 线示肺缺血,心影不大,可有右位主动脉弓,上纵隔阴影多增宽。

**(二)肺动脉瓣狭窄伴心房水平有右向左分流**

此病较少出现蹲踞现象,听诊左第 2 肋间有粗糙喷射性收缩期杂音及收缩期喀喇音伴震颤。心影可大,肺动脉总干有狭窄后扩张,心电图示右心室严重肥厚伴劳损的 ST-T 段压低现象,超声心动图可以确诊。

**(三)右心室双出口伴肺动脉瓣狭窄**

临床症状与四联症极相似,此病较少蹲踞,喷射性收缩期杂音较四联症更粗长些,X 线示大心脏,超声心动图与心血管造影才能确诊。

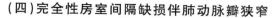

#### (四)完全性房室间隔缺损伴肺动脉瓣狭窄

此型常伴二尖瓣和三尖瓣畸形,临床上可出现二尖瓣关闭不全的反流性杂音并传至腋下部。心影扩大,右房亦大,心电图多示电轴左偏伴 P-R 延长及右心室肥厚。左心室造影可见二尖瓣向前及向下移位,伴左心室流出道狭窄伸长的鹅颈征。此病亦可称四联症伴房室隔缺损。

## 七、治疗

早期由于四联症的手术死亡率较高,一般主张 1 岁左右行根治手术。如严重缺氧可以行姑息性手术,如体、肺动脉分流术或右心室流出道补片扩大术。随着婴幼儿心脏外科的飞速发展,手术操作技术、体外循环转流方法和术后监护水平的不断提高,手术年龄趋向小年龄化。早期手术的优越性在于减少右心室继发性肥厚,否则右心室在长期高阻力下心肌纤维化和心室顺应性降低,甚至到晚期左心室功能也受到影响。同时四联症的肺血流减少,使肺血管发育受到影响,导致肺内气体交换的毛细血管床和肺泡的比例减少。在出生最初几年肺组织继续发育,但如手术年龄超过此阶段,将导致肺组织气体交换的面积减少。

波士顿儿童医院提出 4～6 周内手术,除以上理由外,认为四联症出生后大部分患儿的动脉导管存在,而动脉导管组织随着出生后逐渐收缩关闭,引起左肺动脉狭窄或闭锁,因此在此前手术可以保证左侧肺血流不影响其今后的发育,虽然大部分患儿需要右心室流出道跨瓣补片扩大,但与大年龄组比较无统计上差异。

目前主张在 6 个月时手术,如无明显缺氧和发绀,生长发育不受影响,也可 1 岁左右手术。这样既不影响肺血管床发育,防止右心室肥厚心肌纤维化,也可提高婴幼儿手术耐受性,提高手术成功率。

#### (一)根治手术

1.切口

胸部正中切口,常规建立体外循环。

2.术中探查

充分游离主肺动脉及左、右肺动脉,探查左、右肺动脉大小。

3.经心室途径修复四联症的方法

大多数病例采用心室途径修复四联症。与经心房途径相比,它可不过多切除肌肉的情况下扩大漏斗部,过分切除肌肉可能导致广泛的心内膜瘢痕形成。在没有过分牵拉三尖瓣环的情况下良好暴露 VSD,避免了三尖瓣的牵拉损伤及传导束的损伤。

在体外循环降温期间。游离肺动脉分支区域,包括左肺动脉起始部和主肺动脉。通常有动脉韧带存在,如果存在动脉导管未闭,应当在体外循环开始后立即结扎。测量主肺动脉和肺动脉瓣环的直径,肺动脉瓣环和主肺动脉小于正常的 2～3 个标准差是跨环补片的适应证。

在降温期间确定右心室流出道切口位置,切口应尽量远离大的冠状动脉分支。保存向心脏顶端延伸的右冠状动脉的主要分支是极其重要的。如果切口要跨过瓣环,切口应当沿着主肺动脉向上弯曲,要远离右肺动脉起始部。如果左肺动脉起始部有超过轻微的狭窄,切口应当向这一狭窄区域延伸至少 3 mm 或 4 mm。

限制漏斗部心室切口的长度很重要,切口的长度由圆锥隔的长度决定,四联症患者的圆锥隔长度变化相当大。如果圆锥隔发育不良或缺如,切口的长度应当限制在 5～6 mm 范围之内。切口不该超过调节束和右心室游离壁连接处,即三尖瓣前乳头肌起源处。

离断壁束和隔束在圆锥隔的融合,一般只需要切断圆锥隔的壁束。切口尽量离开上述融合点,保留 VSD 的心内膜缝合面,因为缝线缝在切断的肌肉上时很容易撕脱。心内膜为 VSD 的缝线提供支持,关闭 VSD 时缝线缝合部位的心内膜都不能破坏,否则易产生术后残余分流。

保留调节束尤其重要。它连接前游离壁到后室间隔,是右心室的中流砥柱作用。儿童的调节束或许十分肥大,能造成右心室流出道阻塞。这种情况下调节束应当部分但不是完全切除。在较大儿童,连接隔束的室间隔表面可能有异常的肌肉束,也应当切除。新生儿和小婴儿很少有肌束需要切除。单纯肌束的切除是很有效的。

室间隔缺损可以选择间断缝合或连续缝合技术。间断缝合应用 5/0 双头针带垫片缝线,每一针间断缝合后进行牵拉可以暴露下一针缝合的位置。当圆锥乳头肌沿顺时针方向行走时,缝线应位于 VSD 下缘下大约 2 mm 的位置。虽然传导束没有像膜部 VSD 和流入道 VSD 暴露良好,但它的位置靠近 VSD 的后下缘。缝合 VSD 后下角时仍应当小心。利用三尖瓣和主动脉瓣之间存在纤维连接,通过三尖瓣隔瓣的右房面放置缝线,垫片位于右房侧。三尖瓣腱索相当纤细,尽量避免挂住腱索影响术后三尖瓣功能。

连续缝合采用 5/0 Prolene 双头针带垫片缝线,第 1 针缝合的位置大约在 3 点处,穿过室缺补片后,将补片推入室缺位置后打结,然后先顺时针方向缝合,在室缺后下缘传导束部位,沿室缺边缘右心室面进针,较浅不要穿到左心室面,因为传导束走在室间隔的左心室面。到三尖瓣隔瓣时穿出至右心房侧,然后缝合另一头,向上沿室缺上缘至主动脉瓣环,到三尖瓣隔瓣后穿出打结。

流出遭切口补片扩大或跨瓣补片扩大,补片的前端要剪成椭圆型,而不是三角型,这非常重要,否则将导致补片远端狭窄。用补片的远端扩大左肺动脉,用补片的末端扩大心室切开后下端。应用 6/0 或 5/0 的 Prolene 线连续缝合。一般从切开肺动脉的左侧、距顶端 1 cm 处开始缝合。补片应当有足够的宽度,当有血液充盈时肺动脉有正常的外观。为了检查补片是否有足够的宽度,放置一个有相同于扩大直径的 Hegar 扩张器以防止缝合缩小,在瓣环水平尤其重要。在心室切开的顶端,缝线应在补片上有足够的宽度,这样补片与心室的缝合处鼓起防止心室切口处残余梗阻。

开放主动脉阻断钳后,通过右上肺静脉置入左心房测压管,置心外膜临时起搏导线,通过在右心室漏斗部放置肺动脉测压管,连续缝合右心房切口。术后第 1 天拔出肺动脉测压管,在拔出导管时,持续观察肺动脉压力,从肺动脉拉回至右心室,可以测量残余的右心室流出道压力阶差。

在撤离体外循环前,多巴胺 5 $\mu$g/(kg·min)通常是有益的。如果病儿不能撤离体外循环,几乎总是有一定程度的残余解剖问题。复温结束后按常规脱离体外循环并评估血流动力学,测定 RV/LV 收缩压比值,是否存在严重流出道梗阻。如果 RV/LV 收缩压比值大于 0.7 而未置跨瓣补片,则重新开始体外循环置入跨瓣补片;如已置跨瓣补片,需排除肺动脉分支狭窄、外周肺动脉发育不良、残余室缺或残留漏斗部梗阻等原因。排除这些情况存在时,一般右心室高压耐受性较好,可预计 24~48 h 后压力会渐渐消退。右心室压力的上升常因动力性右心室流出道梗阻,特别是在三尖瓣径路未行流出道补片病例。

4.经右心房途径修复四联症的方法

完全通过右房径路时,先处理流出道梗阻,注意室缺前缘和主动脉瓣位置并仔细辨认漏斗隔的壁束范围,示指抵于心外右心室游离壁处有助显露。一般只要离断壁束,不需要处理隔束,仅切开肥厚梗阻的异常肌束即可。流出道通畅后可经三尖瓣行肺动脉瓣膜交界切开;如显露不佳,可行肺动脉干直切口完成肺动脉瓣膜交界切开。

室间隔缺损采用连续或间断缝合，方法和经心室途径修复四联症的方法相同。

### （二）姑息手术

**1.体-肺动脉分流术**

目前应用最多的是改良 Blalock-Taussig 分流术。改良 Blalock-Taussig 分流建在主动脉弓的对侧（无名动脉的同侧），使锁骨下动脉较易达到肺动脉而不造成扭结。由于新生儿锁骨下动脉细小，多数医师在新生儿期行改良 B-T 分流时，在无名动脉和肺动脉间置入聚四氟乙烯人造血管。管道直径一般为 4 mm，太大易造成充血性心力衰竭。

改良 B-T 分流的一大优点是可在任何一侧进行而不用考虑主动脉弓部血管有无异常，由于根治时拆除方便，常选右侧径路。近年来采用胸骨正中切口进路，必要时在体外循环下进行，使手术的成功率进一步提高。

**2.右心室流出道补片扩大术**

肺动脉重度发育不良病例可保留室间隔缺损行右心室流出道补片扩大术。此手术可保持对称的肺动脉血流，同时避免了体-肺动脉分流时可能造成的肺动脉扭曲。然而，多数四联症伴肺动脉狭窄病例，肺动脉发育不良是由本身缺乏肺动脉血流引起，对增加肺血流术式的反应迅速，因此，保留室缺时肺血流突然增多可造成严重的充血性心力衰竭和肺水肿。无肺动脉汇合病例，需行一期肺动脉汇合手术，可同时行右心室流出道补片扩大术。

### （三）术后处理

术后常规使用呼吸机辅助呼吸，充分给氧。四联症根治术后应强调补充血容量的重要性，特别是对年龄稍大的患者，由于术前红细胞增多，血细胞比容高，血浆成分少，侧支循环丰富，术后血容量尤其是血浆容量会明显不足，胶体渗透压低而出现组织水肿，不利于微循环的改善。低心排综合征是术后主要并发症和死亡原因之一，应在充分补充血容量的基础上给予强心利尿治疗，可酌情选用多巴胺、多巴酚丁胺、肾上腺素等药物，洋地黄类药物和利尿药能明显改善心功能，应常规使用。术后可能出现室上性心动过速、室性心律失常，多和血容量不足或心功能不全有关，应针对病因治疗，洋地黄类药物常常有效。室性期前收缩也可能和低血钾有关，除积极补钾外，可加用利多卡因等对症处理。

术前慢性缺氧、肾功能减退及术中或术后肾脏缺血性损害，特别是术后发生低心排综合征，常常并发肾衰竭，应严密观察尿量、电解质、尿素氮（BUN）、肌酐等变化，高度重视心功能的维护和补充足够的血容量。要保持血压平稳和良好的组织灌注，必要时应按肾功能减退予以处理。

（谢圆圆）

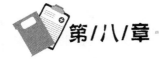

第／八／章

# 高血压的诊治

## 第一节　原发性高血压的诊治

原发性高血压是以体循环动脉血压升高为主要临床表现,引起心、脑、肾、血管等器官结构、功能异常并导致心脑血管事件或死亡的心血管综合征,占高血压的绝大多数,通常简称为"高血压"。

### 一、流行病学

高血压是最常见的慢性病,就全球范围来看,高血压患病率和发病率在不同国家、地区或种族之间有差别;发达国家较发展中国家高;无论男女,随着年龄增长,高血压患病率日益上升;男女之间患病率差别不大,青年期男性稍高于女性,中年后女性稍高于男性。

根据 2002 年调查数据,我国 18 岁以上成人高血压患病率为 18.8%,估计目前我国约有 2 亿多高血压患者,每年新增高血压患者约 1 000 万人。高血压患病率北方高于南方,华北及东北属于高发地区;沿海高于内地;城市高于农村;高原少数民族地区患病率较高。近年来,经过全社会的共同努力,高血压知晓率、治疗率及控制率有所提高,但仍很低。

### 二、病因

#### (一)遗传因素

60%的高血压患者有阳性家族史,患病率在具有亲缘关系的个体中较非亲缘关系的个体高,同卵双生子较异卵双生子高,而在同一家庭环境下具有血缘关系的兄妹较无血缘关系的兄妹高;大部分研究提示,遗传因素占高血压发病机制 35%～50%;已有研究报告过多种罕见的单基因型高血压。可能存在主要基因显性遗传和多基因关联遗传两种方式;高血压多数是多基因功能异常,其中每个基因对血压都有一小部分作用(微效基因),这些微效基因的综合作用最终导致了血压的升高。动物实验研究已成功地建立了遗传性高血压大鼠模型,繁殖几代后几乎 100%发生高血压。不同个体的血压在高盐膳食和低盐膳食中也表现出一定的差异性,这也提示可能有遗传因素的影响。

#### (二)非遗传因素

近年来,非遗传因素的作用越来越受到重视,在大多数原发性高血压患者中,很容易发现环境(行为)对血压的影响。重要的非遗传因素如下。

**1.膳食因素**

日常饮食习惯明显影响高血压患病风险。高钠、低钾膳食是大多数高血压患者发病最主要的危险因素。人群中,钠盐摄入量与血压水平和高血压患病率呈正相关,而钾盐摄入量与血压水平呈负相关。我国人群研究表明,膳食钠盐摄入量平均每天增加 2 g,收缩压和舒张压分别增高 0.3 kPa(2 mmHg)和 0.2 kPa(1.2 mmHg)。进食较少新鲜蔬菜水果会增加高血压患病风险,可能与钾盐及柠檬酸的低摄入量有关。重度饮酒人群中高血压风险升高,咖啡因可引起瞬时血压升高。

**2.超重和肥胖**

体重指数(BMI)及腰围是反映超重及肥胖的常用临床指标。人群中体重指数与血压水平呈正相关:体重指数每增加 3 kg/m²,高血压风险在男性增加 50%,女性增加 57%。身体脂肪的分布与高血压发生也相关:腰围男性≥90 cm 或女性≥85 cm,发生高血压的风险是腰围正常者的 4 倍以上。目前认为超过 50% 的高血压患者可能是肥胖所致。

**3.其他**

长期精神过度紧张、缺乏体育运动、睡眠呼吸暂停及服用避孕药物等也是高血压发病的重要危险因素。

## 三、发病机制

遗传因素与非遗传因素通过什么途径和环节升高血压,尚不完全清楚。已知影响动脉血压形成的因素包括心脏射血功能、循环系统内的血液充盈及外周动脉血管阻力。目前主要从以下几个方面阐述高血压的机制。

### (一)交感神经系统活性亢进

各种因素使大脑皮质下神经中枢功能发生变化,各种神经递质浓度异常,最终导致交感神经系统活性亢进,血浆儿茶酚胺浓度升高。交感神经系统活性亢进可能通过多种途径升高血压,如儿茶酚胺单独的作用与儿茶酚胺对肾素释放刺激的协同作用,最终导致心排血量增加或改变正常的肾脏压力-容积关系。另外,交感神经系统分布异常在高血压发病机制方面也有重要作用,这些现象在年轻患者中更明显,越来越多的证据表明,交感神经系统亢进与心脑血管病发病率和病死率呈正相关。它可能导致了高血压患者在晨间的血压增高,引起了晨间心血管病事件的升高。

### (二)肾素-血管紧张素-醛固酮系统

肾素-血管紧张素-醛固酮系统(RAAS)在调节血管张力、水电解质平衡和心血管重塑等方面都起着重要的作用。经典的 RAAS 肾小球入球动脉的球旁细胞分泌肾素,激活从肝脏产生的血管紧张素原,生成血管紧张 I(Ang I),然后经过血管紧张素转换酶(ACE)生成血管紧张素 II(Ang II)。Ang II 是 RAAS 的主要效应物质,可以作用于血管紧张素 II 受体,使小动脉收缩;并可刺激醛固酮的分泌,而醛固酮分泌增加可导致水钠潴留。另外,还可以通过交感神经末梢突触前膜的正反馈使去甲肾上腺素分泌增加。这些作用均可导致血压升高,从而参与了高血压的发病及维持。目前,针对该系统研制的降压药在高血压的治疗中发挥着重要作用。此外,该系统除上述作用外,还可能与动脉粥样硬化、心肌肥厚、血管中层硬化、细胞凋亡及心力衰竭等密切相关。

### (三)肾脏钠潴留

相当多的详细证据支持钠盐在高血压发生中的作用。目前研究表明,血压随年龄升高直接与钠盐摄入水平的增加有关。给某些人短期内大量钠负荷,血管阻力和血压会上升,而限钠至100 mmol/d,多数人血压会下降,而利尿剂的降压作用需要一个初始的排钠过程。在大多数高血压患者中,血管组织和血细胞内钠浓度升高;对有遗传倾向的动物给予钠负荷,会出现高血压。

过多的钠盐必须在肾脏被重吸收后才能引起高血压,因此肾脏在调节钠盐方面起着重要作用,研究表明老年高血压患者中盐敏感性增加,推测可能与肾小球滤钠作用下降及肾小管重吸收钠异常增高有关。另外,其他一些原因也可干扰肾单位对过多钠盐的代偿能力,进而可导致血压升高,如获得性钠泵抑制剂或其他影响钠盐转运物质的失调;一部分人群由于各种原因导致入球小动脉收缩或腔内固有狭窄而导致肾单位缺血,这些肾单位分泌的肾素明显增多,增多的肾素干扰了正常肾单位对过多钠盐的代偿能力,从而扰乱了整个血压的自身稳定性。

### (四)高胰岛素血症和/或胰岛素抵抗

高血压与高胰岛素血症之间的关系已被认识了很多年,高血压患者中约有一半存在不同程度的胰岛素抵抗(IR),尤其是伴有肥胖者。近年来的一些观点认为,胰岛素抵抗是2型糖尿病和高血压发生的共同病理生理基础。大多观点认为血压的升高继发于高胰岛素血症。高胰岛素血症导致的升压效应机制:一方面导致交感神经活性的增加、血管壁增厚和肾脏钠盐重吸收增加等;另一方面高胰岛素血症也可导致一氧化氮扩血管作用的缺陷,从而升高血压。

### (五)其他可能的机制

(1)内皮细胞功能失调:血管内皮细胞可以产生多种调节血管收缩舒张的递质,如一氧化氮、前列环素、内皮素-1及内皮依赖性收缩因子等。当这些介质分泌失调时,可能导致血管的收缩舒张功能异常,如高血压患者对不同刺激引起的一氧化氮释放减少而导致的舒血管反应减弱;内皮素-1,可引起强烈而持久的血管收缩,阻滞其受体后则引起血管舒张,但内皮素在高血压中的作用仍然需要更多研究。

(2)细胞间离子转运失调及多种血管降压激素缺陷等也可能影响血压。

## 四、病理

高血压的主要病理改变是小动脉的病变和靶器官损害。长期高血压引起全身小动脉病变,主要表现为小动脉中层平滑肌细胞增生和纤维化,管壁增厚和管腔狭窄,导致心、脑、肾等重要靶器官缺血以及相关的结构和功能改变。长期高血压可促进大、中动脉粥样硬化的发生和发展。

### (一)心脏

左心室肥厚是高血压所致心脏特征性的改变。长期压力超负荷和神经内分泌异常,可导致心肌细胞肥大、心肌结构异常、间质增生、左心室体积和重量增加。早期左心室以向心性肥厚为主,长期病变时心肌出现退行性改变,心肌细胞萎缩伴间质纤维化,心室壁可由厚变薄,左心室腔扩大。左心室肥厚将引起一系列功能失调,包括冠状动脉血管舒张储备功能降低、左心室壁机械力减弱及左心室舒张充盈方式异常等;随着血流动力学变化,早期可出现舒张功能变化,晚期可演变为舒张或收缩功能障碍,发展为不同类型的充血性心力衰竭。高血压在导致心脏肥厚或扩大的同时,常可合并冠状动脉粥样硬化和微血管病变,最终可导致心力衰竭或严重心律失常,甚至猝死。

### （二）肾

长期持续性高血压可导致肾动脉硬化以及肾小球囊内压升高,造成肾实质缺血、肾小球纤维化及肾小管萎缩,并有间质纤维化;相对正常的肾单位可代偿性肥大。早期患者肾脏外观无改变,病变进展到一定程度时肾表面呈颗粒状,肾体积可随病情的发展逐渐萎缩变小,最终导致肾衰竭。

### （三）脑

高血压可造成脑血管从痉挛到硬化的一系列改变,但脑血管结构较薄弱,发生硬化后更为脆弱,加之长期高血压时脑小动脉易形成微动脉瘤,易在血管痉挛、血管腔内压力波动时破裂出血;高血压易促使脑动脉粥样硬化、粥样斑块破裂可并发脑血栓形成。高血压的脑血管病变特别容易发生在大脑中动脉的豆纹动脉、基底动脉的旁正中动脉和小脑齿状核动脉,这些血管直接来自压力较高的大动脉,血管细长而且垂直穿透,容易形成微动脉瘤或闭塞性病变。此外,颅内外动脉粥样硬化的粥样斑块脱落可造成脑栓塞。

### （四）视网膜

视网膜小动脉在本病初期发生痉挛,以后逐渐出现硬化,严重时发生视网膜出血和渗出以及视神经盘水肿。高血压视网膜病变分为4期(图8-1):Ⅰ期和Ⅱ期是视网膜病变早期,Ⅲ和Ⅳ期是严重高血压视网膜病变,对心血管病死率有很高的预测价值。

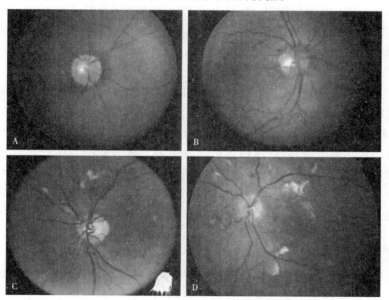

图 8-1　高血压视网膜病变分期
A.Ⅰ期(小动脉局灶性或普遍性狭窄);B.Ⅱ期(动静脉缩窄);
C.Ⅲ期(出血、严重渗出);D.Ⅳ期(视盘水肿)

## 五、临床表现

### （一）症状

高血压被称作沉默杀手,大多数高血压患者起病隐匿、缓慢,缺乏特殊的临床表现。有的仅在健康体检或因其他疾病就医或在发生明显的心、脑、肾等靶器官损害时才被发现。临床常见症状有头痛、头昏、头胀、失眠、健忘、注意力不集中、易怒及颈项僵直等,症状与血压升高程度可不一致,上述症状在血压控制后可减轻或消失。疾病后期,患者出现高血压相关靶器官损害或并发症时,可出现相应的症状,如胸闷、气短、口渴、多尿、视野缺损、短暂性脑缺血发作等。

### (二)体征

高血压体征较少,除血压升高外,体格检查听诊可有主动脉瓣区第二心音亢进、收缩期杂音或收缩早期喀喇音等。有些体征常提示继发性高血压可能:若触诊肾脏增大,同时有家族史,提示多囊肾可能;腹部听诊收缩性杂音,向腹两侧传导,提示肾动脉狭窄;心律失常、严重低钾及肌无力的患者,常考虑原发性醛固酮增多症。

### (三)并发症

**1.心力衰竭**

长期持续性高血压使左心室超负荷,发生左心室肥厚。早期心功能改变是舒张功能降低,压力负荷增大,可演变为收缩和/或舒张功能障碍,出现不同类型的心力衰竭。同时高血压可加速动脉粥样硬化的发展,增大了心肌缺血的可能性,使高血压患者心肌梗死、猝死及心律失常发生率较高。

**2.脑血管疾病**

脑血管并发症是我国高血压患者最常见的并发症,也是最主要死因;主要包括短暂性脑缺血发作(TIA)、脑血栓形成、高血压脑病、脑出血及脑梗死等。高血压占脑卒中病因的50%以上,是导致脑卒中和痴呆的主要危险因素。在中老年高血压患者中,磁共振成像(MRI)上无症状脑白质病变(白质高密度)提示脑萎缩和血管性痴呆。

**3.大血管疾病**

高血压患者可合并主动脉夹层(远端多于近端)、腹主动脉瘤和外周血管疾病等;其中,大多数腹主动脉瘤起源肾动脉分支以下。

**4.慢性肾脏疾病**

高血压可引起肾功能下降和/或尿白蛋白排泄增加。血清肌酐浓度升高或估算的肾小球滤过率(eGFR)降低表明肾脏功能减退;尿白蛋白和尿白蛋白排泄率增加则意味着肾小球滤过屏障的紊乱。高血压合并肾脏损害大大增加了心血管事件的风险。大多数高血压相关性慢性肾脏病患者在肾脏功能全面恶化需要透析前,常死于心脏病发作或者脑卒中。

## 六、诊断与鉴别诊断

高血压患者的诊断:①确定高血压的诊断;②排除继发性高血压的原因;③根据患者心血管危险因素、靶器官损害和伴随的临床情况评估患者的心血管风险。需要正确测量血压、仔细询问病史(包括家族史)及体格检查,安排必要的实验室检查。

### (一)目前高血压的定义

在未使用降压药物的情况下,非同日 3 次测量血压,收缩压(SBP)≥18.7 kPa(140 mmHg)和/或舒张压(DBP)≥12.0 kPa(90 mmHg)(SBP≥18.7 kPa(140 mmHg)和 DBP<12.0 kPa(90 mmHg)为单纯性收缩期高血压;患者既往有高血压,目前正在使用降压药物,血压虽然低于 18.7/12.0 kPa(140/90 mmHg),也应诊断为高血压。根据血压升高水平,又进一步将高血压分为 1 级、2 级和 3 级(表 8-1)。

表 8-1　血压水平分类和分级

| 分类 | 收缩压（mmHg） | 舒张压（mmHg） |
|---|---|---|
| 正常血压 | <120 | <80 |
| 正常高值血压 | 120～139 | 80～89 |
| 高血压 | ≥140 | ≥90 |
| 1 级高血压 | 140～159 | 90～99 |
| 2 级高血压 | 160～179 | 100～109 |
| 3 级高血压 | ≥180 | ≥110 |
| 单纯收缩期高血压 | ≥140 | <90 |

注：当收缩压和舒张压分属于不同级别时，以较高的分级为准。

### （二）心血管疾病风险分层的指标

血压水平、心血管疾病危险因素、靶器官损害、临床并发症和糖尿病，根据这些指标，可以将患者进一步分为低危、中危、高危和很高危 4 个层次，它有助于确定启动降压治疗的时机，确立合适的血压控制目标，采用适宜的降压治疗方案，实施危险因素的综合管理等。表 8-2 为高血压患者心血管疾病风险分层标准。

表 8-2　高血压患者心血管疾病风险分层

| 其他危险因素和病史 | 高血压 | | |
|---|---|---|---|
| | 1 级 | 2 级 | 3 级 |
| 无 | 低危 | 中危 | 高危 |
| 1～2 个其他危险因素 | 中危 | 中危 | 很高危 |
| ≥3 个其他危险因素，或靶器官损伤 | 高危 | 高危 | 很高危 |
| 临床并发症或合并糖尿病 | 很高危 | 很高危 | 很高危 |

## 七、实验室检查

### （一）血压测量

1.诊室血压测量

诊室血压是指由医护人员在标准状态下测量得到的血压，是目前诊断、治疗、评估高血压常用的标准方法，准确性好。正确的诊室血压测量规范如下：测定前患者应坐位休息 3～5 min；至少测定 2 次，间隔 1～2 min，如果 2 次测量数值相差很大，应增加测量次数；合并心律失常，尤其是心房颤动的患者，应重复测量以改善精确度；使用标准气囊（宽 12～13 cm，长 35 cm），上臂围>32 cm 应使用大号袖带，上臂较瘦的应使用小号的袖带；无论患者体位如何，袖带应与心脏同水平；采用听诊法时，使用柯氏第Ⅰ音和第Ⅴ音（消失音）分别作为收缩压和舒张压。第 1 次应测量双侧上臂血压以发现不同，以后测量血压较高一侧；在老年人、合并糖尿病或其他可能易发生直立性低血压者第 1 次测量血压时，应测定站立后 1 min 和 3 min 的血压。

2.诊室外血压测量

诊室外血压通常指动态血压监测或家庭自测血压。诊室外血压是传统诊室血压的重要补充，最大的优势在于提供大量医疗环境以外的血压值，较诊室血压代表更真实的血压。

(1)家庭自测血压：可监测常态下白天血压，获得短期和长期血压信息，用于评估血压变化和降压疗效。适用于老年人、妊娠妇女、糖尿病、可疑白大衣性高血压、隐蔽性高血压和难治性高血压等；有助于提高患者治疗的依从性。

测量方法：目前推荐国际标准认证的上臂式电子血压计，一般不推荐指式、手腕式电子血压计，肥胖患者或寒冷地区可用手腕式电子血压计。测量方法为每天早晨和晚上检测血压，测量后马上将结果记录在标准的日记上，至少连续 3～4 d，最好连续监测 7 d，在医师的指导下，剔除第 1 天监测的血压值后，取其他读数的平均值解读结果。

(2)24 h 动态血压：可监测日常生活状态下全天血压，获得多个血压参数，不仅可用于评估血压升高程度、血压晨峰、短时血压变异和昼夜节律，还有助于评估降压疗效鉴别白大衣性高血压和隐蔽性高血压，识别真性或假性顽固性高血压等。患者可通过佩戴动态血压计进行动态血压监测，通常佩戴在非优势臂上，持续 24～25 h，以获得白天活动时和夜间睡眠时的血压值。医师指导患者动态血压测量方法及注意事项，设置定时测量，日间一般每 15～30 min 测1次，夜间睡眠时 30～60 min 测 1 次。袖带充气时，患者尽量保持安静，尤其佩带袖带的上肢。嘱咐患者提供日常活动的日记，除了服药时间，还包括饮食以及夜间睡眠的时间和质量。表 8-3 为不同血压测量方法对于高血压的参考定义。

表 8-3　不同血压测量方法对于高血压的定义

| 分类 | 收缩压（mmHg） | 舒张压（mmHg） |
| --- | --- | --- |
| 诊室血压 | ≥140 | ≥90 |
| 动态血压 | | |
| 白昼血压 | ≥135 | ≥85 |
| 夜间血压 | ≥120 | ≥70 |
| 全天血压 | ≥130 | ≥80 |
| 家测血压 | ≥135 | ≥85 |

### (二)心电图(ECG)

可诊断高血压患者是否合并左心室肥厚、左心房负荷过重以及心律失常等。心电图诊断左心室肥厚的敏感性不如超声心动图，但对评估预后有帮助。心电图提示有左心室肥厚的患者病死率较对照组增高 2 倍以上；左心室肥厚并伴有复极异常图形者心血管病死率和病残率更高。心电图上出现左心房负荷过重亦提示左心受累，还可作为左心室舒张顺应性降低的间接证据。

### (三)X 线胸片

心胸比率＞0.5 提示心脏受累，多由于左心室肥厚和扩大，胸片上可显示为靴型心。主动脉夹层、胸主动脉以及腹主动脉缩窄亦可从 X 线胸片中找到线索。

### (四)超声心动图

超声心动图(UCG)能评估左右房室结构及心脏收缩舒张功能。更为可靠地诊断左心室肥厚，其敏感性较心电图高。测定计算所得的左心室质量指数(LVMI)，是一项反映左心室肥厚及其程度的较为准确的指标，与病理解剖的符合率和相关性好。如疑有颈动脉、股动脉、其他外周动脉和主动脉病变，应做血管超声检查；疑有肾脏疾病者，应做肾脏超声检查。

### (五)脉搏波传导速度

大动脉变硬以及波反射现象已被确认为是单纯收缩性高血压和老龄化脉压增加的最重要病

理生理影响因素。颈动脉-股动脉脉搏波传导速度（PWV）是检查主动脉僵硬度的"金标准"，主动脉僵硬对高血压患者中的致死性和非致死性心血管事件具有独立预测价值。

### （六）踝肱指数

踝肱指数（ABI）可采用自动化设备或连续波多普勒超声和血压测量计测量。踝肱指数低（≤0.9）可提示外周动脉疾病，是影响高血压患者心血管预后的重要因素。

## 八、治疗

### （一）治疗目的

大量的临床研究证据表明，抗高血压治疗可降低高血压患者心脑血管事件，尤其是在高危患者中获益更大。高血压患者发生心脑血管并发症往往与血压严重程度有密切关系，因此降压治疗应该确立控制的血压目标值，同时高血压患者合并的多种危险因素也需要给予综合干预措施降低心血管风险。高血压治疗的最终目的是降低高血压患者心、脑血管事件的发生率和病死率。

### （二）治疗原则

（1）治疗前应全面评估患者的总体心血管风险，并在风险分层的基础上做出治疗决策。①低危患者：对患者进行数月的治疗性生活方式改变观察，测量血压不能达标者，决定是否开始药物治疗。②中危患者：进行数周治疗性生活方式的改变观察，然后决定是否开始药物治疗。③高危、很高危患者：立即开始对高血压及并存的危险因素和临床情况进行药物治疗。

（2）降压治疗应该确立控制的血压目标值，通常在＜60岁的一般人群中，包括糖尿病或慢性肾脏病合并高血压患者，血压控制目标值＜18.7/12.0 kPa（140/90 mmHg）；≥60岁人群中血压控制目标水平＜20.0/12.0 kPa（150/90 mmHg），80岁以下老年人如果能够耐受血压可进一步降至18.7/12.0 kPa（140/90 mmHg）以下。

（3）大多数患者需长期、甚至终生坚持治疗。所有的高血压患者都需要非药物治疗；在非药物治疗基础上若血压未达标可进一步药物治疗，大多数患者需要药物治疗才能达标。

### （三）高血压治疗方法

1.非药物治疗

非药物治疗主要是指治疗性生活方式干预，即去除不利于身体和心理健康的行为和习惯。它不仅可以预防或延迟高血压的发生，还可以降低血压，提高降压药物的疗效及患者依从性，从而降低心血管风险。

（1）限盐：钠盐可显著升高血压以及高血压的发病风险，所有高血压患者应尽可能减少钠盐的摄入量，建议摄盐＜6 g/d。主要措施：尽可能减少烹调用盐；减少味精、酱油等含钠盐的调味品用量；少食或不食含钠盐量较高的各类加工食品。

（2）增加钙和钾盐的摄入：多食用蔬菜、低乳制品和可溶性纤维、全谷类剂植物源性蛋白（减少饱和脂肪酸和胆固醇），同时也推荐摄入水果，因为其中含有大量钙及钾盐。

（3）控制体重：超重和肥胖是导致血压升高的重要原因之一。最有效的减重措施是控制能量摄入和增加体力活动：在饮食方面要遵循平衡膳食的原则，控制高热量食物的摄入，适当控制主食用量；在运动方面，规律的、中等强度的有氧运动是控制体重的有效方法。

（4）戒烟：吸烟可引起血压和心率的骤升，血浆儿茶酚胺和血压同步改变，以及压力感受器受损都与吸烟有关。长期吸烟还可导致血管内皮损害，显著增加高血压患者发生动脉粥样硬化性疾病的风险。因此，除了对血压值的影响外，吸烟还是一个动脉粥样硬化性心血管疾病重要危险因素,戒烟是预防心脑血管疾病(包括卒中、心肌梗死和外周血管疾病)有效措施;戒烟的益处十分肯定,而且任何年龄戒烟均能获益。

(5)限制饮酒:饮酒、血压水平和高血压患病率之间呈线性相关。长期大量饮酒可导致血压升高,限制饮酒量则可显著降低高血压的发病风险。每天酒精摄入量男性不应超过 25 g;女性不应超过 15 g。不提倡高血压患者饮酒,饮酒则应少量:白酒、葡萄酒(或米酒)与啤酒的量分别少于 50 mL、100 mL、300 mL。

(6)体育锻炼:定期的体育锻炼可产生重要的治疗作用,可降低血压及改善糖代谢等。因此,建议进行规律的体育锻炼,即每周多于 4 d 且每天至少 30 min 的中等强度有氧锻炼,如步行、慢跑、骑车、游泳、做健美操、跳舞和非比赛性划船等。

2.药物治疗

(1)常用降压药物的种类和作用特点:常用降压药物包括钙通道阻滞剂(CCB)、血管紧张素转换酶抑制剂(ACEI)、血管紧张素Ⅱ受体阻滞剂(ARB)、β受体阻滞剂及利尿剂 5 类,以及由上述药物组成的固定配比复方制剂。5 类降压药物及其固定复方制剂均可作为降压治疗的初始用药或长期维持用药。

1)钙通道阻滞剂(CCB):主要包括二氢吡啶类及非二氢吡啶类,临床上常用于降压的 CCB 主要是二氢吡啶类。二氢吡啶类钙通道阻滞剂有明显的周围血管舒张作用,而对心脏自律性、传导或收缩性几乎没有影响。根据药物作用持续时间,该类药物又可分为短效和长效。长效包括长半衰期药物,如氨氯地平、左旋氨氯地平;脂溶性膜控型药物,如拉西地平和乐卡地平;缓释或控释制剂,如非洛地平缓释片、硝苯地平控释片。已发现该类药物对老年高血压患者卒中的预防特别有效,在延缓颈动脉粥样硬化和降低左心室肥厚方面优于β受体阻滞剂,但心动过速与心力衰竭患者应慎用。常见不良反应包括血管扩张导致头疼、面部潮红及脚踝部水肿等。

非二氢吡啶类钙通道阻滞剂主要有维拉帕米和地尔硫䓬,主要影响心肌收缩和传导功能,不宜在心力衰竭、窦房结传导功能低下或心脏传导阻滞患者中使用,同样是有效的抗高血压药物,它们很少引起与血管扩张有关的不良反应,如潮红和踝部水肿。

2)血管紧张素转化酶抑制剂(ACEI):作用机制是抑制血管紧张素转化酶从而阻断肾素血管紧张素系统发挥降压作用。尤其适用于伴慢性心力衰竭、冠状动脉缺血、糖尿病或非糖尿病肾病、蛋白尿或微量白蛋白尿患者。干咳是其中一个主要不良反应,可在中断 ACEI 数周后仍存在,可用 ARB 取代;皮疹、味觉异常和白细胞减少等罕见。肾功能不全或服用钾或保钾制剂的患者有可能发生高钾血症。禁忌证为双侧肾动脉狭窄、高钾血症及妊娠妇女等。

3)血管紧张素Ⅱ受体抑制剂(ARB):作用机制是阻断血管紧张素Ⅱ(1型)受体与血管紧张素受体($T_1$)结合,发挥降压作用。尤其适用于应该接受 ACEI,但通常因为干咳不能耐受的患者。禁忌证同 ACEI。

4)β受体阻滞剂:该类药物可抑制过度激活的交感活性,尤其适用于伴快速性心律失常、冠心病(尤其是心肌梗死后)、慢性心力衰竭、交感神经活性增高以及高动力状态的高血压患者。常见的不良反应是疲乏,可能增加糖尿病发病率并常伴有脂代谢紊乱。β受体阻滞剂预防卒中的效果略差,可能归因于其降低中心收缩压和脉压能力较小。老年、慢性阻塞型肺疾病、运动员、周围血管病或糖耐量异常者慎用;高度心脏传导阻滞、哮喘为禁忌证,长期应用者突然停药可发生反跳现象。$\beta_1$受体阻滞剂具有高心脏选择性,且脂类和糖类代谢紊乱较小及患者治疗依从性较好。

5)利尿剂:主要有噻嗪类利尿剂、袢利尿剂和保钾利尿剂等。起始降压均通过增加尿钠的排泄,并通过降低血浆容量、细胞外液容量和心排血量而发挥降压作用。低剂量的噻嗪类利尿剂对于大多数高血压患者应是药物治疗的初始选择之一。噻嗪类利尿剂常和保钾利尿剂联用,保钾利尿剂中醛固酮受体拮抗剂是比较理想的选择,后者主要用于原发性醛固酮增多症、难治性高血压。袢利尿剂用于肾功能不全或难治性高血压患者,其不良反应与剂量密切相关,故通常应采用小剂量。此外,噻嗪类利尿剂可引起尿酸升高,痛风及高尿酸血症患者慎用。

6)其他类型降压药物:包括交感神经抑制剂,如利血平、可乐定;直接血管扩张剂,如肼屈嗪;$\alpha_1$受体阻滞剂,如哌唑嗪、特拉唑嗪;中药制剂等。这些药物一般情况下不作为降压治疗的首选,但在某些复方制剂或特殊情况下可以使用。

(2)降压药物选择:应根据药物作用机制及适应证,并结合患者具体情况选药。推荐参照以下原则对降压药物进行优先考虑。①一般人群(包括糖尿病患者):初始降压治疗可选择噻嗪类利尿剂、CCB、ACEI 或 ARB。②一般黑人(包括糖尿病患者):初始降压治疗包括噻嗪类利尿剂或 CCB。③≥18 岁的慢性肾脏疾病患者(无论其人种以及是否伴糖尿病):初始(或增加)降压治疗应包括 ACEI 或 ARB,以改善肾脏预后。④高血压合并稳定性心绞痛患者:首选 β 受体阻滞剂,也可选用长效 CCB;急性冠脉综合征的患者,应优先使用 β 受体阻滞剂和 ACEI;陈旧性心肌梗死患者,推荐使用 ACEI、β 受体阻滞剂和醛固酮拮抗剂。⑤无症状但有心功能不全的患者:建议使用 ACEI 和 β 受体阻滞剂。

(3)药物滴定方法及联合用药推荐:药物滴定方法。以下 3 种药物治疗策略均可考虑:①在初始治疗高血压时,先选用一种降压药物,逐渐增加至最大剂量,如果血压仍不能达标则加用第二种药物。②在初始治疗高血压时,先选用一种降压药物,血压不达标时不增加该种降压药物的剂量,而是联合应用第 2 种降压药物。③若基线血压≥21.3/13.3 kPa(160/100 mmHg),或患者血压超过目标 2.7/1.3 kPa(20/10 mmHg),可直接启用两种药物联合治疗(自由处方联合或单片固定剂量复方制剂)。

若经上述治疗血压未能达标,应指导患者继续强化生活方式改善,同时视患者情况尝试增加药物剂量或种类(仅限于噻嗪类利尿剂、ACEI、ARB 和 CCB 4 种药物,但不建议 ACEI 与 ARB 联合应用)。经上述调整血压仍不达标时,可考虑增加其他药物(如 β 受体阻滞剂、醛固酮受体拮抗剂等)。

1)联合用药的意义:采用单一药物的明显优点是能够将疗效和不良反应都归因于那种药物。但任何两类高血压药物的联用可增加血压的降低幅度,并远大于增加一种药物剂量所降压的幅度。初始联合疗法的优点是,对血压值较高的患者实现目标血压的可能性更大,以及因多种治疗改变而影响患者依从性的可能性较低,其他优点包括不同种类的药物间具有生理学和药理学的协同作用,不仅有较大的血压降幅,还可能不良反应更少,并且可能提供大于单一药物所提供的益处。

2)利尿剂加 ACEI 或 ARB:长期使用利尿剂会可能导致交感神经系统及 RAAS 激活,联合使用 ACEI 或 ARB 后可抵消这种不良反应,增强降压效果。此外,ACEI 和 ARB 由于可使血钾水平稍上升,从而能防止利尿剂长期应用所致的电解质紊乱,尤其是低血钾等不良反应。

3)CCB 加 ACEI 或 ARB:前者具有直接扩张动脉的作用,后者通过阻断 RAAS 和降低交感活性,既扩张动脉,又扩张静脉,故两药在扩张血管上有协调降压作用;二氢吡啶类 CCB 常见产生的踝部水肿可被 ACEI 或 ARB 消除;两药在心肾和血管保护,在抗增殖和减少蛋白尿上亦有协同作用。此外,ACEI 或 ARB 可阻断 CCB 所致反射性交感神经张力增加和心率加快的不良反应。

4)CCB 加 β 受体阻滞剂:前者具有扩张血管和轻度增加心排血量作用,正好抵消 β 受体阻滞剂的缩血管及降低心排血量作用;两药对心率的相反作用可使患者心率不受影响。不推荐两种 RAAS 拮抗剂的联合使用。

(刘冬燕)

# 第二节　继发性高血压的诊治

继发性高血压是病因明确的高血压,当查出病因并有效去除或控制病因后,作为继发症状的高血压可被治愈或明显缓解。其在高血压人群中占 5%～10%。临床常见病因为肾性、内分泌性、主动脉缩窄、阻塞性睡眠呼吸暂停低通气综合征及药物性等,由于精神心理问题而引发的高血压也时常可以见到。提高对继发性高血压的认识,及时明确病因并积极针对病因治疗将会大大降低因高血压及并发症造成的高致死及致残率。

## 一、肾性高血压

### (一)肾实质性

肾实质性疾病是继发性高血压常见的病因,占 2%～5%。由于慢性肾小球肾炎已不太常见,高血压性肾硬化和糖尿病肾病已成为慢性肾病中最常见的原因。病因为原发或继发性肾脏实质病变,是最常见的继发性高血压之一。常见的肾脏实质性疾病包括急慢性肾小球肾炎、多囊肾、慢性肾小管间质病变、痛风性肾病、糖尿病肾病及狼疮性肾炎等;也少见于遗传性肾脏疾病(Liddle 综合征)、肾脏肿瘤等。

临床有时鉴别肾实质性高血压与高血压引起的肾脏损害较为困难。一般情况下,前者肾脏病变的发生常先于高血压或与其同时出现,血压水平较高且较难控制,易进展为恶性高血压,蛋白尿/血尿发生早、程度重、肾脏功能受损明显。常用的实验室检查:血尿常规、血电解质、肌酐、尿酸、血糖、血脂的测定,24 h 尿蛋白定量或尿白蛋白/肌酐比值、12 h 尿沉渣检查,肾脏 B 超:了解肾脏的大小、形态及有无肿瘤。若发现肾脏体积及形态异常,或发现肿物,则需进一步做肾脏计算机断层/磁共振以确诊并查病因;必要时应在有条件的医院行肾脏穿刺及病理学检查,这是诊断肾实质性疾病的"金标准"。

肾实质性高血压应低盐饮食(<6 g/d);大量蛋白尿及肾功能不全者,宜选择摄入高生物效价蛋白;在针对原发病进行有效的治疗同时,积极控制血压在<18.7/12.0 kPa(140/90 mmHg),有蛋白尿的患者应首选 ACEI 或 ARB 作为降压药物,必要时联合其他药物。透析及肾移植用于终末期肾病。

### (二)肾血管性

肾血管性高血压是继发性高血压最常见的病因。引起肾动脉狭窄的主要原因包括动脉粥样硬化(90%),主要是出现了其他系统性动脉硬化相关临床症状的老年患者;肌纤维发育不良(不到 10%)(图 8-2),主要是健康状况较好的年轻女性,常有吸烟史;还有比较少见的多发性大动脉炎。单侧肾动脉狭窄时,患侧肾分泌肾素,激活 RAAS,导致水钠潴留。另外,健侧肾高灌注,产生压力性利尿,进一步导致 RAAS 激活,形成肾素依赖性高血压的恶性循环。双侧肾动脉狭窄时,同样存在 RAAS 激活,但无压力性利尿,因而血容量扩张使得肾素分泌抑制,因此产生容量依赖性高血压。当血容量减少时,容量依赖性高血压可再转变为肾素依赖性高血压,比如使用利尿剂治疗后容量减少,肾素再次分泌增多,可导致利尿剂抵抗性高血压。

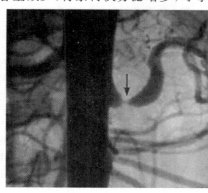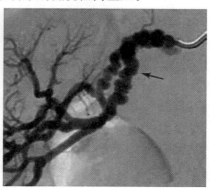

图 8-2　肾血管狭窄
左侧为动脉粥样硬化(箭头所示);右侧为肌纤维发育不良(箭头所示)

以下临床证据有助于肾血管性高血压的诊断:所有需要住院治疗的急性高血压;反复发作的"瞬时"肺水肿;腹部或肋脊角处闻及血管杂音;血压长期控制良好的高血压患者病情在近期加重;年轻患者或 50 岁以后出现的恶性高血压;不明原因低钾血症;使用 ACEI 或 ARB 类药物后产生的急进性肾衰竭;左右肾脏大小不等;全身性动脉粥样硬化疾病。

彩色多普勒超声检查是一种无创检查,为诊断肾动脉狭窄的首选方法。造影剂增强性计算机断层 X 线照相术(CTA)以及磁共振血管造影(MRA)亦常用于肾动脉狭窄的检查。肌纤维发育异常产生的肾动脉狭窄往往会在肾动脉中部形成一个"串珠样"改变;而动脉硬化导致的肾动脉狭窄其病变一般在动脉近端,且不连续。侵入性肾血管造影是肾动脉狭窄诊断的金标准。

治疗方法包括药物治疗、介入治疗和手术治疗,应根据病因来选择。肌纤维发育不良性肾动脉狭窄常选用球囊血管成形术(PTCA),总体来说预后较好。对于动脉硬化性肾动脉狭窄来说,控制血压及相关动脉硬化危险因素是首选治疗手段,推荐 AECI/ARB 作为首选,但双侧肾动脉狭窄,肾功能已受损或非狭窄侧肾功能较差者禁用,此外 CCB、β 受体阻滞剂以及噻嗪类利尿剂等也能用于治疗。目前,进行球囊血管成形术的指征仅包括真性药物抵抗性高血压以及进行性肾衰竭(缺血性肾病)。大多数动脉硬化造成的肾血管损伤并不会导致高血压或进行性肾衰竭,而肾脏血运重建(球囊血管成形术或支架术)对于多数患者来说并无益处,反而存在一些潜在的并发症风险。

## 二、内分泌性高血压

内分泌组织增生或肿瘤所致的多种内分泌疾病,由于其相应激素如醛固酮、儿茶酚胺及皮质醇等分泌过度增多,导致机体血流动力学改变而使血压升高。这种由内分泌激素分泌增多而致的高血压称为内分泌性高血压,也是较常见的继发性高血压,如能切除肿瘤,去除病因,高血压可被治愈或缓解。临床常见继发性高血压如表 8-4 所示。

表 8-4　常见内分泌性高血压鉴别

| 病因 | 病史 | 查体 | 实验室检查 | 筛查 | 确诊试验 |
|---|---|---|---|---|---|
| 库欣综合征 | 快速的体重增加,多尿、多饮、心理障碍 | 典型的身体特征:向心性肥胖、满月脸、水牛背、多毛症、紫纹 | 高胆固醇血症、高血糖 | 24 h尿游离皮质醇 | 小剂量地塞米松抑制试验 |
| 嗜铬细胞瘤 | 阵发性高血压或持续性高血压,头痛、出汗、心悸和面色苍白,嗜铬细胞瘤的阳性家族史 | 多发性纤维瘤可出现皮肤红斑 | 偶然发现肾上腺肿块 | 尿分离测量肾上腺素类物质或血浆游离肾上腺类物质 | 腹、盆部 CT 和 MRI、[123]I 标记的间碘苄胍,突变基因筛查 |
| 原发性醛固酮增多症 | 肌无力,有早发性高血压和早发脑血管事件(<40 岁)的家族史 | 心律失常(严重低钾血症时发生) | 低钾血症(自发或利尿剂引起),偶然发现的肾上腺肿块 | 醛固酮/肾素比(纠正低钾血症、停用影响 RAA 系统的药物) | 定性实验(盐负荷实验、地塞米松抑制试验)肾上腺 CT,肾上腺静脉取血 |

### (一)原发性醛固酮增多症

原发性醛固酮增多症(PHA),通常简称原醛症,是由于肾上腺自主分泌过多醛固酮,而导致水钠潴留、高血压、低血钾和血浆肾素活性受抑制的临床综合征,常见原因是肾上腺腺瘤、单侧或双侧肾上腺增生,少见原因为腺癌和糖皮质激素可调节性醛固酮增多症。近年来的报告显示,该病在高血压中占 5%～15%,在难治性高血压中接近 20%。

诊断原发性醛固酮增多症的步骤分 3 步:筛查、盐负荷试验及肾上腺静脉取血(图 8-3)。筛查包括测量血浆肾素和醛固酮水平。尽管用醛固酮/肾素比率测定法来筛选所有高血压患者的前景乐观,但这种方法的应用还是有很多局限性,比率升高完全可能仅由低肾素引起。阳性结果应该基于血浆醛固酮水平升高(>15 ng/dL)和被抑制的低肾素水平。因此,筛查仅被推荐用于以下高度可能患有原发性醛固酮增多症的高血压患者:①没有原因的难以解释的低血钾;②由利尿剂引发的严重的低钾血症,但对保钾药有抵抗;③有原发性醛固酮增多症的家族史;④对合适的治疗有抵抗,而这种抵抗又难以解释;⑤高血压患者中偶然发现的肾上腺腺瘤。

如果需检测血浆醛固酮和肾素水平的话,无论是口服还是静脉都应进行盐抑制试验以明确自主性醛固酮增多症。如果存在,则应行肾上腺静脉取样,区分单侧性的腺瘤和双侧增生,并确定需经腹腔镜手术切除的腺体。CT 或 MRI 影像学可以帮助鉴别肾上腺腺瘤和双侧肾上腺增生症(图 8-4)。

一旦诊断原发性醛固酮增多症并确立病理类型,治疗方法的选择就相当明确:单发腺瘤应通过腹腔镜行肿瘤切除术;双侧肾上腺增生的患者可予以醛固酮受体拮抗剂治疗,螺内酯或依普利酮,必要时还可给予噻嗪类利尿剂和其他降压药。腺瘤切除后,约有半数患者血压会恢复正常,而另一些尽管有所改善但仍是高血压状态,这可能与原来就存在的原发性高血压或长期继发性高血压损害引起的肾脏有关。

高血压±低钾

↓

血浆醛固酮及肾素水平
（避免检查前使用利尿剂、ACEI、ARB、螺内酯等药物）

提示：肾素＜0.5 ng/（mL·h）　　　　　　排除：肾素＞0.5 ng/（mL·h）

醛固酮＞15 ng/dL　　　　　　　　　　　醛固酮＜15 ng/dL

确诊：4小时口服2 L生理盐水后血浆醛固酮＞10 ng/dL，或盐负荷连续4天，第4天的24小时尿醛固酮＞14 μg/d（口服10～12 g NaCl，伴24小时尿钠＞200 mmol/d）

定位：CT或MRI

如果以上检查仍不能明确诊断，可行肾上腺静脉取样

治疗：单侧可手术切除；双侧或无法手术者可予螺内酯、依普利酮或阿米洛利＋氢氯噻嗪

**图 8-3　原发性醛固酮增多症患者的诊断及治疗流程**

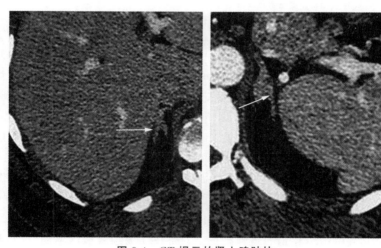

**图 8-4　CT 提示的肾上腺肿块**

CT 显示的左肾上腺肿块(右侧图片箭头处)与右侧肾上腺对比(左侧图片箭头处)

## （二）库欣综合征

库欣综合征又称皮质醇增多症,是由于多种病因引起肾上腺皮质长期分泌过量皮质醇所产生的一组综合征（表 8-5）。80％的库欣综合征患者均有高血压,如不治疗,可引起左心室肥厚和充血性心力衰竭等,其存在时间越长,即使病因去除后血压恢复正常的可能性也越小。

**表 8-5　库欣综合征的病因分类及相对患病率**

| 病因分类 | 患病率 |
| --- | --- |
| 一、内源性库欣综合征 | |
| 1.ACTH 依赖性库欣综合征 | |
| 垂体性库欣综合征(库欣病) | 60％～70％ |
| 异位 ACTH 综合征 | 15％～20％ |
| 异位 CRH 综合征 | 罕见 |

续表

| 病因分类 | 患病率 |
|---|---|
| 2.ACTH 非依赖性库欣综合征 | |
|   肾上腺皮质腺瘤 | 10%～20% |
|   肾上腺皮质腺癌 | 2%～3% |
|   ACTH 非依赖性大结节增生 | 2%～3% |
|   原发性色素结节性肾上腺病 | 罕见 |
| 二、外源性库欣综合征 | |
| 1.假库欣综合征 | |
|   大量饮酒 | |
|   抑郁症 | |
|   肥胖症 | |
| 2.药物源性库欣综合征 | |

ACTH:促肾上腺皮质激素;CRH:促皮质素释放激素。

推荐对以下人群进行库欣综合征的筛查:①年轻患者出现骨质疏松、高血压等与年龄不相称的临床表现;②具有库欣综合征的临床表现,且进行性加重,特别是有典型的症状如肌病、多血质、紫纹、瘀斑和皮肤变薄的患者;③体重增加而身高百分位下降,生长停滞的肥胖儿童;④肾上腺意外瘤患者。如果临床特点符合,则通过测定 24 h 尿游离皮质醇或血清皮质醇昼夜节律检测进行筛查。当初步检测结果异常时,则应行小剂量地塞米松抑制试验进行确诊。当存在有异常筛查结果时,多数学者建议行另一项额外的大剂量地塞米松抑制试验,即每 6 h 口服 2 mg 地塞米松共服 2 d,然后测定尿液中游离皮质醇和血浆皮质醇水平。如果库欣综合征是由垂体 ACTH 过度分泌所致双侧肾上腺增生,那么尿游离皮质醇与对照组 2 mg 剂量相对比将被抑制到 50% 以下,而异位 ACTH 综合征对此负反馈机制不敏感。血浆 ACTH 测定有助于区分 ACTH 依赖性和 ACTH 非依赖性库欣综合征。肾上腺影像学包括 B 超、CT、MRI 检查。推荐首选双侧肾上腺 CT 薄层(2～3 mm)增强扫描。对促皮质激素释放激素的反应以及下颞骨岩下窦取样可用来确定库欣综合征的垂体病因。治疗主要采用手术、放疗及药物方法治疗基础疾病,降压治疗可采用利尿剂或与其他降压药物联用。

### (三)嗜铬细胞瘤

嗜铬细胞瘤是一种少见的、由肾上腺嗜铬细胞组成的、分泌儿茶酚胺的肿瘤,副神经节瘤是更加罕见的、发生于交感神经和迷走神经神经节细胞的一种肾上腺外肿瘤。在临床上,嗜铬细胞瘤泛指分泌儿茶酚胺的肿瘤,包括了肾上腺嗜铬细胞瘤和功能性的肾上腺外的副神经节瘤。嗜铬细胞瘤大部分是良性肿瘤。嗜铬细胞瘤可发生在所有年龄段,主要沿交感神经链分布,较少发生在迷走区域。约有 15% 的嗜铬细胞瘤是肾上腺外的,即副神经节瘤。

剧烈的血压波动以及发作性的临床症状,常提示嗜铬细胞瘤的可能。然而在 50% 的患者中,高血压可能是持续性的。高血压可能合并头痛、出汗、心悸等症状。在以分泌肾上腺素为主的嗜铬细胞瘤患者中,由于血容量的下降和交感反射减弱易发生直立性低血压。如果在弯腰、运动、腹部触诊、吸烟或深吸气时引起血压反复骤升并在数分钟内骤降,应高度怀疑嗜铬细胞瘤。在发作期间可测定血或尿儿茶酚胺或血、尿间羟肾上腺素类似物,主要包括血浆甲氧基肾上腺素、血浆甲氧基去甲肾上腺素和尿甲氧基肾上腺素、尿甲氧基去甲肾上腺素。应用 CT 或 MRI 进行肿瘤定位。

嗜铬细胞瘤多数为良性肿瘤,约 10% 的嗜铬细胞瘤为恶性。手术切除效果较好,手术前应使用 α 受体拮抗剂,手术后血压多能恢复正常。手术前或恶性病变已多处转移无法手术者,可选用 α 和 β 受体拮抗剂联合治疗。

## 三、主动脉缩窄

主动脉缩窄多数为先天性,少数由多发性大动脉炎所致。先天性主动脉缩窄可发生在胸主动脉或腹主动脉,常起源于左锁骨下动脉起始段远端或动脉导管韧带的远端。主动脉缩窄的典型特征有上臂高血压、股动脉搏动微弱或消失、背部有响亮杂音。二维超声可检测到病变,诊断需依靠主动脉造影(图 8-5)。治疗主要为介入扩张支架置入或血管手术。病变纠正后患者可能仍然有高血压,应该仔细监测并治疗。

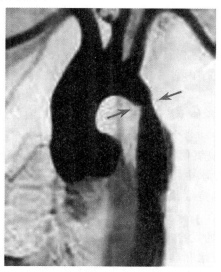

图 8-5　主动脉造影提示降主动脉缩窄

降主动脉缩窄(箭头所示)

## 四、妊娠期高血压

妊娠合并高血压的患病率占孕妇的 5%～10%,妊娠合并高血压分为慢性高血压、妊娠期高血压和先兆子痫/子痫 3 类。慢性高血压指的是妊娠前即证实存在或在妊娠的前 20 周即出现的高血压;妊娠期高血压为妊娠 20 周以后发生的高血压,不伴有明显蛋白尿,妊娠结束后血压可以恢复正常;先兆子痫定义为发生在妊娠 20 周后首次出现高血压和蛋白尿,常伴有水肿与高尿酸血症,可分为轻、重度,如出现抽搐可诊断为子痫。对于妊娠高血压,非药物措施(限盐、富钾饮食、适当活动、情绪放松)是安全有效的,应作为药物治疗的基础。由于所有降压药物对胎儿的安全性均缺乏严格的临床验证,而且动物试验中发现一些药物具有致畸作用,因此,药物选择和应用受到限制。妊娠期间的降压用药不宜过于积极,治疗的主要目的是保证母子安全和妊娠的顺利进行。必要时谨慎使用降压药,常用的静脉降压药物有甲基多巴、拉贝洛尔和硫酸镁等;口服药物包括 β 受体阻滞剂或钙通道阻滞剂。妊娠期间禁用 ACEI 或 ARB。

## 五、神经源性高血压

神经系统与血压调控密切相关。多种中枢和周围神经系统病变可以导致高血压。其机制主要与颅内压增高使血管舒缩中心的交感神经系统冲动增加及自主神经功能障碍有关。当今世界,社会压力大,精神心理疾病患病率大大提高,而精神心理异常可通过多种渠道导致血压升高,成为双心医学探讨的主要内容。

### (一)颅内压增高与高血压

正常成人颅腔是由颅底骨和颅盖骨组成的腔体,有容纳和保护其内容物的作用。除了出入颅腔的血管系统(特别是颈静脉)及颅底孔(特别是枕骨大孔)与颅外相通外,可以把颅腔看作一个完全密闭的容器,而且由于组成颅腔的颅骨坚硬而不能扩张,所以每个人的颅腔容积是恒定的。

1.病因

(1)脑血管疾病:包括脑出血、蛛网膜下腔出血、大面积脑血栓形成、脑栓塞和颅内静脉窦血栓形成等。

(2)颅内感染性疾病:如病毒、细菌、结核、真菌等引起的脑膜炎、脑炎、脑脓肿等。

(3)颅脑损伤:如脑挫裂伤、颅内血肿、手术创伤、广泛性颅骨骨折、颅脑火器伤、外伤性蛛网膜下腔出血等。

(4)颅内占位性病变:包括各种癌瘤、脓肿、血肿、肉芽肿、囊肿、脑寄生虫等。

(5)各种原因引起的交通性和非交通性脑积水。

(6)各种原因引起的缺血缺氧代谢性脑病:如呼吸道梗阻、窒息、心搏骤停、肝性脑病、酸中毒、一氧化碳中毒、铅中毒、急性水中毒和低血糖等。

(7)未得到有效控制的癫痫持续状态。

(8)良性颅内压增高。

(9)先天性异常:如导水管的发育畸形、颅底凹陷和先天性小脑扁桃体下疝畸形等,可以造成脑脊液回流受阻,从而继发脑积水和颅内压增高狭颅症,由于颅腔狭小,限制了脑的正常发育,也常发生颅内压增高。

2.临床表现

(1)头痛:是因为颅内有痛觉的组织(如脑膜、血管和神经)受到压力的牵张所引起。颅内压增高引起的头痛的特点:头痛常是持续性的,伴有阵发性的加剧,常因咳嗽或打喷嚏等用力动作而加重。头痛的部位以额、颞、枕部明显;头痛的性质呈胀痛或搏动性疼痛;急性颅内压增高的患者,头痛常非常剧烈,伴烦躁不安,并常进入昏迷状态。儿童及老年人的头痛相对较成年人为少。

(2)呕吐:呕吐是头痛的伴发症状,典型表现为喷射性呕吐,一般与饮食无关,但较易发生于进食后,因此患者常常拒食,可导致失水和体重锐减。也可见非喷射性呕吐。恶心、呕吐可因肿瘤直接压迫迷走神经核或第四脑室底部而引起。有人认为是因为迷走神经核团或其神经根受到刺激所引起。脑干肿瘤起源于迷走神经核团附近者,呕吐有时是其早期唯一的症状,可造成诊断上的困难,有时可误诊为"功能性呕吐"。

(3)视盘水肿:视盘水肿是颅内压增高的特征性体征之一。它是因颅内压增高使眼底静脉回流受阻所致。与颅内压增高发生发展的时间、速度和程度有关。颅内压增高早期或急性颅内压增高时,视盘水肿可不明显,对视力影响不大。而慢性颅内压增高的患者,70%以上均有视盘水

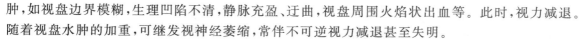

肿,如视盘边界模糊,生理凹陷不清,静脉充盈、迂曲,视盘周围火焰状出血等。此时,视力减退。随着视盘水肿的加重,可继发视神经萎缩,常伴不可逆视力减退甚至失明。

(4)意识障碍:意识障碍的病理解剖学基础是颅内压增高导致的全脑严重缺血缺氧和脑干网状结构功能受累。患者可呈谵妄、呆木、昏沉甚至昏迷。

(5)库欣综合征:是指在严重颅内压增高时出现的血压上升、心率缓慢和呼吸减慢等现象。其结果是确保一定的脑灌注压,使肺泡 $O_2$ 和 $CO_2$ 充分交换,增加脑供氧,是机体总动员和积极代偿的表现。

(6)复视:因展神经在颅底走行较长,极易受到颅内压增高的损伤,出现单侧或双侧展神经麻痹,早期表现为复视。颅内压增高持续较久的病例,眼球外展受限,甚至使眼球完全内斜。

(7)抽搐及去大脑强直:抽搐及去大脑强直多系脑干受压所致,表现为突然意识丧失、四肢强直、颈和背部后屈,呈角弓反张状。

(8)视野缺损:系后颅窝病变引起的脑室积水,第三脑室扩大压迫视交叉后部并引起蝶鞍的扩大所致。常可误诊为垂体瘤。

(9)脑疝的表现:颅内压升高到一定程度,部分脑组织发生移位,挤入硬脑膜的裂隙或枕骨大孔,压迫附近的神经、血管和脑干,产生一系列症状和体征。幕上的脑组织(颞叶的海马回、钩回)通过小脑幕切迹被挤向幕下,称为小脑幕切迹疝或颞叶钩回疝或海马钩回疝。幕下的小脑扁桃体及延髓经枕骨大孔被挤向椎管内,称为枕骨大孔疝或小脑扁桃体疝。一侧大脑半球的扣带回经镰下孔被挤入对侧分腔,称为大脑镰下疝或扣带回疝。

1)小脑幕切迹疝(颞叶钩回疝):同侧动眼神经麻痹,表现为眼睑下垂,瞳孔扩大,对光反射迟钝或消失,不同程度的意识障碍,生命体征变化,对侧肢体瘫痪和出现病理反射。小脑幕切迹疝的临床表现如下:①颅内压增高,表现为头痛加重,呕吐频繁,躁动不安,提示病情加重。②意识障碍,患者逐渐出现意识障碍,由嗜睡、蒙眬到浅昏迷、昏迷,对外界的刺激反应迟钝或消失,系脑干网状结构上行激活系统受累的结果。③瞳孔变化,最初可有时间短暂的患侧瞳孔缩小,但多不易被发现。以后该侧瞳孔逐渐散大,对光发射迟钝、消失,说明动眼神经背侧部的副交感神经纤维已受损。晚期则双侧瞳孔散大,对光反射消失,眼球固定不动。④锥体束征,由于患侧大脑脚受压,出现对侧肢体力弱或瘫痪,肌张力增高,腱反射亢进,病理反射阳性。有时由于脑干被推向对侧,使对侧大脑脚与小脑幕游离缘相挤,造成脑疝同侧的锥体束征,需注意分析,以免导致病变定侧的错误。⑤生命体征改变,表现为血压升高,脉缓有力,呼吸深慢,体温上升。到晚期,生命中枢逐渐衰竭,出现潮式或叹息样呼吸,脉频弱,血压和体温下降;最后呼吸停止,继而心跳亦停止。

2)枕骨大孔疝(小脑扁桃体疝)。①枕下疼痛、项强或强迫头位:疝出组织压迫颈上部神经根,或因枕骨大孔区脑膜或血管壁的敏感神经末梢受牵拉,可引起枕下疼痛。为避免延髓受压加重,机体发生保护性或反射性颈肌痉挛,患者头部维持在适当位置。②颅内压增高:表现为头痛剧烈,呕吐频繁,慢性脑疝患者多有视盘水肿。③后组脑神经受累:由于脑干下移,后组脑神经受牵拉,或因脑干受压,出现眩晕、听力减退等症状。④生命体征改变:慢性疝出者生命体征变化不明显;急性疝出者生命体征改变显著,迅速发生呼吸和循环障碍,先呼吸减慢,脉搏细速,血压下降,很快出现潮式呼吸和呼吸停止,如不采取措施,不久心跳也停止。与小脑幕切迹疝相比枕骨大孔疝的特点:生命体征变化出现较早,瞳孔改变和意识障碍出现较晚。

3)大脑镰下疝:引起病侧大脑半球内侧面受压部的脑组织软化坏死,出现对侧下肢轻瘫、排尿障碍等症状。一般活体不易诊断。

(10)与颅内原发病变相关的症状体征:主要是与病变部位相关的神经功能刺激症状或局灶体征,如癫痫、失语、智能障碍、运动障碍、感觉障碍和自主神经功能障碍等。

(11)心血管舒缩中枢障碍症状体征:可表现为血压忽高忽低,最高可在 29.3/18.7 kPa(220/140 mmHg)以上,最低在 12.0/8.0 kPa(90/60 mmHg)以下;伴心动过速、心动过缓或心律不齐。心率或心律、血压具有波动幅度大、不稳定及对药物干预敏感等特点。

(12)与血压增高相关的症状体征:头痛、头晕、心悸、气短、耳鸣、乏力等,甚至出现高血压所致的心、脑、肾、眼等靶器官损害的表现。

3.治疗

颅内原发疾病的治疗是解除颅内压增高所致高血压的根本,而降低颅压治疗是降低血压的直接手段,如手术清除颅内血肿、脓肿、肉芽肿、肿瘤等颅内占位病变;脑室穿刺引流或脑脊液分流,改善脑脊液循环;脑静脉血栓局部溶栓,促进脑静脉回流等。多数情况下,随着颅内压的下降,血压恢复或接近正常。所以对血压的调控应持谨慎的态度,不能盲目地予以降压药物干预。降颅内压治疗应当是一个平衡的、逐步的过程。从简单的措施开始,降颅内压治疗需同步监测颅内压和血压,以维持脑灌注压>9.3 kPa(70 mmHg)。具体措施如下。

(1)抬高头位:床头抬高 30°,可减少脑血流容积,增加颈静脉回流,降低脑静脉压和颅内压,且安全有效。理想的头位角度应依据患者 ICP 监测的个体反应而定,枕部过高或颈部过紧可导致 ICP 增加,应予以避免。

(2)止痛和镇静:当颅内压顺应性降低时,躁动、对抗束缚、行气管插管或其他侵入性操作等均可使胸腔内压和颈静脉压增高,颅内压增高;另焦虑或恐惧使交感神经系统功能亢进,导致心动过速,血压增高,脑代谢率增高,脑血流增加,颅内压增高。因此,积极进行镇静治疗尤为重要。胃肠外镇静剂有呼吸抑制和血压降低的危险,所以必须先行气管插管和动脉血压监测,然后再用药。异丙酚是一种理想的静脉注射镇静药,其半衰期很短,且不影响患者的神经系统临床评估,还有抗癫痫及清除自由基作用,通常剂量为 0.3~4 mg/(kg·h)。应避免使用麻痹性神经肌肉阻滞剂,因其影响神经系统功能的正确评估。

(3)补液:颅内压增高患者只能输注等渗液如 0.9% 生理盐水,禁用低渗液如 5% 右旋糖酐或 0.45% 盐水。应积极纠正机体低渗状态(<280 mOsm/L),轻度高渗状态(>300 mOsm/L)对病情是有利的。CPP 降低可使 ICP 反射性增加,可输注等渗液纠正低血容量。不应使用 5% 或 10% 葡萄糖溶液,禁忌使用 50% 高渗葡萄糖溶液。因为会增加脑组织内乳酸堆积,加重脑水肿和神经元损害。当然,临床医师应根据患者血糖和血浆电解质含量动态监测及时调整补液种类和补液量。

(4)降颅压。①渗透性利尿剂:如甘露醇、甘油、高渗盐水等;②人血清蛋白:应用人血清蛋白可明显地增加血浆胶体渗透压,使组织间水分向血管中转移,从而减轻脑水肿,降低颅内压,尤其适用于血容量不足、低蛋白血症的颅内高压、脑水肿患者;③髓袢利尿剂:主要为呋塞米,作用于髓袢升支髓质部腔面的细胞膜,抑制 $Na^+$ 和 $Cl^-$ 重吸收;④糖皮质激素:主要是利用糖皮质激素具有稳定膜结构的作用减少了因自由基引发的脂质过氧化反应,从而降低脑血管通透性、恢复血管屏障功能、增加损伤区血流量及改善 $Na^+$-$K^+$-ATP 酶的功能,使脑水肿得到改善。

(5)巴比妥类药物:巴比妥类药物具有收缩脑血管、降低脑代谢率、抑制脑脊液分泌、减低脑耗氧量和脑血流量及抑制自由基介导的脂质过氧化作用。大剂量巴比妥可使颅内压降低。临床试验证实,输入戊巴比妥负荷剂量为 $5\sim20$ mg/kg,维持量为 $1\sim4$ mg/(kg·h),可改善难治性颅内压增高。美国和欧洲脑卒中治疗指南推荐可用大剂量巴比妥类药物治疗顽固性高颅压,但心血管疾病患者不宜使用。

(6)过度通气:过度换气可使肺泡和血中的二氧化碳分压降低,导致低碳酸血症,低碳酸血症使脑阻力血管收缩和脑血流减少,从而缩小脑容积和降低颅内压。也有学者认为是增加呼吸的负压使中心静脉压下降,脑静脉血易于回流至心脏。因而使脑血容量减少。但当 $PaCO_2$ 低于 4.0 kPa(30 mmHg)时,会引起脑血管痉挛,导致脑缺血缺氧,加重颅内高压。以往认为采用短时程(<24 h)轻度过度通气[$PaCO_2$ 4.0~4.7 kPa(30~35 mmHg)],这样不但可以降低颅内压,而且不会导致和加重脑缺血。近年来随着脑组织氧含量直接测定技术的问世,研究发现短时程轻度过度通气亦不能提高脑组织氧含量,相反会降低脑组织氧含量。所以,国内外学者已不主张采用任何形式过度通气治疗颅内高压,而采用正常辅助呼吸,维持动脉血 $PaCO_2$ 在正常范围为宜。

(7)亚低温治疗:动物实验证实,温度升高使脑的氧代谢率增加,脑血流量增加,颅内压增高,尤其是缺血缺氧性损伤恶化。通常每降低 1 ℃,脑耗氧量与血流量即下降 6.7%,有资料表明当体温降至 30 ℃时,脑耗氧量为正常时的 50%~55%,脑脊液压力较降温前低 56%。因此,首先应对体温增高的患者进行降温治疗(应用对乙酰氨基酚、降温毯、吲哚美辛等)。近年来,随着现代重症监护技术的发展,亚低温降颅压治疗的研究发展很快。无论是一般性颅内压增高还是难治性颅内压增高,亚低温治疗都是有效的,且全身降温比孤立的头部降温更有效。降温深度依病情而定,以 32 ℃~34 ℃为宜,过高达不到降温目的,过低有发生心室纤颤的危险。降温过程中切忌发生寒战、冻伤及水电解质失调,一般持续 3~5 d 即可停止物理降温,使患者自然复温,逐渐减少用药乃至停药。在欧洲、美国、日本等已推广使用。但由于亚低温治疗需要使用肌松剂和持续使用呼吸机,目前国内中小医院尚难以开展此项技术。

(8)减少脑脊液:以迅速降低颅内压,缓解病情。也是常用的颅脑手术前的辅助性抢救措施之一。①脑脊液外引流:是抢救脑疝危象患者的重要措施。控制性持续性闭式脑室引流,既可使脑脊液缓慢流出以将颅内压控制在正常范围,从而避免突然压力下降而导致脑室塌陷、小脑上疝、脑充血、脑水肿加重或颅内压动力学平衡的紊乱,而且有利于保持引流的通畅。关闭式引流有利于预防感染。②脑脊液分流术:不论何种原因引起的阻塞性或交通性脑积水,凡不能除去病因者均可行脑脊液分流术。根据阻塞的不同部位,可使脑脊液绕过阻塞处到达大脑表面,再经过蛛网膜颗粒吸收,以达到降低颅内压的目的。或将脑脊液引流到右心房或腹腔等部位而被吸收。若分流术成功,效果是比较肯定的。常用的脑脊液分流方法有侧脑室-枕大池分流术、侧脑室-右心房分流术、侧脑室-腹腔引流术、腰椎蛛网膜下腔-腹腔分流术。目前临床最常用的是侧脑室-腹腔引流术。③乙酰唑胺:一种碳酸酐酶抑制剂,它能使脑脊液产生减少 50%,从而降低颅内压。常用剂量是每次 0.25 g,每天 3 次。

(9)颅内占位病变:如肿瘤、脑脓肿等颅内占位性病变应手术切除,若不能切除可考虑脑室引流或行颅骨切开去骨瓣减压,可迅速降低颅内压。有学者认为,通过各种降颅压措施,如脱水、过度换气、巴比妥昏迷、亚低温等治疗不能控制的颅内高压,应考虑标准大骨瓣开颅术。

(10)去大骨瓣减压术:能使脑组织向减压窗方向膨出,以减轻颅内高压对重要脑结构的压迫,尤其是脑干和下丘脑,以挽救患者生命。但越来越多的临床实践证明去大骨瓣减压术不但没有降低重型颅脑伤者死残率,而且可能会增加重型颅脑伤者残死率。原因:①去大骨瓣减压术会导致膨出的脑组织在减压窗处嵌顿、嵌出的脑组织静脉回流受阻、脑组织缺血水肿坏死,久之形成脑穿通畸形;②去大骨瓣减压术不缝合硬脑膜会增加术后癫痫发作;③去大骨瓣减压术会导致脑室脑脊液向减压窗方向流动,形成间质性脑水肿;④去骨瓣减压术不缝合硬脑膜,使手术创面渗血进入脑池和脑室系统,容易引起脑积水;⑤去大骨瓣减压术不缝合硬脑膜会导致脑在颅腔内不稳定,会引起再损伤;⑥去大骨瓣减压术不缝合硬脑膜会增加颅内感染、切口裂开机会等。

(11)预防性抗癫痫治疗:越来越多的临床研究表明,使用预防性抗癫痫药不但不会降低颅脑损伤后癫痫发生率,而且会加重脑损害和引起严重毒副作用。严重脑挫裂伤脑内血肿清除术后是否常规服用预防性抗癫痫治疗仍有争议,也无任何大规模临床研究证据。国外学者不提倡预防性抗癫痫治疗。但若颅脑损伤患者一旦发生癫痫,则应该正规使用抗癫痫药。

(12)高压氧治疗:当动脉二氧化碳分压正常而氧分压增高时,也可使脑血管收缩,脑体积缩小,从而达到降颅内压的目的。在两个大气压下吸氧,可使动脉氧分压增加到 133.3 kPa 以上,使增高的颅内压下降 30%,然而这种治疗作用只是在氧分压维持时才存在。如血管已处于麻痹状态,高压氧则不能起作用。有文献报道高压氧吸入后因肺泡与肺静脉氧分压差的增大,血氧弥散量可增加近 20 倍,从而大大提高组织氧含量,可中断因为脑缺血缺氧导致的脑水肿,可促进昏迷患者的觉醒,减少住院天数,能显著改善脑损伤患者的认知功能障碍,有利于机体功能的恢复,对抢救生命和提高生存质量有较好的疗效。绝对禁忌证:未经处理的气胸、纵隔气肿,肺大疱,活动性内出血及出血性疾病,结核性空洞形成并咯血,心脏二度以上房室传导阻滞。相对禁忌证:重症上呼吸道感染,重症肺气肿,支气管扩张症,重度鼻窦炎,血压高于 21.3/13.3 kPa(160/100mmHg),心动过缓<50 次/分钟,未做处理的恶性肿瘤,视网膜脱离,早期妊娠(3 个月内)。

(13)调控血压:调控血压时应考虑系统动脉血压与颅内压和脑灌注压的关系。尤其是脑卒中急性期的血压管理,脑卒中急性期降压治疗目前仍无定论。由于病灶周边脑组织的充分血液供应对挽救缺血半暗带区濒危脑细胞至关重要,而这时 CBF 自我调节机制受损,CPP 严重依赖MAP,但血压过高也会引起血-脑屏障破坏及其他相关脏器功能损伤。大量研究结果表明,75%以上的脑卒中患者急性期血压升高,尤其是那些既往有高血压病史的患者。在脑卒中发生后的1 周内、血压有自行下降的趋势、有些患者数小时内即可看到血压明显降低。因此,对脑卒中急性期的血压,要持慎重的态度,而非简单的降低血压。

**(二)自主神经功能障碍与高血压**

自主神经主要分布于内脏、心血管和腺体。由于内脏反射通常是不能随意控制,故名自主神经。自主神经系统的功能在于调节心肌、平滑肌和腺体的活动,交感和副交感神经对内脏的调节具有对立统一作用。血管运动中枢位于脑干,它通过胸腰段交感神经元及第 IX、X 对脑神经(副交感神经)对主动脉弓、窦房结、颈动脉压力感受器的控制,调节和维持交感神经和副交感神经的相对平衡,保持心血管系统的稳定性。因此,凡累及自主神经系统的病变大多可引起血压的变化。

1.脊髓损伤后自主神经反射不良

自主神经反射不良(AD)或称自主神经反射亢进,是指脊髓 $T_6$ 或以上平面的脊髓损伤(SCI)而引发的以血压阵发性骤然升高为特征的一组临床综合征。常见的 SCI 的病因有外伤、肿痛、感染等。

2.致死性家族性失眠症

致死性家族性失眠症(FFI)是罕见的家族性人类朊蛋白(PrP)疾病,是常染色体显性遗传性疾病,也是近年来备受关注的人类可传播性海绵样脑病(TSH)之一。1986年,意大利Bologna大学医学院Lugaresi等首先报道并详细描述了本病的第一个病例,以进行性睡眠障碍和自主神经失调为主要表现,尸检证实丘脑神经细胞大量脱失,命名为致死性家族性失眠症。随着基因监测技术的发展和对朊蛋白疾病认识的深入,全世界FFI散发病例及家系报道逐渐增多。因FFI是罕见病,目前为止尚无流行病学资料。FFI由于自主神经失调可表现出高血压征象;同时可因严重睡眠障碍导致血压昼夜节律异常。

3.吉兰-巴雷综合征与高血压

吉兰-巴雷综合征(GBS)是一类免疫介导的急性炎性周围神经病。临床特征为急性起病,症状多在2周左右达到高峰,主要表现为多发神经根及周围神经损害,常有脑脊液蛋白-细胞分离现象,多呈单时相自限性病程,静脉注射免疫球蛋白和血浆置换治疗有效。该病还包括急性炎性脱髓鞘性多发神经根神经病(AIDP)、急性运动轴索性神经病(AMAN)、急性运动感觉轴索性神经病(AMSAN)、Miller Fisher综合征(MFS)、急性泛自主神经病(ASN)等亚型。其中AIDP和ASN常损害自主神经,引起包括血压波动在内的诸多自主神经功能障碍的症状体征。因自主神经的损害与GBS预后直接相关,临床上应引起足够的重视。

4.自主神经性癫痫

自主神经性癫痫又称间脑癫痫、内脏性癫痫等。间脑位于中脑之上,尾状核和内囊的内侧,可分为五个部分,即丘脑、丘脑上部、丘脑底部、丘脑后部、丘脑下部,后者是自主神经中枢。间脑癫痫是指这个部位病变引起的发作性症状,实际上病变并非累及整个间脑。但由于这一名称应用已久,所以至今仍被临床上沿用。1925年Heko报道首例间脑癫痫,至1929年Penfield提出间脑性癫痫的概念。这是一种不同病因引起的下丘脑病变导致的周期性发作性自主神经功能紊乱综合征。同其他自主神经病变一样,此类癫痫可致阵发性血压的升高,临床表现复杂多样,且缺乏特异性,易误诊。

(刘冬燕)

# 第三节 难治性高血压的诊治

在改善生活方式基础上,应用了足够剂量且合理的3种降压药物(包括噻嗪类利尿剂)后,血压仍在目标水平之上,或至少需要4种药物才能使血压达标时,称为难治性高血压(或顽固性高血压),占高血压患者的5%～10%。难治性高血压的病因及病理生理学机制是多方面的。高盐摄入、肥胖及颈动脉窦压力反射功能减退等是高血压患者血压难以控制的重要原因;在此基础上,可能有多种原因参与了难治性高血压的发生发展,如循环和组织中的交感神经、RAAS的活性增强及持续存在醛固酮分泌增加等。

## 一、难治性高血压原因的筛查

(1)判断是否为假性难治性高血压:常见为测压方法不当及白大衣高血压等。

(2)寻找影响血压升高的原因和并存的疾病因素,如患者顺从性差、降压药物选择使用不当、仍在应用拮抗降压的药物等,患者可能存在1种以上可纠正或难以纠正的原因。

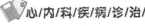

(3)排除上述因素后,应启动继发性高血压的筛查。

## 二、处理原则

(1)此类患者最好转高血压专科治疗。

(2)在药物控制血压的同时,需坚持限盐、有氧运动、戒烟及以降低体重为主的强化生活方式性治疗。

(3)采用优化的药物联合方案(通常需要 3 种药物联合,其中包括一种噻嗪类利尿剂)以及最佳的、可耐受的治疗剂量,在此基础上如血压仍不能控制在靶目标水平,可根据患者的个体情况加用醛固酮受体拮抗剂或 β 受体阻滞剂、α 受体阻滞剂以及中枢神经系统拮抗药物。

(4)确定为药物控制不良的难治性高血压,或不能耐受 4 种以上药物治疗且存在心血管高风险的难治性高血压患者,在患者充分知情同意的基础上可考虑严格按照肾动脉交感神经消融术(RDN)入选标准进行 RDN 治疗,但鉴于 RDN 还处于研究阶段以及缺乏长期随访的结果,因此需谨慎、严格遵循操作规程,有序地开展 RDN 治疗。

(刘冬燕)

# 第四节　特殊类型高血压的诊治

## 一、老年高血压

欧美国家一般以＞65 岁为老年的界限。中华医学会老年医学会于 1982 年根据世界卫生组织西太平洋地区会议所定而提出的老年界限为＞60 岁。由于老年人的绝对人数和占人口的构成比正在不断增长;在影响老年人健康长寿和生命质量的主要疾病(如脑血管病、心力衰竭、心肌梗死等)中,高血压是一个重要的危险因素;老年高血压在发病机制、临床表现、治疗与预后等方面具有某些特殊性。因此,老年高血压的问题日益成为医学界乃至全社会关注的焦点。老年高血压是指年龄 60 岁以上,血压值持续或非同日 3 次以上升高,即收缩压(SBP)达到或超过 18.7 kPa(140 mmHg)和/或舒张压(DBP)达到或超过 12.0 kPa(90 mmHg)。若收缩压达到或超过 18.7 kPa(140 mmHg)而舒张压低于 12.0 kPa(90 mmHg),称为老年单纯收缩期高血压。

### (一)流行病学

全国高血压抽样调查结果显示,年龄 55～64 岁、65～74 岁与≥75 岁的高血压患病率分别为 29.4%、41.9% 和 51.2%;60 岁以后各年龄组女性的高血压患病率均高于男性;60 岁以上单纯收缩期高血压的患病率为 7.13%,女性高于男性,南方高于北方。在大多数人群中,SBP 和 DBP 随年龄而上升。在 50～60 岁及之后,SBP 继续上升直至 70～80 岁,但 DBP 稍有下降。老年高血压患者中,一部分患者是由老年期前的各种高血压延续而来;而另一些患者随着年龄的增加伴有血脂异常、糖尿病,在此基础上大动脉发生粥样硬化,其大动脉的顺应性减低及弹性变弱,使血管壁的纤维增生,从而使血压增高。

### (二)发病机制

老年高血压的发病机制和病理生理特点除了与中青年人有相同之处外,其心血管等系统的老龄化与高血压发病也有密切关系。老年高血压发病率高的原因可能有以下几点。

1.大动脉顺应性减退

老年人动脉壁发生许多变化,包括粥样硬化与纤维性硬化。前者分布呈局灶性,如冠状动脉、腹主动脉、股动脉、颈动脉,病变主要在内膜层,引起管腔狭窄,影响血流传输导致组织缺血或梗死;后者分布呈弥漫性,病变累及动脉壁全层,以中层为主,引起管腔扩张,影响缓冲功能。大动脉纤维性硬化导致大动脉弹性减退,管壁扩张性降低,管腔舒张顺应性下降,使压力波传导速度加快,压力反射波的叠加从舒张期提前至收缩期,最终导致心脏射血阻力增加、收缩压增高;舒张期顺应性降低、舒张压下降;脉压增大。在老年高血压患者可见收缩期压力波经常有一个突然跃升的增强阶段,而舒张期压力波形的切迹则消失,这个增强阶段就是提前到达的压力反射波叠加所致。因此,无论心排血量正常或降低,随着年龄增长,收缩压逐步升高,脉压增大。动脉内皮功能异常以及局部组织肾素-血管紧张素系统激活也是大动脉顺应性减退的原因。血压升高本身可降低大动脉顺应性,随着血压升高,动脉壁上压力负荷的主要承担部分由弹性纤维向非弹性胶原转移。影响大动脉顺应性减退的其他因素有身材较矮、糖尿病、血脂异常、高盐摄入等。近年还发现血管紧张素 II 受体 $AT_1$ 的基因多态性与大动脉顺应性有关。

2.周围血管阻力升高

老年人随着年龄增长,由于小动脉壁的透明样变性和结构重塑,小动脉管壁增厚,壁/腔比值增加,管腔变小,血流阻力增大,小动脉对血管活性物质的收缩反应性也增强,收缩压也随之增高。因此,老年高血压以收缩压升高为主要特征,血流动力学特点是低心排血量和系统血管阻力明显增高,而心排血量比血压水平相同的年轻高血压患者约低 25%。

3.肾脏排钠能力减退

随着年龄增长,肾脏皮质变薄,有效的肾单位减少,肾小球滤过率降低,肾曲小管的浓缩能力减弱。尽管尿量未减少甚至夜尿反而增多,但肾脏的排钠能力却下降。钠盐摄入量增加即可导致水钠潴留,致使血压增高。因此,老年人盐敏感性高血压的发病率也有随增龄而增高的趋势。此外,肾脏血液灌注减少这种增龄性改变在老年高血压患者中更为显著。

4.交感神经系统 α 受体功能亢进

老年人灭活和清除去甲肾上腺素的能力减弱,血浆去甲肾上腺素浓度上升。同时,血管平滑肌细胞上的 β 受体数目随年龄增长而减少,而 α 受体数目不变或相对增多。这样导致 α 受体功能亢进,血管收缩力加强,尤其在体力活动和外界环境条件(如气温等)改变时。

5.血小板功能增强

血小板释放功能也随年龄增长而增强,储存于血小板内的血管活性物质,如血栓素 $B_2$($TXB_2$)、血栓球蛋白(β-TG)、血小板第 4 因子($PF_4$)、5-羟色胺(5-HT)等较多的释放入血浆。已经证实,在老年高血压患者血浆中 $TXB_2$、β-TG、$PF_4$、5-HT 等物质的浓度升高。5-HT 是一个较弱的缩血管活性物质,但对粥样硬化的血管则有较强的缩血管作用。另外,伴随血流动力学改变,血流速度缓慢以及纤维蛋白原含量增加或立体构型改变,可使血液黏滞度增大,进一步增加血管阻力。

近年来发现,老年高血压患者有动脉内皮功能改变,抗黏附性减退促使血小板聚集释放;内皮细胞合成释放一氧化氮(NO)与前列环素减少又进一步加强血小板聚集释放。

6.压力感受器缓冲血压能力减退与失衡

随着年龄增长,位于主动脉弓和颈动脉窦的压力感受器敏感性降低,影响对体循环血压波动的缓冲能力。然而,位于心肺循环的低压压力感受器功能则仍然正常。因此,老年人对体循环血压的调节能力明显减退。

### (三)临床特点

#### 1.单纯收缩期高血压多见

老年高血压的临床特点是单纯收缩期高血压多见,即收缩压和舒张压有分离现象。根据WHO/ISH 的定义,单纯收缩期高血压的概念:SBP≥18.7 kPa(140 mmHg)和 DBP<12.0 kPa(90 mmHg)。由于收缩压增高、舒张压下降,因此脉压常增大[>6.7 kPa(50 mmHg)]。

据统计,老年单纯收缩期高血压占半数以上,而且随着年龄的增加逐渐增多。Framingham研究对年龄在 65~89 岁的老年人进行了统计,男性单纯收缩压增高占 57.4%,单纯舒张压增高仅占 12.4%;女性单纯收缩压增高占 65.1%,单纯舒张压增高仅占 7.1%;老年人群中单纯收缩期高血压约占 60%。

我国统计资料显示,60 岁及 60 岁以上的人群中,单纯收缩期高血压患病率为 21.5%,占老年高血压总人数的 53.2%,因此,单纯收缩期高血压是老年高血压最常见的类型,也是老年高血压最重要的特征。收缩期高血压的患病率随着年龄的增长而升高,老年女性比老年男性更为常见,农村老年人单纯收缩期高血压的患病率高于城市。

老年人主动脉弹性下降是导致单纯收缩压增高的主要原因。有实验证实,年轻人要大容量心室输出才能使主动脉的压力达到 26.7 kPa(200 mmHg),而老年人相当小的心排血量即可使主动脉压力超过 26.7 kPa(200 mmHg)。主动脉收缩压升高的主要机制是每次心脏收缩产生压力波,由主动脉将压力波传向远端动脉分支,当压力波遇到阻力后即产生反射波折回主动脉,此时主动脉的压力为压力波和反射波的叠加。正常情况下,大动脉压力波的传导速度比较慢,反射点主要在小的阻力血管,因此反射波返回主动脉的时间是在心脏的舒张期,这种状态可以保持较好的平均血压水平,以及心脏和血管之间的良好偶联。老年人增龄和高血压导致大动脉粥样硬化时,大动脉僵硬度增高,顺应性下降,使大动脉压力波的传导速度明显加速,反射点在靠近心脏的大动脉,反射波的折回时间提前至收缩期,因此主动脉血压出现收缩晚期高峰,同时导致了舒张压降低,脉压增大。因此,老年人单纯收缩期高血压发病率增加,主动脉粥样硬化、主动脉弹性下降是主要原因。

收缩期高血压及脉压的增大,增加了左心室后负荷,导致左心室肥厚,增加了心肌的氧耗量,改变冠状动脉的灌注及血流分布,降低了冠状动脉血流储备,加重了血管内皮功能紊乱及动脉壁的损害。因此单纯收缩期高血压对心血管损害很大。

#### 2.血压波动大

老年高血压患者对情绪、体力活动或晨间清醒时的血压生理反应较中青年患者表现出较大的波动性。老年高血压无论 SBP 或者 DBP 均比中青年患者有较大的波动,尤其 SBP,这主要是因为老年患者主动脉弓压力感受器敏感性降低,血压调节功能减退,加上大动脉弹性减退,在心排血量变化时可出现较大的血压改变。因此,老年人血压波动范围明显大于中青年人。老年人一天内血压波动常在 5.3/2.7 kPa(40/20 mmHg)以上,个别可达 12.0/5.3 kPa(90/40 mmHg)。尤其是老年女性,24 h 收缩压的变化很大。此外,很多老年高血压患者(尤其是 80 岁以上的高龄患者)的血压特点是昼夜节律变化消失,夜间血压常升高。老年人收缩压在一年之中的变化范围也很大,大多表现为夏季较低、冬季较高。

3.假性高血压较多见

老年人中假性高血压表现也较多。由于临床上多以水银柱式血压计或电子血压计袖带法测定血压,这种无创性方法测定的血压并不能完全代表中心动脉血压。假性高血压产生的原因在于有严重动脉硬化的患者在使用仪器间接测量血压时,气袖压力常难于压迫住僵硬的肱动脉,以致出现测量值过高,产生"假性高血压"。间接法测量血压常获得较高的读数,甚至比直接法高 4.0 kPa(30 mmHg)以上。老年人动脉硬化发病率明显高于中青年人,也是老年患者中假性高血压较多,或实际中心动脉血压明显低于无创性血压测量值的原因。所以,如果发现患者有持续较高的血压,但无靶器官受累,而周围脉搏触诊缺乏弹性或上臂 X 线检查有血管钙化影,这时应高度怀疑假性高血压。由于假性高血压的血压测量值并非代表真正的中心动脉压,这些老年患者常不易耐受降压药物治疗,在服用降压药后可出现严重症状或并发症。因此,对于高龄或有明显主动脉硬化表现的老年患者,在首次应用降压药时应特别注意观察服药后的症状及表现。在评估老年人主动脉粥样硬化程度时,既往心血管等病史、X 线胸片、胸部 CT 及脉搏波速(PWV)测量等有一定的参考价值。

4.高血压并发症的发病率高

老年高血压的发病基础之一是动脉硬化,而收缩压的增加又会加重和加速动脉硬化。老年高血压患者靶器官损害和心脑血管并发症较中青年高血压患者多而重。有时可发生高血压性肥厚型心肌病,表现为左心室严重肥厚、左心室腔径狭小、舒张功能减退、收缩功能增强。由于老年人高血压多以收缩压增高为主,大动脉顺应性明显减退,加重了左心室后负荷与心脏做功,导致左心室肥厚,加以胶原纤维增多和淀粉样变,导致心脏舒张与收缩功能受损明显,容易发生心力衰竭。有资料统计,老年高血压患者心力衰竭发生率是非老年患者的 2 倍,冠心病发病率可以高 3 倍,冠心病患者中,有高血压病史者其病死率比无高血压病史者高 2.3～5.0 倍,特别是单纯收缩期高血压发生心脑血管疾病的风险更大。多危险因子干扰试验研究(MRFIT)显示,单纯收缩期高血压患者冠心病病死率较一般高血压患者更高,发生脑卒中和冠心病的危险分别增加 4 倍和 5 倍。

5.代谢综合征患病率高

1988 年,Reaven 首先提出胰岛素抵抗和胰岛素抵抗综合征。胰岛素抵抗是指胰岛素生理功能反应受损现象。代谢综合征是由于胰岛素抵抗所致糖脂代谢失调和高血压,并伴有纤溶酶原激活抑制物(PAI-1)升高、内皮细胞功能紊乱、动脉粥样硬化的炎性反应及微量蛋白尿等。以高血压为主要临床表现的代谢综合征,老年人发病率较高,它与心血管疾病密切相关,是老年患者的常见病和致残、致死的重要原因。

代谢综合征的老年患者多与体重超重和腹型肥胖有关。有资料显示,50 岁以上人群代谢综合征的患病率是年轻人的 2～3 倍,60 岁以上老年人中,患代谢综合征者可达 20％以上,且患病率随年龄的增长而上升。因此,老年人是代谢综合征的高危人群。老年人糖尿病或糖耐量下降并发的代谢性高胰岛素血症是导致血压水平升高的常见原因。

6.直立性低血压发生率高

直立性低血压在老年高血压中较多见,尤其常见于降压治疗过程中。测定患者平卧 10 min 时和被动站立 1 min 及 5 min 时的血压值,发现约有 1/3 患者发生直立性低血压,并伴随头晕等症状。这些患者恢复到基础立位血压所需的时间也延长,而心率则无相应的改变,仅个别人表现为立位比卧位时的血压升高。老年人直立性低血压的发生可能与老年人血压调节机制障碍有关。老年人肾素活性偏低,肾素-血管紧张素-醛固酮系统水平随年龄增高而下调;老年人由于缺血或老年退行性改变,导致自主神经反应性血管收缩调节作用消退;老年人主动脉压力感受器敏感性减弱;以及老年人窦房结功能下降,在血压降低时心率反应性增速功能消退,使体位变化时心排血量代偿作用丧失等,均可能是老年人直立性低血压发生率较高的原因。它对于选择适宜的降压药和确定降压治疗时的血压目标值具有指导意义。α受体阻滞剂、交感神经抑制剂等降压药加重直立性低血压,尤其在合并使用利尿剂时。由于压力感受器难以迅速调整或建立新的工作阈值,老年人不能承受急剧迅速的降压,故应避免短时间内大幅度降压。临床上必须强调经常测量立位血压。

7.盐敏感性高血压的发病率高

血压的盐敏感性系指在某些人群中,钠盐摄入量增加可明显导致血压增高。有资料提示,血压的盐敏感性与种族有明显相关性,同时盐敏感性高血压的发病率随年龄的增长而增加,在老年高血压患者特别是老年女性中更为明显,且有遗传倾向。

8.诊所高血压发现率高

诊所高血压又称"白大衣性高血压",即有些患者在医院诊室检查时显示高血压,而在诊室外测血压正常,24 h血压动态监测(ABPM)的平均血压也为正常[(白昼血压<18.0/11.3 kPa(135/85 mmHg)]。据有关资料统计,老年人诊所高血压表现者可高达40%。诊所高血压虽多不引起心脏结构和功能的改变,但对靶器官的损害仍高于正常人,特别是男性病死率增高较明显。目前认为,诊所高血压可能与动脉硬化、胰岛素抵抗、左心室舒张功能不全及血管阻力变化等因素有关,治疗需要从改变生活方式、危险因子控制等方面进行干预。对于可能考虑为诊所高血压患者,ABPM显然较诊所检测血压更为准确,因此应当推荐使用。此外,ABPM还能观察24 h血压动态变化,为临床提供正确治疗的依据。最近,国外有临床资料显示,在家自测血压的患者比诊所测血压者具有更高的准确性和治疗依从性,高血压治疗效果也更明显。因此,提倡老年患者在医师指导下在家庭自测血压,可以避免诊所高血压,识别隐蔽性高血压,从而客观反映患者长期、真实的血压水平,有较积极的临床意义。

隐蔽性高血压是指在医院诊室内测血压正常,而在诊室外测血压高于正常的现象,ABPM也高于正常(24 h平均血压≥17.3/10.7 kPa(130/80 mmHg))。该种情况多见于吸烟、饮酒的老年男性,以及患有糖尿病、血清肌酐值偏高、体重指数(BMI)过高的老年人。这些患者易发展为单纯收缩期高血压,以后心血管事件及脑卒中的发生率也较高,因此,必须进行积极的抗高血压治疗。对血压的观察也应采用ABPM结合定期自测血压的方法。

9.体液成分改变常见

周围血浆肾素活性(PRA)随增龄而降低,约半数老年高血压是低肾素型。老年人血浆醛固酮水平常比中年人有显著降低,细胞外容量和血容量也显著减少。血浆儿茶酚胺常随增龄稍有增加,但β受体反应性随增龄与血压的升高反而减弱,因此老年高血压在运动时心率增快以及β受体阻滞剂治疗中心率减慢等效应均减弱。然而,在有些应激情况下,如握力、冷加压时,老年高血压患者出现异常高的升压反应。

(四)诊断与鉴别诊断

对老年高血压的诊断评价主要包括以下三方面:确定是否有高血压存在,血压水平或严重程度;检查靶器官受损程度以及与心脑血管病有关的危险因素;测定某些有助于制订治疗方案的指标。

对于首次就诊的老年患者应确定其基础血压状况。在老年人中测量血压的方法与在年轻人中相同,但由于血压变异随年龄的增长而增加,因此对于血压测量应注意:①应至少测非同日血压(每次测量 3 遍)3 次才能确诊(血压很高、靶器官损伤很重而需紧急治疗者例外)。②怀疑有体位血压改变者,除测坐位血压外,还应测卧位、立位血压,当第一次就诊发现立位低血压时应在以后降压治疗过程中加测立位血压,用以确定治疗前血压和治疗终点血压,避免产生药物性立位低血压,准确合理选用降压药物、剂量和服药方式。③对已进行降压药物治疗,或需了解昼夜血压变化的老年患者可做 24 h 动态血压监测。④高血压患者在柯氏音第 I 时相与第 III 时相起始间可产生静止间歇,称"听诊间歇"。在听诊间歇前先扪及桡动脉大致确定 SBP 水平,然后充气皮囊至此水平以上约 2.7 kPa(20 mmHg),以避免误以第 III 时相起始点为 SBP。听诊间歇在老年高血压患者中发生率较高。⑤如发现患者有较高血压读数,无靶器官受累,或诉低血压症状,但测左右臂血压仍很高的,应高度怀疑假性高血压。可采用简易的 Osler 试验辅助诊断,即袖带充气加压较患者收缩压高 2.7~4.0 kPa(20~30 mmHg),如果这时仍可明显触摸到僵硬的桡动脉,表示 Osler 试验阳性。不过,现在发现 Osler 试验的个体内和个体间变异性很大,难以准确鉴别是否存在假性高血压。肯定的诊断需要做直接动脉内测压。这类患者不易耐受降压治疗,服用降压药可出现严重症状或并发症。⑥左右上臂 DBP 相差 1.3 kPa(10 mmHg)以上,需考虑存在动脉粥样硬化或血栓形成、外周动脉(锁骨下动脉、上肢动脉等)闭塞或狭窄改变。

为评估患者靶器官损害及心血管疾病情况,应做常规 12 导联心电图、Holter、心脏超声以及相关实验室检查。对于老年高血压患者,还需要根据其血压值,靶器官损害程度,存在的心血管疾病危险因素(如吸烟、肥胖、血脂异常和心血管病家族史等),并存的心、脑、肾、血管疾病及糖尿病等情况进行危险性评估,以制订治疗计划和判断患者的预后。

老年高血压的诊断需要排除继发性高血压,老年人继发性高血压发病率较年轻人低,主要为肾血管性高血压,而老年人肾动脉狭窄多为动脉粥样硬化所致。有些内分泌疾病如原发性醛固酮增多症、嗜铬细胞瘤、甲状腺功能亢进等也是老年人继发性高血压的病因。不少老年患者夜尿增加,容易失水、失钾,低血钾和夜尿并非一定是原发性醛固酮增多症的表现。如为经典性高血压,但近期有明显 DBP 上升,就要考虑是否因动脉粥样硬化病变引起肾动脉狭窄,但多数不宜手术治疗。老年人中如出现严重或顽固性高血压、原来控制良好的高血压突然恶化、高血压为突然发病表现以及合并有周围血管病者,应高度怀疑继发性高血压的可能。

**(五)治疗**

1.治疗的益处

现有的大规模临床试验资料均已证明,在老年人中,无论是收缩压和舒张压均增高,还是单纯收缩期高血压者,通过降压治疗对减少心血管疾病的发病和死亡均有益。如 EWPHE、SHEP、MRC、STOP 证实老年人高血压采用利尿剂和 β 受体阻滞剂降压治疗有益,可以显著减少心、脑血管病的发生率与病死率。而且,在老年高血压患者中降压治疗获得的绝对益处甚至超过中青年患者。1995 年以后,STONE、Syst-Eur、Syst-China 临床实验相继发表,报道了二氢吡啶类钙通道阻滞剂长期治疗老年高血压和老年单纯收缩期高血压的结果,证实该疗法也能显著降低心、脑血管病的发生率,尤其是脑卒中。

2.适应证

根据我国和欧美各国目前的高血压治疗指南,对于符合高血压诊断的老年人,均应进行降压治疗。

3.治疗原则

与中青年人高血压治疗原则基本相同,但应根据老年人病理生理特点和个体差异制订治疗方案。

(1)遵循高血压总的治疗原则:应充分注意效益-危险比,将不良反应降至最小而获得最佳降压疗效,以达到防止靶器官损害的目的。

(2)积极控制血压:力求达到血压的目标值。

(3)个体化原则:老年高血压初始治疗宜从小剂量开始,逐渐加量。2、3级高血压也可以使用标准剂量的多药联合,直至血压得到控制。

高血压治疗的主要目的是最大限度降低心血管病死亡和病残的总危险,在治疗高血压的同时,还应干预所有可逆性危险因素和处理同时存在的各种临床情况。

(4)治疗目标和方法。

1)治疗目标:根据 ESC/ESH 高血压指南、BHS Ⅳ指南以及 2005 年中国高血压防治指南中提出的降压治疗目标,提出老年人与中青年人相同,应将血压降至<18.7/12.0 kPa(140/90 mmHg)。对糖尿病和肾病患者,收缩压应降至 17.3 kPa(130 mmHg)以下,舒张压应降至 10.7 kPa(80 mmHg)以下。对老年人收缩压降至 18.7 kPa(140 mmHg)以下有困难者,可先控制在 20.0 kPa(150 mmHg)以下,但仍然应强调严格控制血压,如能耐受,还可进一步降低。

合并有冠心病的老年人,舒张压不宜过低,以免加重心肌缺血。有脑血管疾病的老年人,在脑血管疾病稳定或好转以前,可将血压控制在 21.3/13.3 kPa(160/100 mmHg)左右。在脑卒中急性期,为了维持脑梗死区域血流灌注压,对原有高血压的老年人,收缩压可维持在 29.3 kPa(220 mmHg)以下,舒张压可维持在 16.0 kPa(120 mmHg)以下。在收缩压<24.0 kPa(180 mmHg),舒张压<14.0 kPa(105 mmHg)时可不急于降压。

在英国有学者提出,治疗后舒张压在 12.7~13.3 kPa(95~100 mmHg)或较低[<11.3 kPa(85 mmHg)]时,患者心肌梗死的发病率和病死率较高。而舒张压为 11.3~12.0 kPa(85~90 mmHg),则冠心病病死率较低,其解释为机体通过自动调节,在一定范围的灌注压下,维持重要器官供血。

2)非药物治疗:非药物治疗是安全、有效的降压治疗,也是药物治疗的基础。①生活方式的优化与调整应首先考虑,包括降低超重(>标准重10%)、适当限制盐过多摄入、减少饱和脂肪酸和胆固醇摄入、戒烟酒、足够的钾钙镁摄入。坚持适量体力活动,可进行步行等轻中强度体育活动。经上海市高血压研究所30多年的观察,证明长期气功锻炼不但能稳定降压疗效,且可使脑卒中发生率降低 50% 左右,特别在老年患者依从性尤好,值得推广。②TONE 试验对 60~80 岁1 级高血压患者给予减轻体重和限钠摄入干预,随访 15~36 个月,结果发现干预组血压下降与对照组相比有显著性差异。③心理因素是影响老年高血压的重要因素,精神抑郁状态可增高血浆儿茶酚胺水平及交感神经活性,影响降压药物的疗效,因此,应对可能影响降压疗效的心理因素进行干预。

3)药物治疗:国内外大量随机临床研究的资料已经显示,利尿剂、钙通道阻滞剂、血管紧张素转换酶抑制剂、血管紧张素Ⅱ受体阻滞剂、β受体阻滞剂等 WHO 推荐的一线药物对老年高血压患者均有效。由于老年高血压的病理基础是低肾素、低交感神经张力和高容量负荷,根据此特点,长效钙通道阻滞剂等扩血管药及利尿剂应为较好的选择。以往有些老的降压药,如利血平等,可诱发老年患者忧郁症和消化性溃疡,并可能加重帕金森症症状;神经节阻断剂如胍乙啶等可导致或加重老年人直立性低血压,故均不宜用于老年高血压患者;α受体阻滞剂也有引起直立性低血压的不良反应,对已有或可能发生该并症的老年人也应慎用或禁用。

老年人降压治疗时,应注意降压不宜过快、过猛,治疗应选择有更高安全性和耐受性的药物,逐步降压,尤其是在体质较弱和高龄老年患者中。许多老年高血压患者存在其他危险因素及靶器官损害等情况,这类患者治疗药物的选择要十分慎重。老年高血压患者在药物治疗期间,应注意体位血压变化情况,需同时测量立位血压,以排除直立性低血压,并评估降压治疗的体位效应。

钙通道阻滞剂(CCB):CCB可作为治疗老年高血压的一线药物。CCB治疗高血压的主要特点是对老年患者有较好降压疗效,高钠摄入时不影响降压疗效,与非甾体抗炎药物合用时不干扰降压作用,对嗜酒患者仍有显著降压作用。它能降低外周血管阻力,有抗血小板凝集、防止动脉粥样硬化的形成、保护血管内膜、改善心肌供氧的作用。

Syst-China和Syst-Eur研究的观察对象均为老年单纯性收缩期高血压患者,同样使用二氢吡啶类钙通道阻滞剂硝苯地平为初始治疗,并与安慰剂做对照。结果显示,两个治疗组脑卒中危险性和所有心血管危险同对照组相比均有明显降低,试验提前结束。根据以上临床试验结果,ESH/ESC指南提出,老年收缩期高血压治疗的一线用药应选择二氢吡啶类CCB的长效制剂。CCB可以延缓或减轻动脉粥样硬化,使大动脉的顺应性改善,适合老年高血压和合并多种心血管危险因素的患者。

NORDIL研究是试用非二氢吡啶类CCB地尔硫䓬,观察治疗药物对减少致死性和非致死性脑卒中、致死性和非致死性心肌梗死以及对其他心血管病死亡事件的作用。研究结果显示,地尔硫䓬能显著减少脑卒中的发生。由于非二氢吡啶类CCB除了有降低血压的作用外,还有降低心肌收缩力、降低心率及抗心肌缺血的作用,并能减少心房颤动的发生,对肾脏则有增加肾血流的作用。长期应用在逆转左心室肥厚方面可能优于二氢吡啶类CCB。

应该注意的是,非二氢吡啶类CCB与β受体阻滞剂合用时,仍要小心。因为到目前为止,依然有学者坚持CCB的负性肌力作用将诱发或加重心力衰竭。

利尿剂:迄今为止,利尿剂始终被列为一线抗高血压药物,多年来一直用于轻型高血压的治疗。由于年龄增加,水钠的处理能力降低,用噻嗪类药物可有助于缓解水钠潴留,但长期服用此类药物可造成多种代谢障碍,如低血钾、高血糖、高尿酸、脂代谢紊乱。故在应用时需密切注意代谢变化。

老年单纯收缩期高血压试用利尿剂的第一大型临床试验是SHEP研究,结果显示,收缩压下降了1.6 kPa(12 mmHg),脑卒中和脑卒中病死率减少了36%。ALLHAT研究是观察比较利尿剂与氨氯地平和赖诺普利降压疗效的大型临床试验,结果显示,氯噻酮降低收缩压作用较其他两种降压药物更好。氯噻酮与氨氯地平或赖诺普利比较,在减少致命性冠心病或非致命性心肌梗死危险性方面效果相同。氯噻酮与赖诺普利相比,更有效减少脑卒中。与氨氯地平相比,能更有效减少充血性心力衰竭。

噻嗪类利尿剂长期使用可通过降压作用和减慢脉搏波的作用改善动脉的扩张性。吲达帕胺则兼有利尿及血管扩张作用,也可作为老年人常用的利尿剂类型。

血管紧张素转换酶抑制剂(ACEI):近年来,ACEI类药物发展迅速。发现ACEI除了抑制AngⅡ生成外,还能增加组织内缓激肽(BK)和血管紧张素(1~7)的水平。血管紧张素Ⅱ(AngⅡ)有引起血管收缩、平滑肌增殖、纤溶减弱及氧化应激作用,由此导致高血压及靶器官的损害。缓激肽和血管紧张素(1~7)的作用与AngⅡ的作用完全相反,它们分别作用于特异性的BK受体与 AT(1～7)受体,引起血管扩张、血压下降及抗增殖等作用,协同拮抗 Ang Ⅱ 的不良作用,从而对心脏起到保护作用。

ANBP2 是比较 ACEI 与利尿剂对老年高血压效果的前瞻、开放性研究,对象为 65～84 岁高血压患者,随访 4.1 年。与利尿剂组相比,依那普利组首发心肌梗死的发生率降低了 32%,致死性心肌梗死与非致死性心肌梗死分别降低了 9% 和 32%。

ACEI 作为高血压治疗的一线用药,有较强的血管扩张作用,可有效降低血压,无直立性低血压及反射性心率加快的不良反应,很适用于老年患者。尤其是对于高肾素活性和糖尿病患者,以及联合治疗时血压控制效果不理想的患者,该类药物有抗重塑效应,可逆转心室肥厚,改变心室结构,在逆转左心室肥厚方面作用明显优于其他降压药物。大量临床和实验证明,ACEI 不仅能降低血压,还能降低血糖和改善糖耐量,有明确的改善胰岛素抵抗的作用,因此有明显的心、脑、肾保护作用。ACEI 增加胰岛素敏感性的主要机制是通过扩张外周血管,增加骨骼肌的血流量,提高骨骼肌对葡萄糖的摄取和利用,降低血糖和改善了糖耐量,从而改善胰岛素抵抗。因此,对高血压合并胰岛素抵抗的老年糖尿病患者是较好的降压药物。

血管紧张素受体阻滞剂(ARB):血管紧张素 Ⅱ 受体亚型有 2 种,即 AT$_1$ 和 AT$_2$。血管紧张素 Ⅱ 与 AT$_1$ 受体结合产生的作用为血管收缩、醛固酮释放、交感张力增高和氧化应激反应。血管紧张素 Ⅱ 与 AT$_2$ 受体结合则产生血管舒张、抗增殖等作用。ARB 可在血管紧张素受体水平阻断 Ang Ⅱ 与 AT$_1$ 受体结合的不良作用,如血管收缩、醛固酮分泌、交感张力增高等,从而起到降低血压和靶器官保护作用。同时 ARB 还能发挥 AT$_2$ 受体的有益作用,即扩张血管、抗增殖、调控凋亡等。ARB 通过激活 AT$_2$ 受体,增加缓激肽、一氧化氮和环磷酸鸟苷这 3 种有益扩血管物质的释放,同时抗细胞增生,有利于保护心血管系统。

已有很多临床和实验研究显示,ARB 可以减少血管紧张素 Ⅱ 刺激产生的许多类型胶原纤维及生长因子,有调节动脉粥样硬化作用,因此也可以作为老年单纯收缩期高血压的较好治疗药物,适于较长期应用。此外,ARB 对改善心功能、降低蛋白尿有较明显的效果,临床应用不良反应少见,极少发生咳嗽。

β受体阻滞剂:高血压是慢性心力衰竭最常见的危险因子,高血压患者存在慢性β肾上腺素能刺激,神经内分泌因子促进了心脏的重塑,最终导致心功能减退。而左心室重构则是心力衰竭进展和恶化的主要机制。β受体阻滞剂可以通过抑制交感神经活性,防止心力衰竭进展或恶化。

然而,β受体阻滞剂可能出现不良反应,如收缩血管、增加心脏后负荷、减少肾脏血流灌注、中枢神经不良反应,如嗜睡、乏力等,而且β受体阻滞剂撤药时可能出现反跳,停药还必须逐步进行。β受体阻滞剂禁用于一度以上的房室传导阻滞、病态窦房结综合征和血流动力学不稳定的心力衰竭患者。伴有肥胖、血脂异常、糖耐量异常、代谢综合征的老年高血压患者长期应用β受体阻滞剂会导致胰岛素抵抗及糖耐量下降、血清总胆固醇和甘油三酯升高,并可能增加新发糖尿病。

因此β受体阻滞剂用于治疗高血压一直存在争议。英国成人高血压管理指南建议,除了合并心绞痛或心肌梗死外,不推荐β受体阻滞剂作为初始治疗高血压的一线药物,特别是 55 岁以上的高血压患者。

此外,很多基础及临床研究显示,β受体阻滞剂对中心动脉压和血管弹性的改善效果逊于钙通道阻滞剂和 ACEI,因此对于没有特殊强适应指征的老年高血压患者,对于预防高血压的主要并发症——脑卒中,选用其他降压药物如长效钙通道阻滞剂或 ACEI 似更为合理。

　　然而,有资料认为,新型抗高血压药物卡维地洛具有 α 受体和 β 受体双重阻断作用,并有抗氧化、减少细胞因子不利作用,降低凋亡。其降压效果主要基于其 α 受体阻断介导的血管扩张、降低外周血管阻力,但又不影响心排血量和肾功能,因此有别于单纯 β 受体阻滞药物,不会导致传统 β 受体阻滞剂出现的代谢紊乱。因此,卡维地洛适用于老年高血压患者,以及伴有肾功能不全、外周动脉疾病、血脂异常、脑卒中后和合并糖尿病的患者,并有防治心力衰竭进展或恶化的作用。

　　其他:有研究发现,口服硝酸酯类药物可选择性地降低收缩压,对舒张压则降低不明显。可能是硝酸酯在体内形成 NO,能直接舒张大动脉平滑肌,使大动脉的扩张性和顺应性增加,改善了大动脉弹性的结果。

　　近年来有临床实验显示,他汀类药物(阿托伐他汀)强化降低胆固醇治疗,能够缓解大动脉僵硬度及降低收缩压,可能与其影响内皮功能、调节肾素-血管紧张素系统、改善大动脉血管弹性有关。最近的 ASCOT-LLA 研究也表明,他汀类药物既可以减少高血压患者又可以减少非高血压患者的心血管病发病率及病死率。

　　胰岛素增敏剂治疗高血压的临床研究也取得一定效果,可能为今后高血压的治疗开辟新途径。

　　4)降压药的联合应用:老年高血压降压药联合应用,可选择固定复合制剂或单药的联合使用。目前固定复合制剂多为 ARB 与利尿剂的复方剂型。两种单药联合近年来有大型临床试验研究结果的报道,ASCOT-BPLA 研究显示,ACEI 与 CCB 的联合明显优于 β 受体阻滞剂和利尿剂的联合。因此,临床对老年高血压联合用药多推荐 CCB 加 ACEI 或 ARB。此外,利尿剂加 ARB 或 ACEI 也是较好选择。需要 3 种药物联合应用时,可在 CCB、利尿剂基础上加用 ACEI 或 ARB。当选择 4 种药物联合应用时,可考虑在以上 3 种药物联合应用中增加 β 受体阻滞剂或选择性 α 受体阻滞剂。

　　(5)注意事项如下。

　　1)平稳降压:老年人全身动脉硬化,急剧降压可影响重要脏器的血流灌注,因此需要缓慢降压,在几周甚至更长时间逐渐将血压降至目标水平,为此应选用起效平稳的长效或缓释型降压药。为防止血压骤降,服药应从小剂量(成人常用剂量的半量)开始,根据血压的变化情况逐步增加剂量或联合用药。有条件应做动态血压监测,根据血压昼夜变化规律决定患者何时服药与调整剂量,使血压保持平稳下降。

　　2)重视药物不良反应:在老年人,药物的代谢动力学参数发生了许多变化,如生物利用度、分布、代谢与排泄。一般而言,老年人体内水分减少而脂肪含量相对增加,药物在体内的分布就有改变;老年人血浆白蛋白有所降低,药物与白蛋白结合减少,具有活性的游离药物浓度增加;老年人肝脏血流量减少,肝细胞药物代谢酶的合成能力降低,影响药物灭活;随着年龄增长,肾血流量相应降低,肾小球滤过功能也减弱,使老年人肾脏排泄药物的能力降低。上述改变导致同剂量的药物在老年人中往往血药浓度偏高,不良反应发生率可高于年轻人 2~3 倍。

　　3)注意降压药物不良作用及有选择地使用降压药:对合并慢性阻塞性肺疾病及二度以上心脏传导阻滞的老年患者,应避免使用非选择性 β 受体阻滞剂。对合并痛风、明显低钠或低钾血症者需慎用利尿剂。老年糖尿病患者不要首选利尿剂。ACEI 或 ARB 不宜应用于有血管神经性水肿病史者。此外,对合并前列腺肥大致排尿困难而无直立性低血压的老年高血压患者,可选择利尿剂或与其他药物联合应用。

4)降压药物的停药问题:当血压达到了目标值并控制稳定后,应当坚持按时服药,不能随意停药,也不宜任意改变服药时间和剂量,以免血压发生大的波动。因为血压波动过大可导致靶器官的损害,对于已有动脉硬化的老年患者危害更大。如服药后血压下降幅度过大,或产生低血压的相关症状,则应逐渐减少药物的种类和剂量,直至完全停药。

5)老年患者在应用国内外高血压指南推荐的降压药物时,只要血压控制理想,没有明显不良反应,则不论已用药物时间多长,可不必更换其他降压药物,因为这些药物长期应用均有保护靶器官的作用。但如使用降压药物后出现了不应产生的有关症状,并且与血压下降程度无关时,应考虑药物不良反应、患者可能为假性高血压或已有某些靶器官严重损害的可能,应及时停药并寻找原因,做出适当的处理。

## 二、儿童及青少年高血压

在中国,14 周岁以下称为儿童,14～18 周岁称为青少年。一般认为,成人高血压比儿童和青少年高血压常见,但近年研究表明,儿童高血压的发病率并不低,为 1％～6.9％,不同地区、民族儿童流行病学调查各异。随着世界各地儿童肥胖率的增加和对儿童高血压的重视程度的提高,发病率有上升趋势。

由于高血压曾被认为是成年人才会得的病症,医师没有测量儿童血压的习惯,使其发现率令人担忧。据美国进行的一项研究估计,至少有 3/4 的儿童高血压病例未能被诊断。现在对于3 岁以上儿童,儿科医师在每一次门诊时都要求测量血压,并根据年龄、性别、身高和体重来评估结果。

20 世纪 70 年代以来,流行病研究证实,成人原发性高血压多起源于儿童青少年时期。儿童的血压发育有轨迹现象,即某些儿童在成长过程中其血压的百分位数不变。这就表明,高百分位数儿童到成年可能发展成高血压患者。儿童及青少年的血压超过该年龄的第 90 百分位,比在50 百分位儿童多 75％可能性发展成为成人高血压。

### (一)病因及发病机制

儿童高血压大多为继发性高血压。年龄越小,原发性高血压越少见。据统计,原发性高血压仅占学龄期儿童高血压的 15％,而占青少年高血压的 85％～95％。继发因素中以肾脏、肾血管及肾上腺病变最为常见,其中肾脏病变占到 60％～70％,也可继发于心血管、内分泌及中枢神经系统疾病。

儿童原发性高血压的病因不明,但与遗传因素、肥胖有关已达成共识,同时还有很多影响因素存在争议。

1.遗传因素

国内外已有多项流行病学调查证实本病有家族遗传倾向。遗传因素起作用可能的机制有遗传性钙离子和钠离子转运障碍、遗传性交感神经功能亢进、遗传性肾素-血管紧张素系统平衡失调、遗传性高胰岛素血症及胰岛素抵抗。同时原发性高血压患者子女在应激或情绪紧张时心率增快、血压增高均明显高于无家族史者。

2.肥胖

BMI(体重指数)是血压偏高的独立危险因素。肥胖患儿较正常体型儿童更易患高血压,但机制还不十分清楚。有人提出与肥胖儿童的高胰岛素血症和胰岛素抵抗有关。高胰岛素血症在增加肾脏水排泄的同时具有钠潴留作用,胰岛素抵抗还能增加交感神经系统的活性和刺激血管平滑肌增生。

3.其他因素

高盐饮食、高同型半胱氨酸血症均为本病的危险因素。除神经、体液及内分泌因素外,还与血流动力学改变有关。有研究显示白细胞总数和中性粒细胞百分比等血液学指标对儿童的 SBP 有影响。此外,长期精神紧张、交感神经兴奋性过高、睡眠不足、吸烟等也会导致高血压。

**(二)临床特点**

儿童及青少年高血压多隐匿起病,常无明显症状,随血压增高程度、速率、有无原发病及其严重程度可出现头晕、头痛、乏力、颜面潮红、恶心、呕吐、后颈部疼痛、后枕部或者颞部搏动感等症状。慢性高血压出现心、脑、肾等靶器官损害或者并发症时,可有相应临床表现。若血压快速急剧升高时可出现眩晕、视力障碍、惊厥、偏瘫、失语等高血压脑病症状。随着病情进展,可进一步出现心、肾、眼、脑等靶器官损害并导致相应器官功能衰竭。

根据眼底所见可将儿童高血压分为 4 度。Ⅰ度:正常眼底;Ⅱ度:有局灶性小动脉收缩;Ⅲ度:有渗出伴或不伴出血;Ⅳ度:视盘水肿。Ⅲ度或Ⅳ度眼底改变提示恶性高血压,并有迅速进展为高血压脑病的可能,应积极降压治疗。

由于小儿高血压大多为继发性高血压,因此可见许多原发病的症状和体征。急慢性肾炎可有血尿、蛋白尿、水肿等。肾盂肾炎可有腰痛、发热、尿频、尿急、尿痛等。嗜铬细胞瘤可有出汗、心悸、心动过速、体重减轻等。皮质醇增多症可有软弱、肥胖、多毛、瘀斑、生长缓慢等。原发性醛固酮增多症可有周期性瘫痪、低血钾、手足抽搐、多尿、烦渴等。

**(三)儿童血压测量**

一般使用水银柱式血压计测量儿童血压。根据被测儿童手臂选择合适的袖带,袖带的气囊环绕上臂周长的 80%～100%,宽度为上臂周长的 40%。测量时手臂和心脏保持同一水平。儿童常取坐位,婴幼儿取仰卧位。在测量血压前一般建议卧位或坐位保持 3 min,站位则保持 1 min。不论采取何种姿势,测量血压时手臂必须得到支撑,尤其是肘部,否则收缩压可因等长运动而升高 10%左右。同时测量两侧手臂。若初次测量超过了正常水平,应至少重复测量 2 次,以评估患者血压水平。

近年来动态血压监测(ABPM)得到广泛应用,该装置可在日常生活环境中客观地连续记录某一时段复杂多样的血压变化,具有早期识别血压异常的优点,为早期、客观的血压评估提供了可能。主要用于排除儿童白大衣性高血压(诊所高血压)的诊断。

**(四)诊断**

国际上尚无统一的诊断标准,当前多采用百分位数法。美国国家高血压教育项目儿童青少年工作组将儿童血压分为 3 类:正常血压、高血压前期和高血压。正常血压应低于该年龄、性别及身高组的收缩压、舒张压 90 百分位值;高血压前期指介于该年龄、性别及身高组的收缩压或舒张压 90～95 百分位值;若 3 次或 3 次以上平均收缩压或舒张压超过该性别、年龄和身高组的收缩压、舒张压 95 百分位值则为高血压。高血压又分为高血压 1 期和高血压 2 期。血压持续大于或等于 99 百分位值则为高血压 2 期。

国内通常采用的高血压诊断标准:新生儿血压>12.0/8.0 kPa(90/60 mmHg),婴幼儿血压>13.3/8.0 kPa(100/60 mmHg),学龄前儿童血压>16.0/10.7 kPa(120/80 mmHg),学龄儿童血压>16.0/10.7 kPa(120/80 mmHg),超过 13 岁青少年血压>18.7/12.0 kPa(140/90 mmHg)即为高血压。任何年龄组血压超过 20.0/13.3 kPa(150/100 mmHg)为重症高血压。

对于儿童及青少年高血压需谨慎下诊断。应注意:①是否为高血压,儿童首次测量血压时常处于紧张状态,影响测量值,故必须于数周内反复测定,至少 3 次超过正常值才能诊断为高血压。②是否为继发性高血压,儿童高血压多为继发因素引起,而青少年高血压多为原发性高血压。原发性高血压依患儿的年龄、体重、血压增高程度、有无阳性家族史及有无高血压症状和体征,在排除其他继发性因素后方可做出诊断。建议可按图 8-6 所示程序处理。

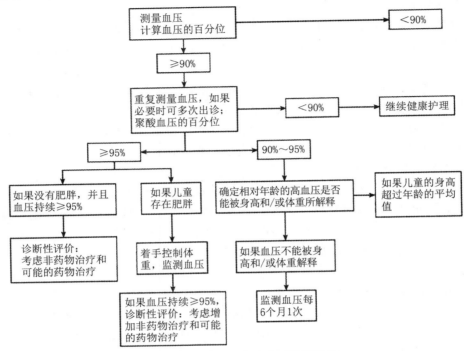

**图 8-6 儿童和青少年高血压诊断路线**

### (五)治疗

儿童及青少年继发性高血压一旦明确病因,应积极治疗原发病,消除病因。对于原发性或无法去除病因的继发性高血压,应施以非药物治疗和药物治疗等综合治疗。

1.降压目标

无并发症和靶器官损害的原发性高血压儿童,目标是血压降低到该性别、年龄和身高儿童组血压 95 百分位值以下。有肾脏疾病、糖尿病或者高血压靶器官损害儿童,目标是血压降低到该性别、年龄和身高组儿童血压的 90 百分位值以下。血压水平在 99 百分位值以上,有严重高血压症状的常常是患肾脏疾病的儿童,需紧急治疗。

2.非药物治疗

原发性高血压患者首先应考虑试用非药物治疗,包括有氧运动(减肥、跑步、骑车、健身操等),消除各种精神紧张因素,保证充足的睡眠,加强饮食指导,限制盐摄入量(2~2.5 g/d),给予高钾、高钙和高镁饮食,多吃蔬菜、水果和鱼类食物。

3.药物治疗

适应证包括症状性高血压、继发性高血压、高血压合并靶器官损害、1 型和 2 型糖尿病合并高血压及非药物治疗降压效果不理想的高血压等。降压药物的选择原则是对轻中度高血压开始用单一药物,从小剂量开始,逐渐增加剂量,疗效不满意时再加用第二种药。

WHO 推荐的一线药物的选择顺序为利尿剂、β 受体阻滞剂、ACEI 或 ARB、钙通道阻滞剂、α 受体阻滞剂。美国 JNC7 推荐的一线药物的选择顺序为利尿剂、β 受体阻滞剂、钙通道阻滞剂、ACEI 或 ARB、α 受体阻滞剂。国内将钙通道阻滞剂和 ACEI 作为儿童高血压的首选药物,对于青少年患者或无 ACEI 应用指征的患儿则首选利尿剂和 β 受体阻滞剂。

(1)利尿剂:通过促进排钠、降低血容量起降压作用。适用于轻中度高血压,严重高血压时与其他药物联用能增强药物降压作用。常用药物有氢氯噻嗪、氯噻酮、螺内酯、氨苯蝶啶、阿米洛利。注意事项:使用时主要注意水、电解质平衡,同时利尿剂也会对糖脂代谢产生影响,所以必要时可监测电解质、血糖、血脂情况。

(2)肾上腺素受体拮抗药:本类药物通过阻断 α 肾上腺素能受体和/或 β 肾上腺素能受体起到降血压作用。①哌唑嗪:为选择性 $α_1$ 受体阻滞剂,每天初始 0.05~0.1 mg/kg,分 3 次口服,最大剂量为每天 0.5 mg/kg。②美托洛尔:初始每天 1~2 mg/kg,分 2 次口服,最大剂量为 2 mg/kg,每天不得超过 200 mg。③拉贝洛尔:为 α 受体阻滞剂和 β 受体阻滞剂,初始用量为每天 1~3 mg/kg,每天口服 2 次,最大可用至 10~12 mg/kg。其他还有阿替洛尔、普萘洛尔、比索洛尔等。α 受体阻滞剂使用时注意首剂效应;β 受体阻滞剂对有哮喘病史、严重心力衰竭、心率过慢的患者禁忌使用。④酚妥拉明:为 α 受体阻滞剂,用于嗜铬细胞瘤术前准备阶段,尤其当患儿有高血压危象时可静脉缓慢推注,每次 0.1~0.5 mg/kg 或静脉滴注每分钟 1~4 μg/kg,同时密切观察血压,不良反应有心动过速等。

(3)钙通道阻滞剂:通过松弛血管平滑肌、扩张外周血管达到降压目的,降压效果较好。①氨氯地平:每天 2.5~5 mg/kg,每天 1 次口服;②非洛地平:每天 2.5~10 mg/kg,每天 1 次口服;③硝苯地平缓释或控释剂型:每天 0.25~3 mg/kg,每天分 1~2 次口服;④伊拉地平:每天 0.15~0.8 mg/kg,分 3~4 次口服。常见不良反应有踝部水肿、便秘、头晕、面部潮红、头痛、心悸或心动过速、皮疹等。

(4)血管紧张素转换酶抑制剂(ACEI):本类药物通过抑制血管紧张素转换酶,减少血管紧张素Ⅱ生成,从而达到降压效果。①贝那普利:初始每天 0.2 mg/kg,每天 1 次口服,渐增加至 10 mg/d,最高剂量不超过 40 mg/d;②卡托普利:初始每次 0.3~6 mg/kg,每天 3 次口服,最高剂量不超过每天 6 mg/kg。其他还有依那普利、福辛普利、喹那普利、赖诺普利等。注意事项:6 岁以下儿童及肌酐清除率 <30 mL/(min·1.73 m²)者慎用。经常使用应定期检测血清钾及血肌酐水平,警惕高钾血症和氮质血症的出现。部分患者可有咳嗽、水肿、味觉异常、皮疹等不良反应。

(5)血管紧张素Ⅱ受体拮抗剂(ARB):这类药物通过选择性阻断血管紧张素Ⅱ的Ⅰ型受体而起作用,尤其适合高血压伴轻度肾功能不全、蛋白尿的患儿。①厄贝沙坦:使用剂量为 6~12 岁儿童每天 75~150 mg,≥13 岁青少年每天 150~300 mg,均为每天 1 次口服;②氯沙坦:剂量为每天 0.7~1.4 mg/kg,最多每天 100 mg;③坎地沙坦。注意事项:应定期检查血清钾和血肌酐,6 岁以下儿童应慎用。

### (六)儿童高血压危象

儿童高血压危象是指重症高血压并发中枢神经系统、心脏、肾脏等靶器官明显损伤和严重功能障碍,国内有学者提出任何年龄儿童血压 >21.3/13.3 kPa(160/100 mmHg)即可考虑为重症高血压。临床上儿童高血压危象根据以下情况可考虑诊断:①血压急剧增高的重症高血压患儿;

②出现高血压脑病的临床表现(包括眼底检查所见);③经积极降压治疗后病情迅速、显著好转。

治疗主要采取降压、降低颅内压、抗惊厥等综合治疗。无论应用何种降压药物,都应注意降压速度不宜过快,即逐渐降压。一般来说,最好在治疗开始后 6 h 内,降低计划降压的 1/3,12 h 内降低计划降压的 2/3,并于 48~72 h 将血压降至接近正常。如降压速度过快,可引发心、肾、脑等重要脏器血流灌注不足,尤其可加重高血压脑病患儿的缺血性脑损伤。待病情平稳后改用口服降压药维持,具体用药有如下推荐。

### 1.硝普钠

静脉注射降压迅速,达有效剂量后 2~5 min 血压下降,降压持续时间短,停止注射 1~3 min 作用消失,血压开始上升,通过调整静脉滴注速度可控制血压下降速度,故应用较为安全。先按 0.5~1.0 $\mu g/(kg \cdot min)$ 速度滴注,以后每隔 5 min 逐渐增量 0.1~0.2 $\mu g/(kg \cdot min)$,通常剂量为 3~5 $\mu g/(kg \cdot min)$,最大剂量不超过 7~8 $\mu g/(kg \cdot min)$,可根据血压等调速。滴瓶、滴管应予避光。若长时间(>72 h)、大剂量[>200 $\mu g/(kg \cdot min)$]滴注还应注意监测血清硫氰酸盐,>120 mg/L 为中毒水平。同时也需注意观察其他毒不良反应,有个别病例即使剂量不大也不能耐受而终止用药。

### 2.二氮嗪

二氮嗪为非利尿的噻嗪类衍生物,通过刺激前列环素合成扩张小动脉、降低周围血管阻力,降压作用迅速,适用于不宜应用硝普钠的高血压脑病患儿。剂量为 1~5 mg/kg,静脉快速注入(15~30 s),1~3 min 后显效,降压作用持续 6~24 h(一般为 12~18 h)。如效果不佳,于 5~10 min 后可重复静脉注射。必要时静脉滴注,初始速度为每分钟 0.25 $\mu g/kg$,最大剂量为每分钟 5 $\mu g/kg$,持续滴注 20 min。

### 3.拉贝洛尔

初始 0.25 mg/kg,缓慢静脉注射,并以 0.25~3.0 mg/(kg · h) 静脉维持,但总剂量应 ≤4 mg/kg。静脉注射后数分钟起效,作用平稳。

### 4.尼卡地平

尼卡地平为钙通道阻滞剂。推荐剂量:1~3 $\mu g/(kg \cdot min)$,静脉注射。不良反应有反射性心动过速。

## 三、肾移植与高血压

肾移植术后高血压指的是肾移植术后未用任何降压药物治疗的患者的收缩压 ≥18.7 kPa (140 mmHg)和/或舒张压 ≥12.0 kPa(90 mmHg)。目前,对肾移植术后的理想血压范围仍有争议。Olyaei 等指出,在肾移植术后早期阶段,理想的血压标准为收缩压 ≤160 mmHg 和舒张压 ≤12.0 kPa(90 mmHg)。美国移植学会认为,理想的血压标准为 ≤18.7/12.0 kPa (140/90 mmHg)。美国肾脏病基金会对肾移植术后心血管疾病确立了降压治疗目标:①肾移植术后无蛋白尿时,血压 ≤17.3/11.3 kPa(130/85 mmHg);②肾移植术后合并蛋白尿时,血压 ≤16.7/10.0 kPa(125/75 mmHg)。目前,欧洲肾脏病学会已采纳了这一降压目标。

肾移植作为慢性肾衰竭的一种替代治疗,是慢性肾衰竭患者康复的最有效措施。但肾移植后高血压的发生率可达 80%~90%。高血压的存在又引起移植肾肾衰竭,是仅次于急性排异反应引起移植肾肾衰竭的第 2 位影响因素。

肾移植术后引起慢性肾衰竭的原因甚多。原发病变的不同,以及由于肾功能改善,许多内分泌方面的改善如有的患者因红细胞生成因子过多,致红细胞增高症,血黏滞度增加,引起高血压等。另外,由于移植后出现的免疫方面的问题,如排异反应;手术造成的移植肾肾动脉狭窄;肾缺血;肾动脉梗死等;移植肾的质量问题;还有由于长期服用免疫抑制剂如环孢素、糖皮质激素等。在它发生、发展过程中均有比较复杂的病理生理过程。

**(一)流行病学**

目前肾移植的年龄范畴已大大拓宽,很多 60～70 岁的患者,甚至＞70 岁的患者接受肾移植。接受肾移植的患者本身常伴有多器官的功能不全或合并其他疾病,因此其高血压的发生率明显增高,心血管方面的问题更加突出。往往 50 岁以上有动脉粥样硬化的患者发生肾移植术后高血压更为常见,所以年龄是一个很重要的危险因素。受者的血管条件受到一定的限制,管腔狭窄、僵硬,术后造成肾动脉狭窄的概率增加。

患者如合并有心血管方面的问题(如左心室肥厚、缺血性心脏病)、水电解质平衡失调、水潴留、细胞外液容量增多、肥胖、糖尿病、高血脂、肝功能下降、免疫抑制剂的应用等,均属危险因素。

**(二)病因**

**1.移植肾肾动脉狭窄**

这是肾移植术后常见的并发症,与手术直接相关,同时也是肾移植后高血压的常见病因之一。近年来,随着手术技术的不断改进,其发生率逐渐降低,文献报告为 2％～3％。发生时间可在术后即刻至 2 年后。引起肾动脉狭窄的原因:①受者年龄偏大,原有高血压或动脉粥样硬化,其髂内动脉内膜有粥样斑块形成,加之术中处理不当影响髂内动脉内径及血流的通畅,形成吻合口狭窄。②吻合时髂内动脉与肾动脉之间成角、旋转、扭曲。③取肾或肾灌注时肾动脉受损,包括内膜受损、管壁撕裂等。④肾动脉有异位血管、多支动脉(占 20％～30％)。异位血管和多支动脉的管径只有 2～3 mm,较难吻合。

**2.肾动脉梗死及肾局部缺血**

尸体肾移植时,由于供肾条件不一,肾血管的变异或异位血管(包括肾动脉、肾静脉)、多支血管常占 30％,有的血管较细,在整修过程中很难做到良好吻合,而将此血管结扎,或在取肾、修肾时误伤,无法与受者血管吻合,此供肾即可出现部分缺血。也有部分供肾血管变异,取肾后未经充分肾灌注,或因异位血管过细未能灌注,残留血液凝固均可致供肾某一支肾动脉或其分支堵塞,造成局部肾缺血性坏死。高龄受者,或原有高血压的受者接受肾移植时,由于自身血管条件欠佳,动脉粥样硬化累及髂内动脉,致使髂内动脉管径狭窄或有粥样硬化斑块形成,在血管吻合后脱落而造成动脉堵塞。

肾动脉栓塞或肾动脉分支栓塞占移植肾总数的 1％～5％。之所以会发生栓塞,其原因包括:①移植肾动脉内膜损伤;②供肾动脉内有残留凝血块未被冲洗干净;③移植肾动脉狭窄。

移植肾肾动脉梗死时,由于局部缺血坏死,促使病变的球旁细胞释放肾素,引起肾移植后高血压。

**3.原病肾的作用**

行肾移植者,绝大部分未将原病肾切除,虽然做了肾移植,仍可有高血压的发生,可能的原因为原病肾分泌肾素-血管紧张素,激活交感神经系统。

**4.红细胞增多症**

肾移植后,因移植肾生成促红细胞生成因子,致使原来贫血的患者红细胞增加,血色素急剧升高,有的可达 180 g/L 以上,外周血红细胞增多后,血液黏滞度升高,外周血管阻力增高,血压升高。

**5.供肾传递**

据报道,接受有高血压家族史个体的供肾,发生高血压的概率比较高。

**6.高血钙**

肾移植后,有的患者可促发甲状旁腺功能亢进导致高血钙,造成心排血量增多,外周血管阻力增加,肾素和儿茶酚胺分泌增加,发生高血压。

**7.移植肾病变**

移植肾原有病变,一旦移植于患者,该肾脏病变可继续发展,可经活检证实。肾移植后有的患者一般情况有所改善,有的患者经过数年后又发生移植肾新的病变。

**8.其他病因**

原有高血压及心功能不全的患者行肾移植后,如出现严重感染时易诱发心力衰竭,且可出现舒张压持续升高,移植肾功能急剧受损,致使水钠潴留,加重高血压和心力衰竭。

**(三)发病机制**

肾移植术后发生高血压可能与多个因素有关,自身肾脏产生的肾素、钙调神经蛋白抑制剂和皮质激素的使用,移植肾肾功能丧失和移植存在易感染因素的肾脏是最重要的致高血压因素。多变量分析表明,自身肾脏的存在是移植后高血压的一个独立相关变量。由此推测,继续留存的自身肾脏可能仍然在分泌肾素,虽然其分泌量是正常的,但它却不恰当地升高了整个细胞外液中肾素的浓度。钙调神经蛋白可能通过下述几个机制导致肾血管收缩,即内皮素-1分泌增多、肾素-血管紧张素系统激活、NO的产量减少、TGF-$\beta_1$的分泌增加、前列环素分泌减少和交感神经系统活性增强等。这些功能失衡导致水钠潴留,细胞外液容量和心脏排血量增加。一旦移植肾和自身肾脏都能正常分泌肾素,即使细胞外液的容量增加也可伴血液中肾素的浓度升高。皮质激素可通过血流动力学变化、激素的改变和进一步的水钠潴留而加重高血压。Logistic回归分析表明,皮质激素也是移植后高血压的一个独立相关因素,其作用依赖于剂量的大小。临床应用发现,不超过10 mg/d的皮质激素维持量似乎很少产生高血压不良反应。一般认为,移植肾功能丧失也是造成高血压的一个原因。研究显示,接受一个有高血压家族史个体供肾的患者,比那些接受无高血压家族史个体供肾的患者,移植术后更有可能发生高血压。

**(四)临床表现**

移植肾肾动脉狭窄多发生在术后3~4个月之后,表现为血压正常的受者出现高血压,或原来轻度高血压的受者血压明显升高,降压药治疗无效。急性排异反应的临床表现较为复杂,可有发热、乏力、腹胀、头痛、关节肌肉酸痛、尿量减少、移植肾增大、血压升高等表现。其血压升高程度有个体差异,一般在20.0~24.0 kPa(150~180mmHg)/13.3~16.0 kPa(100~120 mmHg),如患者原有高血压则不易鉴别。原有高血压者经肾移植后随着移植肾功能的恢复,其血压即可下降,如有排异反应发生则血压又复上升,且应用降压药物效果不佳。少数急性排异反应的主要特征为血压升高,并伴有头晕、头痛、视物模糊等。慢性排异反应一般发生于术后6个月以后,是影响移植肾长期存活的重要原因,临床特征为出现进行性肾功能损害,表现为血肌酐升高、不同程度的蛋白尿及进行性血压升高,临床过程缓慢、预后不良。有时在移植肾区可听到杂音,为明确诊断,可做放射性核素动态检查以观察核素进入移植肾高峰是否延迟或峰值偏低,也可做彩色多普勒超声探测移植肾动脉是否狭窄以及各级血管流速是否低于正常,结合临床症状以及移植肾肾功能状况综合诊断。经皮穿刺插管做移植肾动脉造影更能显示狭窄所在部位以及狭窄范

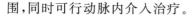

围,同时可行动脉内介入治疗。

**（五）治疗**

1.一般原则

（1）个体化治疗方案：肾移植后高血压的病因是多方面的,同时肾移植术后患者是一个发生心血管疾病的高危特殊群体,长期使用免疫抑制剂使得受体的内分泌和代谢紊乱,导致一系列并发症的出现,如糖尿病、血脂异常、胰岛素抵抗、肥胖及高血压。因此,降压治疗必须根据不同受体并存的危险因素和机体状况,有针对性地选择药物和治疗方法,采取个体化的治疗方案。

（2）积极的治疗态度：为了长期保护肾功能,必须将血压控制在正常甚至较低的水平。因此一旦诊断了肾移植后高血压,就应及时进行治疗。对待这类人群,应该像对待非移植的慢性肾衰竭患者一样,即使处于正常血压高值[17.3～18.7 kPa(130～140 mmHg)/11.3～12.0 kPa(85～90 mmHg)]也应积极进行降压治疗。

（3）严密的血压监测：过高或过低的血压对移植肾脏都同样有害,因此家中每天自我血压测定和随访中的血压测定是十分重要的。24 h动态血压监测比随意的测量在肾移植术后患者中更敏感,特别是对儿童及青少年患者。同时,动态血压监测有助于发现夜间血压升高,而夜间高血压在肾移植术后患者中很常见。肾移植术后患者使用钙通道阻滞剂时,如血压超出正常范围,由于其扩张了肾小球前动脉,增加的血压可传至肾小球微环境中,这对肾脏是有害的,可导致进行性移植肾衰竭,因此必须保证严格的血压控制。血压控制目标目前有2个参考标准,美国移植学会的建议是将血压降至18.7/12.0 kPa(140/90 mmHg)或尽可能的低一点;欧洲肾脏协会设定的移植个体的血压目标是≤17.3/11.3 kPa(130/85 mmHg)(无蛋白尿)和≤16.7/10.0 kPa(125/75 mmHg)(伴蛋白尿)。

（4）严密的实验室监测：肾移植后高血压的治疗主要以药物治疗为主,必须充分认识降压药和免疫抑制剂之间的相互作用。例如,能够升高钙调神经蛋白抑制剂血药浓度的药物有地尔硫䓬、维拉帕米、尼卡地平,可降低钙调神经蛋白抑制剂血药浓度的药物有氨氯地平和卡维地洛,因而用药时需进行严密的血药浓度监测。一些免疫抑制剂可强化降压药的不良反应,导致电解质紊乱、痛风发作等;一些降压药(ACEI或ARB类)在肾小球滤过率严重下降的情况下使用可进一步减少肾小球的灌注,加重肾功能的损害;ACEI或ARB类也可以使一些患者出现贫血。因此,定期进行相应的实验室检测是必要的。

（5）调整与肾移植术后患者相关的免疫抑制方案：免疫抑制剂本身是引起肾移植术后高血压的主要危险因素,因此调整免疫抑制剂的种类、给药时间和剂量有助于受体血压的改善。与使用皮质类固醇类药物相关的高血压的发生率约为15%,呈剂量依赖性,低剂量使用对血压影响不大,在总剂量不变的情况下将给药时间由每天一次改为隔天一次可降低平均动脉压;撤用皮质固醇可以使血压下降并可减少降压药物的数量。钙调神经蛋白抑制剂(FK506、他克莫司和CsA、环孢素)是目前免疫抑制治疗方案中的主要药物,他克莫司的毒副作用比环孢素小,可用他克莫司代替环孢素,一些研究发现仅少数肾移植术后患者需要降压治疗,但也有人发现2种药物在升压作用方面没有明显的区别。新型免疫抑制剂西罗莫司、依维莫司对血压无影响,对有高危肾移植后高血压的肾移植术后患者是一个新的治疗选择。最近,Hricik等使用西罗莫司＋他克莫司抗排斥治疗方案,于术后3个月撤用泼尼松,发现肾移植术后患者的急性排异反应发生率很低,而患者的血压明显下降,降压药用量也大为减少。

**2.非药物疗法**

通常,在肾移植术后患者中采用非药物疗法控制血压的效果不如在普通人群中有效。有益的方法包括减肥、适当体育活动、禁烟酒;日常饮食的钠摄入量限制在 150 mg/d 以下,但也应避免过度限钠,尤其在使用利尿剂时,否则肾小球滤过率将减少而影响肾功能。

**3.药物治疗**

肾移植术后高血压(PTH)的治疗以药物治疗为主。由于单一用药对肾移植术后高血压多数效果不佳,因此降压治疗方案中多采取联合用药。目前,钙通道阻滞剂和抗肾素-血管紧张素系统药物常被作为一线药物使用。

(1)钙通道阻滞剂(CCB):在肾移植术后患者中使用 CCB 的优点是,它可以对抗由钙调神经蛋白抑制剂造成的入球小动脉血管收缩,可以改善长期环孢素肾毒性所致的间质纤维化。同时,由于 CCB 能够调节钙离子进入 T 细胞而影响 T 细胞的活动,因此在使用环孢素的肾移植术后患者中使用 CCB 还可以减少 DGF 和 AR 的发生,但并不是所有研究都支持此观点。目前,CCB 是移植后早期出现高血压、使用环孢素为主要免疫抑制治疗的肾移植术后患者的首选用药。一些医师甚至建议对于使用环孢素的肾移植术后患者,不论其有无高血压,早期治疗方案中应即时加入 CCB。CCB 与抗肾素-血管紧张素系统药物合用,可避免使用 CCB 增加肾小球内压的缺点,因后者可减少进入肾小球的压力。

(2)抗肾素-血管紧张素系统药物:这类药物包括血管紧张素转换酶抑制剂(ACEI)和血管紧张素Ⅱ受体拮抗剂(ARB)。它们的优点是有明确的肾脏保护作用,可以减少进入肾小球的压力,而入球血压是肾小球损害过程的一个重要因素。这类药物还有非血流动力学的作用,它们抑制转化生长因子($TGF-\beta_1$)的表达,而 $TGF-\beta_1$ 是参与慢性移植肾病的形成和发展的强有力的细胞因子。ACEI 和 ARB 对于合并糖尿病或无糖尿病的肾移植术后患者都可以减少蛋白尿的形成,而蛋白尿是移植肾长期存活的一个强有力的危险指标。Lin 等发现,使用 ACEI 或 ARB 可以减缓慢性肾功能不全的过程,能够明显延长受者的移植肾肾衰竭时间和受者的死亡时间。ACEI 或 ARB 对于心肌梗死或充血性心力衰竭的有利作用在肾移植术后患者中受到欢迎,并且,它们还可以对抗移植后的红细胞增多。以往认为使用 ACEI 或 ARB 令人担心的问题是它们可以导致肾小球灌注减少,肾小球滤过率下降而出现肾功能不全。因为它们扩张了出球动脉,而同时环孢素导致入球动脉收缩。这种现象可发生于移植早期即给予 ACEI 或 ARB 治疗的受者,但在大多数的病例中,仅观察到短暂和小幅上升的血清肌酐水平变化。在血容量减少的条件下使用 ACEI 或 ARB 也可见到血清肌酐水平上升,因而在使用这类制剂时应暂停或减少使用利尿剂。使用 ACEI 或 ARB 前应首先排除移植肾肾动脉狭窄,并在用药后的前几周严密监测肾功能。目前的研究结果显示,在肾移植术后患者中谨慎地使用 ACEI 或 ARB 是有益和安全的。

(3)$\beta_1$ 受体阻滞剂:$\beta_1$ 受体阻滞剂常被作为肾移植术后患者二线用药,因为这类药可加重免疫抑制剂所致的代谢紊乱(如升高血清甘油三酯水平,降低高密度脂蛋白、胆固醇水平),还可以增加糖尿病发病的危险。$\beta_1$ 受体阻滞剂的优点是能够降低心脏收缩功能,减少心血管事件的发生,并降低其病死率。由于肾移植术后患者是高危心血管疾病人群,一些研究建议对于伴有冠心病的肾移植术后高血压患者可首选 $\beta_1$ 受体阻滞剂。一些研究显示,卡维地洛是一种兼有 $\alpha_1$ 受体阻滞作用的 $\beta$ 受体阻滞剂,在肾脏保护作用方面比卡托普利效果更好,它能够减少肾纤维化和肾小球硬化,用药后肾脏表达 $TGF-\beta_1$、胶原-Ⅰ、胶原-Ⅲ 和丝连蛋白的数量明显下降。卡维地洛还能改善动脉粥样硬化性血管损伤。这些优点对于肾移植术后患者有很大的吸引力。

（4）利尿剂：肾移植后高血压常表现为对钠和容量的依赖，因此，长期以来使用利尿剂配合饮食限钠被认为是处理肾移植术后高血压的主要措施。但必须注意这类药物与钙调神经蛋白抑制剂同时使用可导致低镁血症，并能诱发痛风发作；保钾类制剂与钙调神经蛋白抑制剂同时使用还能导致严重的高钾血症。

（5）其他药物：$\alpha_1$受体阻滞剂（如多沙唑嗪）对肾脏的血流动力学指标无明显影响，该类药还具有调节血脂和提高胰岛素敏感性的作用，因而在合并有代谢紊乱的高血压患者中特别受欢迎。Martinez Castelao 等通过对比研究维拉帕米、依那普利和多沙唑嗪在治疗肾移植术后高血压上的长期疗效后认为，$\alpha_1$受体阻滞剂在肾移植术后患者中使用是安全和有效的。中枢性降压药物具有减轻交感神经系统过度兴奋的作用，同时还有肾脏保护作用，而慢性肾功能不全的患者常有交感神经系统过度兴奋的表现，因此，作为联合用药的一部分在肾移植术后患者中使用这类药物是有意义的。研究证实，对咪唑啉受体敏感的药物，如莫索尼定和雷美尼定，均能够减少微量蛋白尿的发生，对合并糖尿病或无糖尿病的患者都有良好的肾脏保护作用。

4.介入治疗和手术治疗

（1）纠正肾动脉狭窄：肾移植术后患者中肾动脉狭窄的发生率为 2％～6.6％，儿童肾动脉狭窄的发生率可高达 15％。狭窄可由多种原因造成：①移植肾动脉瘢痕狭窄；②吻合口处因免疫损伤而使内膜增生；③供者、受者体型差别大（如成人和小孩间进行移植）；④损伤了走向异常的血管；⑤缝合技术不当或组织对缝线的反应；⑥老年人髂血管内动脉粥样硬化。怀疑肾动脉狭窄时必须进行仔细的检查。多普勒超声检查是有效且最便宜的方法，动脉造影则是诊断的金标准。磁共振血管成像是另一种检查手段，可避免动脉造影时动脉导管插入的危险以及造影剂的肾毒性危险。肾动脉狭窄的主要治疗方案是经皮腔内血管扩张术或外科手术（如血管搭桥术）；对复发性狭窄者，推荐采用血管扩张＋支架植入术。

（2）双侧原肾切除：原肾的高肾素潴留和红细胞生成素无控制的释放也是促进血压升高的因素。双侧原肾切除对这类患者是一种可供选择的治疗方法，有报道可使受者的交感神经系统活动正常，术后降压药的用量减少；但也有无效或疗效不长的报道。目前认为，对于使用 3 种以上降压药治疗仍难以控制的高血压，排除了移植肾动脉狭窄和慢性移植肾排异反应作为潜在的病因后，可考虑行双侧原肾切除。采用腹腔镜下操作是一种微创的方法，可以减少术后的并发症，对于肾移植术后患者很有利。

**（六）预防**

在进行肾移植时，灌洗供肾插管不能太深，以避免操作损伤肾动脉内膜。灌注压不能太高，切忌用手挤压灌注液袋，以避免伤及肾内小血管及肾单位。当受者的动脉有粥样硬化时，要尽量摘除动脉腔内的粥样硬化斑块，摘除斑块的范围必要时可延及髂总动脉，使供肾能够得到较多的血流灌注。但摘除时应注意勿穿破血管的肌层和外膜以免术后形成动脉瘤。与髂内动脉做端-端吻合时，应将髂内动脉口尽量开大，口径与肾动脉、主动脉相当。取供肾时，其多支动脉要尽量保留，可将它们合成 1～2 支后与受者动脉吻合。若供肾的多支动脉互相靠近，采取时应连同主动脉取下，多支动脉间有距离则分成 2 片，连同主动脉壁与髂外动脉做端-侧吻合以防止形成狭窄。与髂外动脉做端-侧吻合，口径可足够大。轻度的肾动脉吻合口狭窄可以采取经皮穿刺插入气囊导管法扩张治疗。对于重度肾动脉吻合口狭窄或动脉扭曲粘连成角者，应做手术纠正。

**（刘冬燕）**

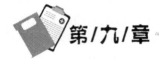

第／九／章

# 心力衰竭的诊治

## 第一节 急性心力衰竭的诊治

急性心力衰竭（AHF）是临床医师面临的最常见的心脏急症之一。许多国家随着人口老龄化及急性心肌梗死患者存活率的升高,慢性心衰患者的数量快速增长,同时也增加了心功能失代偿患者的数量。AHF 60%～70%是由冠心病所致,尤其是在老年人。在年轻患者,AHF 的原因更多见于扩张型心肌病、心律失常、先天性或瓣膜性心脏病、心肌炎等。

AHF 患者预后不良。急性心肌梗死伴有严重心力衰竭患者病死率非常高,12 个月的病死率 30%。据报道,急性肺水肿院内病死率为 12%,1 年病死率 40%。

2008 年欧洲心脏病学会更新了急性和慢性心力衰竭指南。2010 年中华医学会心血管病分会公布了我国急性心力衰竭诊断和治疗指南。

### 一、急性心力衰竭的临床表现

AHF 是指由于心脏功能异常而出现的急性临床发作。无论既往有无心脏病病史,均可发生。心功能异常可以是收缩功能异常,亦可为舒张功能异常,还可以是心律失常或心脏前负荷和后负荷失调。它通常是致命的,需要紧急治疗。

急性心力衰竭可以在既往没有心功能异常者首次发病,也可以是慢性心力衰竭（CHF）的急性失代偿。急性心力衰竭患者的临床表现如下。

#### (一)基础心血管疾病的病史和表现

大多数患者有各种心脏病的病史,存在引起急性心衰的各种病因。老年人中的主要病因为冠心病、高血压和老年性退行性心瓣膜病,而在年轻人中多由风湿性心瓣膜病、扩张型心肌病、急性重症心肌炎等所致。

#### (二)诱发因素

常见的诱因:①慢性心衰药物治疗缺乏依从性;②心脏容量超负荷;③严重感染,尤其肺炎和败血症;④严重颅脑损害或剧烈的精神心理紧张与波动;⑤大手术后;⑥肾功能减退;⑦急性心律失常如室性心动过速(室速)、心室颤动(室颤)、心房颤动(房颤)或心房扑动(房扑)伴快速心室率、室上性心动过速及严重的心动过缓等;⑧支气管哮喘发作;⑨肺栓塞;⑩高心排血量综合征,如甲状腺功能亢进危象、严重贫血等;⑪应用负性肌力药物,如维拉帕米、地尔硫䓬、β受体阻滞剂等;⑫应用非甾体抗炎药;⑬心肌缺血;⑭老年急性舒张功能减退;⑮吸毒;⑯酗酒;⑰嗜铬细胞瘤。这些诱因使心功能原来尚可代偿的患者骤发心衰,或者使已有心衰的患者病情加重。

**(三)早期表现**

原来心功能正常的患者出现急性失代偿的心衰(首发或慢性心力衰竭急性失代偿)伴有急性心衰的症状和体征,出现原因不明的疲乏或运动耐力明显降低及心率增加15～20次/分钟,可能是左心功能降低的最早期征兆。继续发展可出现劳力性呼吸困难、夜间阵发性呼吸困难、睡觉需用枕头抬高头部等,检查可发现左心室增大、闻及舒张早期或中期奔马律、肺动脉第二音亢进、两肺尤其肺底部有细湿啰音,还可有干性啰音和哮鸣音,提示已有左心功能障碍。

**(四)急性肺水肿**

起病急骤,病情可迅速发展至危重状态。突发的严重呼吸困难、端坐呼吸、喘息不止、烦躁不安并有恐惧感,呼吸频率可达30～50次/分钟;频繁咳嗽并咯出大量粉红色泡沫样血痰;听诊心率快,心尖部常可闻及奔马律;双肺满布湿啰音和哮鸣音。

**(五)心源性休克**

主要表现如下。

(1)持续低血压,收缩压降至12.0 kPa(90 mmHg)以下,或原有高血压的患者收缩压降幅≥8.0 kPa(60 mmHg),且持续30 min以上。

(2)组织低灌注状态:①皮肤湿冷、苍白和发绀,出现紫色条纹;②心动过速>110次/分钟;③尿量显著减少(<20 mL/h),甚至无尿;④意识障碍,常有烦躁不安、激动焦虑、恐惧和濒死感;⑤收缩压低于9.3 kPa(70 mmHg),可出现抑制症状如神志恍惚、表情淡漠、反应迟钝,逐渐发展至意识模糊甚至昏迷。

(3)血流动力学障碍:肺毛细血管楔压(PCWP)≥2.4 kPa(18 mmHg),心排血指数(CI)≤36.7 mL/(s·m²)[≤2.2 L/(min·m²)]。

(4)低氧血症和代谢性酸中毒。

## 二、急性心力衰竭严重程度分级

主要分级有Killip法(表9-1)、Forrester法(表9-2)和临床程度分级(表9-3)三种。Killip法主要用于急性心肌梗死患者,分级依据临床表现和胸部X线的结果。

表9-1　急性心肌梗死的Killip法分级

| 分级 | 症状与体征 |
| --- | --- |
| Ⅰ级 | 无心衰 |
| Ⅱ级 | 有心衰,两肺中下部有湿啰音,占肺野下1/2,可闻及奔马律。X线胸片有肺淤血 |
| Ⅲ级 | 严重心衰,有肺水肿,细湿啰音遍布两肺(超过肺野下1/2) |
| Ⅳ级 | 心源性休克、低血压[收缩压<12.0 kPa(90 mmHg)]、发绀、出汗、少尿 |

注:1 mmHg=0.133 kPa。

表 9-2　急性心力衰竭的 Forrester 法分级

| 分级 | PCWP(mmHg) | CI[mL/(s·m²)] | 组织灌注状态 |
| --- | --- | --- | --- |
| Ⅰ级 | ≤18 | >36.7 | 无肺淤血,无组织灌注不良 |
| Ⅱ级 | >18 | >36.7 | 有肺淤血 |
| Ⅲ级 | <18 | ≤36.7 | 无肺淤血,有组织灌注不良 |
| Ⅳ级 | >18 | ≤36.7 | 有肺淤血,有组织灌注不良 |

注:PCWP,肺毛细血管楔压;CI,心排血指数,其法定单位[mL/(s·m²)]与旧制单位[L/(min·m²)]的换算因数为 16.67。1 mmHg＝0.133 kPa。

表 9-3　急性心力衰竭的临床程度分级

| 分级 | 皮肤 | 肺部啰音 |
| --- | --- | --- |
| Ⅰ级 | 干、暖 | 无 |
| Ⅱ级 | 湿、暖 | 有 |
| Ⅲ级 | 干、冷 | 无/有 |
| Ⅳ级 | 湿、冷 | 有 |

Forrester 分级依据临床表现和血流动力学指标,可用于急性心肌梗死后 AHF,最适用于首次发作的急性心力衰竭。临床程度的分类法适用于心肌病患者,它主要依据临床发现,最适用于慢性失代偿性心衰。

### 三、急性心力衰竭的诊断

AHF 的诊断主要依据症状和临床表现,同时辅以相应的实验室检查,如 ECG、胸片、生化标志物、多普勒超声心动图等,诊断的流程如图 9-1 所示。

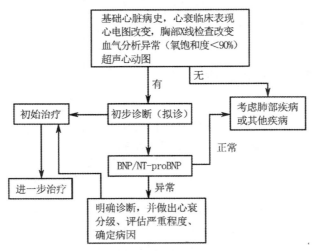

图 9-1　急性心力衰竭的诊断流程

在急性心衰患者,需要系统地评估外周循环、静脉充盈、肢端体温。

在心衰失代偿时,右心室充盈压通常可通过中心静脉压评估。AHF 时中心静脉压升高应谨慎分析,因为在静脉顺应性下降合并右心室顺应性下降时,即便右心室充盈压很低也会出现中心静脉压的升高。

左心室充盈压可通过肺部听诊评估,肺部存在湿啰音常提示左心室充盈压升高。进一步的确诊、严重程度的分级及随后可出现的肺淤血、胸腔积液应进行胸片检查。左心室充盈压的临床评估常被迅速变化的临床征象所误导。应进行心脏的触诊和听诊,了解有无室性和房性奔马律($S_3$,$S_4$)。

## 四、实验室检查及辅助检查

### (一)心电图(ECG)检查

急性心衰时 ECG 多有异常改变。ECG 可以辨别节律,可以帮助确定 AHF 的病因及了解心室的负荷情况。这在急性冠脉综合征中尤为重要。ECG 还可了解左右心室/心房的劳损情况、有无心包炎及既往存在的病变如左右心室的肥大。心律失常时应分析 12 导联心电图,同时应进行连续的 ECG 监测。

### (二)胸片及影像学检查

对于所有 AHF 的患者,胸片和其他影像学检查宜尽早完成,以便及时评估已经存在的肺部和心脏病变(心脏的大小及形状)及肺淤血的程度。它不但可以用于明确诊断,还可用于了解随后的治疗效果。胸片还可用作左心衰的鉴别诊断,除外肺部炎症或感染性疾病。胸部 CT 或放射性核素扫描可用于判断肺部疾病和诊断大的肺栓塞。CT、经食管超声心动图可用于诊断主动脉夹层。

### (三)实验室检查

AHF 时应进行一些实验室检查。动脉血气分析可以评估氧合情况(氧分压 $PaO_2$)、通气情况(二氧化碳分压 $PaCO_2$)、酸碱平衡(pH)和碱缺失,在所有严重 AHF 患者应进行此项检查。脉搏血氧测定及潮气末 $CO_2$ 测定等无创性检测方法可以替代动脉血气分析,但不适用于低心排血量及血管收缩性休克状态。静脉血氧饱和度(如颈静脉内)的测定对于评价全身的氧供需平衡很有价值。

血浆脑钠尿肽(B 型钠尿肽,BNP)是在心室室壁张力增加和容量负荷过重时由心室释放的,现在已用于急诊室呼吸困难的患者作为排除或确立心力衰竭诊断的指标。BNP 对于排除心衰有着很高的阴性预测价值。如果心衰的诊断已经明确,升高的血浆 BNP 和 N 末端脑钠尿肽前体(NT-proBNP)可以预测预后。

### (四)超声心动图检查

超声心动图对于评价基础心脏病变及与 AHF 相关的心脏结构和功能改变是极其重要的,同时对急性冠脉综合征也有重要的评估值。

多普勒超声心动图应用于评估左右心室的局部或全心功能改变、瓣膜结构和功能、心包病变、急性心肌梗死的机械性并发症和比较少见的占位性病变。通过多普勒超声心动图测定主动脉或肺动脉的血流时速曲线可以估测心排血量。多普勒超声心动图还可估计肺动脉压力(三尖瓣反流射速),同时可监测左心室前负荷。

### (五)其他检查

在涉及与冠状动脉相关的病变,如不稳定型心绞痛或心肌梗死时,血管造影是非常重要的,现已明确血运重建能够改善预后。

### 五、急性心力衰竭患者的监护

急性心力衰竭患者应在进入急诊室后就尽快地开始监护,同时给予相应的诊断性检查以明确基础病因。

#### (一)无创性监护

在所有的危重患者,必须监测的项目有血压、体温、心率、呼吸、心电图。有些实验室检查应重复做,如电解质、肌酐、血糖及有关感染和代谢障碍的指标。必须纠正低钾或高钾血症。如果患者情况恶化,这些指标的监测频率也应增加。

1.心电监测

在急性失代偿阶段 ECG 的监测是必需的(监测心律失常和 ST 段变化),尤其是心肌缺血或心律失常是导致急性心衰的主要原因时。

2.血压监测

开始治疗时维持正常的血压很重要,其后也应定时测量(如每 5 min 测量 1 次),直到血管活性药、利尿药、正性肌力药剂量稳定时。在并无强烈的血管收缩和不伴有极快心率时,无创性自动袖带血压测量是可靠的。

3.血氧饱和度监测

脉搏血氧计是测量动脉氧与血红蛋白结合饱和度的无创性装置($SaO_2$)。通常从联合血氧计测得的 $SaO_2$ 的误差在 2% 之内,除非患者处于心源性休克状态。

4.心排血量和前负荷

可应用多普勒超声的方法监测。

#### (二)有创性监测

1.动脉置管

置入动脉导管的指征是因血流动力学不稳定需要连续监测动脉血压或需进行多次动脉血气分析。

2.中心静脉置管

中心静脉置管联通了中心静脉循环,所以可用于输注液体和药物,也可监测中心静脉压(CVP)及静脉氧饱和度($SvO_2$)(上腔静脉或右心房处),后者用以评估氧的运输情况。

在分析右房压力时应谨慎,避免过分注重右心房压力,因为右心房压力几乎与左心房压力无关,因此也与 AHF 时的左心室充盈压无关。CVP 也会受到重度三尖瓣关闭不全及呼气末正压通气(PEEP)的影响。

3.肺动脉导管

肺动脉导管(PAC)是一种漂浮导管,用于测量上腔静脉(SVC)、右心房、右心室、肺动脉压力、肺毛细血管楔压及心排血量。现代导管能够半连续性地测量心排血量及混合静脉血氧饱和度、右心室舒张末容积和射血分数。

虽然置入肺动脉导管用于急性左心衰的诊断通常不是必需的,但对于伴发有复杂心肺疾病的患者,它可以用来鉴别是心源性机制还是非心源性机制。对于二尖瓣狭窄、主动脉瓣关闭不全、高气道压或左心室僵硬(如左心室肥厚、糖尿病、纤维化、使用正性肌力药、肥胖、缺血)的患者,肺毛细血管楔压并不能真实反映左心室舒张末压。

建议 PAC 用于对传统治疗未产生预期疗效的血流动力学不稳定的患者,及合并淤血和低灌注的患者。在这些情况下,置入肺动脉导管以保证左心室最恰当的液体负荷量,并指导血管活性药物和正性肌力药的使用。

## 六、急性心力衰竭的治疗

### (一)临床评估

对患者均应根据上述各种检查方法及病情变化做出临床评估,包括:①基础心血管疾病;②急性心衰发生的诱因;③病情的严重程度和分级,并估计预后;④治疗的效果。此种评估应多次和动态进行,以调整治疗方案。

### (二)治疗目标

(1)控制基础病因和矫治引起心衰的诱因:应用静脉和/或口服降压药物以控制高血压;选择有效抗生素控制感染;积极治疗各种影响血流动力学的快速性或缓慢性心律失常;应用硝酸酯类药物改善心肌缺血。糖尿病伴血糖升高者应有效控制血糖水平,又要防止出现低血糖。对血红蛋白含量＜60 g/L 的严重贫血者,可输注浓缩红细胞悬液或全血。

(2)缓解各种严重症状。①低氧血症和呼吸困难:采用不同方式的吸氧,包括鼻导管吸氧、面罩吸氧及无创或气管插管的呼吸机辅助通气治疗。②胸痛和焦虑:应用吗啡。③呼吸道痉挛:应用支气管解痉药物。④淤血症状:利尿药有助于减轻肺淤血和肺水肿,也可缓解呼吸困难。

(3)稳定血流动力学状态,维持收缩压≥12.0 kPa(90 mmHg),纠正和防止低血压可应用各种正性肌力药物。血压过高者的降压治疗可选择血管扩张药物。

(4)纠正水、电解质紊乱和维持酸碱平衡。

(5)保护重要脏器,如肺、肾、肝和大脑,防止功能损害。

(6)降低死亡危险,改善近期和远期预后。

### (三)急性心力衰竭的处理流程

急性心力衰竭确诊后,即按图 9-2 的流程处理。初始治疗后症状未获明显改善或病情严重者应行进一步治疗。

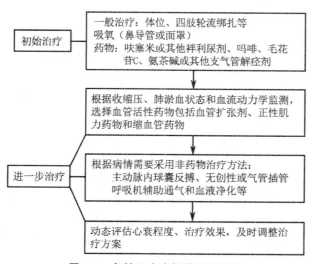

图 9-2　急性心力衰竭的处理流程

1.急性心力衰竭的一般处理

(1)体位:静息时明显呼吸困难者应半卧位或端坐位,双腿下垂以减少回心血量,降低心脏前负荷。

(2)四肢交换加压:四肢轮流绑扎止血带或血压计袖带,通常同一时间只绑扎三肢,每隔15~20 min轮流放松一肢。血压计袖带的充气压力应较舒张压低1.3 kPa(10 mmHg),使动脉血流仍可顺利通过,而静脉血回流受阻。此法可降低前负荷,减轻肺淤血和肺水肿。

(3)吸氧:适用于低氧血症和呼吸困难明显(尤其指端血氧饱和度<90%)的患者。应尽早采用,使患者$SaO_2 \geqslant 95\%$(伴COPD者$SaO_2 > 90\%$),可采用不同的方式。①鼻导管吸氧:低氧流量(1~2 L/min)开始,如仅为低氧血症,动脉血气分析未见$CO_2$潴留,可采用高流量给氧6~8 L/min。乙醇吸氧可使肺泡内的泡沫表面张力降低而破裂,改善肺泡的通气。方法是在氧气通过的湿化瓶中加50%~70%乙醇或有机硅消泡剂,用于肺水肿患者。②面罩吸氧:适用于伴呼吸性碱中毒患者。必要时还可采用无创性或气管插管呼吸机辅助通气治疗。

(4)做好救治的准备工作:至少开放2条静脉通道,并保持通畅。必要时可采用深静脉穿刺置管,以随时满足用药的需要。血管活性药物一般应用微量泵泵入,以维持稳定的速度和正确的剂量。固定和维护好漂浮导管、深静脉置管、心电监护的电极和导联线、鼻导管或面罩、导尿管及指端无创血氧仪测定电极等。保持室内适宜的温度、湿度、灯光柔和,环境幽静。

(5)饮食:进易消化食物,避免一次大量进食,在总量控制下,可少量多餐(6~8次/天)。应用袢利尿药情况下不要过分限制钠盐摄入量,以避免低钠血症,导致低血压。利尿药应用时间较长的患者要补充多种维生素和微量元素。

(6)出入量管理:肺淤血、体循环淤血及水肿明显者应严格限制饮水量和静脉输液速度,对无明显低血容量因素(大出血、严重脱水、大汗淋漓等)者的每天摄入液体量一般宜在1 500 mL以内,不要超过2 000 mL。保持每天水出入量负平衡约500 mL/d,严重肺水肿者的水负平衡为1 000~2 000 mL/d,甚至可达3 000~5 000 mL/d,以减少水钠潴留和缓解症状。3~5 d后,如淤血、水肿明显消退,应减少水负平衡量,逐渐过渡到出入水量大体平衡。在水负平衡下应注意防止发生低血容量、低血钾和低血钠等。

2.药物治疗

(1)AHF时吗啡及其类似物的使用:吗啡一般用于严重AHF的早期阶段,特别是患者不安和呼吸困难时。吗啡能够使静脉扩张,也能使动脉轻度扩张,并降低心率。应密切观察疗效和呼吸抑制的不良反应。伴明显和持续低血压、休克、意识障碍、COPD等患者禁忌使用。老年患者慎用或减量。也可应用哌替啶50~100 mg肌内注射。

(2)AHF治疗中血管扩张药的使用:对大多数AHF患者,血管扩张药常作为一线药,它可以用来开放外周循环,降低前及或后负荷。

1)硝酸酯类药物:急性心衰时此类药在不减少每搏心排血量和不增加心肌氧耗情况下能减轻肺淤血,特别适用于急性冠状动脉综合征伴心衰的患者。临床研究已证实,硝酸酯类静脉制剂与呋塞米合用治疗急性心衰有效;应用大剂量硝酸酯类药物联合小剂量呋塞米的疗效优于单纯大剂量的利尿药。静脉应用硝酸酯类药物应十分小心滴定剂量,经常测量血压,防止血压过度下降。硝酸甘油静脉滴注起始剂量5~10 μg/min,每5~10 min递增5~10 μg/min,最大剂量100~200 μg/min;亦可每10~15 min喷雾一次(400 μg),或舌下含服,每次0.3~0.6 mg。硝酸异山梨酯静脉滴注剂量5~10 mg/h,亦可舌下含服,每次2.5 mg。

2)硝普钠（SNP）：适用于严重心衰。临床应用宜从小剂量 10 μg/min 开始，可酌情逐渐增加剂量至50～250 μg/min。由于其强效降压作用，应用过程中要密切监测血压，根据血压调整合适的维持剂量。长期使用时其代谢产物（硫代氰化物和氰化物）会产生毒性反应，特别是在严重肝肾衰竭的患者应避免使用。减量时，硝普钠应该缓慢减量，并加用口服血管扩张药，以避免反跳。AHF 时硝普钠的使用尚缺乏对照试验，而且在 AMI 时使用，病死率增高。在急性冠脉综合征所致的心衰患者，因为 SNP 可引起冠脉窃血，故在此类患者中硝酸酯类的使用优于硝普钠。

3)奈西立肽：这是一类新的血管扩张药肽类，近期被用以治疗 AHF。它是人脑钠尿肽（BNP）的重组体，是一种内源性激素物质。它能够扩张静脉、动脉、冠状动脉，由此降低前负荷和后负荷，在无直接正性肌力的情况下增加心排血量。慢性心衰患者输注奈西立肽对血流动力学产生有益的作用，可以增加钠排泄，抑制肾素-血管紧张素-醛固酮和交感神经系统。它和静脉使用硝酸甘油相比，能更有效地促进血流动力学改善，并且不良反应更少。该药临床试验的结果尚不一致。近期的两项研究（VMAC 和 PROACTION）表明，该药的应用可以带来临床和血流动力学的改善，推荐应用于急性失代偿性心衰。国内一项Ⅱ期临床研究提示，该药较硝酸甘油静脉制剂能够更显著降低 PCWP，缓解患者的呼吸困难。应用方法：先给予负荷剂量 1.500 μg/kg，静脉缓慢推注，继以 0.007 5～0.015 0 μg/(kg·min)静脉滴注；也可不用负荷剂量而直接静脉滴注。疗程一般 3 d，不建议超过 7 d。

4)乌拉地尔：该药具有外周和中枢双重扩血管作用，可有效降低血管阻力，降低后负荷，增加心排血量，但不影响心率，从而减少心肌耗氧量。适用于高血压心脏病、缺血性心肌病（包括急性心肌梗死）和扩张型心肌病引起的急性左心衰竭；可用于 CO 降低、PCWP＞2.4 kPa(18 mmHg)的患者。通常静脉滴注 100～400 μg/min，可逐渐增加剂量，并根据血压和临床状况予以调整。伴严重高血压者可缓慢静脉注射12.5～25.0 mg。

下列情况下禁用血管扩张药物：①收缩压＜12.0 kPa(90 mmHg)，或持续低血压并伴症状尤其有肾功能不全的患者，以避免重要脏器灌注减少；②严重阻塞性心瓣膜疾病患者，例如主动脉瓣狭窄、二尖瓣狭窄患者，有可能出现显著的低血压，应慎用；③梗阻性肥厚型心肌病。

(3)急性心力衰竭时血管紧张素转化酶抑制剂（ACEI）的使用：ACEI 在急性心衰中的应用仍存在诸多争议。急性心衰的急性期、病情尚未稳定的患者不宜应用。急性心肌梗死后的急性心衰可以试用，但须避免静脉应用，口服起始剂量宜小。在急性期病情稳定 48 h 后逐渐加量，疗程至少 6 周，不能耐受 ACEI 者可以应用 ARB。

在心排血量处于边缘状况时，ACE 抑制剂应谨慎使用，因为它可以明显降低肾小球滤过率。当联合使用非类固醇消炎药，及出现双侧肾动脉狭窄时，不能耐受 ACE 抑制剂的风险增加。

(4)利尿药使用注意事项如下。①适应证：AHF 和失代偿心衰的急性发作，伴有液体潴留的情况是应用利尿药的指征。利尿药缓解症状的益处及其在临床上被广泛认可，无须再进行大规模的随机临床试验来评估。②作用效应：静脉使用袢利尿药也有扩张血管效应，在使用早期(5～30 min)它降低肺阻抗的同时也降低右房压和肺毛细血管楔压。如果快速静脉注射大剂量（＞1 mg/kg)时，就有反射性血管收缩的可能。它与慢性心衰时使用利尿药不同，在严重失代偿性心衰使用利尿药能使容量负荷恢复正常，可以在短期内减少神经内分泌系统的激活。特别是在急性冠脉综合征的患者，应使用低剂量的利尿药，最好已给予扩血管治疗。③实际应用：静脉使用袢利尿药（呋塞米、托拉塞米），它有强效快速的利尿效果，在 AHF 患者优先考虑使用。在入院以前就可安全使用，应根据利尿效果和淤血症状的缓解情况来选择剂量。开始使用负荷剂量,然后继续静脉滴注呋塞米或托拉塞米,静脉滴注比一次性静脉注射更有效。噻嗪类和螺内酯可以联合襻利尿药使用,低剂量联合使用比高剂量使用一种药更有效,而且继发反应也更少。将襻利尿药和多巴酚丁胺、多巴胺或硝酸盐联合使用也是一种治疗方法,它比仅仅增加利尿药更有效,不良反应也更少。④不良反应、药物的相互作用:虽然利尿药可安全地用于大多数患者,但它的不良反应也很常见,甚至可威胁生命。它们包括:神经内分泌系统的激活,特别是肾素-血管紧张素-醛固酮系统和交感神经系统的激活;低血钾、低血镁和低氯性碱中毒可能导致严重的心律失常;可以产生肾毒性及加剧肾衰竭。过度利尿可过分降低静脉压、肺毛细血管楔压及舒张期灌注,由此导致每搏输出量和心排血量下降,特别见于严重心衰和以舒张功能不全为主的心衰或缺血所致的右心室功能障碍。

(5)β受体阻滞剂使用注意事项如下。①适应证和基本原理:目前尚无应用β受体阻滞剂治疗 AHF,改善症状的研究。相反,在 AHF 时是禁止使用β受体阻滞剂的。急性心肌梗死后早期肺部啰音超过基底部的患者,及低血压患者均被排除在应用β受体阻滞剂的临床试验之外。急性心肌梗死患者没有明显心衰或低血压,使用β受体阻滞剂能限制心肌梗死范围,减少致命性心律失常,并缓解疼痛。②当患者出现缺血性胸痛对阿片制剂无效、反复发生缺血、高血压、心动过速或心律失常时,可考虑静脉使用β受体阻滞剂。在 Gothenburg 美托洛尔研究中,急性心肌梗死后早期静脉使用美托洛尔或安慰剂,接着口服治疗 3 个月。美托洛尔组发展为心衰的患者明显减少。如果患者有肺底部啰音的肺淤血征象,联合使用呋塞米,美托洛尔治疗可产生更好的疗效,降低病死率和并发症。③实际应用:当患者伴有明显急性心衰,肺部啰音超过基底部时,应慎用β受体阻滞剂。对出现进行性心肌缺血和心动过速的患者,可以考虑静脉使用美托洛尔。但是,对急性心肌梗死伴发急性心衰患者,病情稳定后,应早期使用β受体阻滞剂。对于慢性心衰患者,在急性发作稳定后(通常 4 d 后),应早期使用β受体阻滞剂。

在大规模临床试验中,比索洛尔、卡维地洛或美托洛尔的初始剂量很小,然后逐渐缓慢增加到目标剂量。应个体化增加剂量。β受体阻滞剂可能过度降低血压,减慢心率。一般原则是,在服用β受体阻滞剂的患者由于心衰加重而住院,除非必须用正性肌力药物维持,否则应继续服用β受体阻滞剂。但如果疑为β受体阻滞剂剂量过大(如有心动过缓和低血压)时,可减量继续用药。

(6)正性肌力药:此类药物适用于低心排血量综合征,如伴症状性低血压或 CO 降低伴有循环淤血的患者,可缓解组织低灌注所致的症状,保证重要脏器的血液供应。血压较低和对血管扩张药物及利尿药不耐受或反应不佳的患者尤其有效。使用正性肌力药有潜在的危害性,因为它能增加耗氧量、增加钙负荷,所以应谨慎使用。

对于失代偿的慢性心衰患者,其症状、临床过程和预后很大程度上取决于血流动力学。所以,改善血流动力学参数成为治疗的目的。在这种情况下,正性肌力药可能有效,甚至挽救生命。但它改善血流动力学参数的益处,部分被它增加心律失常的危险抵消了。而且在某些病例,由于过度增加能量消耗引起心肌缺血和心衰的慢性进展。但正性肌力药的利弊比率,不同的药并不相同。对于那些兴奋β1受体的药物,可以增加心肌细胞内钙的浓度,可能有更高的危险性。有关正性肌力药用于急性心衰治疗的对照试验研究较少,特别对预后的远期效应的评估更少。

1)洋地黄类:此类药物能轻度增加 CO 和降低左心室充盈压;对急性左心衰竭患者的治疗有一定帮助。一般应用毛花苷 C 0.2～0.4 mg 缓慢静脉注射,2～4 h 后可以再用 0.2 mg,伴快速心室率的房颤患者可酌情适当增加剂量。

2）多巴胺：小剂量＜2 $\mu$g/(kg·min)的多巴胺仅作用于外周多巴胺受体，直接或间接降低外周阻力。在此剂量下，对于肾脏低灌注和肾衰竭的患者，它能增加肾血流量、肾小球滤过率、利尿和增加钠的排泄，并增强对利尿药的反应。大剂量＞2 $\mu$g/(kg·min)的多巴胺直接或间接刺激 $\beta$ 受体，增加心肌的收缩力和心排血量。当剂量＞5 $\mu$g/(kg·min)时，它作用于 $\alpha$ 受体，增加外周血管阻力。此时，虽然它对低血压患者很有效，但它对 AHF 患者可能有害，因为它增加左心室后负荷，增加肺动脉压和肺阻力。

多巴胺可以作为正性肌力药[＞2 $\mu$g/(kg·min)]用于 AHF 伴有低血压的患者。当静脉滴注低剂量≤2 $\mu$g/(kg·min)时，它可以使失代偿性心衰伴有低血压和尿量减少的患者增加肾血流量，增加尿量。但如果无反应，则应停止使用。

3）多巴酚丁胺：多巴酚丁胺的主要作用在于通过刺激 $\beta_1$ 受体和 $\beta_2$ 受体产生剂量依赖性的正性变时、正性变力作用，并反射性地降低交感张力和血管阻力，其最终结果依个体而不同。小剂量时，多巴酚丁胺能产生轻度的血管扩张反应，通过降低后负荷而增加射血量。大剂量时，它可以引起血管收缩。心率通常呈剂量依赖性增加，但增加的程度弱于其他儿茶酚胺类药物。但在房颤的患者，心率可能增加到难以预料的水平，因为它可以加速房室传导。全身收缩压通常轻度增加，但也可能不变或降低。心衰患者静脉滴注多巴酚丁胺后，观察到尿量增多，这可能是它提高心排血量而增加肾血流量的结果。

多巴酚丁胺用于外周低灌注（低血压，肾功能下降）伴或不伴有淤血或肺水肿、使用最佳剂量的利尿药和扩血管剂无效时。

多巴酚丁胺常用来增加心排血量。它的起始静脉滴注速度为 2～3 $\mu$g/(kg·min)，可以逐渐增加到 20 $\mu$g/(kg·min)。无须负荷量。静脉滴注速度根据症状、尿量反应或血流动力学监测结果来调整。它的血流动力学作用和剂量成正比，在静脉滴注停止后，它的清除也很快。在接受 $\beta$ 受体阻滞剂治疗的患者，需要增加多巴酚丁胺的剂量，才能恢复它的正性肌力作用。单从血流动力学看，多巴酚丁胺的正性肌力作用增加了磷酸二酯酶抑制剂（PDEI）作用。PDEI 和多巴酚丁胺的联合使用能产生比单一用药更强的正性肌力作用。长时间地持续静脉滴注多巴酚丁胺（24～48 h 以上）会出现耐药，部分血流动力学效应消失。长时间应用应逐渐减量。

静脉滴注多巴酚丁胺常伴有心律失常发生率的增加，可来源于心室和心房。这种影响呈剂量依赖性，可能比使用 PDEI 时更明显。在使用利尿药时应及时补钾。心动过速时使用多巴酚丁胺要慎重，多巴酚丁胺静脉滴注可以促发冠心病患者的胸痛。现在还没有关于 AHF 患者使用多巴酚丁胺的对照试验，一些试验显示它增加不利的心血管事件。

4）磷酸二酯酶抑制剂：米力农和依诺昔酮是两种临床上使用的Ⅲ型磷酸二酯酶抑制剂（PDEI）。在 AHF 时，它们能产生明显的正性肌力、松弛性及外周扩血管效应，由此增加心排血量和搏出量，同时伴随有肺动脉压、肺毛细血管楔压的下降，全身和肺血管阻力下降。它在血流动力学方面，介于纯粹的扩血管剂（如硝普钠）和正性肌力药（如多巴酚丁胺）之间。因为它们的作用部位远离 $\beta$ 受体，所以在使用 $\beta$ 受体阻滞剂的同时，PDEI 仍能够保留其效应。

Ⅲ型 PDEI 用于低灌注伴或不伴有淤血，使用最佳剂量的利尿药和扩血管剂无效时应用。

当患者在使用 $\beta$ 受体阻滞剂时，和/或对多巴酚丁胺没有足够的反应时，Ⅲ型 PDEIs 可能优于多巴酚丁胺。

由于其过度的外周扩血管效应可引起的低血压，静脉推注较静脉滴注时更常见。有关 PDEI 治疗对 AHF 患者的远期疗效目前数据尚不充分，但人们已提高了对其安全性的重视，特别是在缺血性心脏病心衰患者。

5)左西孟旦:这是一种钙增敏剂,通过结合于心肌细胞上的肌钙蛋白 C 促进心肌收缩,还通过介导 ATP 敏感的钾通道而发挥血管舒张作用和轻度抑制磷酸二酯酶的效应。其正性肌力作用独立于 β 肾上腺素能刺激,可用于正接受 β 受体阻滞剂治疗的患者。左西孟旦的乙酰化代谢产物,仍然具有药理活性,半衰期约 80 h,停药后作用可持续 48 h。

临床研究表明,急性心衰患者应用本药静脉滴注可明显增加 CO 和每搏输出量,降低 PCWP、全身血管阻力和肺血管阻力;冠心病患者不会增加病死率。用法:首剂 12~24 μg/kg 静脉注射(>10 min),继以 0.1 μg/(kg·min)静脉滴注,可酌情减半或加倍。对于收缩压 <13.3 kPa(100 mmHg)的患者,不需要负荷剂量,可直接用维持剂量,以防止发生低血压。

在比较左西孟旦和多巴酚丁胺的随机对照试验中,已显示左西孟旦能改善呼吸困难和疲劳等症状,并产生很好的结果。不同于多巴酚丁胺的是,当联合使用 β 受体阻滞剂时,左西孟旦的血流动力学效应不会减弱,甚至会更强。

在大剂量使用左西孟旦静脉滴注时,可能会出现心动过速、低血压,对收缩压 <11.3 kPa(85 mmHg)的患者不推荐使用。在与其他安慰剂或多巴酚丁胺比较的对照试验中显示,左西孟旦并没有增加恶性心律失常的发生率。

3.非药物治疗

(1)IABP:临床研究表明,这是一种有效改善心肌灌注同时又降低心肌耗氧量和增加 CO 的治疗手段。

IABP 的适应证:①急性心肌梗死或严重心肌缺血并发心源性休克,且不能由药物治疗纠正;②伴血流动力学障碍的严重冠心病(如急性心肌梗死伴机械并发症);③心肌缺血伴顽固性肺水肿。

IABP 的禁忌证:①存在严重的外周血管疾病;②主动脉瘤;③主动脉瓣关闭不全;④活动性出血或其他抗凝禁忌证;⑤严重血小板缺乏。

(2)机械通气。急性心衰者行机械通气的指征:①出现心跳呼吸骤停而进行心肺复苏时;②合并 Ⅰ 型或 Ⅱ 型呼吸衰竭。机械通气的方式有下列两种。

1)无创呼吸机辅助通气:这是一种无须气管插管、经口/鼻面罩给患者供氧、由患者自主呼吸触发的机械通气治疗。分为持续气道正压通气(CPAP)和双相间歇气道正压通气(BiPAP)两种模式。

作用机制:通过气道正压通气可改善患者的通气状况,减轻肺水肿,纠正缺氧和 $CO_2$ 潴留,从而缓解 Ⅰ 型或 Ⅱ 型呼吸衰竭。

适用对象:Ⅰ 型或 Ⅱ 型呼吸衰竭患者经常规吸氧和药物治疗仍不能纠正时应及早应用。主要用于呼吸频率≤25 次/分钟、能配合呼吸机通气的早期呼吸衰竭患者。在下列情况下应用受限:不能耐受和合作的患者、有严重认知障碍和焦虑的患者、呼吸急促(频率>25 次/分钟)、呼吸微弱和呼吸道分泌物多的患者。

2)气道插管和人工机械通气:应用指征为心肺复苏时、严重呼吸衰竭经常规治疗不能改善者,尤其是出现明显的呼吸性和代谢性酸中毒并影响到意识状态的患者。

(3)血液净化治疗要点如下。

1)机制:此法不仅可维持水、电解质和酸碱平衡,稳定内环境,还可清除尿毒症毒素(肌酐、尿素、尿酸等)、细胞因子、炎症介质及心脏抑制因子等。治疗中的物质交换可通过血液滤过(超滤)、血液透析、连续血液净化和血液灌流等来完成。

2)适应证:本法对急性心衰有益,但并非常规应用的手段。出现下列情况之一时可以考虑采用:①高容量负荷如肺水肿或严重的外周组织水肿,且对袢利尿药和噻嗪类利尿药抵抗;②低钠血症(血钠<110 mmol/L)且有相应的临床症状,如神志障碍、肌张力减退、腱反射减弱或消失、呕吐及肺水肿等,在上述两种情况应用单纯血液滤过即可;③肾功能进行性减退,血肌酐>500 μmol/L或符合急性血液透析指征的其他情况。

3)不良反应和处理:建立体外循环的血液净化均存在与体外循环相关的不良反应,如生物不相容、出血、凝血、血管通路相关并发症、感染、机器相关并发症等。应避免出现新的内环境紊乱,连续血液净化治疗时应注意热量及蛋白的丢失。

(4)心室机械辅助装置:急性心衰经常规药物治疗无明显改善时,有条件的可应用此种技术。此类装置有体外膜式氧合(ECMO)、心室辅助泵(如可置入式电动左心辅助泵、全人工心脏)。根据急性心衰的不同类型,可选择应用心室辅助装置,在积极纠治基础心脏病的前提下,短期辅助心脏功能,可作为心脏移植或心肺移植的过渡。ECMO可以部分或全部代替心肺功能。临床研究表明,短期循环呼吸支持(如应用ECMO)可以明显改善预后。

（刘沫言）

# 第二节　舒张性心力衰竭的诊治

心力衰竭是一个包括多种病因和发病机制的临床综合征。其中,舒张性心力衰竭(DHF)是近20年才得到研究和认识的一类心力衰竭。其主要特点是,有典型的心力衰竭的临床症状、体征和实验室检查证据(如胸部X线检查肺淤血表现),而超声心动图等影像检查显示左心室射血分数(LVEF)正常,并除外了瓣膜病和单纯右心衰。研究发现,DHF患者约占所有心衰患者的50%。与收缩性心力衰竭(SHF)比较,DHF有更长的生存期,而且两者的治疗措施不尽相同。

## 一、病因特点

DHF通常发生于年龄较大的患者,女性比男性发病率和患病率更高。最常发生于高血压患者,特别是有严重心肌肥厚的患者。冠心病也是常见病因,特别是由一过性缺血发作造成的可逆性损伤及急性心肌梗死早期,心肌顺应性急剧下降,左心室舒张功能损害。DHF还见于肥厚型心肌病、糖尿病性心肌病、心内膜弹力纤维增生症、浸润型心肌病(如心肌淀粉样变性)等。DHF急性发生常由血压短期内急性升高和快速心率的心房颤动发作引起。DHF与SHF可以合并存在,这种情况见于冠心病心衰,既可以因心肌梗死造成的心肌丧失或急性缺血发作导致心肌收缩力急剧下降而致SHF,也可以由非扩张性的纤维瘢痕替代了正常的可舒张心肌组织,心室的顺应性下降而引起DHF。长期慢性DHF的患者,如同SHF患者一样,逐渐出现劳动耐力、生活质量下降。瓣膜性心脏病同样会引起左心室舒张功能异常,特别是在瓣膜病的早期,表现为舒张时间延长,心肌僵硬度增加,甚至换瓣术后的部分患者,舒张功能不全也会持续数年之久,即使此刻患者的收缩功能正常。通常所说的DHF是不包括瓣膜性心脏病等的单纯DHF。

## 二、病理生理特点

心脏的舒张功能取决于心室肌的主动松弛和被动舒张的特性。被动舒张特性的异常通常是由心脏的质量增加和心肌内的胶原网络变化共同导致的,心肌主动松弛性的异常与各种原因造成的细胞内钙离子调节异常有关。其结果是心肌的顺应性下降,左心室充盈时间变化,左心室舒张末压增加,表现为左心室舒张末压力与容量的关系曲线变得更加陡直。在这种情况下,中心血容量、静脉张力或心房僵硬度的轻度增加,或它们共同增加即可导致左心房或肺静脉压力骤然增加,甚至引起急性肺水肿。

心率对舒张功能有明显影响,心率增快时心肌耗氧量增加,同时使冠状动脉灌注时间缩短,即使在没有冠心病的情况下,也可引起缺血性舒张功能不全。心率过快时舒张期缩短,使心肌松弛不完全,心室充盈压升高,产生舒张功能不全。

舒张功能不全时的血流动力学改变和代偿机制:舒张功能不全时舒张中晚期左心室内压力升高,左心室充盈受限,虽然射血分数正常,但每搏输出量降低,心排血量减少。左心房代偿性收缩增强,以增加左心室充盈。长期代偿结果是左心房内压力增加,左心房逐渐扩大,到一定程度时发生心房颤动。在前、后负荷突然增加,急性应激,快速房颤等使左心室充盈压突然升高时,发生急性失代偿性心力衰竭,出现急性肺淤血、水肿,表现出急性心力衰竭的症状和体征。

舒张功能不全的患者,不论有无严重的心力衰竭临床表现,其劳动耐力均是下降的,主要有两个原因:一是左心室舒张压和肺静脉压升高,导致肺的顺应性下降,这可引起呼吸做功增加或呼吸困难的症状;二是运动时心排血量不能充分代偿性增加,结果导致下肢和辅助呼吸肌的显著乏力。这一机制解释了较低的运动耐力和肺毛细血管楔压(PCWP)变化之间的关系。

## 三、临床表现

舒张性心力衰竭的临床表现与收缩性心力衰竭近似,主要为肺循环淤血和体循环淤血的症状和体征,如劳动耐力下降,劳力性呼吸困难,夜间阵发性呼吸困难,颈静脉怒张,淤血性肝大和下肢水肿等。X线胸片可显示肺淤血,甚至肺水肿的改变。超声心动图显示 LVEF>50% 和左心室舒张功能减低的证据。

## 四、诊断

对于有典型的心力衰竭的临床表现,而超声心动图显示左心室射血分数正常(LVEF>50%)或近乎正常(LVEF 40%~50%)的患者,在除外了瓣膜性心脏病、各种先天性心脏病、各种原因的肺心病、高动力状态的心力衰竭(严重贫血、甲状腺功能亢进、动静脉瘘等)、心脏肿瘤、心包缩窄或压塞等疾病后,可初步诊断为舒张性心力衰竭,并在进一步检查获得左心室舒张功能不全的证据后,确定舒张性心力衰竭的诊断。

超声心动图在心力衰竭的诊断中起着重要的作用,因为物理检查、心电图、X线胸片等都不能够提供用于鉴别收缩或舒张功能不全的证据。超声心动图所测的左心室射血分数正常(LVEF>50%)或近乎正常(LVEF 40%~50%)是诊断 DHF 的必需条件。超声心动图能够简便、快速地用于鉴别诊断,如明确是否有急性二尖瓣、主动脉瓣反流或缩窄性心包炎等。

多普勒超声能够测量心内的血流速度,这有助于评价心脏的舒张功能。在正常窦性心律条件下,穿过二尖瓣的血流频谱从左心房到左心室有两个波形,E 波:反映左心室舒张早期充盈;

A 波:反映舒张晚期心房的收缩。因为跨二尖瓣的血流速度有赖于二尖瓣的跨瓣压差,E 波的速率受到左心室性期前收缩期舒张和左心房压力的影响。而且,研究发现,仅在轻度舒张功能不全时可以看出 E/A<1,一旦患者的舒张功能达到中度或严重损害,则由于左心房压的显著升高,其超声的表现仍为 E/A>1,近似于正常的图像。由此也可以看出,二尖瓣标准的血流模式对容量状态(特别是左心房压)极度敏感,但是这一速率的变化图像还是能够部分反映左心室的舒张功能(特别是在轻度左心室舒张功能减低时)。其他评价舒张功能的无创检测方法有:多普勒超声评价由肺静脉到左心房的血流状态,组织多普勒显像能够直接测定心肌长度的变化速率。而对于缺血性心脏病患者,心导管技术则可以反映左心室充盈压的增高,在实际应用中,更适合于由心绞痛发作诱发的心力衰竭患者的评价。

DHF 的诊断标准目前还不完全统一。美国心脏病学会和美国心脏病协会(ACC/AHA)建议的诊断标准是:有典型的心力衰竭症状和体征,同时超声心动图显示患者没有心脏瓣膜异常,左心室射血分数正常。欧洲心脏病学会建议 DHF 的诊断应当符合下面 3 个条件:①有心力衰竭的证据;②左心室收缩功能正常或轻度异常;③左心室松弛、充盈、舒张性或舒张僵硬度异常的证据。欧洲心力衰竭工作组和ACC/AHA使用的术语"舒张性心力衰竭"有别于广义的"有正常射血分数的心力衰竭",后者包括了急性二尖瓣反流和其他原因的循环充血状态。

在实际工作中,临床医师诊断 DHF 时常常面临挑战。主要是要取得心力衰竭的临床证据,其中,胸片在肺水肿的诊断中有很高的价值。血浆 BNP 和 NT-proBNP 的检测也有重要诊断价值,心源性呼吸困难患者的血浆 BNP 水平升高,尽管有资料显示,DHF 患者的 BNP 水平增加不如 SHF 患者的增加显著。

## 五、治疗

DHF 的治疗目的同其他各种心力衰竭,即缓解心力衰竭的症状,减少住院次数,增加运动耐量,改善生活质量和预后。治疗措施也同其他心力衰竭,包括三方面的内容:①对症治疗,缓解肺循环和体循环淤血的症状和体征。②针对病因和诱因的治疗,即积极治疗导致 DHF 的危险因素或原发病,如高血压、左心室肥厚、冠心病、心肌缺血、糖尿病及心动过速等,对阻止或延缓DHF 的进展至关重要。③针对病理生理机制的治疗。在具体的治疗方法上 DHF 有其自己的特点。

### (一)急性期治疗

在急性肺水肿时,可以给予氧疗(鼻导管或面罩吸氧)、吗啡、静脉用利尿药和硝酸甘油。需要注意的是,对于 DHF 患者过度利尿可能会导致严重的低血压,因为 DHF 时左心室舒张压与容量的关系呈一个陡直的曲线。如果有严重的高血压,则有必要使用硝普钠等血管活性药物。如果有缺血发作,则使用硝酸甘油和相关的药物治疗。心动过速能够导致心肌耗氧量增加和降低冠状动脉的灌注时间,容易导致心肌缺血,即使在非冠心病患者;还可因缩短了舒张时间而使左心室的充盈受损,所以,在舒张功能不全的患者,快心室率的心房颤动常常会导致肺水肿和低血压,在一些病例中需要进行紧急心脏电复律。预防心动过速的发生或降低患者的心率,可以积极应用 β 受体阻滞剂(如比索洛尔、美托洛尔和卡维地洛)或非二氢吡啶类钙通道阻滞药(如地尔硫䓬),剂量依据患者的心率和血压调整,这点与 SHF 时不同,因为 SHF 时 β 受体阻滞剂要谨慎应用、逐渐加量,并禁用非二氢吡啶类钙通道阻滞药。对大多数 DHF 患者,无论在急性期与慢性期都不能从正性肌力药物治疗中获益。重组人脑钠尿肽(rh-BNP)是近年来用于治疗急性心力衰竭疗效显著的药物,它具有排钠利尿和扩展血管的作用,对那些急性发作或加重的 SHF 的临床应用收到了肯定的疗效。但对 DHF 的临床研究尚不多。从药理作用上看,它有促进心肌早期舒张的作用,加上排钠利尿、减轻肺淤血的作用,对 DHF 的急性发作可收到显著效果。

### (二)长期药物治疗

**1.血管紧张素转化酶抑制剂(ACEI)和血管紧张素 II 受体阻断药(ARB)**

ACEI 和 ARB 不但可降低血压,而且对心肌局部的 RAAS 也有直接的作用,可减轻左心室肥厚,改善心肌松弛性。非常适合用于治疗高血压合并的 DHF,在血压降低程度相同时,ACEI 和 ARB 减轻心肌肥厚的程度优于其他抗高血压药物。

**2.β 受体阻滞剂**

β 受体阻滞剂具有降低心率和负性肌力作用。对左心室舒张功能障碍有益的机制可能有以下几种:①降低心率可使舒张期延长,改善左心室充盈,增加舒张期末容积。②负性肌力作用可降低耗氧量,改善心肌缺血及心肌活动的异常非均一性。③抑制交感神经的血管收缩作用,降低心脏后负荷,也可改善冠状动脉的灌注。④能阻止通过儿茶酚胺引起的心肌损害和灶性坏死。已有研究证明,此类药物可使左心室容积-压力曲线下移,具有改善左心室舒张功能的作用。

目前认为,β 受体阻滞剂对改善舒张功能最主要的作用来自减慢心率和延长舒张期。在具体应用时可以根据患者的具体情况选择较大的初始剂量和较快地增加剂量。这与 SHF 有明显的不同。在 SHF 患者,β-受体阻断药的机制是长期应用后上调 β-受体,改善心肌重塑,应从小剂量开始,剂量调整常需要 2~4 周。应用 β 受体阻滞剂时一般将基础心率维持在 60~70 次/分钟。

**3.钙通道阻滞药**

可减低细胞质内钙浓度,改善心肌的舒张和舒张期充盈,并能减轻后负荷和心肌肥厚,在扩张血管降低血压的同时可改善心肌缺血,维拉帕米和地尔硫䓬等还可通过减慢心率而改善心肌的舒张功能。因此在 DHF 的治疗中,钙通道阻滞药发挥着重要的作用。这与 SHF 不同,由于钙通道阻滞药有一定程度的负性肌力作用而不宜应用于 SHF 的治疗。

**4.利尿药**

通过利尿能减轻水钠潴留,减少循环血量,降低肺及体循环静脉压力,改善心力衰竭症状。当舒张性心力衰竭为代偿期时,左心房及肺静脉压增高虽为舒张功能障碍的结果,但同时也是其重要的代偿机制,可以缓解因心室舒张期充盈不足所致的舒张期末容积不足和心排血量的减少,从而保证全身各组织的基本血液供应。如此时过量使用利尿药,可能加重已存在的舒张功能不全,使其由代偿转为失代偿。当 DHF 患者出现明显充血性心力衰竭的临床表现并发生肺水肿时,利尿药则可通过减少部分血容量使症状得以缓解。

**5.血管扩张药**

由于静脉血管扩张药能扩张静脉,使回心血量及左心室舒张期末容积减小,故对代偿期 DHF 可能进一步降低心排血量;而对容量负荷显著增加的失代偿期患者,可减轻肺循环、体循环压力,缓解充血症状。动脉血管扩张药能有效地降低心脏后负荷,对周围血管阻力增加的患者(如高血压心脏病)可能有效改善心室舒张功能,但对左心室流出道梗阻的肥厚型心肌病患者可能加重梗阻,使心排血量进一步减少。因此,扩张剂的应用应结合实际病情并慎重应用。

**6.正性肌力药物**

由于单纯 DHF 患者的左心室射血分数通常正常,因而正性肌力药物没有应用的指征,而且有使舒张性心功能不全恶化的危险,尤其是在老年急性失代偿 DHF 患者中。例如,洋地黄类药

物通过抑制 $Na^+$-$K^+$-ATP酶,并通过 $Na^+$-$Ca^{2+}$ 交换的机制增加细胞内钙离子浓度,在心脏收缩期增加能量需求,而在心脏舒张期增加钙负荷,可能会促进舒张功能不全的恶化。DIG 研究的数据也显示,在使用地高辛过程中,与心肌缺血及室性心律失常相关的终点事件增加。对于那些伴有快室率房颤的 DHF 患者,应用洋地黄是有指征也有益处的。因为可以通过控制心室率改善肺充血及心排血量。

7.抗心律失常药物

心律失常,特别是快速性心律失常对 DHF 患者的血流动力学常产生很大影响,故预防心律失常的发生对 DHF 患者有重要意义:①快速心律失常增加心肌氧耗,减少冠状动脉供血时间,从而可诱发心肌缺血,加重 DHF,在左心室肥厚者尤为重要;②舒张期缩短使心肌舒张不完全,导致舒张期心室容量相对增加;③DHF患者,左心室舒张速度和心率呈相对平坦甚至负性关系,当心率增加时,舒张速度不增加甚至减慢,从而引起舒张末期压力增加。因此当 DHF 患者伴有心律失常时,应根据其不同的病因和病情特点来选用抗心律失常药物。

8.其他药物

抑制心肌收缩的药物如丙吡胺,具有较强的负性肌力作用,可用于左心室流出道梗阻的肥厚型心肌病。此药缩短射血时间,增加心排血量,降低左心室舒张期末压。多数患者长期服用此药有效。丙吡胺的另一个作用是抗心律失常,而严重肥厚型心肌病患者,尤其是静息时有流出道梗阻者,常有心律失常,此时用丙吡胺可达到一举两得的效果。

目前,尚无充分的随机临床试验来评价不同药物对 CHF 或其他心血管事件的疗效,也没有充分的证据说明某一单药或某一组药物比其他的优越。已经建议,将那些有生物学效应的药物用于 DHF 的治疗,治疗心动过速和心肌缺血,如 β 受体阻滞剂或非二氢吡啶类钙通道阻滞药;逆转左心室重塑,如利尿药和血管紧张素转化酶抑制剂;减轻心肌纤维化,如螺内酯;阻断肾素-血管紧张素-醛固酮系统的药物能够产生这样一些生物学效应,还需要更多的资料来说明这些生物学效应能够降低心力衰竭的危险。

总之,在现阶段,对于 DHF 的发病机制、病理生理、直到诊断和治疗还需要有更多的临床试验和实验证据来不断完善。

（刘沫言）

# 第三节　慢性收缩性心力衰竭的诊治

慢性收缩性心力衰竭传统称之为充血性心力衰竭,是指心脏由于收缩和舒张功能严重低下或负荷过重,使泵血明显减少,不能满足全身代谢需要而产生的临床综合征,出现动脉系统供血不足和静脉系统淤血甚至水肿,伴有神经内分泌系统激活的表现。心力衰竭根据其产生机制可分为收缩功能(心室泵血功能)衰竭和舒张功能(心室充盈功能)衰竭两大类;根据病变的解剖部位可分为左心衰竭、右心衰竭和全心衰竭;根据心排血量(CO)高低可分为低心排血量心力衰竭和高心排血量心力衰竭;根据发病情况可分为急性心力衰竭和慢性心力衰竭。临床上为了评价心力衰竭的程度和疗效,将心功能分为 4 级,即纽约心脏病协会(NYHA)心功能分级如下。①Ⅰ级:体力活动不受限制。日常活动不引起过度乏力、呼吸困难和心悸。②Ⅱ级:体力活动轻度受限。休息时无症状,日常活动即引起乏力、心悸、呼吸困难。③Ⅲ级:体力活动明显受限。休息时无症状,轻于日常活动即可引起上述症状。④Ⅳ级:体力活动完全受限。不能从事任何体力活动,休息时亦有症状,稍有体力活动即加重。

其中,心功能Ⅱ、Ⅲ、Ⅳ级临床上分别代表轻、中、重度心力衰竭,而心功能Ⅰ级可见于心脏疾病所致左心室收缩功能低下(LVEF≤40%)而临床无症状者,也可以是心功能完全正常的健康人。

## 一、左心衰竭

左心衰竭是指由于左心室心肌病变或负荷增加引起的心力衰竭。通常是由于大面积心肌急慢性损伤、缺血和/或梗死产生心室重塑致左心室进行性扩张伴收缩功能进行性(或急性)降低所致,临床以动脉系统供血不足和肺淤血甚至肺水肿为主要表现。心功能代偿时,症状较轻,可慢性起病,急性失代偿时症状明显加重,通常起病急骤,在有(或无)慢性心力衰竭基础上突发急性左心衰竭肺水肿。病理生理和血流动力学特点为每搏输出量(SV)和心排血量(CO)明显降低,肺毛细血管楔压(PCWP)或左心室舒张末压(LVEDP)异常升高[≥3.3 kPa(25 mmHg)],伴交感神经系统和肾素-血管紧张素-醛固酮系统(RAAS)为代表的神经内分泌系统的激活。高心排血量心力衰竭时 SV、CO 不降低。

### (一)病因

(1)冠状动脉粥样硬化性心脏病(简称冠心病),大面积心肌缺血、梗死或顿抑,或反复多次小面积缺血、梗死或顿抑,或慢性心肌缺血冬眠时。

(2)高血压心脏病。

(3)中、晚期心肌病。

(4)重症心肌炎。

(5)中、重度心脏瓣膜病如主动脉瓣和/或二尖瓣的狭窄和/或关闭不全。

(6)中、大量心室或大动脉水平分流的先天性或后天性心脏病如室间隔缺损、破裂、穿孔、主肺动脉间隔缺损、动脉导管未闭(PDA)和主动脉窦瘤破裂。

(7)高动力性心脏病,如甲亢、贫血、脚气病和动静脉瘘。

(8)急性肾小球肾炎和输液过量等。

(9)大量心包积液心脏压塞时(属"极度"的舒张性心衰范畴)。

(10)严重肺动脉高压或合并急性肺栓塞,右心室压迫左心室致左心室充盈受阻时(也属"极度"舒张性心衰范畴)。

### (二)临床表现

1.症状

呼吸困难是左心衰竭的主要症状,是由于肺淤血或肺水肿所致。程度由轻至重表现为轻度时活动中气短乏力、不能平卧或平卧后咳嗽,咳白色泡沫痰,坐起可减轻或缓解;重度时夜间阵发性呼吸困难、端坐呼吸、心源性哮喘和急性肺水肿。急性肺水肿时多伴咳粉红色泡沫痰或咯血(二尖瓣狭窄时),易致低氧血症和 $CO_2$ 潴留而并发呼衰,同时伴随心悸、头晕、嗜睡($CO_2$ 潴留时)或烦躁等体循环动脉供血不足的症状,严重时可发生休克、晕厥甚至猝死。

2.体征

轻中度时,高枕卧位。出汗多、面色苍白、呼吸增快、血压升高、心率增快(≥100 次/分钟)、心脏扩大,第一心音减弱、心尖部可闻及 S₃ 奔马律,肺动脉瓣区第二心音亢进,若有瓣膜病变可闻及二尖瓣、主动脉瓣和三尖瓣区的收缩期或舒张期杂音。两肺底或满肺野可闻及细湿啰音或水泡音;吸气时明显,呼气时可伴哮鸣音(心源性哮喘时)。慢性左心衰竭患者可伴有单侧或双侧胸腔积液和双下肢水肿。脉细速,可有交替脉,严重缺氧时肢端可有发绀。严重急性失代偿左心衰竭时端坐呼吸、大汗淋漓、焦虑不安、呼吸急促(>30 次/分钟);两肺满布粗湿啰音或水泡音(肺水肿时)伴口吐鼻喷粉红色泡沫痰,初起时常伴有哮鸣音,甚至有哮喘(心源性哮喘时)存在。血压升高或降低甚至休克,此时病情非常危重,只有紧急抢救才有望成功。稍有耽搁,患者就可能随时死亡。

### (三)实验室检查

1.心电图(ECG)检查

窦性心动过速,可见二尖瓣 P 波、V₁ 导联 P 波终末电势增大和左心室肥大劳损等反映左心房、左心室肥厚,扩大及与所患心脏病相应的变化;可有左、右束支传导阻滞和室内传导阻滞;急性、陈旧性梗死或心肌大面积严重缺血,及多种室性或室上性心律失常等表现。少数情况下,上述 ECG 表现可不特异。

2.X 线胸片检查

心影增大,心胸比例增加,左心房、左心室或全心扩大,尤其是肺淤血、间质性肺水肿(Kerley B 线、叶间裂积液)和肺泡性肺水肿,是诊断左心衰竭的重要依据。慢性心衰时可有上、下腔静脉影增宽,及胸腔积液等表现。

3.超声多普勒心动图检查

可见左心房、室扩大或全心扩大,或有左心室室壁瘤存在;左心室整体或节段性收缩运动严重低下,左心室射血分数(LVEF)严重降低(≤40%);左心室壁厚度可变薄或增厚。有病因诊断价值;重度心衰时,反映 SV 的主动脉瓣区的血流频谱也降低;也可发现二尖瓣或主动脉瓣严重狭窄或反流,或在心室或大动脉水平的心内分流,或大量心包积液,或严重肺动脉高压巨大右心室压迫左心室等左心衰竭时的解剖和病理生理基础,对左心衰竭有重要的诊断和鉴别诊断价值。

4.血气分析

早期可有低氧血症伴呼吸性碱中毒(过度通气),后期可伴呼吸性酸中毒(CO₂ 潴留)。血常规、生化全套和心肌酶学可有明显异常,或正常范围。

### (四)诊断和鉴别诊断

依据临床症状、体征、结合 X 线胸片有典型肺淤血和肺水肿的征象伴心影增大及超声心动图左心室扩大(内径≥55 mm)和 LVEF 降低(<40%)典型改变,诊断慢性左心衰竭和急性左心衰肺水肿并不难;难的是对慢性左心衰竭的病因诊断,特别是对"扩张型"心肌病的病因诊断,需确定原发性、缺血性、高血压性、酒精性、围生期、心动过速性、药物性、应激性、心肌致密化不全和右心室致心律失常性心肌病等病因。通过结合病史、ECG、超声心动图、核素心肌显像、心脏 CT 和磁共振成像(MRI)等影像检查综合分析和判断,多能够鉴别。心内膜心肌活检对此帮助不大。同时,也可确定或除外"肥厚型"和"限制型"心肌病的诊断。

心源性哮喘与肺源性哮喘的鉴别十分重要,不可回避。根据肺内"水"与"气"的差别,可在肺部叩诊、X 线胸片和湿啰音"有或无"上充分显现,加上病史不同,可得以鉴别。

### (五)治疗

急性左心衰竭通常起病急骤,病情危重而变化迅速,需给予紧急处理。治疗目标是迅速纠正低氧和异常血流动力学状态；消除肺淤血、肺水肿；增加 SV、CO，从而增加动脉系统供血。治疗原则为加压给纯氧、静脉给予吗啡、利尿、扩血管（包括连续舌下含服硝酸甘油2～3 次）和强心。

经过急救处理，多数患者病情能迅速有效控制，并在半小时左右渐渐平稳，呼吸困难减轻，增快心率渐减慢，升高的血压缓缓降至正常范围，两肺湿啰音渐减少或消失，血气分析恢复正常范围，直到 30 min 左右可排尿 500～1 000 mL。病情平稳后，治疗诱因，防止反弹，继续维持上述治疗并调整口服药，继续心电、血压和血氧饱和度监测，必要时选用抗生素预防肺部感染。最终应治疗基础心脏病。

## 二、右心衰竭

右心衰竭是由于右心室病变或负荷增加引起的心力衰竭。以肺动脉血流减少和体循环淤血或水肿为表现。大多数右心衰竭是由左侧心力衰竭发展而来，两者共同形成全心衰竭。其病理生理和血流动力学特点为右心室心排血量降低，右心室舒张末压或右心房压异常升高。

**(一)病因**

(1)各种原因的左心衰竭。

(2)急、慢性肺动脉栓塞。

(3)慢性支气管炎、肺气肿并发慢性肺源性心脏病。

(4)原发性肺动脉高压。

(5)先天性心脏病包括肺动脉瓣狭窄(PS)、法洛四联症、三尖瓣下移畸形、房室间隔缺损和艾森曼格综合征。

(6)右心室扩张型、肥厚型和限制型或闭塞型心肌病。

(7)右心室心肌梗死。

(8)三尖瓣狭窄或关闭不全。

(9)大量心包积液。

(10)缩窄性心包炎。

**(二)临床表现**

1.症状

主要是由于体循环和腹部脏器淤血引起的症状，如食欲缺乏、恶心、呕吐、腹胀、腹泻、右上腹痛等，伴有心悸、气短、乏力等心脏病和原发病的症状。

2.体检

颈静脉充盈、怒张，肝大伴压痛、肝颈静脉反流征(＋)，双下肢或腰骶部水肿、腹水或胸腔积液，可有周围性发绀和黄疸。心率快、可闻及与原发病有关的心脏杂音，$P_2$ 可亢进或降低(如肺动脉瓣狭窄或法洛四联症)，若不伴左心衰竭和慢性阻塞性肺疾病合并肺部感染时，通常两肺呼吸音清晰或无干、湿啰音。

**(三)实验室检查**

1.ECG 检查

显示 P 波高尖、电轴右偏、aVR 导联 R 波为主，$V_1$ 导联 R/S＞1、右束支传导阻滞等右心房、室肥厚扩大及与所患心脏病相应的变化，可有多种形式的房、室性心律失常与传导阻滞以及室内传导阻滞，可有 QRS 波群低电压。有肺气肿时可出现顺钟向转位。

2.胸部 X 线检查

显示右心房、室扩大和肺动脉段凸(有肺动脉高压时)或凹(如肺动脉瓣狭窄或法洛四联症)等与所患心脏病相关的形态变化;可见上、下腔静脉增宽和胸腔积液征;若无左心衰竭存在,则无肺淤血或肺水肿征象。

3.超声多普勒心动图检查

可见右心房、室扩大或增厚,肺动脉增宽和高压,心内解剖异常,三尖瓣和肺动脉瓣狭窄或关闭不全及心包积液等与所患心脏病有关的解剖和病理生理的变化。

4.心导管检查

必要时做心导管检查,显示中心静脉压增高。

**(四)诊断与鉴别诊断**

依据体循环淤血的临床表现,结合胸片肺血正常或减少伴右心房室影增大和超声心动图右心房室扩张或右心室肥厚伴或不伴肺动脉压升高的典型征象,诊断不难。病因诊断的鉴别需要结合临床和多种影像学检查综合判断而定。

**(五)治疗**

(1)右心衰竭的治疗关键是原发病和基础心脏病的治疗。

(2)抗心衰的治疗参见全心衰竭部分。

## 三、全心衰竭

全心衰竭是指左、右心力衰竭同时存在的心力衰竭,传统称之为充血性心力衰竭。全心衰竭几乎都是由左心力衰竭缓慢发展而来,即先有左心力衰竭,然后出现右心力衰竭;也不除外极少数情况下是由于左、右心室病变同时或先后导致左、右心力衰竭并存的可能。一般来说,全心衰竭的病程多属慢性。其病理生理和血流动力学特点为左心室、右心室心排血量均降低,体、肺循环均淤血或水肿伴神经内分泌系统激活。

**(一)病因**

(1)同左心衰竭。

(2)不除外极少数情况下有右心衰竭的病因并存。

**(二)临床表现**

1.症状

先有左心衰竭的症状,随后逐渐出现右心衰竭的症状;由于右心衰竭时,右心排血量下降能减轻肺淤血或肺水肿,故左心衰竭症状可随右心衰竭症状的出现而减轻。

2.体检

既有左心衰竭的体征,又有右心衰竭的体征。全心衰竭时,由于右心衰竭存在,左心衰竭的体征可因肺淤血或水肿的减轻而减轻。

**(三)检查**

1.ECG 检查

显示反映左心房、左心室肥厚扩大为主或左右房室均肥厚扩大和所患心脏病的相应变化,及多种形式的房、室性心律失常,房室传导阻滞、束支传导阻滞和室内传导阻滞图形。可有 QRS 波群低电压。

2.胸部 X 线检查

心影普大或以左心房、左心室增大为主及与所患心脏病相关的形态变化;可见肺淤血、肺水肿,上、下腔静脉增宽和胸腔积液。

3.超声多普勒心动图检查

可见左、右心房和心室均增大或以左心房、左心室扩大为主,左心室整体和节段收缩功能低下,LVEF 降低(<40%),并可显示与所患心肌、瓣膜和心包疾病相关的解剖和病理生理的特征性改变。

4.心导管检查(必要时)

肺毛细血管楔压和中心静脉压均增高,分别>2.4 kPa(18 mmHg)和>0.1 kPa(15 cmH$_2$O)。

**(四)诊断和鉴别诊断**

同左、右心衰竭。

**(五)治疗**

和左心衰竭一样,全心衰竭治疗的基本目标是减轻或消除体、肺循环淤血或水肿,增加 SV 和 CO,改善心功能;最终目标不仅要改善症状,提高生活质量,而且要阻止心室重塑和心衰进展,提高生存率。这不仅需要改善心衰的血流动力学,而且也要阻断神经内分泌异常激活不良效应。治疗原则为利尿、扩血管、强心并使用神经内分泌阻滞药。治疗措施如下。

(1)去除心衰诱因。

(2)体力和精神休息。

(3)严格控制静脉和口服液体入量,适当(无须严格)限制钠盐摄入(应用利尿药者可放宽限制),低钠患者还应给予适量咸菜或直接补充氯化钠治疗纠正。

(4)急性失代偿时,给予呼吸机加压吸纯氧和静脉缓慢推注吗啡 3 mg(必要时可重复 1~2 次)。

(5)利尿药:能减轻或消除体、肺循环淤血或水肿,同时可降低心脏前负荷,改善心功能。可选用噻嗪类如氢氯噻嗪 25~50 mg,每天 1 次;袢利尿药,如呋塞米 20~40 mg,每天 1 次;利尿效果不好者可选用布美他尼(丁尿胺)1~2 mg,每天 1 次;或托拉塞米(伊迈格)20~40 mg,每天 1 次;也可选择以上两种利尿药,每两天交替使用,待心力衰竭完全纠正后,可酌情减量并维持。利尿必须补钾,可给缓释钾 1.0 g,每天 2~3 次,与传统保钾利尿药合用,如螺内酯 20~40 mg,每天 1 次;或氨苯蝶啶 25~50 mg,每天 1 次;也应注意低钠低氯血症的预防(不必过分严格限盐),利尿期间仍应严格控制入量直至心衰得到纠正时。螺内酯 20~40 mg,每天 1 次,作为醛固酮拮抗剂,除有上述保钾作用外,更有拮抗肾素-血管紧张素-醛固酮系统(RAS)的心脏毒性和间质增生作用,能作为神经内分泌拮抗剂阻滞心室重塑,延缓心衰进展。RALES 研究显示,螺内酯能使中重度心衰患者的病死率在血管紧张素转化酶抑制剂(ACEI)和 β 受体阻滞剂基础上再降低 27%,因此,已成为心衰治疗的必用药。需特别注意的是,螺内酯若与 ACEI 合用时,潴钾作用较强,为预防高钾血症发生,口服补钾量应酌减或减半,并监测血钾水平和肾功能。螺内酯特有的不良反应是男性乳房发育症,伴有疼痛感,停药后可消失。

(6)血管扩张药:首选血管紧张素转化酶抑制剂(ACEI),除扩血管作用外,还能拮抗心衰时肾素-血管紧张素-醛固酮系统(RAS)激活的心脏毒性作用,从而延缓心室重塑和心衰的进展,降低了心衰患者的病死率 27%,是慢性心力衰竭患者的首选用药,可选用卡托普利、依那普利、贝那普利、赖那普利和雷米普利等,从小剂量开始渐加至目标剂量,如卡托普利 6.25~50 mg,每天 3 次;依那普利 2.5~10 mg,每天 2 次。不良反应除降低血压外,还有剧烈咳嗽。若因咳嗽不能耐受时,可换用血管紧张素Ⅱ受体($AT_1$)拮抗剂,如氯沙坦 $12.5\sim50$ mg,每天 2 次,或缬沙坦 $40\sim160$ mg,每天 1 次。若缺血性心衰有心肌缺血发作时,可加用硝酸酯类如亚硝酸异山梨酯 $10\sim20$ mg,6 h1 次,或单硝酸异山梨醇 $10\sim20$ mg,每天 $2\sim3$ 次;若合并高血压和脑卒中史可加用钙通道阻滞药如氨氯地平 $2.5\sim10$ mg,每天 1 次。历史上使用的小动脉扩张剂,如肼屈嗪,$\alpha_1$ 受体阻断药,如哌唑嗪不再用于治疗心衰。服药期间,应密切观察血压变化,并根据血压水平来调整用药剂量。

中、重度心力衰竭时可同时应用硝普钠或酚妥拉明或乌拉地尔静脉滴注(见左心衰竭),心衰好转后停用并酌情增加口服血管扩张药的用量。

(7)正性肌力药:轻度心力衰竭患者,可给予地高辛 $0.125\sim0.25$ mg,每天 1 次,口服维持,对中、重度心力衰竭患者,可短期加用正性肌力药物,如静脉内给去乙酰毛花苷注射液、多巴酚丁胺、多巴胺和磷酸二酯酶抑制剂,如氨力农或米力农(见左心衰竭)等。

(8)β受体阻滞药:能拮抗和阻断心衰时的交感神经系统异常激活的心脏毒性作用,从而延缓心室重塑和心衰的进展。大规模临床试验显示,β受体阻滞剂能使心衰患者的病死率降低 $35\%\sim65\%$,故也是治疗心衰的必选药物,只是应在心力衰竭血流动力学异常得到纠正并稳定后使用,应从小剂量开始,渐渐(每周或每 2 周加量 1 次)加量至所能耐受的最大剂量,即目标剂量。可选用卡维地洛 $3.125\sim25$ mg,每天 2 次,或美托洛尔 $6.25\sim50$ mg,每天 2 次,或比索洛尔 $1.25\sim10$ mg,每天 1 次。不良反应有低血压、窦性心动过缓、房室传导阻滞和心功能恶化,故用药期间应密切观察血压、心率、节律和病情变化。

(9)支气管解痉:对伴有支气管痉挛或喘鸣的患者,应用间羟异丙肾上腺素或氨茶碱 0.1 g,每天 3 次。

(10)经过上述治疗一段时间($1\sim2$ 周)后,临床效果不明显甚至出现恶化者,应按难治性心力衰竭处理。

## 四、难治性心力衰竭

严重的慢性心力衰竭患者,经上述常规利尿药、血管扩张药、血管紧张素转化酶抑制剂和正性肌力药物积极治疗后,心力衰竭症状和体征无明显改善甚至恶化,称为难治性心力衰竭。其血流动力学特征是严重的肺和体循环的淤血、水肿和 SV、CO 的降低。难治性心力衰竭的处理重点如下。

### (一)纠治引起难治性心力衰竭的原因

(1)重新评价并确定引起心力衰竭的心脏病病因,给予纠治。如甲状腺功能亢进或减退、贫血、脚气病、先天性心脏病、瓣膜病、心内膜炎、风湿热等。可通过特殊的内科或外科治疗而得以纠治。

(2)重新评价并确定引起心力衰竭的病理生理机制,有针对性地治疗。如确定以收缩性心力衰竭抑或舒张性心力衰竭为主,前负荷过重抑或后负荷过重为主,有无严重心律失常等。

(3)寻找使心力衰竭加重或恶化的诱因,并加以纠治。如肺部感染、肺栓塞、泌尿系统感染、电解质平衡失调、药物的不良反应等。

(4)重新评价已用的治疗措施到位与否,给予加强治疗。如洋地黄剂量是否不足或过量;积极利尿和过分限盐引起了低血钾、低血钠和低血氯使利尿更加困难;是否应用了抑制心肌的或使液体潴留的药物;是否患者饮水或入量过多或未按医嘱服药等。极个别患者出现高血钠高血氯,机制不明,可能还是摄入或补充氯化钠过多所导致。

**(二)加强治疗措施**

**1.严格控制液体入量,并加强利尿**

24 h总入量宜控制在<1 500 mL,尿量>1 500 mL,使24 h出、入量呈负平衡,并维持3~5 d,将体内潴留的钠和水充分排出体外,以逐渐消除严重的肺水肿和组织水肿。每天出、入量负平衡的程度应依据临床和床旁X线胸片所示肺水肿的程度而定,间质性肺水肿应负500~1 000 mL,肺泡性肺水肿应负1 000~1 500 mL,极重度肺泡性肺水肿(大白肺)时24 h负平衡1 500~2 000 mL也不为过。经过3~5 d的加强利尿治疗,临床上肺水肿或组织水肿均能明显地减轻或消失,以床旁X线胸片显示肺水肿渐渐减轻或消退的影像为治疗目标和评价标准。加强利尿期间,尿量多时应补钾,可给缓释钾1.0 g,每天3次,也可以0.3%左右浓度静脉补钾;尤其特别注意低钠和低氯的预防(不必过分限盐)。若出现低钠(<130 mmol/L)和低氯(<90 mmol/L)血症,则利尿效果不好,可使心衰加重,故必须先给予纠正(3%NaCl 100 mL静脉内缓慢输注),再同时加强利尿,既要纠正低氯和低钠血症,又要排出体内潴留的水和钠。需要强调的是,严格控制液体总入量,比出>入量的负平衡对于难治性心衰患者的心功能保护更重要。因为患者保持负500 mL液体平衡不变,若入量严格控制在24 h内<1 500 mL(出量>2 000 mL)和控制入量>3 000 mL(出量>3 500 mL)对心功能的容量负荷完全不同,前者可使心脏去前负荷减轻,而后者则会大大加重心脏前负荷。

**2.给予合理足量的血管扩张药治疗**

以静脉扩张剂(硝酸酯类)和动脉扩张剂(硝普钠、基因重组脑钠尿肽(BNP)、ACEI和α受体阻断药,如酚妥拉明和乌拉地尔)联合应用并给予足量治疗[将血压控制在13.3~14.7/8.0~9.3 kPa(100~110/60~70 mmHg)],才能充分降低心室前、后负荷,既能大大降低PCWP和LVEDP,又能明显增加SV和CO,达到最佳血流动力学效果。多数患者的心力衰竭会明显好转。

**3.加用正性肌力药物**

适用于左心室功能严重低下,上述治疗效果差的严重的心力衰竭患者。可使用多巴酚丁胺[5~10 $\mu$g/(kg·min)]+硝普钠(10~50 $\mu$g/min)或α受体阻断药酚妥拉明或乌拉地尔持续静脉滴注,通过正性肌力和降低外周阻力的作用能显著增加SV和CO,同时降低PCWP和LVEDP,明显改善心功能,使心力衰竭明显好转。对于尿量偏少(非低钠和低氯血症所致)或血压偏低[≤12.0/8.0 kPa(90/60 mmHg)]的重症心力衰竭伴心源性休克患者,应改用多巴胺[3~15 $\mu$g/(kg·min)]+小剂量硝普钠(5~30 $\mu$g/min)或α受体阻断药联合持续静脉滴注,除能改善心功能外,还可升压、增加肾血流量并改善组织灌注。

**4.血流动力学监测指导治疗**

适用上述积极治疗依然反应差的重症心力衰竭患者。依据PCWP、CO和外周阻力等重要血流动力学指标调整用药方案。若PCWP高[>2.4 kPa(18 mmHg)],应加强利尿并使用静脉扩张剂如硝酸酯类,降低左心室充盈压,减轻肺水肿;若CO低(<5.0 L/min)且外周阻力高(>1 400 dyn·s/cm$^5$)应用动脉扩张剂,如硝普钠、重组BNP或α受体阻断药(酚妥拉明或乌拉地尔),降低外周阻力,增加CO,改善心功能;若CO低(<5.0 L/min),而外周阻力正常(1 000~1 200 dyn·s/cm$^5$),则应使用正性肌力药物,如多巴酚丁胺或多巴胺,增加心肌收缩力,增加CO;若PCWP高,CO低,外周阻力高和动脉血压低[<10.7 kPa(80 mmHg)],已是心源性休克

时,则应在多巴胺升压和正性肌力作用的基础上,联合应用动、静脉血管扩张药和利尿药。必要时应考虑插入主动脉内球囊泵(IABP)给予循环支持。

5.纠正低钠、低氯血症

对于严重肺水肿或外周组织水肿而利尿效果不佳者,若是由于严重稀释性低钠血症(<130 mmol/L)和低氯血症(<90 mmol/L)所致,则应在补充氯化钠(每天 3 g 口服或严重时静脉内给予)的基础上应用大剂量的袢利尿药(呋塞米 100~200 mg,布美他尼 1~3 mg)静脉注射或静脉滴注,边纠正稀释性低钠、低氯血症,边加强利尿效果,可望排出过量水潴留,使心力衰竭改善。对出现少尿或无尿伴有急性肾衰竭,药物治疗难以见效者,可考虑用血液超滤或血液透析或腹膜透析治疗。

6.气管插管和呼吸机辅助呼吸

对严重肺水肿伴严重低氧血症[吸氧状态下 $PO_2$<6.7 kPa(50 mmHg)]和/或 $CO_2$ 潴留[$PCO_2$>6.7 kPa(50 mmHg)],药物治疗不能纠正者,应尽早使用,既可纠正呼吸衰竭,又有利于肺水肿的治疗与消退。

7.纠正快速心律失常

对伴有快速心律失常如心房颤动、心房扑动心室率快者,可用胺碘酮治疗。

8.左心辅助治疗

对左心室心功能严重低下,心力衰竭反复发作,药物治疗难以好转的患者,有条件可考虑行体外膜式氧合(ECMO)、左心辅助治疗,为心脏移植术做准备。

(刘沫言)

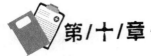

# 老年常见心血管疾病的诊治

## 第一节 老年低血压的诊治

老年低血压指收缩压≤12 kPa,舒张压≤5.3 kPa而言。>10.7 kPa才出现临床症状。老年低血压有如下三种类型,本节重点叙述老年直立性低血压。

### 一、无症状性低血压

无症状性低血压即血压虽低,但因为老年人工作、活动量较小,在一般安静状态下可无症状。但是在应激状态如情绪刺激、感染等情况下,则因老年人的血压调节能力减退、脑部血液不能得到及时充分供应而出现症状。老年无症状性低血压,血压多在12.0/8.0 kPa左右,因无症状,常在健康体检及临床查体测血压时发现。一般发生于体质较瘦弱的老年人或身体多病虚弱的老年人。此类老年人常有循环功能减退、心肌张力降低,血管弹性减弱或血容量减少等。

### 二、症状性低血压

当收缩压<10.7 kPa,特别是<9.3 kPa时,则因不能保证脑部正常活动所需要的最低血流灌注而出现头昏、眼花、耳鸣、周身乏力等症状。

### 三、直立性低血压

老年直立性低血压亦称直立性低血压,在老年病门诊及住院患者中,老年直立性低血压是较为常见的。正常人站立时,为保持脑血管的压力和血液流量,可通过交感神经反射性收缩下肢血管以"托住"随重力作用向下的血液流动,使血压保持在一定水平上,不会发生直立性低血压。而老年人由于动脉硬化、血管弹性降低和压力感受器对血压波动的调节功能下降,即压力感受器的反射功能减退,则不能立即有效地收缩下肢血管,所以在平卧位转为直立后血液往下肢流动,血压也就往下降,主要是收缩压降低较大(舒张压也相应有下降)。特别是有脑血管病、心功能不全、心律失常、爱迪森病、甲状腺功能低下、下肢静脉曲张、贫血、低血容量和使用血管扩张剂、利尿剂、降压药、镇静安眠药等情况下,则更易发生直立性低血压。

#### (一)临床表现

(1)临床上约有1/3的老年人会发生直立性低血压,而且随年龄增加而更多。主要表现为平卧坐起、直立或蹲位突然起立时,感到头晕、眩晕、眼花、耳鸣等,上述症状卧位后可立即减轻或消失,重症者可出现步态不稳、行走偏斜、视力模糊、语言不清、出汗、突然昏倒、大小便失禁,甚至心跳呼吸停止而危及生命。

(2)在卧位直立或蹲位直立 1 min 或更长时间后收缩压下降 2.7 kPa(20 mmHg),舒张压也可相应下降。

**(二)诊断标准**

受检者安静仰卧 10 min,然后每分钟测血压、脉率 1 次,直至两次血压值近似时取其作为体位变化前的血压值。然后嘱其站立,将上臂置于与心脏相同水平,再测血压、脉率,记录即时及其后每分钟血压共 7 次,与站立前相比较。立位血压至少下降 2.7/1.3 kPa 且持续 2 min 以上者,可确定为直立性低血压。

**(三)防治**

1.早期发现

早期发现老年期低血压特别是直立性低血压时,对老年人应定期测量血压,并且注意观察卧位、立位的血压变化,特别是对卧位、蹲位立起后有头昏、眼花的老年人更要注意测量卧、立位血压,及早确定有无直立性低血压,并及早采取措施早期治疗,避免发生意外。

2.已确诊

以确诊的直立性低血压的老年患者,嘱其在日常生活中注意以下几点。

(1)以卧位、蹲位立起时动作宜缓慢,切不可过猛过急,站立时间不要过长,行走时要当心以免发生意外。

(2)根据身体情况循序渐进地进行一些体育锻炼,以增强下肢肌肉对血管的支持和挤压作用,维持和调节血压。

(3)睡眠时头位抬高 15～20 cm,以有助于保持脑血流量及神经调节反应。也可将床头与地面调成 20°以上斜度,这样可降低肾动脉压,有利于肾素的释放和有效血循环量的增加。

(4)避免使用镇静药、安眠药、血管扩张药、利尿药及降压药等,因为这些药物均能使血压下降。

(5)避免大量进食,应多次分餐进食,餐后不要多活动,还要避免饮酒。

3.治疗措施

(1)对症状较重患者行物理疗法,穿紧身腹带、紧身裤及长弹力袜,以减少周围血管内血液淤积,增加静脉回流。

(2)放宽对饮水及摄钠的限制,增加饮食中的含盐量,晨起喝茶或咖啡以增加血容量,有升高立位血压之功效,但要防止心力衰竭及电解质紊乱。

(3)及时治疗容易导致低血压的心力衰竭,心律失常,水、电解质平衡紊乱,贫血和神经系统疾病等。

(4)升高血压,如血管加压药和拟交感神经药麻黄素、间羟胺等,临床从小剂量试用,有一定升压效果,但对心、脑血管有不良反应。比较安全的有益气、升压、生津作用的人参、麦冬、五味子(升脉饮)等中药治疗更为适宜。

4.无症状低血压

对无症状低血压不需特殊处理,可通过适当循序渐进地参加一些体育活动增强体质,如慢步、太极拳等,以提高血压变化的调节能力,也可服用八珍汤等补益气血的中药。对有症状的低血压处理同直立性低血压。

(冯小丽)

# 第二节 老年冠心病的诊治

## 一、病理生理学特点

### (一)血管

动脉壁结构组分随着年龄的增长而改变,中心动脉的顺应性随着老龄将会降低。一方面老年人动脉壁的胶原纤维数量增加,并由于晚期糖化终产物(AGE)作用胶原纤维间相互连接更加稳定,另一方面年龄相关的弹力蛋白酶活性上调,使中心动脉的弹力纤维处于低水平,最终导致血管的弹性回缩力和血管膨胀能力降低。除了血管结构的改变,血管内皮功能也和年龄的增加相关,如一氧化氮(NO)生成减少,依赖于 NO 的血管扩张下降。其他分子生物学的变化包括特殊的基质金属蛋白酶、转化生长因子-$\beta_1$,血管紧张素Ⅱ等增加,也导致到内皮功能失调。

血管弹性和顺应性的降低,临床常常表现为单纯的收缩性高血压。其特点是收缩压增高而舒张压降低,脉压增大。老龄化血管不能很好地缓冲心脏收缩期射血产生的脉冲波,这种能量使通过主动脉和中心动脉的血流速度增加。增快的血流速度使得脉搏波提前反射回到心脏,在收缩期即可影响到心脏,心脏的后负荷增加。而正常情况下脉搏波反射回心脏往往在舒张期,协助冠状动脉充盈。老年人失去了这种冠脉灌注的帮助,再加上心脏后负荷的增加,即使没有严重的动脉粥样硬化病变、没有心肌需氧的增加、没有左室肥厚或供氧能力的降低如贫血,也可以造成心肌的缺血。

### (二)心脏

老年人的心肌质量往往是增加的。即使没有后负荷增加如高血压或主动脉瓣狭窄,中心型左室肥厚仍然存在。由于心肌细胞的凋亡和坏死,心肌的数量减少,剩余的心肌细胞代偿性扩大。心肌肥厚可能和上述所说的动脉硬化致后负荷增加相关,也和长期的动脉压力负荷相关。成纤维细胞活性也影响老化心脏的功能。一方面成纤维细胞有益于心室重塑,连接剩余的心肌细胞,改善心排量,但过度的纤维化降低心室的顺应性,导致心功能障碍。舒张性功能不全是正常的心脏老化的生理改变。但进一步的舒张功能的受损将导致心力衰竭综合征。正常老化心脏的左室射血分数可仍然保持不变。另一个常见的老年人影像学改变是室间隔和主动脉根部的成角现象,即所谓的"sigmoid septum"。有时可伴有室间隔基底部的局限性明显肥厚。这一结构改变是否可引起左室流出道的梗阻,一直存在争议。在静息状态下,往往不会造成左室至主动脉的压力阶差,但在负荷状态或心室容量降低(如血容量不足)时可产生压力阶差,可能引起梗阻症状。

主动脉瓣膜硬化是老年人常常伴有的情况。主动脉瓣瓣叶增厚,但并没有血流受阻。在年龄大于75岁者,主动脉瓣硬化发生率可达 40%。因主动脉瓣硬化并不造成左室流出道的梗阻,主动脉瓣硬化本身并不是病理性的。然而研究发现经超声心动证实的主动脉瓣的硬化是不良的心血管预后风险增加的标记。少数的主动脉瓣硬化可进一步进展发展成为主动脉瓣狭窄。

关于心血管生理功能衰老的另一重要概念是心室和血管的耦合性。这一理论认为老年人血管和左心室的僵硬度均增加,使得在静息状态下有稳定的心排血量。但是这种变化在一定程度上损害了心血管系统功能,以适应压力的增加,如减少了心脏的储备功能。在老年人静息状态下的心排血量和心排指数是正常的,但在运动或负荷状态下不能像年轻人一样随需要而增加,这和多方面的机制有关,如 β 肾上腺素能兴奋性的降低、最大心排血量的下降而使最大摄氧量减少($VO_2$ max)、心脏收缩力降低、舒张和收缩加速能力降低、组织获取氧气减少。

心脏传导系统随着心脏老化而逐步发生纤维化。在一个 75 岁的老人,估计窦房结中原有的起搏细胞功能正常的仅剩 10%。正常的系统退化使得交感神经和副交感神经反应性降低,因而老年人的静息心率减慢,运动后的最大心率也减慢。

**(三)其他相关器官的老化**

在老年人,肾脏系统对心血管系统的影响最为直接。肾脏的老化,排钠能力下降;肾素-血管紧张素-醛固酮系统的改变,致钠重吸收障碍,临床出现水钠潴留。因此老年人较年轻人的容量变化更加明显。压力感受器反应性的降低,使体位改变引起的血压波动更为明显。

正常的老化还影响老年人的认知功能,即使未患有痴呆症或认知损伤者,仍可有此相关的问题。年龄相关的认知能力降低包括记忆、处理问题速度等。其原因尚不完全清楚,可能的假设如氧化应激、端粒缩短、免疫功能降低等。心脏病患者是年龄相关的认知损伤的高危人群。步态不稳和移动不能在老年人非常常见,85 岁以上老人的发生率可达 82%。据报道 50% 以上的大于 80 岁的老年患者每年摔倒至少一次。移动不能和久坐不动的生活方式可影响其他系统的生理功能。精神神经系统方面的用药可增加跌倒的风险。老年人的运动训练可有效地改善系统功能和生活质量,减少跌倒的风险。

老年人的虚弱症常见,源于各种生理功能和生理储备能力的降低,使得全身生理性应激能力下降,而疾病的易感性增加。典型的虚弱患者有无意中的体重下降、活动减少和认知能力降低,并且是独立性丧失、残疾、住院和死亡的独立预测因子。

**(四)老化和药理学**

老年人的药代动力学和药效学均有明显改变。由于老年人容量分布的减少及肌酐清除率降低明显影响药物的浓度和作用。老年人易造成药物过量,药物的不良反应可更加明显。如抗凝药物合并出血的风险增加。老年人的肌肉质量下降,血清肌酐水平减低,而实际的肾功能水平也低于同一肌酐水平的非老年人。所有老年人均应根据克罗夫特方程计算其肾小球滤过率,指导经肾脏代谢药物的剂量调整。另一方面,老年人往往罹患疾病多种,看多科的医师,同时使用多种药物。在处方时需要关注药物的相互作用,避免药物不良反应发生的概率。

## 二、冠心病的流行病学

根据 2011 年国家统计局公布的数据,我国 2010 年城市居民心脏病死亡率为 154.75/10 万,占疾病死亡的 20.88%,位居第 2;农村居民心脏病死亡率为 163.08/10 万,占疾病死亡的 17.86%,位居第 3。根据美国循环杂志 2012 年的报道,美国 2008 年心血管疾病死亡 244.8/10 万,占死亡人数的 32.8%。而冠心病的死亡人数为 405 309 人,即每 6 个死亡者中有 1 人死于冠心病。美国每年约有 78.5 万例新发的冠心病事件,约 47 万例再发心脏事件,几乎每分钟都有人死于冠心病。但是近 50 年来,随着对冠心病病因研究的深入,冠心病诊断技术、治疗方法的发展及冠心病预防工作的重视,冠心病的死亡率下降,患者的生命得以延长。由此,冠心病的流行病学出现两个特征,即急性心肌梗死死亡率的下降和冠心病种类的变化。ST 段抬高心肌梗死(STEMI)发生率呈逐年下降的趋势,而非 ST 段抬高心肌梗死(NSTEMI)逐年上升。

心力衰竭患者的发病率和住院比率逐年上升。这和多方面的因素相关,如 STEMI 死亡率下降、药物的规范化使用、血肌钙蛋白在临床广泛使用,以及人口的老龄化等。冠心病的流行病学特点和老龄密切,即随着年龄增加,冠心病的发病率和死亡率增加。据相关报道,每年因冠心病死亡者中,80%以上大于 65 岁(图 10-1)。日本的 MIYAGI-AMI 注册研究提示近年心肌梗死随年龄增长的变迁,心肌梗死患者的年龄呈增长趋势,在女性更加明显。美国的报道提示冠心病发病率和死亡率均随年龄增加而明显增加。我国已经入老龄化社会,人口老龄化将会伴随一系列的心血管疾病的增加,老年心血管病的研究将是我们面临的重要课题。

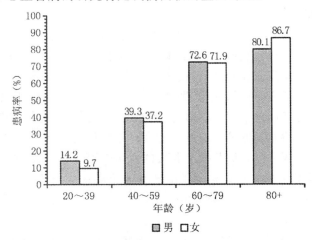

图 10-1　不同年龄和性别的 20 岁以上成年人心血管疾病的患病率

多项流行病学研究已证实冠心病的危险因素包括有年龄、性别、冠心病家族史、高血压病、糖尿病、血脂紊乱和吸烟史。其中吸烟、高血压、糖尿病、血脂异常等和动脉硬化、冠心病的发生和发展密切相关,并且有协同的致病作用。其他的冠心病相关危险因素还包括体力活动减少、肥胖、高同型半胱氨酸血症、外周动脉性疾病、肾脏疾病、凝血因子功能异常及精神因素等。对于老年人,往往合并有多项危险因素和/或合并有多种疾病、多脏器功能受损,因而老年人群的总体危险评估取决于多种危险因素及严重程度的总和。危险因素的确定和评估将为临床诊断和处理将提供有意义的参考。

（一）高血压

老年高血压是全球的公共卫生问题。Framingham 流行病学研究显示高血压患病率随年龄增长而增加。在年龄<60 岁的人群中,高血压的患病率为 27%;但在>80 岁的老年人群中,高血压的患病率高达 90%。我国老年高血压患者总数已达 8 346 万,约占老年人群的一半,位居全球之首。高血压可以导致动脉粥样硬化,造成心、脑、肾和血管等靶器官的损害,约 80%的老年高血压患者合并临床相关性疾病。高血压患者常常伴有冠心病、心脏舒张或收缩功能不全、左心室肥厚、老年退行性瓣膜钙化等。根据 Shep 和 Hyvet 的研究,降压治疗能够明显降低心血管事件及脑卒中的发病率及死亡率。单纯收缩期高血压是老年人最常见的类型,并常常伴随脉压的升高。收缩压的增高和脉压的加大都和心脑血管事件的发生相关,尤其后者是心脑血管并发症的重要预测因子。舒张压的过度降低也会带来不利的结果。2009 年,Messerli 总结了 1987 年以来 20 多个研究结果,结果显示过低舒张压带来临床终点事件的增加,主要与缺血性心脏病相关。因此,老年人的合理降压是必要的。目前中国高血压指南推荐:老年人高血压的标准是

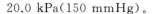 

20.0 kPa(150 mmHg)。

### (二)糖尿病

糖尿病发病率逐年增加,全球目前有超过 1.5 亿糖尿病患者,其中 2 型糖尿病占约 90%。美国估计有 1 400 万人患糖尿病,我国成人糖尿病患病率超过 10%,约为 1 600 万人。Framingham 研究显示糖尿病是冠脉硬化和周围血管疾病的明确危险因素,相对危险性平均男性增加 2 倍,女性增加 3 倍。糖尿病是冠心病等危症的观点已为大家所接受。糖尿病患者粥样硬化发生较早,其大血管并发症包括冠心病、脑血管病和周围动脉疾病,心脏微血管病变可导致冠脉血流自主调节和血管紧张度受损,影响冠脉储备功能;同时糖尿病可致血管结构改变,造成中膜、内膜增生、血管纤维化等。临床更容易出现无症状性心肌缺血、心肌纤维化和左心功能异常。糖尿病与其他冠心病的危险因子常同时存在。中国数据显示 2 型糖尿病患者,40%~55%同时伴发高血压;合并血脂异常主要是甘油三酯升高,高密度脂蛋白胆固醇降低。老年患者血糖控制也是获益的,这类患者需进行综合治疗。

### (三)血脂异常

血脂异常是冠心病的独立危险因素。高胆固醇血症和冠心病的相关性最为明显。血脂水平发生变化是随年龄变化的生理特点。流行病学的研究证实,在增龄过程中,总胆固醇(TC)、甘油三酯(TG)和低密度脂蛋白胆固醇(LDL-C)随年龄的增加而升高,但在 70 岁以后逐渐下降。高密度脂蛋白胆固醇相对稳定。老年人群的流行病学研究提示,老年人的总死亡率和心血管病死亡率与 LDL-C 水平呈 U 形关系,LDL-C 过低(<2 mmol/L)或过高(>5 mg/L)时,总死亡率和心血管病死亡率均升高,而在 3~4 mmol/L 时死亡率相对较低。多项临床研究证实了他汀类药物治疗的益处。他汀类药物除降低胆固醇,同时降低老年人的心血管疾病的发病率和死亡率,尤其对有多项危险因素者,效果更加明显。对于已患有冠心病的老年人,无论是稳定型冠心病或急性冠脉综合征患者,多项研究均提示他汀类药物治疗有益。对老年人血脂异常的诊断应注意排除继发因素,尤其是伴有多种疾病、服用多种药物的老年人。

### (四)吸烟

吸烟通过多种途径增加冠心病的发病风险,ARIC(The Atherosclerosis Risk In Communities)研究显示,吸烟(包括主动吸烟及被动吸烟)可导致动脉粥样硬化加重及不可逆转的进展,且吸烟可以促进血栓形成以致急性冠脉事件,这在吸烟相关死亡中起主要作用。根据 The Interheart Study 的研究结果,吸烟和血脂异常是导致急性心肌梗死的两个最重要的危险因素,而且吸烟与心肌梗死风险强相关性存在剂量—风险关系,吸烟大于 40 支/天人群患心肌梗死的相对危险是不吸烟者的 9.16 倍。而 Framingham 心脏研究表明每吸烟 10 支/天,心血管病死亡率增加 31%。吸烟导致动脉硬化发生和发展的机制涉及多个方面:烟雾中含有氧化氮及许多种类的自由基使内源性抗氧化剂损耗,损伤内皮功能;吸烟可使血脂紊乱,使 HDL-C 降低而 LDL-C 升高;烟雾中的一氧化碳和血红蛋白结合,使氧合曲线右移,降低各种组织尤其是心肌细胞的氧供,加重心肌缺血、缺氧;吸烟者循环中组织因子活性明显高于非吸烟者,血栓形成风险增加。吸烟和冠心病的发病明确。多项临床研究提示老年人的吸烟人数少于非老年。

### (五)其他

肥胖、体力活动减少、进食蔬菜、水果少、精神因素等,也和冠心病的发病相关。这些危险因素通过直接或间接的作用,促进动脉硬化的发生和发展。如肥胖可加重高血压、胰岛素抵抗等;体力活动减少不利于血压、血脂、血糖的控制等。同时,老年人往往合并多种疾病,伴有多个脏器功能减退,如慢性肾病、左心室肥厚、外周血管疾病等,这些危险因素增加了冠心病事件的发生。

### 三、冠心病的临床表现

老年冠心病分型与非老年相同,包括慢性心肌缺血综合征、急性冠状动脉综合征和冠状动脉疾病的其他表现形式。临床上老年冠心病的症状多不典型,如急性心肌梗死的临床表现尤其是胸痛症状往往不明显。在 NRMI 研究中,小于 65 岁组的 ACS 患者 77% 以胸痛为发病症状,而大于 85 岁组的仅有 40%。其他不典型主述症状包括气短(49%)、大汗(26%)、恶心、呕吐(19%)等。由此造成 NRMI 研究中的老老年人群中仅有一半 MI 的患者被诊断出。Framingham 的研究同样提示无症状性心肌梗死或心肌梗死误诊的发生在老年人中更为常见。在整个人群中无症状的或误诊的心肌梗死数可达 25%,在老老年人可高达 60%。老年人的 ACS 常常伴发于其他急症,或加重并发症病情,如肺炎、COPD、晕厥等。其原因和供养-需氧的不匹配相关,即当各种因素使心肌需氧增加、血流动力学负荷增加,而由于动脉粥样硬化,供氧不能相应增加所致。因此非特异的临床症状及并发症的表现使患者的主诉模糊不清,治疗受到延误,进而影响预后。老年人非特异性临床表现的病理生理机制有多种,如表 10-1 所示。

表 10-1　老年人非典型心肌梗死临床表现病理生理

| 主要症状 | 可能的机制 |
| --- | --- |
| 气短 | 心肌缺血致左室压力短暂升高 |
| | 急性左室收缩功能异常 |
| | 年龄依赖性肺部改变 |
| | 肺相关疾病 |
| 非典型症状 | 合并其他情况,疼痛注意力分散 |
| 无/非典型胸痛 | 疼痛感知改变 |
| | 内源性阿片类水平增加 |
| | 阿片受体敏感性增加 |
| | 外周或中枢自主神经功能受损 |
| | 感觉神经病变 |
| | 缺血预适应 |
| | 缺血反复发作的发生率高 |
| | 合并糖尿病者多 |
| | 合并多支血管病变者多 |
| | 侧支循环形成者多 |
| | 症状的回忆、表达能力受损 |
| 神经系统症状(晕厥、卒中、急性思维紊乱) | 相关的脑血管疾病 |
| | 急性中枢神经系统血供减少 |
| | 相关的并发症(栓塞、脑出血) |

#### (一)急性冠状动脉综合征

急性冠脉综合征(ACS)包括急性 ST 段抬高性心肌梗死、急性非 ST 段抬高性心肌梗死和不稳定型心绞痛,是威胁老年人生命的最常见病因之一。老年 ACS 的特点如下。①病史:首发症状往往不典型,部分表现为胸痛或胸部不适,但常表现为气短。患者可有陈旧性心肌梗死病史,临床合并多种疾病。老年人中非 ST 段抬高的心肌梗死发病比例高于非老年,65 岁以下患者不足 40%,但 85 岁以上老年人占 55%。②心电图:心电图改变不典型或合并心脏传导阻滞,较多的老年人无法根据其心电图明确诊断。在 NRMI 研究中,NSTE ACS 患者<65 岁者,23% 的人心电图改变无诊断意义,>85 岁者 43% 无诊断意义。③常常合并收缩性或单纯舒张性心功能不全,使得老年 ACS 的危险进一步增高。④由于老年人 ACS 常和其他急症相伴,或加重并发症病情,如肺炎、COPD、晕厥等,非特异的临床症状及并发症的表现使患者的主诉模糊不清,治疗受到延误,进而影响预后。

国际上包括老年人 ACS 的注册研究主要有三个:①the National Registry of Myocardial Infarction NRMI。②the Global Registry of Acute Coronary Events GRACE。③Can Rapid risk stratification of Unstable angina patients Suppress Adverse outcome with Early implementation of ACC/AHA guidelines CRUSADE。

另外,Vigour 汇总了 5 个 NSTEACS 临床研究的结果(Virtual Coordinating Center for Global Collaborative Cardiovascular Research)(表 10-2)。根据这些研究的结论,美国心脏病学会临床心脏病分会和老年心脏病协会联合提出专业保健指导意见。

表 10-2 老年 ACS 的主要研究

| 研究简称 | 开始时间 | 人数 | 研究地区 | 年龄≥75 岁 | 研究 |
| --- | --- | --- | --- | --- | --- |
| NRMI | 1994 | 1 076 796 | 美国 | 38.3 | NSTE MI 注册研究 |
| GRACE | 1999 | 11 968 | 14 个国家 | 31.6 | NSTE ACS 注册研究 |
| CRUSADE | 2001 | 56 963 | 美国 | 39.9 | NSTE ACS 注册研究 |
| VIGOUR | 1994 | 34 266 | 国际合作 | 18.1 | NSTE ACS 研究 |

### (二)慢性心肌缺血综合征

慢性心肌缺血综合征包括稳定型心绞痛、隐匿型冠心病和缺血性心肌病。目前常用的心绞痛分级为加拿大心血管协会的分级。和非老年相比,老年患者的体力活动受限,其心绞痛症状部分为劳力性,还有部分为非劳力型。在休息和情绪激动时也可发生症状。老年患者的症状多为不典型心绞痛,由于部分患者的痛觉减退或记忆力减退,对疼痛持续时间、疼痛部位等描述往往不清楚。而非疼痛症状描述较多,如呼吸困难、胸闷、乏力、颈部、背部或腹部疼痛等。无症状性心肌缺血的发生据报道甚至可达 50%,即心电图或其他负荷试验有心肌缺血的证据而患者无症状。这种无症状心肌缺血在合并糖尿病患者中更为多见。缺血性心肌病往往发生在反复的心肌缺血、缺氧导致的心肌细胞减少、坏死、心肌纤维化、心肌瘢痕形成的情况下。临床表现为心脏增大、心力衰竭和各种心律失常,往往为冠心病的晚期。在老年人群,除了冠心病之外,还应注意患者的基本健康状况,其他和年龄相关的状况如贫血、体弱、肾脏疾病、行动不便和认知障碍等老年的特殊性均应加以注意。

## 四、冠心病的辅助检查

### (一)心电图检查

心电图检查作为最简单、常用的心脏辅助检查在诊断冠心病时有重要的作用。心电图检查包括静息态检查、负荷态检查、24 或 48 h 动态检查和心电监护等。是发现和诊断心肌缺血的重要方法。静息心电图在稳定的冠心病患者可以是正常的,常见的异常有水平型或下斜型 ST 段和 T 波的改变,尤其在冠心病的随访时可进行前后比较。异常 Q 波提示陈旧心肌梗死、出现左束支传导阻滞等心律失常对诊断上也有一定意义。但 ST-T 的改变可出现在多种情况,如高血压、心肌肥厚、电解质紊乱或一些药物的使用等,需密切结合临床实际情况。心电图负荷检查对冠心病诊断有重要意义,特异性高于静息心电图,负荷量和时间有助于对病情严重程度的判断。但因老年人体力或活动能力受多方面影响,实际应用较非老年少。心电监护和动态心电图检查对于病情观察和诊断无症状性心肌缺血有重要意义。

**(二)心肌酶学检查**

心肌梗死的特异性生物标记物为肌钙蛋白(cTn),肌钙蛋白包括肌钙蛋白 T(cTnT)和肌钙蛋白I(cTnI)。cTn 的出现和升高表明心肌出现坏死,在老年人当临床症状和心电图不典型时,cTn 的升高在鉴别不稳定型心绞痛和 NSTEMI 时有重要意义。当 cTn 的升高超过正常值的 3 倍,可考虑 NSTEMI 的诊断。cTn 也是急性冠脉综合征危险分层的重要参考指标。cTn 水平升高程度和预后相关。cTn 水平在心肌坏死 3～4 h 开始升高,数天达高峰,可持续 1～2 周。cTn 的动态变化过程与 MI 发生的时间、MI 梗死的范围、再灌注治疗等因素有关。在 SIEMI 综合临床症状、心电图动态改变、肌钙蛋白升高或影像学表现新的心肌缺失,提示急性心肌梗死的发生。cTn 具有良好的临床敏感性和特异性,可重复性好。其他常用的酶学改变包括肌酸磷酸激酶(CK)、肌酸磷酸激酶同工酶(CK-MB)、门冬氨酸氨基转移酶(AST 或 GOT)、乳酸脱氢酶(LDH)及同工酶和血肌红蛋白等。其中 CK/CKMB 升高诊断急性 MI 的敏感性和特异性均较好,在 MI 早期既可上升,也呈动态变化趋势,升高程度和梗死范围及预后相关。在准确性方便略低于 cTn,且持续升高的时间略短。AST、LDH 诊断 MI 的特异性低,目前不再推荐采用。肌红蛋白在心肌梗死极早期即可升高,但其特异性差,临床常用来作为胸痛的筛查。由于 cTn 的敏感性很高,临床常常会遇到非 MI 的 cTn 升高情况。表 10-3 列举了各种可能的原因,以利于鉴别诊断。

表 10-3　非急性心肌梗死肌钙蛋白升高病因

| 疾病 | 肌钙蛋白释放机制 |
| --- | --- |
| | 非血栓性心脏组织损伤 |
| 充血性心力衰竭 | 细胞因子释放 |
| | 收缩蛋白降解 |
| | 左室肥厚 |
| | 全心的室壁牵张 |
| | 血流动力学功能损伤 |
| | 合并肾脏疾病 |
| 冠状动脉痉挛 | 可逆/非可逆的组织损伤 |
| | 膜通透性瞬间改变 |
| 心源性创伤 | 肌细胞损伤 |
| | 肌细胞完整性损伤 |
| | 冠状动脉创伤 |

| 疾病 | 肌钙蛋白释放机制 |
|---|---|
| 心肌炎/心包炎 | 肌钙蛋白从坏死心肌细胞溢出 |
| | 外层心肌损伤 |
| 肺栓塞 | 右室扩张,压力改变 |
| 心脏手术后/消融术后 | 长时低血压和低氧状态 |
| 心脏电转复、心脏复苏后 | 电和机械性损伤 |
| 败血症/危重症患者 | 细胞因子、活性氧离子释放 |
| | 细菌内毒素直接释放 |
| | 合并有心肌炎 |
| | 长时低血压状态 |
| | 冠状动脉自主调节功能不全 |
| 终末期肾病 | 肾清除率下降 |
| | 尿毒症心肌/心包炎 |
| | 充血性心力衰竭 |
| | 左室肥大 |
| | 透析后血液浓缩 |
| 心律失常(心动过速/过缓) | 血流动力学受损 |
| | 可逆性心肌损伤 |
| 卒中 | 神经介导的肌细胞损伤 |
| 癫痫发作 | 神经介导的肌细胞损伤 |
| | 骨骼肌强制收缩,后负荷增加,致短暂氧供需不匹配 |
| | 肌钙蛋白检测假阳性 |
| 嗜异性抗体、类风湿因子、循环抗体检测 | 检测误差 |

## (三)超声心动图检查

超声心动图检查可以观察心脏各腔室的大小,室壁厚度、室壁运动和左室收缩和舒张功能等。在心肌梗死患者,超声心动图表现为室壁变薄,室壁节段性运动异常。通过超声检查可以发现室壁瘤、附壁血栓、瓣膜反流、心肌腱索断裂、心包积液等。对于是否存在心肌缺血可通过负荷超声来进行。负荷超声心动图检查分为运动负荷和药物负荷,后者常用的有多巴酚丁胺负荷检查(DSE)。负荷超声对评价心肌缺血的敏感性和特异性都较高,应用组织多普勒技术,可进一步提高其精确性。根据北京医院的资料,以冠脉造影作为参照,DSE 诊断老年冠心病的敏感性为71%,特异性为 75%,应用多普勒技术,敏感性和特异性可达到 80% 以上。

## (四)心肌核素显像

心肌血流量、代谢与功能活动之间保持着密切的关系,核素心肌灌注检查是一种无创性的诊断冠心病的方法。通过负荷态和静息态心肌灌注断层显像比较,能准确诊断 CAD,是一项非常敏感的检查方法。心肌负荷的增加使心肌耗氧量增加。当存在血管狭窄病变时,冠脉血流不能相应增加,心肌需氧-供氧的失平衡加重,造成缺血,此时通过核素灌注显像,可以反映出缺血的部位、范围和严重程度，从而达到诊断目的。负荷心肌灌注断层显像包括运动负荷试验和药物负荷试验。前者简单易行，但是不适于年老体弱或肢体运动功能障碍者，药物负荷可以作为运动负荷的一种有效的替代方法。目前作为负荷剂药物可分为两大类：血管扩张剂和心肌正性肌力药。常用药物有多巴酚丁胺、双嘧达莫、腺苷等。在临床上，这些药物各有其明显的局限性，例如：多巴酚丁胺作为一种合成的儿茶酚胺类药物，通过兴奋 $\beta_1$ 受体增加心脏的兴奋性、传导性和心肌收缩力，从而增加心肌的耗氧，诱发心肌缺血。显然这种负荷剂不适于严重高血压、肥厚梗阻性心肌病、瓣膜病以及存在心律失常的患者。双嘧达莫的作用原理是通过抑制内源性腺苷的降解，使血管平滑肌松弛，血管扩张。而狭窄的血管不能相应的扩张，甚至产生"窃血"现象，使正常冠脉的心肌和有病变冠脉的心肌血流灌注差别扩大，此刻给予心肌灌注显像剂，正常心肌和缺血心肌之间显像剂摄取量差异显著，从而显示出心肌缺血部位、范围、程度。双嘧达莫不适于有传导阻滞、低血压、哮喘、COPD 等患者。因其作用时间较长，一旦出现并发症缓解较为困难。腺苷是近年来较为常用的负荷剂，它通过平滑肌上的腺苷 $\alpha_2$ 受体结合，使血管平滑肌松弛使血管扩张，而病变血管区域的心肌缺血更加明显，同时因其半衰期极短，一旦出现并发症，停药后 1 min 左右即可迅速缓解。北京医院早年的资料提示 ATP 介入心肌灌注断层显像诊断冠心病的敏感性和特异性分别为 97.1% 和 82.4%。长期临床实践证实心肌核素显像的有效性和安全性，有助于老年冠心病的诊断，确定病变部位、病变范围、严重程度；在冠心病患者的术前评估、冠心病不同治疗的疗效随访、预后评估诸方面有其特殊的作用。

### (五)冠状动脉 CT 检查

冠状动脉 CT 造影(CTA)通过无创的方法观察冠状动脉的解剖形态、分布走形、直径大小、内径改变以及冠脉壁的斑块，为临床的冠心病形态学诊断提供大量的信息。CTA 早期的研究以冠脉造影标准，比较 CTA 诊断的敏感性和特异性，结果显示二者符合率高。但是在冠脉功能的诊断方面，相比较其他的负荷检查，如心电图、心脏超声和心脏核医学，通过观察负荷前后的心肌供血状态或局限性室壁运动的改变可以反映心肌缺血的严重程度、代偿状况等，CTA 的影像学检查，不能满足对这些信息的需求。一系列的研究显示，64 排的 CTA 对稳定型冠心病血管狭窄的敏感性可达 98%，特异性达 88%，阳性预测值为 93%，阴性预测值达到 96%。CTA 在急性冠脉综合征的应用往往是在急性胸痛的鉴别诊断时，不同的研究由于纳入患者疾病种类不同，其诊断冠心病比例相差较大。CTA 还可用于心脏移植的前后，作为冠心病的筛查和临床随访。在冠脉旁路术(CABG)后，应用 CAT 检查的主要目的包括：①桥血管的血流情况；②桥血管的狭窄病变情况；③桥血管近端和远端吻合口状态；④原冠脉病变及血流状况（来自原动脉或桥血管）。CABG 后 CAT 诊断要困难许多，其精确程度也降低。对于乳内动脉影像分析，常常受到手术中所用金属物造成的伪差影响。对于 CABG 患者，为获得高质量结果，从技术角度上需要的对比剂剂量大些，X 线剂量大些，憋气时间长些。CTA 用于冠脉支架术后患者，诊断的难度明显大于无支架者。首先，冠脉支架所造成的不同伪差，如随心脏运支架所产生的移动伪差，这一作用加重支架在不确定血管部位的伪差；其次是支架金属结构导致的硬化伪差，支架的金属成分所吸收的 X 线能量不同于周围软组织，使得本身的结构体积增大，影响管腔的观察；诊断中的诸多限制因素如今已较为广泛地用于冠心病的诊断。钙化和支架等高密度物质导致硬化伪影，夸大了其本身的体积，遮挡了管腔的观察。再者是"部分容积平均"伪差，可以影响图像的空间分辨率，在进行小血管分析时，将会影响较大。目前发表的研究提示支架后的 CTA 其诊断的精确性降低。部分学者和美国的专家共识建议对置入多枚支架、临床判断有支架内再狭窄可能者，直接行心脏介入检查。一般来说冠状动脉的钙化程度会随着年纪的增加而加重,严重钙化将影响病变部位和病变程度的判断,在一定程度上使诊断的准确性受到影响。其次,由于老年人的肾脏代偿能力降低,使用对比剂需注意对比剂肾病的发生。尤其是合并有糖尿病、高血压或已存在肾功能不全者,应注意适当检查之前的水化或检查之后的肾功能检查。对于在短期内重复使用对比剂者,要注意间隔时间以保证安全。

### (六)心脏核磁检查

心脏磁共振(cardiac magnetic resonance,CMR)显像技术近年来发展迅速,主要由于 CMR 的分辨率高,一次检查可完成心脏结构、功能、室壁运动、心肌灌注、冠状动脉显影及血流评估等多项内容,被称为心脏的"一站式"检查方法,并越来越广泛地应用于临床。另一方面不接触X线放射性,不需应用碘造影剂,不影响肾功能,在老年患者有一定的优势。CMR 常用的扫描方法如下。

1.电影磁共振成像

可清楚显示心内膜界限等特点。因测量准确性和重复性高,近年来被公认为是测定心脏射血分数、心室容量和重量的金标准。常规检查需获取从二尖瓣平面到心尖部的一系列短轴切面,以及两腔、三腔、四腔长轴切面。

2.负荷/静态灌注显像

对比负荷前后心肌各节段供血的变化,确定有无可逆的心肌缺血。缺血心肌在应用负荷剂后表现为灌注缺损的低信号区,而在静态显像中灌注正常。

3.延迟增强

正常的心肌细胞连接致密,肌纤维膜完整,对比剂很难进入。当心肌坏死后,肌纤维膜破坏,对比剂(Gd-DTPA)进入坏死细胞及瘢痕组织中,排出延迟,在 $T_1$ 加权像上表现为高信号,即延迟增强(DE),这样在正常和坏死心肌组织就产生明显对比。对比剂注射 15 min 后,可以清晰显示急性或陈旧心肌梗死的部位、范围,尤其是心内膜下的梗死。延迟增强 CMI 在诊断非缺血性心肌病变,如心肌炎、肥厚型心肌病、扩张型心肌病、结节病、心肌淀粉样变中也具有重要价值。

4.冠状动脉磁共振成像

这是另外一种冠脉成像方法,目前其图像的清晰程度、采集图像时间等还需改进。但因不接触X线放射性,不需应用碘造影剂的特点,随着 CMI 技术的进一步发展,会显示出它在一部分人群中的优势。以上各种方法,对检测冠心病患者心肌缺血状况、判断存活心肌和梗死心肌、急性冠脉综合征患者的危险分层和心功能的诊断有着不同的意义。

### (七)介入检查

冠心病的介入检查即冠状动脉造影检查,目前仍是识别冠脉狭窄情况的"金标准",为患者选择冠心病治疗方法,如单纯药物治疗,或加以导管介入治疗或冠脉旁路移植术提供最可靠的依据。老年人的冠脉介入检查有一定的特点:①老年人常常合并不同程度的心功能、肾功能不全,需注意对液体和造影剂量的掌握。老年人造影剂肾病较非老年为多见,应注意造影术前的水化及术后的适当补液,密切观察临床生命体征。②老年人常伴有多系统、多方面的疾病,对问题的表述较差,临床表现不典型,术后的神志、精神状态、进食、两便等都应注意观察。注意合并用药的情况。③老年人的外周动脉性疾病和大动脉疾病增加,血管常有明显的钙化,容易出现血管并发症。血管介入的进路及需加以选择,术后需注意防止穿刺血管的并发症,如出血、假性动脉瘤、动静脉瘘的形成。介入检查除了冠状动脉造影,其他技术如冠脉内超声、光学相干断层显像、冠脉内压力导丝检查等及作为冠脉内治疗的旋磨技术等,老年人对于这些检查或治疗方法没有特殊的禁忌,但临床医师应根据老年人的特点全面考虑。

## 六、冠心病的诊断与鉴别诊断

临床各种相关的危险因素、临床症状、体征和辅助检查等有助于诊断和鉴别诊断,也有助于进行临床危险分层。对 ACS 患者危险分层,对早期识别高危患者,积极予以干预,减少严重事件的发生,改善预后有着重要的意义。

### (一)诊断

对于慢性缺血综合征,包括稳定型心绞痛、隐匿型冠心病和慢性心功能不全。稳定型心绞痛中,根据心绞痛的严重程度及其对体力活动的影响,临床常常采用加拿大心血管学会(CCS)的分类方法将其分为四级(表 10-4)。

表 10-4　稳定型心绞痛的 CCS 分级

| 分级 | 分级标准 |
| --- | --- |
| Ⅰ级 | 日常体力活动不会引起心绞痛,如步行、上楼梯等。工作或娱乐中激烈、快速或长时间劳累可致心绞痛发作 |
| Ⅱ级 | 日常活动轻度受限,可诱发心绞痛情况包括爬坡、快步行走或上楼梯,饱餐、寒冷、迎风、情绪激动时或睡醒后很短时间内步行或上楼。一般情况下,常速平地步行超过 2 个街区,或在普通楼梯上 1 层楼以上时可诱发心绞痛 |
| Ⅲ级 | 日常体力活动明显受限。一般情况下,常速平地步行 1~2 个街区,或在普通楼梯上 1 层楼时可诱发心绞痛 |
| Ⅳ级 | 从事任何体力劳动均有不适症状出现。休息时亦有出现心绞痛表现 |

由于老年人的临床症状不典型,合并疾病较多,常常为其他的主诉,或临床为无症状性心肌缺血,给诊断带来一定的难度。因此对老年患者需详细地询问病史,了解既往各种冠心病危险因素和合并的其他疾病,往往还需要的更多的辅助检查,如心电图、超声心动图、心肌核素显像、冠脉 CT 造影或直接进行冠状动脉造影检查,进行综合分析、判断。

急性冠脉综合征是内科的急症,老年人的症状同样不典型,就诊较晚,预后较差。不稳定型心绞痛和非 ST 段抬高心肌梗死(NSTEMI)的症状和心绞痛类似,但程度更重、持续时间更长、可在休息时发作,或是新近发生心绞痛症状。有相当比例的老年人以胸闷气短就诊。不稳定型心绞痛严重程度分级一般采用 Braunwald 分级方法(表 10-5),其和预后相关急性 ST 段抬高心肌梗死(STEMI)在老年人,根据症状、ECG 改变可以做出诊断。但对于症状不典型者,诊断有一定难度。STEMI 除伴有心脏相关症状,还可有全身症状。当合并心力衰竭或心律失常时,需要及时判断,掌握治疗时机。

临床体征大多无特殊,当出现并发症时,往往合并相应的体征。并发症可分为机械性、缺血性、栓塞性和炎症性。严重的并发症主要有以下几种。①严重心律失常:可表现为快速心房颤动、室速、心室颤动、心动过缓、房室传导阻滞等。这些均可引起血流动力学障碍,影响血压、神志等。②急性乳头肌功能不全甚或乳头肌断裂:发生率较高。可以是严重缺血引起二尖瓣功能性障碍,亦可是机械性的断裂导致急性二尖瓣关闭不全。临床伴有收缩中晚期喀啦音和吹风样收缩期杂音。二尖瓣的反流可引起左室心排血量减少、左房压力增加,造成左心衰竭。③心脏破裂:心肌的缺血和坏死可导致室间隔穿孔或心室游离壁的破裂,一般发生在心肌梗死后的 3~5 d。可造成急性心力衰竭。心室游离壁破裂可导致急性心脏压塞、迅速发生循环衰竭、猝死。心电图出现房室分离现象。④栓塞:心肌梗死后室壁运动减弱处易形成附壁血栓,可造成体循环的脑、肾、脾等内脏或肢体动脉栓塞;心肌梗死后也可致下肢血栓形成,造成肺栓塞。⑤心肌梗死后综合征:为炎症性并发症。表现为心肌梗死后数周至数月内发生心包炎、胸膜炎等,可伴有发热、胸痛、白细胞增高等。

表 10-5　不稳定型冠心病严重程度分级(Braunwald 分级)

| | 定义 | 一年内死亡率或心肌梗死率 |
| --- | --- | --- |
| 严重程度 | | |
| Ⅰ 级 | 严重的初发型或恶化型心绞痛,无静息时痛 | 7.3% |
| Ⅱ 级 | 亚急性静息型心绞痛(就诊前一个月发生),但近 8 h 内无发作 | 10.3% |
| Ⅲ 级 | 急性静息型心绞痛,在 48 h 内有发作 | 10.8% |
| 临床环境 | | |
| A 级 | 继发性 UA,在冠状动脉狭窄的基础上,存在加重心肌缺血的冠脉以外的诱发因素;①增加心肌耗氧的因素,甲状腺功能亢进或快速性减少冠状脉血流的因素,如低血压;②血液携氧能力下降,如贫血和低氧血症 | 14.1% |
| B 级 | 原发性 UA,无引起或加重心绞痛发作的心脏以外的因素,是 UA 最常见类型 | 8.5% |
| C 级 | MI 后心绞痛,发生于 MI 后 2 周内的 UA | 18.5% |

急性心肌梗死后的心功能分级多采用 Killip 分级方法。①Ⅰ 级:无明显心功能损害证据。②Ⅱ 级:轻、中度心功能不全,查体肺底可闻及啰音,范围小于 50% 肺野,听诊有 $S_3$,或胸片有上肺淤血表现。③Ⅲ 级:重度心功能不全(肺水肿)查体听诊啰音大于 50% 肺野。④Ⅳ 级:合并心源性休克。

**(二)鉴别诊断**

由于老年人临床症状不典型,合并其他疾病多,常有表述障碍等,在行诊断和鉴别诊断时,需充分考虑这些特点。临床需要和慢性稳定型心绞痛相鉴别的胸痛原因见表10-6。

表 10-6　胸痛原因鉴别诊断

| 心源性胸痛 | 肺部疾病 | 消化道疾病 | 神经肌肉疾病 | 精神性疾病 |
| --- | --- | --- | --- | --- |
| 主动性夹层 | 胸膜炎 | 胃-食管反流 | 肋间神经痛 | 焦虑症 |
| 心包炎 | 肺栓塞 | 食管痉挛 | 肋骨肋软骨病 | 抑郁症 |
| 心肌病 | 肺炎 | 食管裂孔疝 | 带状疱疹 | 躯体性精神病 |
| 心肌脉瓣病 | 纵隔肿瘤 | 消化性溃疡 | 颈椎病 | 思维型精神病 |
| 心肌神经症 | 气胸 | 胰腺炎 | | |
| 心肌梗死 | | 胆囊炎 | | |
| X 综合征 | | 胆囊结石 | | |

# 六、冠心病的治疗

由于多种因素老年冠心病患者的症状较非老年更加不易识别。老年人的生活方式往往较为安静,缺少活动诱发的不适症状。但是冠心病患者的胸部不适仍然是最常见的主诉。

**(一)稳定型心绞痛的治疗**

近年来关于稳定型心绞痛的治疗策略一直存在着争议。有研究显示,合适的药物治疗

(Optimal Medical Therapy,OMT)与药物治疗加介入治疗(OMT＋PCI)相比,重要心脏事件的发生率没有区别。分析其中 904 位年龄大于 65 岁的老年人,显示 OMT 组和 OMT＋PCI 组的预后,包括主要心脏事件和无心绞痛率,没有明显差别。另一个老年的相关研究也证实这一结论。该研究提示在稳定型心绞痛的患者,无论是 PCI 或 OMT,对患者的生活质量和生存率没有区别。对于慢性稳定性冠心病,OMT 包括抗血小板治疗、调脂治疗、降压治疗和抗心绞痛治疗诸方面。

1.抗血小板治疗

抗血小板治疗在一级预防和二级预防中的作用已被证实,对老年人也同样。根据荟萃分析结果,阿司匹林可以明显降低心血管死亡、心肌梗死和卒中。ACC/AHA 指南建议的剂量是每天 75～162 mg。除了有阿司匹林禁忌证,在稳定的慢性冠心病患者都应当使用。阿司匹林的不良反应主要有胃肠道的反应,老年人尤其应当注意阿司匹林相关的消化道出血。对确实不能服用者,可以噻吩吡啶类药物替代。

2.β-受体阻滞剂

β-受体阻滞剂为慢性心绞痛的一类推荐用药。其作用机制包括负性收缩和负性传导。通过降低静息心率和降低运动负荷增加时心率反应减少心肌的需氧,进而减少缺血事件。同时延长舒张期冠脉灌注的时间和降低心肌收缩力同样减少心肌的缺血。但是在老年人群的应用尤其要避免 β-受体阻滞剂的不良反应。在已存在心脏传导系统疾病患者,如窦房结功能障碍、房室传导阻滞等需慎用,并注意剂量。在合并严重气道堵塞性疾病如哮喘或慢性阻塞性肺病(COPD)患者,要选用高度受体选择性制剂,小剂量开始,避免气道阻力增加。

3.RAAS 阻滞剂

ACEI 类药物已被证实在冠心病的不同阶段均有明显的益处。它可通过降低心脏后负荷而减少心脏做功。HOPE(the Heart Outcomes Prevention Evaluation)研究纳入 2 755 例年龄大于 70 岁的老年人,其中 58.1% 为稳定型心绞痛。与对照组相比,服用雷米普利的治疗组心血管死亡、心肌梗死的发生率明显降低。EUROPA 研究(the European Trial on Reduction of Cardiac Events with Stable Coronary Artery Disease)包括了 12 000 位患者,其中 31% 为年龄大于 65 周岁者,大部分无心绞痛症状,应用培多普利治疗者其一级终点事件(心血管死亡、心肌梗死或心脏骤停)的相对风险减少了 20%。第三个主要临床研究为 PEACE 研究(Prevention of Events with Angiotensin Converting Enzyme Inhibition),该研究纳入了 8 290 位慢性冠心病患者,平均年龄 64 岁,其中 11% 年龄大于 75 岁。患者随机给予群多普利或安慰剂。综合的一级终点,包括心源性死亡、心肌梗死和再血管化治疗,两组之间没有明显差异。以上三个研究的荟萃分析显示使用 ACEI 可以明显降低全因死亡、心血管死亡、非致死性心肌梗死的发生和卒中的发生。最新版的 ACC/AHA 指南,将 ACEI 作为稳定型冠心病中危或高危患者的一类推荐,低危患者的 ⅡA 类推荐。不能耐受 ACEI 者以 ARB 替代。对于心功能不全(LVEF 小于 40%)或合并高血压、糖尿病或慢性肾病者有明确的使用指征。

4.抗心绞痛药物

主要包括硝酸酯类、钙通道阻滞剂及其他可缓解冠心病心绞痛症状类药物。硝酸甘油自 1878 年即开始用于临床,它可以在 1～3 min 内迅速缓解心绞痛症状。长效硝酸酯类药物如单硝酸或二硝酸异山梨酯也常用于慢性心绞痛的治疗,但其缓解心绞痛的作用逊于口含硝酸甘油,同时应当注意产生硝酸酯类耐受性。硝酸酯类主要用于缓解症状,并不能改善冠心病患者的生存率。钙通道阻滞剂通过扩张冠状动脉和减轻心肌收缩力可以治疗心绞痛,二氢吡啶类钙通道阻滞剂如氨氯地平、硝苯地平、非洛地平,较非二氢吡啶类钙通道阻滞剂如维拉帕米、地尔硫䓬对心肌收缩力的影响要小。后者同时对心脏传导有抑制作用。对有心功能不全者,二氢吡啶类钙通道阻滞剂更加安全。存在心脏传导异常者,非二氢吡啶类药物应避免使用。对于合并高血压者,长效硝苯地平对缓解心绞痛有效而安全,但短效硝苯地平应尽量避免使用。雷诺嗪为一类新的抗心绞痛药物,可以减轻心绞痛症状而不伴有血流动力学的影响,临床资料显示老年亚组和非老年相同,不增加严重不良事件。临床实践中多种中成药亦可缓解心绞痛的症状。

### (二)不稳定型心绞痛和非 ST 段抬高心肌梗死治疗

老年人的非 ST 段抬高性急性冠脉综合征(NSTEACS)常见,而且常常伴有各种并发症,介入治疗的风险相对较高,但这一人群的临床治疗尚缺少循证医学证据,需要根据临床实际作出正确的选择。

#### 1.抗血小板药物

阿司匹林是冠心病抗血小板治疗的基石。即使在老年人,阿司匹林也可明显降低不良事件发生率。氯吡格雷也是有效的抗血小板药物,在 CURE 研究中,老年人的亚组分析显示老年同非老年一样,氯吡格雷可降低非致死性心肌梗死、心源性死亡及卒中的发生。双联抗血小板治疗中,每天服用阿司匹林75～150 mg,治疗效果同大剂量,而消化道出血的风险降低。治疗指南建议在所有高危患者包括老年人采用双重抗血小板治疗。数种新型、更有效的抗血小板药物正在临床研究之中,但对于老年人效果如何,有待于更多的临床研究数据。静脉抗血小板药物主要是指血小板糖蛋白Ⅱb/Ⅲa(GPⅡb/Ⅲa)受体拮抗剂,我国市场销售的有替罗非班等。临床研究显示这类药物用于不稳定患者,在 7 d 随访时明显受益,但在老年人群中的疗效不确定,其出血的风险明显增加。GPⅡb/Ⅲa 受体拮抗剂在介入治疗时显现一定优势,但对于老年人实施非介入治疗策略时,考虑到其疗效不确定但出血风险可能增加,不建议常规使用。当临床需要使用时应当考虑老年患者的体重和肾功能状况,予以剂量的校正。

#### 2.抗凝治疗

肝素类药物已广泛用于临床。当和 GPⅡb/Ⅲa 受体拮抗剂共同使用时,需特别重视调整剂量。Ⅹa 因子抑制剂磺达肝癸钠是近年用于临床较新的药物,其在老年 NSTEACS 中的疗效仍有争议,但出血并发症减少。比伐芦丁为凝血酶抑制剂,当用于 NSTEACS 患者介入治疗时,其疗效同其他抗凝药物,但出血风险降低。这对于老年患者尤其有优势。

#### 3.早期介入治疗策略的选择

在老年 NSTEACS 的早期,选择介入治疗还是单纯药物治疗是一个重要的研究课题。早期的研究对老年患者偏向选择较为保守的治疗对策,但较近期的研究结果提示积极干预有助于预后的改善。ACTICS-TIMI 18 研究(In the Treat Angina with Aggrastat and Determine Cost of Therapy with an Invasive or Conservative Strategy-Thrombolysis in Myocardial Infarction)中,共入选 2 220 例平均年龄为62 岁患者,其中 44%患者年龄大于 65 岁。患者接受阿司匹林、肝素和替罗非班治疗,随机入选早期非介入和早期介入组。早期介入组在随机后 48 h 之内进行冠脉造影;早期非介入组仅在负荷试验提示高危或住院期间再发严重缺血症状或之后的随访提示缺血者进行冠脉造影。最终早期介入组 64%患者在住院或 6 个月的随访之中行冠脉介入治疗,早期非介入组共 45%行冠脉干预。结果提示 6 个月的死亡、心肌梗死、因再次 ACS 住院等综合终点早期介入组低于非介入组(15.9%比 19.4%,$P=0.025$)。亚组分析提示,年龄在 75 岁或以上者早期介入获益更大。但是老年介入治疗者的出血风险增加（16.6％比6.5％，$P=0.009$）。2010年发表的荟萃分析，对4个相关的临床研究结果进行分析，5年的临床随访提示，较选择性介入治疗，常规介入治疗策略可以明显减少高危患者死亡和心肌梗死发生；中危患者的获益稍弱，但仍具有统计学的意义。2011年发表的ACC/AHA更新指南提出建议：根据TIMI或GRACE评分，NSTEACS患者中高危的或预后差者（包括老年），除非有禁忌证，应该采用早期介入治疗策略。

### (三)ST段抬高型心肌梗死的治疗

ST段抬高型心肌梗死(STEMI)早期再灌注治疗除了常规的药物治疗，主要是静脉溶栓治疗和急诊冠脉介入治疗。由于老年人的临床状况变化大，并发症多，大部分的溶栓治疗临床研究未包括年龄大于75岁者。2007美国心脏协会和老年协会参考相关的荟萃分析结果，认为在无已知的禁忌证时，溶栓治疗对老年人有效。老年的溶栓适应证同非老年，但禁忌证的掌握更严格。溶栓的纯获益首先和年龄的增长相关，其绝对死亡率随年龄增长而显著增加；其次是严重并发症的发生率，如左室游离壁破裂和颅内出血。有研究提示老年接受溶栓治疗者左室游离壁破裂的发生较未接受再灌注治疗和直接PCI患者有明显增加。颅内出血的发生率虽然很低，但因对生活质量和死亡率的严重影响，受到大家的关注。颅内出血的发生率同样随年龄增加而增加，在大于85岁者的发生率约为2.9％。老年人选用的溶栓剂种类可能和其相关，如有研究提示替奈普酶较组织型纤溶酶原激活剂(tissue plasminogen activator rt-PA)的颅内出血并发症明显降低。辅助的肝素或低分子肝素类抗凝药物的种类和剂量，对获益和出血并发症在不同的研究有不同的结果。一般来说，在老年人更应注意剂量的调整，尤其注意肾功能的影响。鉴于老年人溶栓治疗增加严重出血风险，而在NSTEMI的高危老年人中介入治疗明显有效，因而假设在STEMI的老年人，急诊介入治疗优于溶栓治疗。但实际上很难有随机大规模临床研究验证此设想。尽管如此，现有的资料仍然支持这一假设。一项较早期的随机临床研究，将75岁以上STEMI患者随机采用急诊介入治疗或用链激酶行溶栓治疗。虽然只入选87位患者，但由于直接介入治疗较溶栓治疗的明显优势，30 d联合终点的风险降低20％($P=0.01$)该试验提前终止。另一项大于70岁老年STEM直接介入治疗的荟萃研究同样得出结果，30 d时直接介入治疗组受益更明显，风险降低（13.3％比23.6％，$P<0.05$)；并且年龄高者的受益更加明显，其死亡率的降低在大于85岁人群为6.9％，相比66岁以下者为1％。基于以上的研究结果，老年人在发生急性STEMI时，建议首先选择直接介入治疗。除非有明确的禁忌或行急诊介入时间已过久，可以选择静脉的溶栓治疗。

## 七、冠心病的预防

我国已进入老龄化社会，而冠心病是老年人群的最主要死因，冠心病的预防不仅对改善老年人的生活质量有重要意义，而且对家庭、对社会都有重要意义。无论是冠心病的一级预防还是二级预防，首先建议采取健康的生活方式，如控制吸烟、控制体重、坚持体力活动等。尽管改变生活方式往往比较困难，但仍然是预防冠心病的基础。药物预防是另一重要方面，但是近年来尝试用叶酸及B族维生素预防心脏病的研究，得出的结果为阴性。血脂紊乱仍然是冠心病发病的重要关注点，他汀类药物是降低心血管风险的重要措施。多个研究已证实他汀在抗动脉粥样硬化、冠心病一级预防和二级预防中的作用。曾有研究对不同亚组人群如女性、老年、合并慢性肾病患者等进行了分析，各亚组的结果和整个人群相似，但是目前存在着一些争议诸如糖尿病的发病在一些研究提示有升高的趋势,尤其在绝经期妇女,但综合分析,他汀的益处是明显的。对其他危险因素的控制也是重要的方面,坚持如血压和血脂的常规检查和药物治疗也是非常必要的。

(冯小丽)

# 第三节　老年主动脉疾病的诊治

老年主动脉疾病绝大多数是由动脉粥样硬化所引起,个别病例由梅毒所致。

## 一、主动脉硬化

主动脉硬化是由主动脉粥样硬化所致,因为主动脉管腔粗大,常无症状。但是可因主动脉根部扩张,而导致主动脉瓣关闭不全,多普勒超声心动图可见到主动脉瓣反流,X线胸片可见主动脉伸长、扩张、扭曲,有时还可见到线条状钙化影。一般无须特殊治疗。

## 二、主动脉瘤

在老年主动脉疾病中主动脉瘤是比较常见的。一组 60 岁以上 2 155 例尸检中,有 76 例(3.5%)出现主动脉瘤。动脉粥样硬化性主动脉瘤以腹主动脉瘤为多见,其次为胸主动脉,主要见于降主动脉瘤。主动脉瘤有许多无症状,但瘤体增大压迫附近器官时,则出现相应的症状,如压迫食管时出现吞咽困难,附壁血栓脱落可引起栓塞症,亦有缓慢增大而破裂失血休克死亡者。故对主动脉瘤必要时行外科手术治疗。

## 三、主动脉夹层动脉瘤

主动脉夹层动脉瘤发病急,进展快,死亡率高,是心血管急重症之一。以往本病生前能够确诊者很少,故一直认为是一种罕见的疾病。近十年来,由于心血管造影技术及超声心动图在临床上的广泛应用,国内外有关本病的报告逐渐增多,说明此病并不罕见。主动脉夹层动脉瘤是血液渗入主动脉壁分开其中层形成夹层血肿。可引起剧烈疼痛、休克和压迫症状,如病变侵犯主动脉大分支,则相应的器官可发生缺血症状。如瘤体继续扩大,可向动脉壁外膜破裂而引起大出血。

### (一)发生机制

主动脉壁中层变性可能是本病的发生基础,主动脉壁中层变性的原因尚不清楚,可能是主动脉壁对血液动力应激的非特异性改变,常发生于下述几种疾病情况下。①马方(Marfan)综合征:主动脉瓣狭窄等先天性畸形患者,易发生主动脉夹层动脉瘤,而且多是早期发病。在这些先天性畸形中心血管系统有明显的缺陷。②高血压病:主动脉夹层动脉瘤与高血压病有一定的关系,可能与高血压增加血液动力对主动脉壁的作用负担有关。③动脉粥样硬化,梅毒性主动脉炎:动脉粥样硬化不是主动脉中层变性的原因,但可使内膜及中层遭到破坏,这两种病变常常并存,梅毒性主动脉炎较常引起主动脉夹层动脉瘤。④妊娠晚期、产褥早期:一组 49 例 40 岁以下的主动脉夹层动脉瘤患者中,有 24 例为妊娠妇女,其中产前发生者 20 例,分娩时发生者 2 例,产后发生者 2 例,且多为初产妇,这可能与妊娠后期血压升高和血容量增加等促发因素有关。⑤有学者报告黏液水肿伴发主动脉夹层动脉瘤;亦有学者报告在进行主动脉内囊反搏术、主动脉行插管(导管),注射造影剂,由于操作不当,损伤内膜形成夹层动脉瘤。

**(二)临床表现**

主动脉夹层动脉瘤可分为升主动脉型(为主动脉近端的夹层动脉瘤及远端的夹层动脉瘤逆行扩散至主动脉弓及升主动脉)、降主动脉型(指远端的夹层动脉瘤不伴有近端的病变)两型,前者发病率高,病情危重,多很快死亡,且多见于年龄较轻者。男性发病率高于女性2倍,平均好发年龄为50~60岁。

1.疼痛

发病开始时绝大多数患者突然发生胸部、胸骨后或上腹部剧烈疼痛,可放散至颈背部。疼痛性质为撕裂样或刀割样感觉。疼痛呈持续性,约1/3的患者疼痛持续至死亡。若病变转为慢性,一般2~3周后可以缓解,其原因是夹层血肿的瘤体远端再破入内膜形成双通道主动脉而症状缓解,或因夹层血肿血液凝固或纤维化而自行愈合。极少数患者无疼痛是因为发病早期出现晕厥而掩盖了疼痛症状。

2.血压升高

发病时血压可突然升高,如原有高血压者,则血压升高更明显。血压升高的原因可能与剧烈疼痛、精神高度紧张、肾缺血等因素有关。

3.血管性杂音

在主动脉夹层动脉瘤累及的相应部位可听到血管性杂音及震颤。近端型的可在主动脉瓣听诊区出现收缩期杂音,为收缩期大量血液进入夹层囊内(旋涡式的血流)造成的。亦可由于主动脉张力下降以及主动脉环扩大,而出现主动脉瓣关闭不全,可听到舒张期杂音;远端型则可在背部、腹部听到收缩期杂音。

4.其他

不同部位夹层动脉瘤的表现:①若颈动脉发生夹层动脉瘤(常为主动脉瘤向上扩展所致),患者由于脑缺血可出现晕厥,有些患者出现四肢麻木、软瘫,甚至偏瘫及昏迷。②若夹层影响到锁骨下动脉,使其供血障碍,则一侧上肢脉搏细弱,血压低或测不到,一侧上肢无脉。③若夹层影响肋间动脉或腰动脉发生阻塞即引起截瘫,在损伤部位以下的躯干感觉丧失,常有尿潴留。④若腹主动脉或肠系膜动脉夹层动脉瘤,可有严重腹痛、恶心呕吐等急腹症症状表现。⑤若夹层累及肾动脉可出现腰部或脊肋角处疼痛或肾区能触及肿块,部分患者有血尿。肾急性缺血可引起急性肾衰竭及肾性高血压。⑥若夹层动脉瘤扩展到两侧髂动脉,则下肢动脉搏动消失,影响周围神经血供,出现肢体疼痛、感觉消失、肌张力减弱或完全麻痹,严重缺血时可出现肢体坏死。⑦若夹层动脉瘤波及冠状动脉,多在右冠状动脉,可引起急性心肌梗死。⑧若夹层血肿破裂到心包腔时,可很快发生心包积血,引起明显的心脏压塞症状,病情急剧恶化以致死亡。⑨若夹层动脉瘤压迫食管则出现吞咽困难,压迫左侧喉返神经出现声音嘶哑。⑩夹层动脉瘤破裂到胸腔引起胸腔积血,一般多见于左侧,可出现胸痛、呼吸困难、咳嗽,偶见小量咯血,并同时出现出血性休克。

**(三)诊断**

(1)中老年人或40岁以下的妊娠后期、产褥早期妇女,突然发生剧烈胸痛,如撕裂样或刀割样,并向颈背部放散,应考虑有本病的可能,进行详细的检查,严密观察血压变化、心音变化、胸背部有无血管杂音等,并进一步观察有无夹层动脉瘤影响波及其他动脉器官的征象。

(2)对有上述临床情况者进行胸部X线反复摄片,如见主动脉增宽或局限性膨胀,且增宽日渐明显,则应考虑为近端主动脉夹层动脉瘤的可能。

（3）确诊则需逆行主动脉造影,连续电影摄影除可确定有无夹层动脉瘤外,还可确定裂口部位、真腔和假腔的大小等,这不但可以确定诊断,也是手术治疗前必须了解的问题。

（4）超声心动图对主动脉近端扩张、主动脉瓣关闭不全有帮助;对近端型夹层动脉瘤有时可看到前壁及后壁的分层现象。

此外,本病应与急性心肌梗死、急腹症(特别是胆囊炎)以及脑血管病、颈或胸椎段破坏性病变(根性痛等疾病)鉴别。

### (四)治疗

本病预后差,死亡率高,尤其是夹层扩展范围大、程度重以及心脏血管受累程度严重的病例,约25%的患者死于24 h内,50%的患者死于1周内,75%的患者死于1个月内,几乎90%的患者在1年内死亡,但近年来由于对本病的诊断水平提高,以及合理的内科治疗与外科手术的开展,使不少患者得以挽救生命,存活多年。

1.内科治疗

（1）解除疼痛。对急性期患者应严格卧床休息,有烦躁不安者都应给予地西泮镇静,剧烈疼痛者给予注射吗啡或哌替啶,迅速止痛,这样一则可解除患者痛苦,二则使患者安静下来,可预防病情发展。

（2）降低血压。将收缩压降至12.0~13.3 kPa(90~100 mmHg),只要能满足器官血供即可。动物实验证明,用降压药使血压降至12.0 kPa(90 mmHg),结果夹层不再扩大。因此有效的降压治疗是使夹层不再扩展的重要治疗方法。常用硝普钠扩张血管减轻后负荷,待血压降至理想水平、维持数天后改用硝苯地平、卡托普利口服维持。

（3）减轻左心室收缩力,减慢左心室收缩速度,使心率降至70次/分钟左右,以减少血流对主动脉壁的冲击力。常用普萘洛尔,急性期给予0.5 mg静脉注射(缓慢),10~15 min重复应用1次,使心率降至理想水平,以后可根据心率情况4~6小时用药1次,病情稳定后改为口服,剂量根据心率情况掌握。

（4）慢性夹层动脉瘤患者(病程在2周以上),又无并发症的患者,且病情稳定,孤立的患者,可长期内科治疗。

2.外科治疗

（1）手术指征:近端主动脉夹层动脉瘤;主动脉大的分支有阻塞、发生缺血者;夹层动脉瘤有破裂者;伴有明显主动脉瓣关闭不全者;内科治疗病变继续扩散者。

（2）手术方法:在体外循环下,进行人造血管搭桥术,有主动脉瓣关闭不全者进行瓣膜移植术。

## 四、主动脉窦瘤破裂

主动脉窦瘤亦称 Valsalva 窦瘤,以往认为是较少见的疾病,常合并其他心血管畸形,在未破裂前症状体征均不典型,易误诊为瓣膜病、冠心病等疾病,近年来超声心动图广泛应用,发现此病并不少见,国内报道此病约占心内直视手术的2.95%~4.5%。窦瘤破裂后病情危急,应尽快确诊,手术治疗挽救生命。

正常主动脉根部在三个瓣叶相对处轻度扩张而形成三个窦。位于左前方并有左冠状动脉开口者为左冠状窦与左心室及心包临界,位于右前方并有右冠状动脉开口者为右冠状窦,其大部分突出到室上嵴和流出道,小部分在室间隔的膜及肌部;无名冠状动脉窦位于左、右心房的前方,大

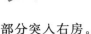

部分突入右房。

**(一)病因**

主动脉窦瘤形成的病因有两种:①先天性(占绝大多数)是由于主动脉根部中层弹力纤维和瓣膜纤维组织之间缺乏连接或没有融合。其中不少病例同时合并有心脏其他畸形,依次为室间隔缺损、主动脉瓣关闭不全、动脉导管未闭、肺动脉瓣狭窄等。②后天性多由感染性心内膜炎、主动脉夹层动脉瘤(近端型)、结缔组织病等损及主动脉壁,使之变得薄弱,如受主动脉内持久的搏动性高压推向邻近的低压心腔如右心室、右心房或左心房而形成的。

**(二)临床表现**

**1.单纯型主动脉窦瘤(破裂前期的窦瘤)**

(1)窦瘤未破裂前多无临床表现,常因合并其他畸形或病变如在室间隔缺损、动脉导管未闭、主动脉瓣关闭不全或感染性心内膜炎等而来就诊进行检查,多在超声心动图检查中被发现。

(2)窦瘤突入不同部位所产生的临床表现:右冠状窦瘤突入右心室,可造成右心室流出道狭窄;个别窦瘤突出到三尖瓣环的上、下方,压迫附近的传导组织,发生束支或房室传导阻滞。左冠状窦瘤可因使左冠状动脉主干阻塞而发生心绞痛,甚至急性心肌梗死。窦瘤常引起主动脉瓣关闭不全,这是因为主动脉根部中层弹力纤维和瓣环组织之间缺乏连续或没有融合使瓣环失去悬吊作用;另一方面由于窦瘤向外突出,使该处主动脉瓣叶边缘弯曲,因而影响闭合,产生关闭不全。

**2.破裂型主动脉窦瘤**

由于窦瘤破裂口的大小不同及进展程度不同,临床表现可分为三型。①隐匿型:由于破裂口很小,且进展慢,临床可无症状或很少有症状,此型很少见。②渐进型:破裂口较小,又是逐渐进展扩大,病程从数天至数月甚至数年不等,表现有心悸、气急,头晕乏力等逐渐加重,此型约占窦瘤破裂的半数左右。③突发型:即突然发生症状,不少患者与过度用力、强力的体力活动感冒等有关,此型接近窦瘤破裂的半数。

(1)窦瘤破裂的突出症状:心悸和呼吸困难,心前区闷痛或剧痛,继之出现下肢水肿,肝脏急性充血肿大,上腹部疼痛。窦瘤破裂口径较大者,发生急性心力衰竭。经内科保守治疗后上述情况可得到明显改善。影响病程进展快慢和血流动力学变化的因素与破裂口大小有关,有学者报告破裂口小于3 mm时,心功能在Ⅰ~Ⅱ级,分流量在50%左右,当破裂口在9 mm以上时,心功能在Ⅲ~Ⅳ级,分流量超过50%。如果窦瘤破裂合并有其他心脏畸形或病变,如室间隔缺损、动脉导管未闭、感染性心内膜炎、主动脉瓣关闭不全等,则因加重了心脏的负荷,病情发展加速加重。

(2)窦瘤破裂的体征:胸骨左缘出现粗糙响亮的连续性机器样杂音,破裂口大杂音强,可扪及细震颤,肺动脉瓣区第二音亢进。但应注意因破裂部位不同,杂音的部位及性质也随之改变:如窦瘤破入右心室流出道(最常见),杂音在胸骨左缘2、3肋间最响,且呈连续性(左向右分流呈连续性);如破入右房,杂音较轻;如破入左心室,杂音在心尖区或心前区,且仅有舒张期杂音(收缩期左心室压力高无分流产生);破入左房杂音最响处在左腋下,性质呈连续性。当合并有其他心内畸形或病变时,杂音性质也有变异。颈静脉怒张、肝大、下肢水肿等右心衰竭体征明显,这是由于窦瘤破入右心后左向右的分流是连续性的,而且舒张期较收缩期大,因为舒张期右心室压力下降,破裂口松弛,口径变大,而收缩期瘤体扭曲。因此使右心室在整个心动周期中均处于过度负荷状态,所以右心室衰竭明显,少数患者有端坐呼吸、肺部湿啰音等左心衰竭表现。窦瘤破入心包腔时,则迅速出现急性心脏压塞表现,并常很快死亡。

窦瘤破裂的另一表现为舒张压降低,脉压增大,这是由于窦瘤破裂收缩期分流量大,心排血量增加,收缩期动脉内压力较高,而舒张期压力下降较低的结果。

3.心电图检查

由于左心室容量负荷过重,可见左心室肥厚劳损心电图改变,破入右心有时可出现右束支传导阻滞或房室传导阻滞;破入心房亦可出现心房过度负荷如房性期前收缩、房性心动过速、房颤等改变。这些改变对窦瘤破入部位的判定有一定参考意义。

4.超声心动图检查

已成为主动脉窦瘤破裂的重要检查方法,准确性较高,其主要表现为主动脉根部异常和心室容量负荷过重之超声改变。彩色超声多普勒可见在破裂窦瘤处左向右分流。

5.X线检查

当窦瘤破入右心房时,右心房显著增大;破入肺动脉时,肺动脉段突出,肺门血管出现舞蹈征;破入右心室时,右心室增大;心脏增大的大小与破裂口径呈正比。窦瘤破裂时心胸比率均可增大,增大多少亦与破裂口呈正相关。当破裂口径在3~5 mm时,心胸比率<0.55;破裂口径在7 mm以上时,心胸比率超过0.55。

6.心导管检查

进行右心导管检查来确定有无左向右分流、分流大小、部位、心腔内压及血氧含量的变化。但是根据右心导管检查结果与房间隔缺损、室间隔缺损难鉴别,必须结合临床加以分析考虑。

7.选择性主动脉造影

对确定诊断帮助较大,造影剂可显示主动脉窦瘤的部位、大小及破入的心腔,可帮助术前做出诊断。

### (三)治疗

(1)对单纯型(破裂前期)的主动脉窦瘤,临床无症状,可随时观察,但对伴有阻塞左右心室流出道、压迫冠状动脉、传导系统、严重主动脉瓣关闭不全、引起血流动力学改变者,应尽早行手术治疗。

(2)对窦瘤破裂者,一旦确定诊断,应尽早手术治疗,因窦瘤破裂不会自行愈合,而且破裂时间愈长,对心肌、心功能损害愈大,对手术的耐受性越差。此时不论病情多么严重,合并畸形多么复杂,均不应视为手术禁忌证。因窦瘤一旦破裂,病情发展较快,预后恶劣。Da-Vidse等指出破裂口直径在8 mm以上,多死于2个月内,5~6 mm者可活到1年以上,因此窦瘤破裂,即使无症状或症状轻,也应尽早手术。术前应尽力改善心功能,以提高对手术的耐受性,给予强心剂(毛花苷C、地高辛)利尿剂及血管扩张剂等。手术方法是在体外循环情况下缝合主动脉窦瘤;有畸形者同时纠治,如室间隔缺损及主动脉瓣关闭不全等,窦瘤破裂的手术效果非常显著,手术后心脏立即缩小,心功能亦迅速得到改善。

(冯小丽)

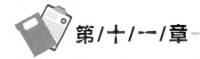

# 心内科疾病的护理

## 第一节　心律失常的护理

### 一、护理评估

主要评估内容为各类心律失常患者的健康史、身心状况、护理体检和心电图表现。此外,还应对患者的家庭和社会情况进行评估。

#### (一)窦性心律失常

窦性心律失常主要包括窦性心动过速、窦性心动过缓、窦性停搏、窦性心律不齐和病态窦房结综合征。

由窦房结冲动引起的心律,统称为窦性心律,其正常频率成人为 60～100 次/分钟。窦性心律的频率超过 100 次/分钟,称为窦性心动过速;低于 60 次/分钟,称为窦性心动过缓;窦性停搏指窦房结不能产生冲动,由低位起搏点(如房室结)发出逸搏或逸搏心律控制心室。当其节律发生快慢不一改变,不同 P-P 或 R-R 间期的差异>0.12 s,称为窦性心律不齐。病态窦房结综合征简称病窦综合征,是由窦房结或其周围组织的器质性病变导致窦房结起搏或传导功能障碍,产生多种心律失常的综合表现。

1.健康史

(1)窦性心动过速常见于健康人吸烟、饮茶或咖啡和酒、运动、情绪激动;亦常见于某些病理状态,如发热、贫血、失血、休克、心力衰竭、心肌炎、甲状腺功能亢进,以及应用肾上腺素、阿托品等药物。

(2)窦性心动过缓常见于健康的青年人、运动员、睡眠状态;也可见于颅内高压、甲状腺功能低下、阻塞性黄疸、服用洋地黄及抗心律失常药物,如 β 受体阻滞剂、胺碘酮、钙通道阻滞剂;器质性心脏病中常见于冠心病、心肌炎、心肌病。

(3)轻度的窦性停搏(如停搏时间<2 000 ms)大多是功能性的,常见原因有颈动脉窦过敏或胃肠道、电解质紊乱如高血钾、某些药物过量(如洋地黄)。严重的窦性停搏(如>2 000 ms)大多是病理性的,即由于窦房结起搏功能障碍引起。

(4)窦性心律不齐常见于青少年、老年人、自主神经功能不稳定者,且常与呼吸周期有关。也可见于心脏病患者,或与使用洋地黄有关。

(5)病态窦房结综合征病因,可发生于:①损害了窦房结、使窦房结起搏与窦房传导障碍的病变,如淀粉样变性、甲状腺功能减退、某些感染等。②窦房结周围神经或心房肌的病变,窦房结的供血减少。③迷走神经张力增高及某些抗心律失常药物抑制窦房结功能等。

**2.身体状况**

(1)症状:窦性心动过速可无症状或仅有心悸感;当窦性心动过缓心率过慢时,可引起头晕、乏力、胸痛等。患者可因躯体不适而紧张不安。长时间的窦性停搏如无逸搏,可使患者出现黑蒙、头晕、或短暂意识障碍,严重时可发生抽搐。病窦综合征患者出现心脑供血不足的症状包括头晕、头痛、乏力、心绞痛等,严重者发生阿-斯综合征。

(2)护理体检:重点评估脉搏频率、节律及心率、心律和心音的变化。心率可超过 100 次/分钟(大多在 100～180 次/分钟之间)或低于 60 次/分钟,窦性心律不齐时表现为心率快慢稍不规则,常在吸气时心率加快,呼气时心率减慢。

**3.心电图表现**

(1)均可见窦性 P 波(Ⅰ、Ⅱ、aVF 导联直立,aVR 导联倒置),P-R 间期 0.12～0.20 s。

(2)窦性心动过速(图 11-1)时 P-P 或 R-R 间期<0.6 s。

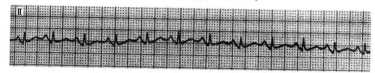

图 11-1　窦性心动过速

(3)窦性心动过缓(图 11-2)时 P-P 或 R-R 间期>1.0 s。

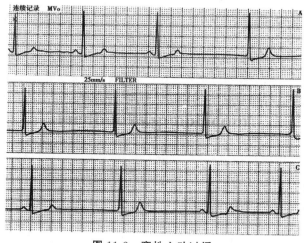

图 11-2　窦性心动过缓

A.窦性心动过缓;B.窦性停搏;C.房室交界区逸波与逸波心律

(4)窦性停搏(图 11-3)时心电图特点:较正常 P-P 间期明显延长的间期内无 P 波或 P 波与 QRS 波群均不出现,形成心房或全心停顿现象。长间歇后常出现房室交界性或室性逸搏。

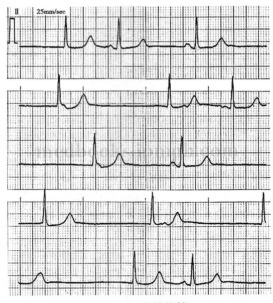

图 11-3　窦性停搏

(5)窦性心律不齐时 P-P 间期不等,最长与最短的 P-P 间期之差>0.12 s,常与窦性心动过缓同时存在。

(6)病态窦房结综合征心电图特点:持续而显著的窦性心动过缓,心率<50 次/分钟;窦性停搏与窦房传导阻滞;窦房传导阻滞与房室阻滞并存;慢-快综合征,即心动过缓与房性快速性心律失常(心房扑动、心房颤动或房性心动过速)交替发作。

**(二)期前收缩**

期前收缩又称过早搏动,由于异位起搏点兴奋性增高,发出的冲动提前使心脏收缩所致,是临床上最常见的心律失常。按其起源部位不同,分为房性、房室交界性、室性三类,其中以室性最为常见。此外,依据期前收缩出现的频度不同,分为偶发和频发;如与正常基础心律交替出现,可呈现二联律、三联律。在同一导联的心电图上室性期前收缩的形态不同,称为多源性室性期前收缩。

1.健康史

期前收缩可发生于健康人精神或体力过分疲劳、情绪紧张、烟酒过量、饱餐时,为生理性期前收缩;也常见于各种心脏病患者,如冠心病、风心病、心肌炎、心肌病、二尖瓣脱垂等,属病理性期前收缩。此外,药物、电解质紊乱亦可引起。

2.身体状况

(1)症状:偶发期前收缩时,患者可无症状,部分患者有心悸或心跳暂停感;当期前收缩频发或连续出现时,可出现心悸、乏力、头晕、胸闷、憋气、晕厥等症状,并可诱发或加重心绞痛、心力衰竭。如出现上述症状,应观察其程度、持续时间以及给日常生活带来的影响。期前收缩患者易过于注意自己脉搏和心跳的感觉,加之症状引起的不适而紧张、思虑过度。

(2)护理体检:听诊呈心律不齐,期前收缩后出现较长的间歇,第一心音常增强,第二心音相对减弱甚至消失。

3.心电图表现

(1)房性期前收缩(图 11-4):①提前出现 P 波,形态与窦性 P 波略有不同;②P-R 间期 ≥0.12 s;③P 波后的 QRS 波形态多正常;④期前收缩后常可见一不完全代偿间歇。

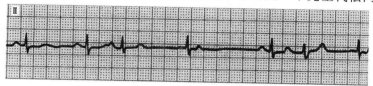

图 11-4　房性期前收缩

(2)房室交界性期前收缩(图 11-5):①提前出现 QRS 波群,形态与窦性激动的 QRS 波群基本相同;②逆行 P 波可出现于 QRS 波群前、后或埋于 QRS 波群中;③P-R 间期<0.12 s 或 R-P 间期<0.20 s;④期前收缩后多见一完全代偿间歇。

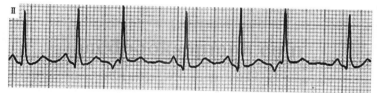

图 11-5　房室交界性期前收缩

(3)室性期前收缩(图 11-6):①提前出现 QRS 波群,其前无相关 P 波;②提前出现的 QRS 波群形态异常,时限≥0.12 s;③T 波与 QRS 波群主波方向相反;④期前收缩后可见一完全代偿间歇。

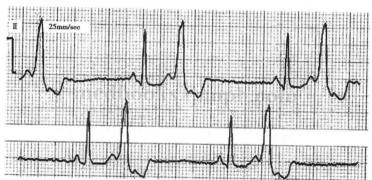

图 11-6　室性期前收缩

### (三)阵发性心动过速

阵发性心动过速是一种阵发、快速而规律的异位心律,由 3 个或 3 个以上连续发生的期前收缩形成,又称异位性心动过速。根据异位起搏点的部位不同,可分为房性、房室交界性和室性阵发性心动过速。由于房性与房室交界性阵发性心动过速在临床上常难以区别,故统称为室上性阵发性心动过速,简称室上速。临床特点为突然发作、突然终止,可持续数秒、数小时甚至数天,自动停止或经治疗后停止。

1.健康史

(1)室上性阵发性心动过速可发生在无明显器质性心脏病的患者,也可见于风心病、冠心病、甲状腺功能亢进、洋地黄中毒等。

(2)室性阵发性心动过速多见于有器质性心脏病的患者,最常见者为冠心病急性心肌梗死,也见于心肌病、心肌炎、风湿性心脏病、洋地黄中毒、电解质紊乱、奎尼丁或胺碘酮中毒等,少数发生于无器质性心脏病者。

2.身体状况

(1)症状:室上性阵发性心动过速发作时患者可感心悸、头晕、胸闷、心绞痛,严重者发生晕厥、黑矇、心力衰竭、休克。室性阵发性心动过速患者多有低血压、心绞痛、呼吸困难、晕厥、抽搐、甚至猝死等。评估时对有晕厥史的患者应详细询问发作的诱因、时间及过程。阵发性心动过速发作时病情重,患者常有恐惧感。

(2)护理体检:室上性阵发性心动过速听诊心律规则,心率可达150～250次/分钟,心尖部第一心音强度一致。室性阵发性心动过速听诊心律略不规则,心率多为140～220次/分钟,第一心音强度可不一致。

3.心电图表现

(1)室上性阵发性心动过速(图11-7):①频率为150～250次/分钟,节律规则;②QRS波形态正常(伴有室内差异性传导或原有束支传导阻滞者可增宽变形);③P波常不易辨认。

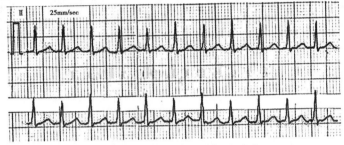
图 11-7　室上性阵发性心动过速

(2)室性阵发性心动过速(图11-8):①频率一般为140～220次/分钟,节律可不规则;②QRS波宽大畸形,时限超过0.12 s,继发ST-T改变,T波方向与QRS波群主波方向相反;③如能发现P波,则P波与QRS波无关,即有房室分离现象。

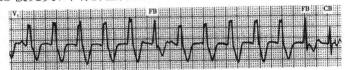
图 11-8　室性心动过速

**(四)扑动与颤动**

当自发性异位搏动的频率超过阵发性心动过速的范围时,形成扑动或颤动。根据异位搏动起源的部位不同,可分为心房扑动与颤动、心室扑动与颤动。心房颤动是仅次于期前收缩的常见心律失常,远较心房扑动多见。心室扑动与颤动是极危重的心律失常。

1.健康史

(1)心房扑动与颤动的病因基本相同,绝大多数见于器质性心脏病患者,最常见于风湿性心脏病二尖瓣狭窄,也可见于冠心病、心肌病及甲状腺功能亢进、洋地黄中毒。

(2)心室扑动与颤动常为器质性心脏病及其他疾病患者临终前发生的心律失常,临床上多见于急性心肌梗死、心肌病、严重低血钾、洋地黄中毒以及胺碘酮、奎尼丁中毒等。

2.身体状况

(1)心房颤动多有心悸、胸闷、乏力,严重者可发生心力衰竭、休克、晕厥及心绞痛发作,心房内附壁血栓脱落可引起脑栓塞、肢体动脉栓塞、视网膜动脉栓塞等而出现相应的临床表现。患者可因体循环动脉栓塞致残而忧伤、焦虑。

(2)心室扑动与颤动的临床表现无差别,相当于心室停搏。一旦发生,患者立即出现阿-斯综合征,表现为意识丧失、抽搐、心跳呼吸停止。

(3)护理体检:心房扑动者听诊时心律可规则亦可不规则。心房颤动者查体第一心音强弱不等,心室律绝对不规则,有脉搏短绌。室颤听诊心音消失,脉搏、血压测不到。评估房颤的患者,应仔细测定心率、心律、脉率,时间应在 1 min 以上。

3.心电图表现

(1)心房扑动(图 11-9):①P 波消失,代之以间隔均匀、振幅相等、形状相似的 F 波(扑动波),频率 250~350 次/分钟;②QRS 波群与 F 波成某种固定的比例,心室律规则,最常见的比例为 2:1有时比例关系不固定,则引起心室律不规则;③QRS 波形态一般正常。

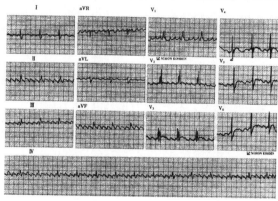

图 11-9　心房扑动

(2)心房颤动(图 11-10):①P 波消失,代之以间隔不均匀、振幅不等、形状不同的 f 波,频率为 350~600 次/分钟;②QRS 波群间隔绝对不规则,心室率通常为 100~160 次/分钟;③QRS 波形态一般正常。

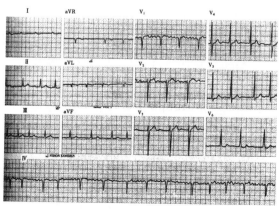

图 11-10　心房颤动

(3)心室扑动(图11-11):①QRS波群消失,代之以连续、相对规则、振幅较大的室扑波;②频率为150～300次/分钟。

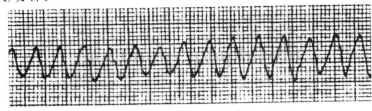

图11-11 心室扑动

(4)心室颤动(图11-12):①P-QRS-T波群完全消失,代之为连续快速、大小不等、极不规则的室颤波;②频率为150～500次/分钟。

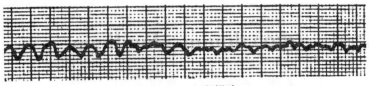

图11-12 心室颤动

**(五)房室传导阻滞**

房室传导阻滞是指窦性冲动从心房传入心室过程中受到不同程度的阻滞。阻滞可发生在结间束、房室结、房室束、双侧束支等部位。根据阻滞的程度分为三度,一度、二度又称为不完全性房室传导阻滞,三度称为完全性房室传导阻滞。二度房室传导阻滞又分为Ⅰ型(文氏现象和莫氏Ⅰ型)和Ⅱ型(莫氏Ⅱ型),Ⅱ型易发展成完全性房室传导阻滞。

1.健康史

正常人在迷走神经张力增高时,可出现不完全性房室传导阻滞。临床上常见于器质性心脏病患者,如冠心病(急性心肌梗死)、心肌炎、心内膜炎、心肌病、先天性心脏病、高血压等;亦可见于药物中毒(洋地黄)、电解质紊乱、心脏手术、甲状腺功能低下等。

2.身体状况

(1)症状:一度房室传导阻滞患者常无症状;二度Ⅰ型可有心悸与心脏停顿感;二度Ⅱ型患者有乏力、头晕、胸闷、活动后气急、短暂晕厥感;三度房室传导阻滞可出现心力衰竭和脑缺血症状,严重时出现阿-斯综合征,甚至猝死。

(2)护理体检:二度房室传导阻滞时,脉搏、心律不规则;三度房室传导阻滞时心率慢而节律规则,心率常为20～50次/分钟,第一心音强弱不等,可闻及大炮音,血压偏低。

3.心理-社会评估

严重房室传导阻滞等患者安装人工心脏起搏器或其他治疗时,费用昂贵,常给家庭带来经济负担,加之生活不能自理,影响工作,对手术及自我护理缺乏认识,患者易情绪低落、信心不足。家属由于对疾病认识不足,可能表现极度担忧,或麻痹大意不予重视。

4.心电图表现

(1)一度房室传导阻滞(图11-13):①P-R间期＞0.20 s;②每个P波后均有QRS波群。

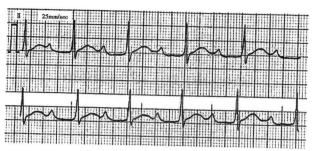

图 11-13　一度房室传导阻滞

（2）二度房室传导阻滞。①Ⅰ型（图 11-14）：P-R 间期逐渐延长，直至 P 波后 QRS 波群脱落 1 次，周而复始；最常见的房室传导比例为 3∶2 或 5∶4。②Ⅱ型（图 11-15）：P-R 间期固定，可正常或延长；部分 P 波后 QRS 波群脱落，呈 2∶1 或 3∶1 脱落。

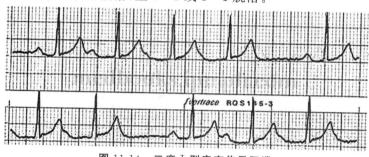

图 11-14　二度Ⅰ型房室传导阻滞

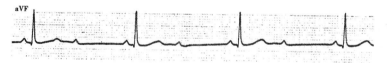

图 11-15　二度Ⅱ型房室传导阻滞

（3）三度房室传导阻滞（图 11-16）：①P-P 间隔相等，R-R 间隔相等，P 波与 QRS 波群无关；②P 波频率大于 QRS 波频率；③QRS 波群形态可正常（心室起搏点在房室束分支以上）或增宽畸形（起搏点在房室束分支以下）。

### （六）预激综合征

预激综合征是指心房冲动提前激动部分或全部心室，或心室冲动提前激动部分或全部心房。发生预激的解剖学基础是：房室间除有正常的传导组织以外，还存在附加的房-室肌束连接，称为房室旁路或 Kent 束。另外尚有房-希束（James 束）、结室纤维束（Mahaim 束），较为少见。预激综合征患者除有典型的预激心电图表现外，临床上常有心动过速发作。

**1.健康史**

预激综合征可见于健康人，常无其他心脏异常征象。先天性心血管病如三尖瓣下移畸形、二尖瓣脱垂与心肌病等可并发预激综合征。

**2.身体状况**

（1）症状：预激综合征本身无任何症状，当引起快速室上性心动过速、心房颤动，可诱发心悸、胸闷、心绞痛、休克及心功能不全，甚至发生猝死。

（2）护理体检：当出现快速室上性心律失常时心率增快；伴房颤时，可检测到脉搏短绌。

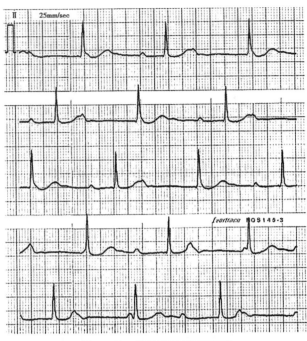

图 11-16　三度房室传导阻滞

3.心电图表现

由房室旁路引起的典型预激综合征(图 11-17)表现：①P-R 间期＜0.12 s；②QRS 波群起始部分粗钝，形成预激波或 δ 波，终末部分正常；③QRS 波群增宽，时间＞0.11 s；④继发性 ST 段改变，T 波与 QRS 波群主波方向相反。

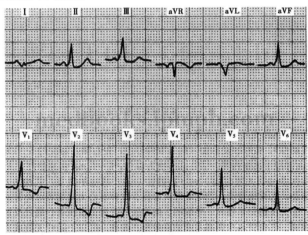

图 11-17　预激综合征心电图

## 二、主要护理诊断及医护合作性问题

(1)活动无耐力与心律失常导致心排血量减少有关。

(2)焦虑与心律失常反复发作，对治疗缺乏信心有关。

（3）潜在并发症：心力衰竭、猝死。

## 三、护理目标

患者活动耐力得到提高，能进行适当的活动。能保持良好的心理状态，焦虑减轻或消失。无心力衰竭、猝死等发生或发生时能得到及时抢救。患者获得心律失常的有关知识和自我护理技能。

## 四、护理措施

### （一）合理安排患者的休息与体位，提高活动耐力

（1）对无器质性心脏病的良性心律失常患者，鼓励其正常工作和生活，建立健康的生活方式，注意劳逸结合，避免过度疲劳。与患者及家属共同制订活动计划，告知患者限制最大活动量的指征。

（2）室性阵发性心动过速、二度Ⅱ型及三度房室传导阻滞等严重心律失常发作时，患者应绝对卧床休息。

（3）当心律失常发作导致胸闷、心悸、头晕时，嘱患者采取高枕卧位、半坐位或其他舒适体位，尽量避免左侧卧位，因左侧卧位可使患者感到心脏的搏动而加重不适感。

（4）保持病室安静、温度适宜，协助做好生活护理；关心患者，减少和避免任何不良刺激，促进身心休息。

（5）严格按医嘱给予抗心律失常药物，纠正因心律失常引起的心排血量的减少，改善机体缺氧状况，提高活动耐力。

（6）对伴有气促、发绀等缺氧指征的患者，给予氧气持续吸入，多采用 $2\sim4$ L/min 的流量。

### （二）心电监护，防治并发症

（1）对出现严重心律失常的患者必须进行心电监护，密切观察并记录有无引起猝死的危险征兆：①潜在的引起猝死危险的心律失常，如频发性、多源性、呈联律或呈 R-on-T 现象的室性期前收缩、二度Ⅱ型房室传导阻滞；②随时有猝死危险的严重心律失常，如室性阵发性心动过速、心室颤动、三度房室传导阻滞等。一旦发现上述情况应立即报告医师，配合紧急处理。

（2）严重心律失常患者突然出现心前区疼痛、心悸、头昏、晕厥、气促、乏力等症状，提示发生猝死先兆。嘱患者立即停止活动，安置半卧位，给予氧气吸入，密切观察患者的意识状态及生命体征变化，进行心电监护并通知医师，做好抢救准备。建立静脉通道，备好纠正心律失常的药物及其他抢救药品、电复律器、临时起搏器等。患者出现意识丧失、抽搐、大动脉搏动消失、呼吸停止、瞳孔散大等猝死表现时，应立即配合医师进行心肺复苏、非同步直流电复律或临时起搏等。

（3）避免劳累、情绪激动、感染等诱发心力衰竭的因素，遵医嘱给予纠正心律失常的药物。

（4）监测生命体征、皮肤颜色、温度、尿量、心电图等，判断心律失常的类型；观察有无头晕、晕厥、气急、烦躁不安等表现。一旦发生心力衰竭，积极采取相应的护理措施。

（5）监测血气分析结果、电解质及酸碱平衡情况。

### （三）抗心律失常药物应用的护理

（1）严格遵医嘱给予抗心律失常药物，注意给药途径、剂量、给药速度等。口服药应按时按量服用；静脉注射时速度应缓慢，必要时心电监测。

（2）观察用药过程中及用药后的心率、心律、血压、脉搏、呼吸、意识变化，观察疗效和药物不

良反应,及时发现用药而引起的心律失常。①奎尼丁:对心脏的毒性反应较严重,可致心力衰竭、Q-T 间期延长及诱发室速甚至室颤而发生奎尼丁晕厥。有 30%的患者因药物不良反应需要停药。故在给药前需测量患者的血压、心率、心律,如血压低于 12.0/8.0 kPa(90/60 mmHg)、心率慢于 60 次/分钟或心律不规则时,须与医师联系。因该药毒性反应较重,故一般应白天给药,避免夜间给药。②利多卡因:大剂量使用可引起呼吸抑制、血压下降、房室传导阻滞等,应注意给药的剂量和速度。在治疗室性快速性心律失常时,一般先静脉推注 50~100 mg,有效后再以 2~4 mg/min 的速度静脉滴注维持。③普萘洛尔:可引起心动过缓、房室传导阻滞等,在给药前应测量患者的心率,当心率缓慢异常时应及时停药。④普罗帕酮:可引起恶心、呕吐、眩晕、视力模糊、房室传导阻滞、诱发和加重心力衰竭等,餐时或餐后服用可减少胃肠道刺激。⑤胺碘酮:可有胃肠反应、肝功能损害、心动过缓、房室传导阻滞、低血压等,久服还可影响甲状腺功能和引起角膜碘沉着,少数患者可出现肺纤维化。⑥莫雷西嗪:可有头晕、头痛、震颤、恶心、呕吐、腹泻、血压下降、房室传导阻滞等。

### (四)心理护理

(1)向患者解释焦虑和恐惧情绪不仅加重心脏负荷,更易诱发或加重心律失常;说明心律失常的可治性,解除患者思想顾虑;鼓励患者说出焦虑的原因,评估焦虑程度。

(2)指导患者采用放松技术,如全身肌肉放松、缓慢深呼吸;鼓励患者参加力所能及的活动或适当的娱乐,如读书看报、听音乐等,以分散注意力。嘱患者积极配合治疗,尽早控制病情,从而减轻躯体不适和紧张情绪。

(3)对严重心律失常患者,应加强巡视,给予心理支持,以消除患者的恐惧心理。

(4)因焦虑程度严重而影响休息或加重病情时,按医嘱适当使用镇静、抗焦虑药。

### (五)健康指导

(1)向患者及家属讲解心律失常的常见病因、诱因及防治知识。

(2)嘱患者注意劳逸结合、生活规律;无器质性心脏病者,应积极参加体育锻炼,调整自主神经功能;有器质性心脏病者,根据心功能情况适当活动。

(3)指导患者戒烟酒,避免摄入刺激性食物如咖啡、浓茶等;饮食应低脂、易消化、富营养,少食多餐,避免饱餐,保持大便通畅。心动过缓患者避免排便时屏气,以免兴奋迷走神经而加重病情。

(4)指导患者保持乐观、稳定的情绪,分散注意力,不过分注意心悸的感受,使患者和家属理解良性心律失常对人体的影响主要是心理上的影响。

(5)有晕厥史的患者避免从事驾驶、高空作业等有危险的工作,有头昏、黑蒙时立即平卧,以免晕厥发作时摔伤。

(6)说明服用抗心律失常药物的重要性,告知患者遵医嘱按时按量服药,不可随意增减药量或撤换药物,教会患者观察药物疗效和不良反应,有异常时及时就诊。

(7)教会患者及家属测量脉搏的方法,以利于病情自我监测;嘱患者每天至少测脉搏 1 次,每次应在 1 分钟以上;教会患者家属心肺复苏技术,以备紧急需要时应用。

(8)患者定期随访,经常复查心电图,及早发现病情变化。对安装人工心脏起搏器的患者及家属做好相应的指导。

### 五、护理评价

通过治疗和护理,患者活动耐力增强;情绪稳定,焦虑或恐惧减轻或消失;获得心律失常的有关知识和自我护理技能;未发生心力衰竭、猝死等,或得到及时抢救。

（朱　颖）

# 第二节　心脏瓣膜病的护理

## 一、术前护理

### (一)饮食

患者应进低盐饮食(盐 2～3 g/d),以控制水肿。二尖瓣狭窄后心排血量降低,各脏器血液供应减少,肾脏排钠、水功能减退以及体内醛固酮增多而致水、钠潴留。低盐饮食可以减轻心脏负担,消除水肿。但术前 2～3 d 应停止低盐饮食,摄入适量的氯化钠,以免术后出现低钠综合征。

### (二)了解心脏功能情况

注意有无咯血史、偏瘫史。指导患者卧床休息,降低新陈代谢,减少组织对氧的消耗,减轻心脏负担,有利于心脏功能的改善。必要时用小量镇静药,间断吸氧。

### (三)卧位

患者采用半卧位,可使血液积聚在下肢,减少静脉回心血量,改善心脏功能。

### (四)术前应用洋地黄类药物

用药前测脉搏或心率,心率少于 60 次/分钟应停服。治疗剂量的洋地黄可加强心肌收缩力,使心排血量增加,心室排空比较完全,主动脉更加充盈,强有力的脉搏刺激了主动脉弓、颈动脉窦压力感受器,反射性地降低交感神经兴奋性,并提高迷走神经兴奋性,减慢心率。注意洋地黄的药物反应,随时观察病情变化。

### (五)预防感冒

心功能差的患者,应注意避免感冒,以防增加心脏负担,必要时根据医嘱可静脉滴入能量合剂,滴速应为 20～30 滴/分钟。

### (六)心理护理

许多患者对手术有顾虑或有恐惧心理,精神过分紧张,甚至影响到休息及接受治疗。对此,医护人员应给予理解和关怀,消除其思想顾虑,争取患者主动配合做好术前各项准备工作。

### (七)宣传抗凝意义

向患者宣传术后抗凝的意义,配合治疗,如不具备抗凝治疗的条件,则应选用生物瓣。

### (八)询问病史

有溃疡病史的患者应详细询问有无出血病史,应积极治疗,以免术后抗凝治疗时引起出血。

### (九)严密观察病情的变化

注意体温、心率的变化,有无风湿活动,必要时用抗生素、强心利尿药物治疗。

**（十）术前复查**

复查血生化，为术后提供治疗依据。

## 二、术后护理

**（一）注意心率、心律的变化**

术后常见心律失常有期前收缩、心房扑动、心房颤动、心动过缓、室上性心动过速。护士一定要熟悉上述心律失常的心电图波形，以便能及时发现异常而不至于延误治疗。心房颤动者心律不规则、心音强弱不一、心室率大于脉搏率、脉搏不规则并有脉搏短绌，发现心率高于 120 次/分钟或低于 80 次/分钟者，应及时通知医师。

**（二）循环功能的维护**

应用多功能监测仪连续监测动态血流动力学的变化。依据病情调整正性肌力药物和扩血管药物的用量。单纯二尖瓣狭窄的患者，左心室偏小，术后护理强调维护左心功能，控制输液量和速度，预防发生肺水肿、左心衰竭。

**（三）补充及调整血容量**

患者因术中失血、体外循环血液稀释、术后尿量多及用扩血管药量过大，往往造成术后血容量不足，应及时补充有效循环血量。当患者 CVP 在 1.0 kPa（7.37 mmHg）以上，心率 100 次/分钟以下，平均动脉压（MAP）10.0 kPa（75 mmHg）左右，末梢温暖，尿量充足，表示血容量已补足。

**（四）严密观察病情的变化**

如有血压下降、尿量少于 12 mg/（kg·d）、皮肤湿冷等，要查明原因，积极处理。心率增快 >120 次/分钟，应用速效洋地黄。收缩压低于 10.7 kPa（80 mmHg），可泵注多巴胺，保持血压在 12.0~13.3 kPa（90~100 mmHg）。注意升压药勿外溢，以免引起局部坏死。如术后出现胸闷、气急、端坐呼吸及阵发性呼吸困难、发绀、呼吸增快、脉搏增快、咳粉红色泡沫样痰等左心衰竭的表现，应及时通知医师，并做好以下几点。①用呼吸机者加用呼气末正压（PEEP）治疗，抬高床头，提高氧浓度。②减慢补液速度，避免在单位时向内给液过多，增加心脏负担。③氧气吸入或在湿化瓶内加入 20%~30% 乙醇，可降低肺泡内泡沫表面张力，使泡沫破裂易咳出。④给予吗啡镇静，可减轻呼吸困难，减少氧耗量。⑤备好毛花苷 C、呋塞米等药物，按医嘱及时应用。

**（五）呼吸的管理**

术后常规应用呼吸机治疗，术前有肺动脉高压或反复肺部感染者，应延长机械通气时间，加强呼吸道管理，保证供氧。注意停机械通气前后患者的意识、循环及血气化验的变化，确保拔管前后的平稳过渡。

**（六）观察尿量**

如发现心率快、尿量少、颈静脉怒张、肝大等情况，应及时与医师联系，给予强心、利尿药物并详细记录尿量，以防右心衰竭。

**（七）严密观察意识、瞳孔、肢体疼痛、皮肤颜色的改变、肢体活动情况**

因风湿病变侵犯二尖瓣瓣膜和心内膜，结果是瓣膜发生粘连狭窄，瓣膜上发生钙化、结节，左心房、左心耳有血栓等赘生物。手术时，当手指进入心腔扩张时，易使赘生物和血栓脱落掉入左心腔，可随血液进入体循环，引起动脉栓塞。如栓塞脑动脉，可出现意识、瞳孔的改变；肢体表浅动脉栓塞可出现肢体缺血症，末梢动脉搏动消失。因此，应加强巡视，严密观察，以便及时发现，及时治疗。

### （八）维持电解质的平衡

瓣膜置换术后患者对电解质特别是血钾的要求很严格,低钾易诱发心律失常,一般血清钾宜保持在 $4\sim5$ mmol/L。为预防低钾造成的室性心律失常,术后需高浓度补钾,一定要选择深静脉及用输液泵匀速补钾,并及时复查血钾,以决断下一步治疗。

### （九）观察渗血情况

由于手术时间长、创伤大、体外循环的机械破坏及抗凝剂作用,易导致凝血机制紊乱,造成术后出血过多。应保持引流管通畅,以免并发心脏压塞。根据胸腔引流量、血压、心率、中心静脉压等补充血容量。

### （十）心杂音监测

听诊心音、被替换瓣膜的拍击音及有无关闭不全的杂音并记录,如发现异常的心杂音应及时报告医师。

### （十一）抗凝药使用护理

胸腔引流管拔除后应常规用抗凝药,服药时应密切注意有无出血倾向,如血尿、皮肤黏膜出现血斑、柏油样大便、尿色变红、月经量增多等。服药量以控制凝血酶原时间相当于正常的 $1.5\sim2.0$ 倍为标准,参考凝血酶原时间指数,要求保持凝血酶原指数 $50\%\sim60\%$,一般每天服华法林 2.5 mg。若凝血酶原指数为 $70\%$ 以上,每天口服华法林 5 mg;指数 $40\%\sim70\%$,华法林 2.5 mg/d;指数 $40\%$ 以下停服 1 次。术后两周内每天查 1 次。

### （十二）复用抗凝药注意事项

服用抗凝药期间,有出血倾向应停用或减量应用抗凝制,尽量避免使用维生素 K 和凝血类的止血药。

### （十三）术后运动

术后病情允许可首先进行肢体活动,进行功能锻炼,尽早下地活动。

### （十四）观察体温变化

恢复期病员应多观察体温变化,术后 $10\sim14$ d 无发热者仍需每天测量 3 次,如体温不正常应查明发热的原因、是否并发心内膜炎等。

## 三、出院指导

患者出院后,身体及心脏功能恢复已基本接近正常人,为了巩固手术效果和预防术后远期并发症,保证康复质量,医师和护士在患者出院时会提出出院后的治疗方案、生活保健及休息要求,嘱咐患者出院后定期复查,以便及时了解康复情况,指导用药并提供活动咨询。

### （一）生活要有规律

安排好自己的早期修养生活,保持精神愉快,心情舒畅,乐观自信。

### （二）饮食与禁忌

不忌食,注意增加营养,补充蛋白质和维生素。不宜吃太咸的食物。心功能较差的患者应限制饮水量,不宜进食大量稀饭和汤类,以免液体入量过多,增加心脏负担,对抗凝药物治疗有影响的食物,如菠菜、胡萝卜、猪肝等,应注意不可过多或长期食用。患者宜少食多餐,食量不可过饱,更不能暴食,以免加重心脏负担。饮食要新鲜、卫生,以防腹泻加重病情。

### （三）药物剂量与用法

继续按时服用医师所开的各种药物,常用药包括抗凝药,强心利尿药,抗心律失常药等。学会自己调整服用抗凝药物的剂量。由于个体差异,每位患者需用的抗凝药剂量有所不同,出院时医师已经初步摸索出患者的抗凝剂量,出院后应定期化验,进一步调整好自己的抗凝治疗。

**(四)预防感染**

避免感冒咳嗽,以免加重心脏负担尤其呼吸道炎症、牙周炎、皮肤疖肿、泌尿系统感染等。一经发现应及时控制。对不明原因的间歇或持续性发热,不可乱投医,乱用抗生素。应及时就医,以免延误治疗。

**(五)休息与活动的指导**

手术后应保持适当的活动量,以便在心功能恢复的同时,增强体质,提高生活质量。大多数患者出院后如无病情变化,3个月后就可上学或上班,由轻工作逐渐过渡到正常工作。如感到劳累或心慌气短应停止工作,继续休息。术前患者心功能在Ⅲ级以上,心脏恢复正常或基本正常较长时间,出院后不要急于活动,要注意休息,保持体力,随病情适当活动,但不要感到疲劳,以免加重心脏负担。

**(六)某些常见问题**

切口多在术后7～8 d愈合,术后10 d即可洗淋浴,避免受凉、搓擦伤口,浴后用消毒水清洁伤口;若发现切口渗液、红肿须到医院就诊。而胸骨愈合需3个月左右,要注意正确体姿,避免"鸡胸"发生。胸骨固定钢丝可不取出,但不能"行核"检查,若有不适或心理因素,可于术后一年,在局麻下取出固定钢丝。具体情况请遵医嘱。

**(七)复查方法**

出院后1～3个月内及6～12个月定期复查心电图、超声心动图或X线胸片及血化验。患者早期复诊频率应较频繁,带齐临床各项检查及化验资料,向医师讲述自觉症状和康复过程有无异常,药物的用量用法和反应,活动耐量情况,医师可针对具体患者及病情,对抗凝及强心利尿等药物进行必要的调整,了解患者心功能恢复情况,对下一步的康复提出建议或叮嘱。

（朱　颖）

# 第三节　扩张型心肌病的护理

扩张型心肌病也称为充血性心肌病,是心肌病中常见的临床类型,以心肌广泛纤维化、心肌收缩力减弱、心脏扩大、双侧心室扩张为基本病变的心肌病。

## 一、护理评估

### (一)病史评估

详细询问患者起病情况,了解有无感染,过度劳累、情绪激动等诱因;了解患者心律失常的类型,评估发生栓塞和猝死的风险;了解患者既往健康状况,评估有无其他心血管疾病,如冠心病、风湿性心脏病等。

### (二)身体状况

观察生命体征及意识状况,注意监测心律、心率、血压等变化。心脏扩大:听诊时常可闻及第三或第四心音,心率快时呈奔马律。肥厚性心肌病患者评估有无头晕、黑蒙、心悸、胸痛、劳力性呼吸困难,了解肥厚梗阻情况评估猝死的风险。

### (三)心理-社会状况评估

了解患者有无情绪低落、消沉、烦躁、焦虑、恐惧、绝望等心理;患者反复发作心力衰竭,经常住院治疗,了解患者亲属的心理压力和经济负担。

## 二、护理诊断

### (一)心排血量减少

心排血量减少与心功能不全有关。

### (二)气体交换受损

气体交换受损与充血性心力衰竭、肺水肿有关。

### (三)焦虑

焦虑与病程长、疗效差、病情逐渐加重有关。

### (四)潜在并发症

栓塞。

## 三、护理目标

(1)患者能维持良好的气体交换状态,活动后呼吸困难减轻或消失。

(2)患者胸痛减轻或消失。

(3)患者活动耐力逐渐增加。

(4)患者情绪稳定,焦虑程度减轻或消失。

## 四、护理措施

### (一)一般护理

急性期保证患者充足睡眠、休息,限制探视,促进躯体和心理恢复。随着病情好转,逐渐增加活动量,尽量满足生活需要。给予清淡、营养、易消化、低盐饮食。防止辛辣、刺激性食物和饮料摄入,戒烟、戒酒。

### (二)病情观察

监测血压及血流动力学参数变化,注意有无咳嗽加剧、气促明显等心力衰竭发作先兆,以及心排血量降低的早期表现,应随时观察有无偏瘫、失语、血尿、胸痛、咯血等症状,如有异常,马上报告医师,及时做出处理。

### (三)对症护理

气促时需吸氧,保持鼻导管通畅。抬高床头 30°～60°,采用半坐位或端坐位有利于呼吸。指导患者有效呼吸技巧,如腹式呼吸等。

### (四)用药护理

遵医嘱给予洋地黄药物,药量要准确,密切观察有无洋地黄药物毒性反应;控制输液量及静脉输液速度,记录出水量;使用抗心律失常药时,要加强巡视,观察生命体征,必要时给予心电监护。

### (五)心理护理

患者出现呼吸困难、胸闷不适时,守护在患者身旁,给予安全感;耐心解答患者提出的问题,进行健康教育；与患者和家属建立融洽关系，避免精神刺激，护理操作细致、耐心；尽量减少外界压力刺激、创造轻松和谐的气氛。

### (六)健康宣教

**1.指导患者合理安排休息与活动**

应限制活动，督促其卧床休息。因休息可使轻度心力衰竭缓解，重度心力衰竭减轻。待心力衰竭控制后，仍需限制患者的活动量，使心脏大小恢复至正常。

**2.合理饮食**

宜低盐、高维生素及增加纤维食物饮食，少量多餐，避免高热量及刺激性食物。防止因饮食不当造成水、钠潴留，心肌耗氧量增加，便秘等，导致心脏负荷增加。

**3.避免诱因**

向患者及家属讲解预防感染的知识，如定时开窗通风，洗手；因避免劳累、乙醇中毒及其他毒素对心肌的损害。

**4.坚持药物治疗**

注意洋地黄素和抗心律失常等药物的毒性反应，并定期复查，以便随时调整药物剂量。

**5.密切观察病情变化**

如症状加重应立即就医。

## 五、护理评价

(1)患者活动后呼吸困难症状减轻或消失。

(2)患者心前区疼痛发作的次数减少或已消失，发作时疼痛程度减轻。

(3)患者乏力和活动后心悸、气促症状减轻或消失，心律和心率恢复正常。

(4)患者情绪稳定，烦躁不安或悲伤、失望心理减轻。

（朱　颖）

# 第四节　肥厚型心肌病的护理

肥厚型心肌病是以心肌非对称肥厚、心室腔变小为特征，左心室舒张顺应性下降、心室血液充盈受限为基本病变的心肌病。

## 一、护理评估

### (一)病史评估

详细询问患者起病情况，了解有无感染，过度劳累、情绪激动等诱因；了解患者心律失常的类型，评估发生栓塞和猝死的风险；了解患者既往健康状况，评估有无其他心血管疾病，如冠心病、风湿性心脏病等。

### (二)身体状况

观察患者生命体征及意识状况，注意监测心律、心率、血压等变化。心脏扩大：听诊时常可闻及第三或第四心音，心率快时呈奔马律；肥厚性心肌病患者评估有无头晕、黑蒙、心悸、胸痛、劳力性呼吸困难,了解肥厚梗阻情况评估猝死的风险。

### (三)心理-社会状况评估

了解患者有无情绪低落、消沉、烦躁、焦虑、恐惧、绝望等心理;患者反复发作心力衰竭,经常住院治疗,了解患者亲属的心理压力和经济负担。

## 二、护理诊断

### (一)气体交换受损

气体交换受损与心力衰竭有关。

### (二)活动无耐力

活动无耐力与心力衰竭、心律失常有关。

### (三)体液过多

体液过多与心力衰竭引起水、钠潴留有关。

### (四)舒适的改变(心绞痛)

心绞痛与肥厚心肌耗氧量增加,而冠脉供血相对不足有关。

### (五)焦虑与慢性疾病

焦虑、慢性疾病与病情反复并逐渐加重,生活方式改变有关。

### (六)潜在并发症

感染、栓塞、心律失常、猝死。

## 三、护理目标

(1)患者呼吸困难明显改善,发绀消失。

(2)患者能说出限制最大活动量的指征,遵循活动计划,主诉活动耐力增加。

(3)患者水肿、腹水减轻或消失。

(4)患者主诉心绞痛发作次数减少,患者能运用有效方法缓解心绞痛。

(5)患者焦虑情绪缓解。

(6)患者未发生相关并发症,或并发症发生后能得到及时治疗与处理。

## 四、护理措施

### (一)心理护理

(1)对患者多关心体贴,予鼓励和安慰,帮助其消除悲观情绪,增强治疗信心。

(2)β受体阻滞剂容易引起抑郁,应注意患者的心理状态。

(3)注意保持休息环境安静、整洁和舒适,避免不良刺激。

(4)对失眠者酌情给予镇静药物。

(5)教会患者自我放松的方法。

(6)鼓励患者家属和朋友给予患者关心和支持。

### (二)休息与活动

(1)根据患者心功能评估其活动的耐受水平,并制订活动计划。

(2)无明显症状的早期患者,可从事轻体力工作,避免紧张劳累。

(3)心力衰竭患者经药物治疗症状缓解后可轻微活动。

(4)合并严重心力衰竭、心律失常及阵发性晕厥的患者应绝对卧床休息。

(5)长期卧床及水肿患者应注意皮肤护理,防止压疮形成。

### (三)饮食

(1)进食低脂、高蛋白和维生素的易消化饮食,忌刺激性食物。

(2)对心功能不全者应予低盐饮食。

(3)每餐不宜过饱。

(4)应戒除烟酒。

(5)同时耐心向患者讲解饮食治疗的重要性,以取得患者配合。

### (四)病情观察

(1)观察患者有无心慌、气促等症状。

(2)密切观察生命体征,尤其是血压、心率及心律。

(3)心功能不全、水肿、使用利尿剂患者注意对出入量和电解质的观察。

(4)使用洋地黄者,密切注意洋地黄毒性反应,如恶心、呕吐,黄视、绿视及室性早搏和房室传导阻滞等心律失常情况。

(5)了解大便情况,保持大便通畅。

### (五)吸氧护理

(1)呼吸困难者取半卧位,予以持续吸氧,氧流量视病情酌情调节。

(2)应每天清洁鼻腔和鼻导管,每天更换湿化液,每周更换鼻导管。

(3)注意观察用氧效果,必要时做血液气体分析。

### (六)健康宣教

1.饮食

宜低盐、高蛋白、高维生素、含粗纤维多的食物;避免高热量和刺激性食物,忌烟酒,不宜过饱。

2.活动

根据心功能情况,适当活动。避免劳累、剧烈活动、情绪激动、突然用力或提取重物,有晕厥史者避免独自外出活动。

3.防感染

保持室内空气流通、防寒保暖,预防感冒。

4.复查

坚持药物治疗,定期复查,以便随时调整药物剂量。有病情变化,症状加重时立即就医。

### (七)并发症的处理及护理

1.感染

(1)临床表现。①肺部感染:发热、咳嗽、咳痰;②感染性心内膜炎:发热、心脏杂音、动脉栓塞、脾大、贫血,周围体征,如瘀点、指(趾)甲下线状出血、Roth 斑、奥斯勒结节、詹伟结节。

(2)处理方法:①静脉滴注抗生素;②肺部感染应定时翻身、叩背,促进排痰;③感染性心内膜炎宜及时手术治疗。

2.栓塞

(1)临床表现。①脑栓塞:偏瘫、失语;②肺栓塞:胸痛、咯血;③肾栓塞:腰痛、血尿;④下肢动脉栓塞:足背动脉搏动减弱或消失。

（2）处理方法。①遵医嘱给予抗凝治疗；②指导患者正确服药；③观察疗效和不良反应。

3.心律失常

（1）临床表现：患者诉心悸不适，乏力、头昏。心电图示室性早搏、房室传导阻滞、心动过缓等。

（2）处理方法：①洋地黄中毒者，及时停用；②用β受体阻滞剂和钙通道阻滞剂时，有心动过缓，减量或停用；③高度房室传导阻滞时，安置心脏起搏器。

4.猝死

（1）临床表现：突然站立或劳累后晕厥。

（2）处理方法：①猝死发生时，行心肺复苏等抢救措施；②发生心室颤动，立即电除颤；③快速性室上性心动过速必要时电转复律。

## 五、护理评价

（1）患者活动后呼吸困难症状减轻或消失。

（2）患者心前区病痛发作的次数减少或已消失，发作时病痛程度减轻。

（3）患者乏力和活动后心悸、气促症状减轻或消失，心律和心率恢复正常。

（4）患者情绪稳定，烦躁不安或悲伤、失望心理减轻。

（朱　颖）

# 第五节　心肌炎的护理

心肌炎常是全身性疾病在心肌上的炎症性表现，由于心肌病变范围大小及病变程度的不同，轻者可无临床症状，严重可致猝死，诊断及时并经适当治疗者，可完全治愈，迁延不愈者，可形成慢性心肌炎或导致心肌病。

## 一、病因病机

### （一）病因

细菌性白喉杆菌、溶血性链球菌、肺炎双球菌、伤寒杆菌等。病毒如柯萨奇病毒、艾柯病毒、肝炎病毒、流行性出血热病毒、流感病毒、腺病毒等，其他如真菌、原虫等均可致心肌炎。但目前以病毒性心肌炎较常见。

致病条件因素：①过度运动可致病毒在心肌内繁殖复制加剧，加重心肌炎症和坏死。②细菌和病毒混合感染时，可能起协同致病作用。③妊娠可以增强病毒在心肌内的繁殖，所谓围生期心肌病可能是病毒感染所致。④其他，如营养不良、高热寒冷、缺氧、过度饮酒等，均可诱发病毒性心肌炎。

### （二）发病机制

从动物实验、临床与病毒学、病理观察，发现有以下2种机制。

1.病毒直接作用

实验中将病毒注入血循环后可致心肌炎。以在急性期，主要在起病9 d以内，患者或动物的心肌中可分离出病毒,病毒荧光抗体检查结果阳性,或在电镜检查时发现病毒颗粒。病毒感染心肌细胞后产生溶细胞物质,使细胞溶解。

2.免疫反应

病毒性心肌炎起病9 d后心肌内已不能再找到病毒,但心肌炎病变仍继续;有些患者病毒感染的其他症状轻微而心肌炎表现颇为严重;还有些患者心肌炎的症状在病毒感染其他症状开始一段时间以后方出现;有些患者的心肌中可能发现抗原抗体复合体。以上都提示免疫机制的存在。

（三）病理改变

病变范围大小不一,可为弥漫性或局限性。随病程发展可为急性或慢性。病变较重者肉眼见心肌非常松弛,呈灰色或黄色,心腔扩大。病变较轻者在大体检查时无发现,仅在显微镜下有所发现而赖以诊断,而病理学检查必须在多个部位切片,方使病变免于遗漏。在显微镜下,心肌纤维之间与血管四周的结缔组织中可发现细胞浸润,以单核细胞为主。心肌细胞可有变性、溶解或坏死。病变如在心包下区则可合并心包炎,成为病毒性心包心肌炎。病变可涉及心肌与间质,也可涉及心脏的起搏与传导系统如窦房结、房室结、房室束和束支,成为心律失常的发病基础。病毒的毒力越强,病变范围越广。在实验性心肌炎中,可见到心肌坏死之后由纤维组织替代。

## 二、临床表现

取决于病变的广泛程度与部位。重者可致猝死,轻者几无症状。老幼均可发病,但以年轻人较易发病。男多于女。

（一）症状

心肌炎的症状可能出现于原发的症状期或恢复期。如在原发病的症状期出现,其表现可被原发病掩盖。多数患者在发病前有发热、全身酸痛、咽痛、腹泻等症状,反映全身性病毒感染,但也有部分患者原发病症状轻而不显著,须仔细追问方被注意到,而心肌炎症状则比较显著。心肌炎患者常诉胸闷、心前区隐痛、心悸、乏力、恶心、头晕。临床上诊断的心肌炎中,约90%患者以心律失常为主诉或首见症状,其中少数患者可由此而发生昏厥或阿-斯综合征。极少数患者起病后发展迅速,出现心力衰竭或心源性休克。

（二）体征

1.心脏扩大

轻者心脏不扩大,一般有暂时性扩大,不久即恢复。心脏扩大显著反映心肌炎广泛而严重。

2.心率改变

心率增速与体温不相称,或心率异常缓慢,均为心肌炎的可疑征象。

3.心音改变

心尖区第一音可减低或分裂。心音可呈胎心样。心包摩擦音的出现反映有心包炎存在。

4.杂音

心尖区可能有收缩期吹风样杂音或舒张期杂音,前者为发热、贫血、心腔扩大所致,后者因左室扩大造成的相对性左房室瓣狭窄。杂音响度都不超过三级。心肌炎好转后即消失。

5.心律失常

极常见,各种心律失常都可出现,以房性与室性期前收缩最常见,其次为房室传导阻滞,此外,心房颤动、病态窦房结综合征均可出现。心律失常是造成猝死的原因之一。

**6.心力衰竭**

重症弥漫性心肌炎患者可出现急性心力衰竭,属于心肌泵血功能衰竭,左右心同时发生衰竭,引起心排血量过低,故除一般心力衰竭表现外,易合并心源性休克。

## 三、辅助检查

### (一)心电图

心电图异常的阳性率高,且为诊断的重要依据,起病后心电图由正常可突然变为异常,随感染的消退而消失。主要表现有 ST 段下移,T 波低平或倒置。

### (二)X 线检查

由于病变范围及病变严重程度不同,放射线检查亦有较大差别,1/3～1/2 心脏扩大,多为轻中度扩大,明显扩大者多伴有心包积液,心影呈球形或烧瓶状,心搏动减弱,局限性心肌炎或病变较轻者,心界可完全正常。

### (三)血液检查

白细胞计数在病毒性心肌炎可正常,偏高或降低,血沉大多正常,亦可稍增快,C 反应蛋白大多正常,GOT、GPT、LDH、CPK 正常或升高,慢性心肌炎多在正常范围。有条件者可做病毒分离或抗体测定。

## 四、诊断

病毒性心肌炎的诊断必须建立在有心肌炎的证据和病毒感染的证据基础上。胸闷、心悸常可提示心脏波及,心脏扩大、心律失常或心力衰竭为心脏明显受损的表现,心电图上 ST-T 改变与异位心律或传导障碍反映心肌病变的存在。病毒感染的证据有以下各点。①有发热、腹泻或流感症状,发生后不久出现心脏症状或心电图变化。②血清病毒中和抗体测定阳性结果,由于柯萨奇 B 病毒最为常见,通常检测此组病毒的中和抗体,一起病早期和 2～4 周各取血标本 1 次,如 2 次抗体效价示 4 倍上升或其中 1 次≥1∶640,可作为近期感染该病毒的依据。③咽、肛拭病毒分离,如阳性有辅助意义,有些正常人也可阳性,其意义须与阳性中和抗体测定结果相结合。④用聚合酶链反应法从粪便、血清或心肌组织中检出病毒 RNA。⑤心肌活检,从取得的活组织做病毒检测,病毒学检查对心肌炎的诊断有帮助。

## 五、治疗

应卧床休息,以减轻组织损伤,病变加速恢复。伴有心律失常,应卧床休息 2～4 周,然后逐渐增加活动量,严重心肌炎伴有心脏扩大者,应休息 6 个月至 1 年,直到临床症状完全消失,心脏大小恢复正常。应用免疫抑制剂,激素的应用尚有争论,但重症心肌炎伴有房室传导阻滞,心源性休克心功能不全者均可应用激素。常用泼的松,40～60 mg/d,病情好转后逐渐减量,6 周 1 个疗程。必要时亦可用氢化可的松或地塞米松,静脉给药。心力衰竭者可用强心、利尿、血管扩张剂。心律失常者同一般心律失常的治疗。

## 六、病情观察

(1)定时测量体温、脉搏,其体温与脉率增速不成正比。
(2)密切观察患者呼吸频率、节律的变化,及早发现是否心功能不全。

（3）定时测量血压,观察记录尿量,以及早判断有无心源性休克的发生。

（4）密切观察心率与心律,及早发现有无心律失常,如室性期前收缩、不同程度的房室传导阻滞等,严重者可出现急性心力衰竭、心律失常等。

## 七、对症护理

### （一）心悸、胸闷
保证患者休息,急性期卧床。按医嘱及时使用改善心肌营养与代谢的药物。

### （二）心律失常
当急性病毒性心肌炎患者引起四度房室传导阻滞或窦房结病变引起窦房传导阻滞、窦房停搏而致阿-斯综合征者,应就地进行心肺复苏,并积极配合医师进行药物治疗或紧急做临时心脏起搏处理。

### （三）心力衰竭
按心力衰竭护理常规。

## 八、护理措施

（1）遵医嘱给予氧气吸入,给予药物治疗。注意心肌炎时心肌细胞对洋地黄的耐受性较差,应用洋地黄时应特别注意其毒性反应。

（2）休息与活动:反复向患者解释急性期卧床休息可减轻心脏负荷,减少心肌耗氧量,有利于心功能的恢复,防止病情恶化或转为慢性病程。患者常需卧床2～3周,待症状、体征和实验室检查恢复后,方可逐渐增加活动量。

（3）心理护理:告诉患者体力恢复需要一段时间,不要急于求成。当活动耐力有所增加时,应及时给予鼓励。对不愿意活动或害怕活动的患者,应给予心理疏导,督促患者完成范围内的活动量。

（4）病情观察:急性期严密监测患者的体温、心率、心律、血压的变化,发现心率突然变慢、血压偏低、频发期前收缩、房室传导阻滞及时报告。观察患者有无脉速、易疲劳、呼吸困难、烦躁及肺水肿的表现。

（5）活动中监测:病情稳定后,与患者及家属一起制订并实施每天活动计划,严密监测活动时心率、心律、血压变化,若活动后出现胸闷、心悸、呼吸困难、心律失常等,应停止活动,以此作为限制最大活动量的指征。

## 九、健康教育

（1）讲解充分休息的必要性及心肌营养药物的作用。指导患者进食高蛋白、高维生素、易消化饮食,尤其是补充富含维生素C的食物如新鲜蔬菜、水果,以促进心肌代谢与修复,戒烟酒。

（2）告诉患者经积极治疗后多数可以痊愈,少数可留有心律失常后遗症,极少数患者在急性期因严重心律失常、急性心力衰竭和心源性休克而死亡,有部分患者演变成慢性心肌炎。

（3）积极预防感冒,避免受凉及接触传染源,恢复期每天有一定时间的户外活动,以适应环境,增强体质。

（4）积极治疗和消除细菌感染灶,如慢性扁桃体炎、慢性鼻窦炎、中耳炎等。

（5）遵医嘱按时服药,定期复查。

（6）教会患者及家属测脉搏、节律,发现异常或有胸闷、心悸等不适应及时复诊。

（朱　颖）

# 第六节　心包炎的护理

## 一、急性心包炎

急性心包炎是一种以心包膜急性炎症病变为特点的临床综合征。

### (一)病因

(1)急性非特异性。

(2)感染:细菌(包括结核杆菌)、病毒、真菌、寄生虫、立克次体。

(3)肿瘤:原发性、继发性。

(4)自身免疫和结缔组织病:风湿热及其他结缔组织病如系统性红斑狼疮、结节性动脉炎、类风湿关节炎等;心脏损伤后(心肌梗死后综合征、心包切开后综合征)、血清病。

(5)内分泌、代谢异常:尿毒症、黏液性水肿、胆固醇性、痛风。

(6)邻近器官疾病:急性心肌梗死、胸膜炎。

(7)先天性异常:心包缺损、心包囊肿。

(8)其他:外伤、放疗、药物等。

### (二)病理

急性心包炎根据病理变化可分为纤维蛋白性和渗液性心包炎。心包渗出液体无明显增加时为急性纤维蛋白性心包炎,渗出液增多时称渗液性心包炎。渗液可分为浆液纤维蛋白性、浆液血性、化脓性和出血性几种,多为浆液纤维蛋白性。液体量 100~500 mL,也可多达 2~3 L。心包渗液一般在数周至数月内吸收,但也可发生脏层和壁层的粘连。增厚而逐渐形成慢性心包炎。

### (三)诊断

1.症状

(1)胸痛:心前区呈锐痛或钝痛,随体位改变、深呼吸、吞咽而加剧,常放射到左肩、背部或上腹部。病毒性者多伴胸膜炎,心前区疼痛剧烈。

(2)呼吸困难:是心包渗液时最突出的症状。在心脏压塞时,可有端坐呼吸、呼吸浅而快、身躯前倾、发绀等。

(3)全身症状:随病变而异。结核性者起病缓慢,低热、乏力、食欲缺乏等。化脓性者起病急,高热及中毒症状严重。病毒性者常有上呼吸道感染及其他病毒感染的表现。

2.体征

(1)心包摩擦音:是纤维蛋白性心包炎的重要体征,呈抓刮样音调,粗糙,以胸骨左缘 3、4 肋间及剑突下最显著,前倾坐位较易听到。心包摩擦音是一种由心房、心室收缩和心室舒张早期 3 个成分所组成的三相摩擦音,也可仅有心室收缩早期所组成的双相摩擦音。心包渗液增多时消失,但如心包两层之间仍有摩擦,则仍可听到摩擦音。

(2)心包积液引起的相应体征:心包积液在 300 mL 以上者心浊音界向两侧扩大,且随体位而改变。平卧时心底浊音区增宽,坐位时下界增宽,心尖冲动减弱或消失,或位于心浊音界左缘之内侧,心音遥远,心率快。大量心包积液可压迫左肺引起左下肺不张,于左肩胛下叩诊浊音,并可听到支气管呼吸音,即左肺受压征(Ewart 征)。如积液迅速积聚,可发生急性心脏压塞。患者气促加剧、面色苍白、发绀、心排血量显著下降,产生休克。若不及时解除心脏压塞,可迅速致死;如积液较慢,可形成慢性心脏压塞,表现为发绀、颈静脉怒张、肝大、腹水、皮下水肿、脉压小,常有奇脉。

### (四)辅助检查

**1.化验检查**

感染性者常有白细胞计数增加及血沉增快等炎性反应。

**2.X 线检查**

一般渗液＞200 mL 时可出现心影;向两侧扩大,积液多时心影呈烧瓶状,心脏搏动减弱或消失,肺野清晰。

**3.心电图检查**

主要由心外膜下心肌受累而引起。

(1)常规 12 导联(除 aVR 及 $V_1$ 外)皆出现 ST 抬高,呈弓背向下。

(2)一至数天后 ST 段回到基线,出现 T 波低平以至倒置。

(3)T 波改变持续数周至数月,逐渐恢复正常,有时保留轻度异常。

(4)心包积液时可有 QRS 波群低电压。

(5)心脏压塞或大量渗液时可见电交替。

(6)无病理性 Q 波。

**4.超声心动图检查**

M 型超声心动图中,右室前壁与胸壁之间或左室后壁之后与肺组织之间均可见液性暗区。二维超声心动图中很容易见有液性暗区,且还有助于观察心包积液量的演变。

**5.放射性核素心腔扫描**

用 $^{99m}$Tc 肌内注射后进行心脏血池扫描,正常人心血池扫描图示心影大小与 X 线心影基本相符,心包积液时心血池扫描心影正常而 X 线心影明显增大。两者心影横径的比值小于 0.75。

**6.心包穿刺**

(1)证实心包积液的存在,检查其外观和进行有关的实验室检查,如细菌培养,寻找肿瘤细胞,渗液的细胞分类,解除心脏压塞症状等。

(2)心包腔内注入抗生素,化疗药物。心包穿刺主要指征是心脏压塞和未能明确病因的渗液性心包炎。

**7.心包活检**

心包活检主要指征为病因不明确而持续时间较长的心包积液,可以通过心包组织学、细菌学等检查以明确病因。

### (五)鉴别诊断

**1.心脏扩大**

心包积液与心脏扩大的鉴别见表 11-1。

**2.急性心肌梗死**

心包炎者年龄较轻,胸痛之同时体温、白细胞数即升高、血沉加快;而急性心肌梗死常在发病后期48～72 h出现体温、白细胞计数升高、血沉加快。此外,心包炎时多数导联 ST 段抬高,且弓背向下,无对应导联 ST 段压低,ST 段恢复等电位线后 T 波才开始倒置,亦无 Q 波。心肌酶谱仅轻度升高且持续时间较长。

表 11-1　心包积液与心脏扩大的鉴别

| 项目 | 心包积液 | 心脏扩大 |
|---|---|---|
| 心尖冲动 | 不明显或于心浊音内侧 | 与心浊音界一致 |
| 奇脉 | 常有 | 无 |
| 心音及杂音 | 第一心音远,一般无杂音(风湿性例外) | 心音较清晰,常有杂音或奔马律 |
| X 线检查 | 心影呈三角形,肺野清晰 | 心影呈球形,肺野淤血 |
| 心电图 | Q-T 间期多正常或缩短或有电交替 | Q-T 间期延长,心肌病变者常伴有室内传导阻滞,左室肥大,心律失常多见 |
| 超声心动图 | 有心包积液征象,心腔大小正常 | 无心包积液征象,心腔多扩大 |
| 放射性核素扫描 | 心腔扫描大小正常,而 X 线片心影大 | 心腔大小与 X 线片心影大体一致 |
| 心包穿刺 | 见心包积液 | 不宜心包穿刺 |

3.早期复极综合征

本综合征心电图中抬高的 ST 段与急性心包炎早期的心电图改变易混淆,前者属正常变异。以下有助于鉴别,早期复极时 ST 段抬高很少超过 2 mm,在 aVR 及 $V_1$ 导联中 ST 段常不压低,运动后抬高的ST 段可转为正常,在观察过程中不伴有 T 波演变。

**(六)治疗**

1.一般对症治疗

患者卧床休息,直至疼痛及发热等症状消退;解除心脏压迫和对症处理,疼痛剧烈时可给予镇痛剂如阿司匹林 325 mg,每 4 h1 次,吲哚美辛(消炎痛)25 mg,每 4 h1 次等。心包积液量多时,行心包穿刺抽液以解除压迫症状。

2.心包穿刺

心包穿刺以解除心脏压塞症状和减轻大量渗液引起的压迫症状,并向心脏内注入治疗药物。

3.心包切开引流

心包切开引流用于心包穿刺引流不畅的化脓性心包炎。

4.心包切除术

心包切除术主要指征为急性非特异性心包炎有反复发作,以致长期致残。

**(七)常见几种不同病因的急性心包炎**

1.急性非特异性心包炎

急性非特异性心包炎是一种浆液纤维蛋白性心包炎,病因尚未完全肯定。病毒感染和感染后发生变态反应可能是主要病因,起病前 1~8 周常有呼吸道感染史。

(1)临床表现:起病多急骤,表现为心前区或胸骨后疼痛,为剧烈的刀割样痛,也可有压榨痛或闷痛。有发热,体温在于 4 h 内达 39 ℃或更高,为稽留热或弛张热。其他症状有呼吸困难、咳嗽、无力、食欲缺乏等。心包摩擦音是最重要的体征。心包渗液少量至中等量,很少发生心脏压塞。部分患者合并肺炎或胸膜炎。

(2)实验室检查:白细胞计数正常或中度升高,心包积液呈草黄色或血性,以淋巴细胞居多,心包液细菌培养阴性。X 线检查示有心影增大或伴有肺浸润或胸膜炎改变。心电图有急性心包炎表现。病毒所致者,血清或心包积液的补体结合实验效价常增高。

(3)治疗:本病能自愈,但可多次反复发作。无特异性治疗方法,以对症治疗为主,如休息,止痛剂给予水杨酸钠制剂或吲哚美辛,肾上腺皮质激素可抑制本病急性期,如有反复发作,应考虑心包切除。

**2.结核性心包炎**

有5%～10%的结核患者发生结核性心包炎,占所有急性心包炎的7%～10%,在缩窄性心包炎的比例更大。结核性心包炎常由纵隔淋巴结结核、肺或胸膜结核直接蔓延而来,或经淋巴、血行播散而侵入心包。

(1)临床表现:①起病缓慢,不规则发热。②胸痛不明显,心包摩擦音较少见,心包积液量较多,易致心脏压塞。③病程长,易演变为慢性缩窄性心包炎。

(2)实验室检查:①心包积液多呈血性,积液内淋巴细胞占多数。②涂片、培养及动物接种有时可发现结核杆菌。③结核菌素试验阳性对本病诊断有一定帮助。

(3)治疗:①急性期卧床,增加营养。②抗结核治疗一般用链霉素、异烟肼及对氨基水杨酸钠联合治疗,疗程1.5～2年,亦可用异烟肼5 mg/(kg·d)、乙胺丁醇25 mg/(kg·d)及利福平10 mg/(kg·d)联合治疗。③常用肾上腺皮质激素4～6周,逐渐停药,减少渗出或粘连。④有心脏压塞征象者,应进行心包穿刺,抽液后可向心包腔内注入链霉素及激素。⑤若出现亚急性渗液缩窄性心包炎表现或有心包缩窄趋势者,应尽早做心包切除。

**3.化脓性心包炎**

化脓性心包炎主要致病菌为葡萄球菌、革兰氏阳性杆菌、肺炎球菌等。多为邻近的胸内感染直接蔓延如肺炎、脓胸、纵隔炎等,也可由血行细菌播散,如败血症等,或心包穿刺性损伤带入细菌。偶可因膈下脓肿或肝脓肿蔓延而来。

(1)临床表现:为高热伴严重毒血症,胸痛,心包摩擦音,部分患者可出现心脏压塞。发病后2～12周易发展为缩窄性心包炎。

(2)实验室检查:白细胞总数明显升高,血和心包液细菌培养阳性,心包液呈脓性,中性粒细胞占多数。

(3)治疗:①针对病原菌选择抗生素,抗生素用量要足,并在感染被控制后维持2周。②应及早做心包切开引流。

**4.肿瘤性心包炎**

心包的原发性肿瘤主要为间皮瘤,且较少见。转移性肿瘤较多见,主要来自支气管和乳房的肿瘤,淋巴瘤和白血病也可侵犯心包。

(1)临床表现:为心包摩擦音、心包渗液的体征,渗液为血性,渗液抽走后又迅速产生,可引起心脏压塞。预后极差。

(2)实验室检查:心包渗液中寻找肿瘤细胞可以确诊。

(3)治疗:包括用心包穿刺术、心包切开术,甚至心包切除术以解除心脏压塞及心包内滴注抗癌药。

**5.急性心肌梗死并发心包炎**

透壁性心肌梗死累及心包时可引起心包炎,多呈纤维蛋白性,偶有少量渗液。临床发生率为7%～16%,常在梗死后2～4 h发生,出现胸痛及短暂而局限的心包摩擦音,心电图示ST段再度升高,但无与心肌梗死部位方向相反的导联ST段压低。治疗以对症处理为主,予以吲哚美辛、阿司匹林等,偶需要用肾上腺皮质激素。

6.心脏损伤后综合征

心脏损伤后综合征包括心包切开术后综合征、心脏创伤后综合征及心肌梗死后综合征,一般症状于心脏损伤后2~3周或数月出现,反复发作,每次发作1~4周,可能为自身免疫性疾病,也可能与病毒感染有关。

(1)临床表现:有发热、胸痛、心包炎、胸膜炎渗液和肺炎等。白细胞计数总数增高,血沉加快,半数患者有心包摩擦音,也可有心包渗液。症状有自限性,预后良好,但易复发,每次1周至数周。心脏压塞常见。

(2)治疗:并有心包积液或胸腔积液者,需穿刺抽液。发热胸痛者可用吲哚美辛,重症患者可予以肾上腺皮质激素,有较好效果。

7.风湿性心包炎

风湿性心包炎为风湿性全心炎的一部分,常伴有其他风湿病的临床表现,胸痛及心包摩擦音多见,心脏可有杂音,心包积液量少,多呈草绿色。抗链"O"滴定度及血清黏蛋白增高,血沉增快,抗风湿治疗有效。愈后可有心包粘连,一般不发展为缩窄性心包炎。

8.尿毒症性心包炎

尿毒症性心包炎是急、慢性肾功能不全的晚期并发症,发生率为40%~50%,通常为纤维蛋白性,少数为浆液纤维蛋白性或血性,机制不明。

(1)临床表现:一般无症状,或有发热、胸痛。心包摩擦音多见,如心包积液量多也可导致心脏压塞。

(2)治疗:除按肾衰竭处理外,对无症状且未充分透析者应加强血液透析,对疑出血性心包炎者应采用局部肝素化或改行腹膜透析,以防心包填塞。如经充分透析,心包积液反见增多者应暂停透析。对心包炎可给予吲哚美辛25 mg,一天3次,部分患者可奏效。对大量心包积液者应予心包穿刺引流,或留置导管作持续引流24~72 h,并向心包注入不易吸收的肾上腺皮质激素——羟氟烯索50 mg也有效。若上述治疗仍不能解除心脏压塞,应考虑做心包胸膜开窗术。已发展成为亚急性或慢窄性心包炎者,在尿毒症基本控制以后,应考虑心包切除术。

9.放射性心包炎

约5%接受4 000 rad照射的胸部或纵隔肿瘤患者,数月或数年后可患放射性心包炎,尤以霍奇金病中发病率为高。通常表现为急性纤维蛋白性心包炎、心包积液、亚急性渗出缩窄性心包炎或慢性缩窄性心包炎。心肌、心内膜也可受损,发展为纤维化,也可伴发肺炎及胸膜炎。放疗所致心包积液可予激素治疗,有心脏压塞者应做心包穿刺。若出现反复心脏压塞或缩窄性心包炎,应施行心包切除。

10.胆固醇性心包炎

胆固醇性心包炎常见于甲状腺功能减退、类风湿关节炎、结核病或其他原因所致高胆固醇血症,也可发生于特发性(非特异性)心包炎。发生机制未明,可能是心包表面细胞坏死,释放出细胞内胆固醇;或心包积血,红细胞溶解,释放出胆固醇;也可能因心包炎影响,减少了心包淋巴引流,使胆固醇的回吸收减少所致。心包渗液中胆固醇含量高,可有胆固醇结晶析出,胆固醇可刺激心包,使渗液增加,心包增厚。临床上表现为缓慢发展的非缩窄性大量积液(除非是血性积液),心包积液混浊而闪光,但也可澄清。胆固醇结晶使渗液呈金黄色。治疗应针对病因,多数患者需做心包切除。由黏液水肿所致者给予甲状腺片,从小剂量始,每天15 mg,以后每1~2周增加15~30 mg,一般每天量为120~180 mg,待症状改善,基础代谢正常后减量维持之。

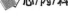

(八)护理

1.护理评估

(1)健康史:评估患者有无结核病史和近期有无纵隔、肺部或全身其他部位的感染史,有无风湿性疾病、心肾疾病及肿瘤、外伤、过敏、放射性损伤的病史。

(2)身体状况。①全身症状:多由原发疾病或心包炎症本身引起,感染性心包炎常有畏寒、发热、肌肉酸痛、出汗等全身感染症状,结核性心包炎还有低热、盗汗、乏力等。②心前区疼痛为最初出现的症状,是纤维蛋白性心包炎的重要表现,多见于急性非特异心包炎和感染性心包炎(不包括结核性心包炎)。部位常在心前区或胸骨后,呈锐痛或刺痛,可放射至颈部、左肩、左臂、左肩胛区或左上腹部,于体位改变、深呼吸、咳嗽、吞咽、左侧卧位时明显。③呼吸困难是渗出性心包炎最突出的症状。心脏压塞时,可有端坐呼吸、呼吸浅快、身体前倾和口唇发绀等。④心包摩擦音是心包炎特征性体征,在胸骨左缘第3、4肋间听诊最清楚,呈抓刮样粗糙音,与心音的发生无相关性。部分患者可在胸壁触到心包摩擦感。⑤心包积液征及心脏压塞征:心浊音界向两侧扩大,并随体位改变而变化,心尖冲动弱而弥散或消失,心率快,心音低而遥远。颈静脉怒张、肝大、腹水、下肢水肿。血压下降、脉压变小、奇脉,甚至出现休克征象。⑥其他:气管、喉返神经、食管等受压,可出现刺激性咳嗽、声音嘶哑、吞咽困难等。

(3)心理状况:患者常因住院影响工作和生活,以及心前区疼痛、呼吸困难而紧张、烦躁,急性心脏压塞时可出现晕厥,患者更感到恐慌不安。

2.护理诊断

(1)疼痛:心前区疼痛与心包纤维蛋白性炎症有关。

(2)气体交换受损:与肺淤血及肺组织受压有关。

(3)心排血量减少:与大量心包积液妨碍心室舒张充盈有关。

(4)体温过高:与感染有关。

(5)焦虑:与住院影响工作、生活及病情重有关。

3.护理目标

(1)疼痛减轻或消失。

(2)呼吸困难减轻或消失。

(3)心排血量能满足机体需要,心排血量减少症状和肺淤血症状减轻或消失。

(4)体温降至正常范围。

(5)焦虑感消失,情绪稳定。

4.护理措施

(1)一般护理:①保持病房环境安静、舒适、空气新鲜,温湿度适宜;安置患者取半卧位或前倾坐位休息,提供床头桌便于伏案休息,以减轻呼吸困难。②给予低热量、低动物脂肪、低胆固醇、适量蛋白质和富含维生素的食物,少食多餐,避免饱餐及刺激性食物、烟酒;有肺淤血症状时给低盐饮食。③出现呼吸困难或胸痛时立即给予氧气吸入,一般为1~2 L/min持续吸氧,嘱患者少说话,以减少耗氧。④心前区疼痛时,遵医嘱适当给予镇静剂以减轻疼痛,嘱患者勿用力咳嗽或突然改变体位,以免诱发或加重心前区疼痛。⑤畏寒或寒战时,注意保暖;高热时,给予物理降温或按医嘱给予小剂量退热剂,退热时需补充体液,以防虚脱,及时揩干汗液、更换衣服床单,防止受凉。⑥鼓励患者说出内心的感受,向患者简要介绍病情和进行必要的解释,给予心理安慰,使患者产生信任、安全感。

（2）病情观察：①定时监测和记录生命体征了解患者心前区疼痛的变化情况,密切观察心脏压塞的表现。②患者呼吸困难,血压明显下降、口唇发绀、面色苍白、心动过速,甚至休克时,应及时向医师报告,并做好心包穿刺的准备工作。③对水肿明显和应用利尿剂治疗患者,需准确记录出入量,观察水肿部位的皮肤及有无乏力、恶心、呕吐、腹胀、心律不齐等低血钾表现,并定期复查血清钾,出现低血钾症时遵医嘱及时补充氯化钾。

（3）心包穿刺术护理。①术前:应备好心包穿刺包,急救药品及器械;向患者做好解释工作,将治疗的意义、过程、术中配合等情况告诉患者(如术中勿剧烈咳嗽或深呼吸),必要时遵医嘱给予少量镇静剂。②术中:应陪伴患者,给予支持、安慰;熟练地配合医师进行穿刺治疗,配合医师观察心电图,如出现 S—T 段抬高或室性期前收缩提示针尖触及心室壁,出现 PR 段抬高和房性期前收缩,则提示针尖触及心房,应提醒医师立即退针。③术后:应记录抽液量和积液性质,按要求留标本送检;嘱患者绝对卧床 4 h,可采取半卧位或平卧位;密切观察患者的血压、呼吸、脉搏、心率及心律的变化,并做好记录,发现异常及时进行处理;如患者因手术刺激出现胸痛或精神紧张影响休息时,可给予镇静剂。

（4）健康指导:告知急性心包炎患者,经积极病因治疗,大多数可以痊愈,仅极少数会演变成慢性缩窄性心包炎。因此,必须坚持足够疗程的有效药物治疗,以预防缩窄性心包炎的发生。指导患者充分休息,摄取高热量、高蛋白、高维生素的易消化饮食,限制钠盐摄入。防寒保暖,防止呼吸道感染。

5.护理评价

（1）心前区疼痛有无缓解,能否随意调整体位,深呼吸、咳嗽、吞咽是否受影响,心包摩擦音是否消失。

（2）呼吸的频率及深度是否已恢复正常,发绀有无消失。

（3）血压和脉压是否已恢复正常,水肿、肝大等心脏压塞征象是否好转或已消失。

（4）体温有无下降或已恢复正常,血白细胞计数是否正常。

（5）紧张、烦躁、恐慌不安等不良心理反应有无消失,情绪是否稳定。

## 二、慢性心包炎

急性心包炎以后,可在心包上留下瘢痕粘连和钙质沉着。多数患者只有轻微的疤痕形成和疏松的或局部的粘连,心包无明显的增厚,不影响心脏的功能,称为慢性粘连性心包炎。部分患者心包渗液长期存在,形成慢性渗出性心包炎,主要表现为心包积液,预后良好。少数患者由于形成坚厚的瘢痕组织,心包失去伸缩性,明显地影响心脏的收缩和舒张功能,称为缩窄性心包炎,它包括典型的慢性缩窄性心包炎和在心包渗液的同时已发生心包缩窄的亚急性渗液性缩窄性心包炎,后者在临床上既有心脏压塞又有心包缩窄的表现,并最终演变为典型的慢性缩窄性心包炎。

### （一）病因

部分由结核性、化脓性和非特异性心包炎引起,也见于心包外伤后或类风湿关节炎的患者。有许多缩窄性心包炎患者虽经心包病理组织检查也不能确定其病因。心包肿瘤和放疗也偶可引起本病。

### （二）发病机制及病理改变

在慢性缩窄性心包炎中,心包脏层和壁层广泛粘连增厚和钙化,心包腔闭塞成为一个纤维瘢痕组织外壳,紧紧包住和压迫整个心脏和大血管根部,也可以局限在心脏表面的某些部位,如在房室沟或主动脉根部形成环状缩窄。在心室尤其在右心室表面,疤痕往往更坚厚,常为0.2～2 cm或更厚。在多数患者中,瘢痕组织主要由致密的胶原纤维构成,呈斑点状或片状玻璃样变性,因此不能找到提示原发病变的特征性变化。有些患者则心包内尚可找到结核性或化脓性的肉芽组织。

由于时常发现外有纤维层包裹、内为浓缩血液成分和体液存在,提示心包内出血是形成心包缩窄的重要因素。心脏外形正常或较小,心包病变常累及贴近其下的心肌。缩窄的心包影响心脏的活动和代谢,有时导致心肌萎缩、纤维变性、脂肪浸润和钙化。

### (三)临床表现

缩窄性心包炎的起病常隐袭。心包缩窄的表现出现于急性心包炎后数月至数十年,一般为2～4年。在缩窄发展的早期,体征常比症状显著,即使在后期,已有明显的循环功能不全的患者也可能仅有轻微的症状。

#### 1.症状

劳累后呼吸困难常为缩窄性心包炎的最早期症状,是由于心排血量相对固定,在活动时不能相应增加所致。后期可因大量的胸腔积液、腹水将膈抬高和肺部充血,以致休息时也发生呼吸困难,甚至出现端坐呼吸。大量腹水和肿大的肝脏压迫腹内脏器,产生腹部膨胀感。此外可有乏力、食欲缺乏、眩晕、衰弱、心悸、咳嗽、上腹疼痛、水肿等。

#### 2.体征

(1)心脏本身的表现:心浊音界正常或稍增大。心尖冲动减弱或消失,心音轻而远,这些表现与心脏活动受限制和心排血量减少有关。第二心音的肺动脉瓣成分可增强。部分患者在胸骨左缘第三四肋间可听到一个在第二心音后0.1 s左右的舒张早期额外音(心包叩击音),性质与急性心包炎有心脏压塞时相似。心率常较快。心律一般是窦性,可出现期前收缩、心房颤动、心房扑动等异位心律。

(2)心脏受压的表现:颈静脉怒张、肝大、腹水、胸腔积液、下肢水肿等与心脏舒张受阻,使心排血量减少,导致水、钠潴留,从而使血容量增加,及静脉回流受阻使静脉压升高有关。缩窄性心包炎常有大量腹水,而且较皮下水肿出现得早,与一般心力衰竭有所不同。一些患者可发生胸腔积量,有时出现奇脉,心排血量减少使动脉收缩压降低,静脉淤血,反射性引起周围小动脉痉挛使舒张压升高,因此脉压变小。

### (四)影像、心电图及导管检查

#### 1.X线检查

心脏阴影大小正常或稍大,心影增大可能由于心包增厚或伴有心包积液,左右心缘正常弧弓消失,呈平直僵硬,心脏搏动减弱,上腔静脉明显增宽,部分患者心包有钙化呈蛋壳状。此外,可见心房增大。

#### 2.心电图检查

多数有低电压,窦性心动过速,少数可有房颤,多个导联T波平坦或倒置。有时P波增宽或增高呈"二尖瓣型P波"或"肺型P波"表现,左、右心房扩大,也可有右心室肥厚。

#### 3.超声心动图检查

可见右心室前壁或左心室后壁振幅变小,如同时有心包积液,则可发现心包壁层增厚程度。

4.心导管检查

右心房平均压升高,压力曲线呈"M"形或"W"形,右心室压力升高,压力曲线呈舒张早期低垂及舒张晚期高原、的图形,肺毛细楔嵌压也升高。

**(五)诊断**

有急性心包炎病史,伴有体、肺循环淤血的症状和体征,而无明显心脏增大,脉压小,有奇脉,X线显示心包钙化,诊断并不困难。

**(六)鉴别诊断**

本病应与肝硬化门静脉高压症及充血性心力衰竭相鉴别。肝硬化有腹水及下肢水肿,但无静脉压增高及颈静脉怒张等。充血性心力衰竭者多有心瓣膜病的特征性杂音及明显心脏扩大而无奇脉,超声心动图及X线检查有助鉴别。

限制型心肌病的血流动力学改变与缩窄性心包炎相似,故其临床表现与钙化的缩窄性心包炎极为相似,很难鉴别,其鉴别要点可参见表11-2。

表11-2 缩窄性心包炎和限制性心肌病的鉴别

| 鉴别项目 | 缩窄性心包炎 | 限制型心肌病 |
| --- | --- | --- |
| 疲劳和呼吸困难 | 逐渐发生,后来明显 | 一开始就明显 |
| 吸气时颈静脉扩张 | 有 | 无 |
| 心尖冲动 | 常不明显 | 常扪及 |
| 奇脉 | 常有 | 无 |
| 二尖瓣与三尖瓣关闭不全杂音 | 无 | 常有 |
| 舒张期杂音 | 在第二心音之后较早出现,较响,为舒张早期额外音(心包叩击音) | 在第二心音之后较迟出现,较轻,为第三心音,常可听到第四心音 |
| X线 | 心脏轻度增大,常见心包钙化 | 心脏常明显增大,无心包钙化,可有心内膜钙化 |
| 心电图 | QRS波群低电压和广泛性T波改变,可有心房颤动或提示左房肥大的P波改变 | 可有波群低电压和广泛性T波改变,有时出现异常Q波,常有房室和心室内传导阻滞(特别是左束支传导阻滞)和心室肥大劳损,也有心房颤动 |
| 收缩时间间期测定 | 正常 | 异常(PEP延长,LVET缩短,PEP/LVET比值增大) |
| 超声心电图 | | |
| 心房显著扩大 | 不常见 | 常见 |
| 舒张早期二尖瓣血流速率 | 有明显的呼吸变化 | 随呼吸变化极小 |
| 彼此相反的心室充盈 | 有 | 无 |
| 血流动力学检查 | | |
| 左、右室舒张末期压 | 相等,相差≤0.7 kPa(5 mmHg) | >0.7 kPa(5 mmHg) |
| 右室收缩压 | ≤0.7 kPa(5 mmHg) | >6.7 kPa(50 mmHg) |
| 右室舒张末期压 | 大于1/3右室收缩压 | <1/3右室收缩压 |
| 计算机化断层显像 | 心包增厚 | 心包正常 |

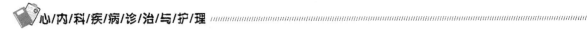

续表

| 鉴别项目 | 缩窄性心包炎 | 限制型心肌病 |
|---|---|---|
| 心内膜心肌活组织检查 | 正常 | 异常 |
| 洋地黄治疗反应 | 静脉压不变 | 静脉压下降 |

### (七)治疗

应及早施行心包剥离术。如病程过久,心肌常有萎缩和纤维变性,影响手术的效果。因此,只要临床表现为心脏进行性受压,用单纯心包渗液不能解释,或在心包渗液吸收过程中心脏受压重征象越来越明显,或在进行心包腔注气术时发现壁层心包显著增厚,或磁共振显像显示心包增厚和缩窄,如心包感染已基本控制,就应及早争取手术。结核性心包炎患者应在结核活动已静止后考虑手术,以免过早手术造成结核的播散。如结核尚未稳定,但心脏受压症状明显加剧时,可在积极抗结核治疗下进行手术。手术中心包应尽量剥离,尤其两心室的心包必须彻底剥离。因心脏长期受到束缚,心肌常有萎缩和纤维变性,所以,手术后心脏负担不应立即过重,应逐渐增加活动量。静脉补液必须谨慎,否则会导致急性肺水肿。由于萎缩的心肌恢复较慢,因此,手术成功的患者常在术后 4～6 月才逐渐出现疗效。

手术前应改善患者一般情况,严格休息,低盐饮食,使用利尿剂或抽除胸腔积液和腹水,必要时给以少量多次输血。有心力衰竭或心房颤动的患者可适应应用洋地黄类药物。

### (八)预后

如能及早进行心包的彻底剥离手术,大部分患者可获满意的效果。少数患者因病程较久,有明显心肌萎缩和心源性肝硬化等严重病变,则预后较差。

### (九)护理

1.护理评估

(1)健康史:评估慢性心包炎病史和治疗情况。

(2)身体状况:起病缓慢,一般在急性心包炎后 2～8 个月逐渐出现明显的心脏压塞(体循环淤血和心排血量不足)征象。主要表现为不同程度的呼吸困难,头晕、乏力、衰弱、心悸、胸闷、咳嗽、腹胀、食欲缺乏、肝区疼痛等;体征主要有颈静脉怒张、肝大、腹水、下肢水肿等;心脏听诊有心音低钝,心包叩击音及期前收缩、心房颤动等心律失常;晚期可有收缩压下降,脉压变小等。

(3)心理状况:患者因病程漫长、生活不能自理或需要做心包切开术等而焦虑不安。

2.护理诊断

(1)活动无耐力:与心排血量不足有关。

(2)体液过多:与体循环淤血有关。

3.护理目标

(1)活动耐力增强,能胜任正常体力活动。

(2)水肿减轻或消退。

4.护理措施

(1)一般护理:①患者需卧床休息至心慌、气短、水肿症状减轻后,方可起床轻微活动,并逐渐增加活动量。合理安排每天活动计划,以活动后不出现心慌、呼吸困难、水肿加重等为控制活动量的标准。②给予高蛋白、高热量、高维生素饮食,适当限制钠盐摄入,防止因低蛋白血症及水、钠潴留而加重腹水及下肢水肿。③因机体抵抗力低下及水肿部位循环不良、营养障碍,易形成压疮和继发感染,故应加强皮肤护理,以免产生压疮。④加强与患者的心理沟通,体贴关怀患者,和家属共同做好思想疏导工作,消除患者的不良心理反应,使患者树立信心,以良好的精神状态配合各项治疗。

(2)病情观察:定时监测和记录生命体征,准确记录出入量,密切观察心脏压塞症状的变化,发现病情变化尽快向医师报告,以便及时处理。

(3)心包切开术的护理:心包切开引流术的目的是缓解压迫症状,防止心肌萎缩。①术前向患者说明手术的意义和手术的必要性、可靠性,解除思想顾虑,使患者和家属增加对手术的心理适应性和对医护人员的信任感。②术后做好引流管的护理,记录引流液的量和性质,并按要求留标本送检;同时严密观察患者的脉搏、心率、心律和血压变化,如有异常及时报告医师并协助处理。

(4)健康指导:教育缩窄性心包炎患者应注意充分休息,加强营养,注意防寒保暖,防止呼吸道感染。指出应尽早接受手术治疗,以获得持久的血流动力学恢复和临床症状明显改善。

5.护理评价

(1)活动后心慌、气短、乏力等症状有无减轻或缓解,日常生活能否自理。

(2)水肿有无减轻或已消失,颈静脉怒张、肝大、腹水等有无减轻或已恢复正常。

(朱　颖)

# 第七节　感染性心内膜炎的护理

## 一、自体瓣膜心内膜炎

### (一)病因及发病机制

1.病因

链球菌和葡萄球菌分别占自体心内膜炎病原微生物的 65% 和 25%。急性自体瓣膜心内膜炎主要由金黄色葡萄球菌引起,少数由肺炎球菌、淋球菌、A 族链球菌和流感杆菌等所致。亚急性自体瓣膜心内膜炎最常见的致病菌是草绿色链球菌,其次为 D 族链球菌,表皮葡萄球菌,其他细菌较少见。

2.发病机制

(1)亚急性病例至少占 2/3,发病与下列因素有关。①血流动力学因素:亚急性者主要发生于器质性心脏病,首先为心脏瓣膜病,尤其是二尖瓣和主动脉瓣;其次为先天性心血管病,如室间隔缺损、动脉导管未闭、法洛氏四联症和主动脉瓣缩窄。赘生物常位于血流从高压腔经病变瓣口或先天缺损至低压腔产生高速射流和湍流的下游,可能与这些部位的压力下降和内膜灌注减少,有利于微生物沉积和生长有关。高速射流冲击心脏或大血管内膜处致局部损伤易于感染。②非细菌性血栓性心内膜炎病变:当心内膜的内皮受损暴露其下结缔组织的胶原纤维时,血小板在该处聚集,形成血小板微血栓和纤维蛋白沉着,成为结节样无菌性赘生物,称非细菌性血栓性心内膜病变,是细菌定居瓣膜表面的重要因素。③短暂性菌血症:各种感染或细菌寄居的皮肤黏膜的创伤常导致暂时性菌血症,循环中的细菌若定居在无菌性赘生物上,即可发生感染性心内膜炎。

④细菌感染无菌赘生物:取决于发生菌血症之频度和循环中细菌的数量、细菌黏附于无菌性赘生物的能力。草绿色链球菌从口腔进入血流的机会频繁,黏附力强,因而成为亚急性感染性心内膜炎的最常见致病菌。

细菌定居后,迅速繁殖,促使血小板进一步聚集和纤维蛋白沉积,感染赘生物增大。当赘生物破裂时,细菌又被释放进入血流。

(2)急性自体瓣膜心内膜炎发病机制尚不清楚,主要累及正常心瓣膜,主动脉瓣常受累。病原菌来自皮肤、肌肉、骨骼或肺等部位的活动感染灶。循环中细菌量大,细菌毒力强,具有高度侵袭性和黏附于内膜的能力。

### (二)病理

**1.心内感染和局部扩散**

赘生物导致瓣叶破损、穿孔或腱索断裂,引起瓣膜关闭不全;感染的局部扩散产生瓣环或心肌脓肿、传导组织破坏、乳头肌断裂、室间隔穿孔和化脓性心包炎。

**2.赘生物碎片脱落致栓塞**

动脉栓塞导致组织器官梗死和动脉管壁坏死或细菌直接破坏动脉壁。还可形成细菌性动脉瘤。

**3.血源性播散**

菌血症持续存在,在其他部位播种化脓性病灶,形成迁移性脓肿。

**4.免疫系统激活**

持续性菌血症刺激细胞和体液介导的免疫系统,引起脾大、肾小球肾炎、关节炎、心包炎和微血管炎。

### (三)健康史

了解患者有无心脏瓣膜疾病、先天性心脏病史;身体各部位是否有化脓性感染灶;近期是否进行口腔手术如拔牙、扁桃体摘除术等,或泌尿系统器械检查、心导管检查及检查后应用抗生素的情况。

### (四)身体状况

**1.主要症状**

从暂时的菌血症至出现症状的时间长短不一,多在2周以内。

(1)亚急性感染性心内膜炎起病隐匿,可有全身不适、乏力、食欲缺乏、面色苍白、体重减轻等非特异性症状,头痛、背痛和肌肉关节痛常见。有发热,发热是最常见的症状,多呈弛张热型,午后和夜间较高,伴寒战和盗汗。

(2)急性感染性心内膜炎以败血症为主要临床表现。起病急骤,进展迅速,患者出现高热、寒战、呼吸急促,伴有头痛、背痛、胸痛和四肢肌肉关节疼痛,突发心力衰竭者较为常见。

**2.护理体检**

(1)心脏杂音:80%～85%的患者可闻及心脏杂音,杂音性质的改变为本病特征性表现,急性者要比亚急性者更易出现杂音强度和性质的变化,可由基础心脏病和/或心内膜炎导致瓣膜损害所致,如赘生物的生长和破裂、脱落有关。腱索断裂或瓣叶穿孔是迅速出现新杂音的重要因素。

(2)周围体征:多为非特异性,近年已不多见。①瘀点可出现于任何部位,以锁骨以上皮肤、口腔黏膜和睑结膜常见;②指和趾甲下线状出血;③Osler结节为指和趾垫出现的豌豆大的红或紫色痛性结节,略高出皮肤,亚急性者较常见;④Roth斑为视网膜的卵圆性出血斑块,其中心呈白色,亚急性者多见;⑤Janeway损害是位于手掌或足底直径1～4 mm无压痛出血红斑,急性者常见。

（3）动脉栓塞:多见于病程后期,但约1/3的患者是首发症状。赘生物引起动脉栓塞占20％～40％,栓塞可发生在机体的任何部位。脑、心脏、脾、肾、肠系膜、四肢和肺为临床常见的动脉栓塞部位。脑栓塞可出现神志和精神改变、视野缺损、失语、吞咽困难、瞳孔大小不对称、偏瘫、抽搐或昏迷等表现。肾栓塞常出现腰痛、血尿等,严重者可有肾功能不全。脾栓塞时,患者出现左上腹剧痛,呼吸或体位改变时加重。肺栓塞常发生突然胸痛、气急、发绀、咯血。

（4）其他:贫血,较常见,主要由于感染导致骨髓抑制而引起,多为轻、中度,晚期患者可重度贫血。15％～50％病程超过6周的患者可有脾大;部分患者可见杵状指（趾）。

（5）并发症:①心力衰竭为最常见并发症,其次为心肌炎。②动脉栓塞和血管损害多见于病程后期,急性较亚急性者多见,部分患者中也可为首发症状。约1/3患者有神经系统受累,表现为脑栓塞、脑细菌性动脉瘤、脑出血（细菌性动脉瘤破裂引起）和弥漫性脑膜炎;患者出现神志和精神改变、失语、视野缺损、轻偏瘫、抽搐或昏迷等表现。大多数患者有肾脏损害,包括肾动脉栓塞和肾梗死、肾小球肾炎和肾脓肿;迁移性脓肿多见于急性患者;肾栓塞常出现血尿、腰痛等,严重者可有肾功能不全。发生脾栓塞,患者出现左上腹剧痛,呼吸或体位改变时加重。肺栓塞常出现突然胸闷、气急、胸痛、发绀、咯血等。肠系膜动脉损害可出现急腹症症状;肢体动脉损害出现受累肢体变白或发绀、发冷、疼痛、跛行,甚至动脉搏动消失。可有细菌性动脉瘤、引起细菌性动脉瘤占3％～5％。迁移性脓肿多见于急性期患者。

急性与亚急性感染性心内膜炎的比较见表11-3。

表11-3 急性与亚急性感染性心内膜炎的比较

| 临床表现 | 急性 | 亚急性 |
|---|---|---|
| 中毒症状 | 明显 | 轻 |
| 病程 | 进展迅速,数天或数周引起瓣膜破坏 | 数周至数月 |
| 感染迁移 | 多见 | 少见 |
| 病原体 | 金黄色葡萄球菌 | 草绿色链球菌 |

**（五）实验室及其他检查**

1.常规检验

（1）尿液检查:可有镜下血尿和轻度蛋白尿,肉眼血尿提示肾梗死。

（2）血液检查:亚急性者正常色素、正常细胞性贫血较常见,90％以上红细胞沉降率增快,白细胞计数正常或轻度升高。急性者白细胞计数增高和明显核左移。

2.血培养和药物敏感试验

血培养和药物敏感试验是诊断感染性心内膜炎的最重要方法,药物敏感试验可为治疗提供依据。近期未接受过抗生素治疗的患者血培养阳性率可高达95％以上。

3.超声心动图检查

可探测出赘生物,发病前后的超声心动图检查可显示原发的心脏病变及赘生物所引起的瓣膜和心脏功能损害。经胸壁超声可检出50％～75％的赘生物。经食管超声可检出<5 mm的赘生物,敏感性高达95％以上。赘生物≥10 mm时,易发生动脉栓塞。

**（六）心理-社会评估**

本病治疗时间长,并有累及多个脏器的可能,患者和家属往往焦虑不安,尤其是一旦患者出现某些并发症,更加紧张焦虑,患者和家属因不能预测疾病后果而惶惶不安,急切希望药到病除,故能积极配合治疗。

## 二、人工瓣膜和静脉药瘾者心内膜炎

### (一)人工瓣膜心内膜炎

发生于人工瓣膜置换术后 60 d 以内者为早期人工瓣膜心内膜炎,60 d 以后发生者为晚期人工瓣膜心内膜炎。早期者常为急性暴发性起病,约有 1/2 的致病菌为葡萄球菌,表皮葡萄球菌多于金黄色葡萄球菌;其次为革兰氏阴性杆菌和真菌。晚期者以亚急性表现常见,致病菌以链球菌最常见,其次为葡萄球菌。除赘生物形成外,常致人工瓣膜部分破裂、瓣周漏、瓣环周围组织和心肌脓肿。最常累及主动脉瓣。术后发热、出现心杂音、脾大或周围栓塞征,血培养同一种细菌阳性结果至少 2 次,可诊断本病。预后不良,难以治愈。

### (二)静脉药瘾者心内膜炎

静脉药瘾者心内膜炎多见于年轻男性。致病菌最常来源于皮肤,药物污染所致者较少见、金黄色葡萄球菌为主要致病菌,其次为链球菌、革兰氏阴性杆菌和真菌。大多累及正常心瓣膜,三尖瓣受累占 50% 以上,其次为主动脉瓣和二尖瓣。急性发病者多见,常伴有迁移性感染灶。亚急性表现多见于有感染性心内膜炎史者。年轻伴右心金黄色葡萄球感染者病死率在 5% 以下,而左心革兰氏阴性杆菌和真菌感染者预后不良。

## 三、感染性心内膜炎患者的护理

### (一)主要护理诊断及医护合作性问题

(1)体温过高与感染有关。

(2)营养失调,低于机体需要量与食欲下降、长期发热导致机体消耗过多有关。

(3)焦虑与发热、出现并发症、疗程长或病情反复发作有关。

(4)潜在并发症:栓塞、心力衰竭。

### (二)护理目标

患者体温恢复正常,心功能改善,活动耐力增加;营养改善,抵抗力增强;焦虑减轻,未发生并发症或发生后被及时控制。

### (三)护理措施

1.一般护理

(1)休息与活动:急性感染性心内膜炎患者应卧床休息,限制活动,保持环境安静,空气新鲜,减少探视。亚急性者,可适当活动,但应避免剧烈运动及情绪激动。

(2)饮食给予清淡、高热量、高蛋白、高维生素、低胆固醇、易消化的半流质或软食,补充营养和水分。有心力衰竭者,适当限制钠盐的摄入。注意变换饮食口味,鼓励患者多饮水,做好口腔护理,以增进食欲。

2.病情观察

(1)观察体温及皮肤黏膜变化:每 4~6 h 测量体温 1 次,准确绘制体温曲线,以反映体温动态变化,判断病情进展及治疗效果。评估患者有无皮肤瘀点、指(趾)甲下线状出血、Osler 结节等皮肤黏膜病损。

(2)栓塞的观察:注意观察脑、肾、肺、脾和肢体动脉等栓塞的表现,脑栓塞出现神志和精神改变、失语、偏瘫或抽搐等；肾栓塞出现腰痛、血尿等；肺栓塞发生突然胸痛、呼吸困难、发绀和咯血等；脾栓塞出现左上腹剧痛；肢体动脉栓塞表现为肢体变白或发绀、皮肤温度降低、动脉搏动减弱或消失等。有变化及时报告医师并协助处理。

**3.发热护理**

高热患者应卧床休息，注意病室的温度和湿度适宜。给予冰袋物理降温或温水擦浴等，准确记录体温变化。出汗较多时可在衣服和皮肤之间垫上柔软毛巾，便于潮湿后及时更换，增强舒适感，并防止因频繁更衣而导致患者受凉。保证被服干燥清洁，以增加舒适感。

**4.用药护理**

抗微生物药物治疗是最重要的治疗措施。遵医嘱给予抗生素治疗，观察用药效果。坚持大剂量全疗程长时间的抗生素治疗，严格按照时间点用药，以确保维持有效的血药浓度。注意保护静脉，可使用静脉留置针，避免多次穿刺而增加患者的痛苦。注意观察药物的不良反应。

**5.正确采集血培养标本**

告诉患者暂时停用抗生素和反复多次采血培养的必要性，以取得患者的理解与配合。

（1）未经治疗的亚急性患者，应在第一天每间隔1 h采血1次，共3次。如次日未见细菌生长，重复采血3次后，开始抗生素治疗。

（2）用过抗生素者，停药2～7 d后采血。

（3）急性患者应在入院后立即安排采血，在3 h内每隔1 h采血1次，共取3次血标本后，按医嘱开始治疗。本病的菌血症为持续性，无须在体温升高时采血。每次采血量10～20 mL做需氧和厌氧菌培养，至少应培养3周。

**6.心理护理**

由于发热、感染不易控制、疗程长，甚至出现并发症，患者常出现情绪低落、恐惧心理，应加强与患者的沟通，耐心解释治疗目的与意义，安慰鼓励患者，给予心理支持，使其积极配合治疗。

**7.健康指导**

告诉患者及家属有关本病的知识，坚持足够疗程的抗生素治疗的重要意义。患者在施行口腔手术、泌尿、生殖和消化道的侵入性检查或外科手术治疗前应预防性使用抗生素。嘱患者注意防寒保暖，保持口腔和皮肤清洁，少去公共场所，减少病原体入侵的机会。教会患者自我监测体温变化、有无栓塞表现，定期门诊随访。教育家属应给患者以生活照顾，精神支持，鼓励患者积极治疗。

**（四）护理评价**

通过治疗和护理患者体温基本恢复正常，心功能得到改善，提高了活动耐力；营养状况改善，抵抗力增强；焦虑减轻，未发生并发症或发生后得到及时控制。

（朱　颖）

# 第八节　先天性心脏病的护理

## 一、动脉导管未闭

动脉导管是胎儿时期连接肺动脉与主动脉的生理性血流通道。多于生后24 h内导管功能丧失,出生后 4 周内形成组织学闭塞,成为动脉韧带。各种原因造成婴儿时期的动脉导管未能正常闭塞,称为动脉导管未闭(PDA)。未闭的动脉导管位于左锁骨下动脉远侧的降主动脉与左肺动脉根部之间。动脉导管未闭是最常见的先天心脏病之一。

**(一)护理措施**

1.术前护理

(1)主动与患者交谈,尽快消除陌生感,生活上给予关怀和帮助,介绍恢复期的病例,增强患者战胜疾病的信心。

(2)做好生活护理,避免受凉,患感冒、发烧要及时用药或用抗生素,控制感染。

(3)术前准确测量心率,血压,以供术后对比。

(4)测量患者体重,为术中、术后确定用药剂量提供依据。

(5)观察心脏杂音的性质。

2.术后护理

(1)注意血压和出血情况:因导管结扎后阻断了分流到肺循环的血液,使体循环血容量较术前增加,导致术后患者血压较术前增高。术后严密监测血压变化,维持成人收缩压在 18.7 kPa(140 mmHg)以下,儿童收缩压维持在 16.0 kPa(120 mmHg)以下。若血压持续增高不降者,应用降压药物如硝普钠、硝酸甘油等,防止因血压过高引起导管缝合处渗血或导管再通,故术后要观察血压及有无出血征象。

(2)保持呼吸道通畅:有的患者术前肺动脉内压力增高,肺内血流量过多,肺脏长期处于充血状态,肺小血管纤维化使患者的呼吸功能受限,虽手术后能减轻一些肺血管的负担,但在短时间内,肺功能仍不健全;其次是由于麻醉的影响,气管内分泌物较多且不易咳出,易并发肺炎、肺不张。因此术后必须保持呼吸道通畅,轻症患者机械辅助通气 1～2 h,但合并肺动脉高压者要适当延长辅助通气,协助咳嗽、排痰、雾化吸入,使痰排出。

(3)观察有无喉返神经损伤:因术中喉返神经牵拉,水肿或手术损伤,可出现声音嘶哑,以及进流质时引起呛咳。全麻清醒后同患者对话,观察有无声音嘶哑、进水呛咳现象。如发现声音嘶哑、进水呛咳应根据医嘱给予营养神经的药物,并防止患者饮水时误吸,诱发肺内感染。若出现上述症状,应给予普食或半流质。

(4)观察有无导管再通:注意心脏听诊,如再次闻及杂音,应考虑为导管再通,确诊后应尽快再次手术。

(5)观察有无假性动脉瘤形成:按医嘱合理应用抗生素,注意体温变化。如术后发热持续不退,伴咳嗽、声音嘶哑、咯血,有收缩期杂音出现,胸片示上纵隔增宽,肺动脉端突出呈现块状影,应考虑是否为假性动脉瘤,嘱患者卧床休息,避免活动,并给予祛痰药、缓泻药,以免因剧烈咳嗽或排便用力而使胸内压剧烈升高,导致假性动脉瘤的破裂。一旦确诊,尽早行手术治疗。

(6)胸腔引流液的观察:留置胸腔引流管的患者,注意观察胸腔引流液的性质和量,若引流速度过快,管壁发热,持续 2 h 引流量都超过 4 mL/(kg·h),应考虑胸腔内有活动性出血,积极准备二次开胸止血。

(7)有细菌性心内膜炎的患者观察:术前有细菌性心内膜炎的患者,术后应观察体温和脉搏的变化,注意皮肤有无出血点,有无腹痛等,必要时做血培养。

(8)避免失用综合征:积极进行左上肢功能锻炼。

（二）出院指导

（1）进行左上肢的功能锻炼,避免失用综合征。

（2）逐步增加活动量,在术后 3 个月内不可过度劳累,以免发生心衰。

（3）儿童术后应加强营养供给,多进高蛋白、高热量、高维生素饮食,以利生长发育。

（4）注意气候变化,尽量避免到公共场所,避免呼吸道感染。

## 二、房间隔缺损

房间隔缺损（ASD）是最常见的先天性心脏病之一,在胚胎发育过程中,房间隔在发生、吸收和融合时出现异常,房间隔连续中断,左右心房间存在未闭的房间孔,称房间隔缺损。

### （一）术前护理

#### 1.心理护理

患者及家属均对心脏手术有恐惧感,担心预后,针对患者的心态,护士应详细讲解疾病治疗的有关知识,说明治疗目的、方法及其效果,对封堵患者讲解微创手术创伤小,成功率高,消除其恐惧焦虑心理,增强信心,使其能配合治疗。

#### 2.术前准备

入院后及时完成心外科各项常规检查,并在超声心动图下测量 ASD 的横径和长径上残边、下残边等数值,以确定手术方式。

### （二）术后护理

#### 1.观察术后是否有空气栓塞的并发症存在

因修补房间隔缺损时,左心房排气不好,术中易出现空气栓塞,多见于冠状动脉和脑动脉空气栓塞。因而应保持患者术后平卧 4 h,严密观察患者的反应,并记录血压、脉搏、呼吸、瞳孔以及意识状态等。当冠状血管栓塞则出现心室纤颤,脑动脉栓塞则出现瞳孔不等大、头痛、烦躁等症状,此时应立即对症处理。

#### 2.严密观察心率、心律的变化

少数上腔型 ASD 右房切口太靠近窦房结或上腔静脉阻断带太靠近根部而损伤窦房结,都将产生窦性或交界性心动过缓,这种心律失常需要安置心脏起搏器治疗。密切观察心律变化,维护好起搏器的功能。术后如出现房颤、房性或室性期前收缩,注意观察并保护好输入抗心律失常药物的静脉通路。

#### 3.观察有无残余漏

常有闭合不严密或组织缝线撕脱而引起。听诊有无残余分流的心脏杂音,一经确诊房缺再通,如无手术禁忌证,应尽早再次手术。

#### 4.预防并发症

对封堵患者术后早期在不限制正常肢体功能锻炼的前提下指导患者掌握正确有效的咳嗽方法,咳嗽频繁者适当应用镇咳药物,避免患者剧烈咳嗽,打喷嚏及用力过猛等危险动作,防止闭合伞脱落和移位,同时监测体温变化,应用抗生素,预防感染。

#### 5.抗凝指导

ASD 封堵术后防止血栓形成,均予以抗凝治疗,术后 24 h 内静脉注射肝素 0.2 mg/(kg·d)或皮下注射低分子肝素 0.2 mg/(kg·d),24 h 后改口服阿司匹林 5 mg/(kg·d),连服 3 个月。

**（三）出院指导**

（1）术后 3～4 d 复查超声心动图，无残余分流，血象、凝血机制正常即可出院。

（2）出院后患者避免劳累，防止受凉，预防感染，注意自我保健。

（3）必要时服用吲哚美辛 3～5 d，术后 1、3、6 个月复查超声心动图，以确保长期疗效。

（4）封堵患者术后口服阿司匹林 5 mg/(kg·d)，连服 3 个月。

## 三、室间隔缺损

室间隔缺损（VSD）是胚胎室间隔发育不全而形成的单个或多个缺损，由此产生左右两心室的异常交通，在心室水平产生异常血流分流的先天性心脏病。VSD 可以单独存在或是构成多种复杂心脏畸形，如法洛四联症、矫正性大动脉转位、主动脉弓离断，完全性心内膜垫缺损、三尖瓣闭锁等畸形中的一个组成部分。VSD 是临床最常见的先天性心脏病之一。

**（一）术前护理**

（1）婴幼儿有大室间隔缺损，大量分流及肺动脉高压发展迅速者，按医嘱积极纠正心力衰竭、缺氧、积极补充营养，增强体质，尽早实施手术治疗。

（2）术前患儿多汗，常感冒及患肺炎，故予以多饮水、勤换洗衣服，减少人员流动。预防感冒，有心力衰竭者应定期服用地高辛，并注意观察不良反应。

**（二）术后护理**

1.保持呼吸道通畅，预防发生肺高压危象

中小型室间隔缺损手术后一般恢复较顺利。对大型缺损伴有肺动脉高压患者，由于术前大量血液涌向肺部，患儿有反复发作肺炎史，并且由于肺毛细血管床的病理性改变，使气体交换发生困难，在此基础上又加上体外循环对肺部的损害，使手术后呼吸道分泌物多，不易咳出，影响气体交换，重者可造成术后严重呼吸衰竭，慢性缺氧加重心功能损害。尤其是婴幼儿，术后多出现呼吸系统并发症，往往手术尚满意，却常因呼吸道并发症而死亡，因此术后呼吸道的管理更为重要。

（1）术后常规使用呼吸机辅助呼吸，对于肺动脉高压患者，术后必须较长时间辅助通气及充分供氧。

（2）肺动脉高压者，在辅助通气期间，提倡适当的过度通气，使 pH 在 7.5～7.55，$PaCO_2$ 在 3.3～4.7 kPa(25～35 mmHg)，$PaO_2 > 13.3$ kPa(100 mmHg)，有利于降低肺动脉压。辅助通气要设置 PEEP，小儿常规应用 0.4 kPa，增加功能残气量，防止肺泡萎陷。

（3）随时注意呼吸机同步情况、潮气量、呼吸频率等是否适宜，定期做血气分析，根据结果及时调整呼吸机参数。

（4）肺动脉高压患者吸痰的时间间隔应相对延长，尽可能减少刺激，以防躁动加重缺氧，使肺动脉压力进一步升高，加重心脏负担及引起肺高压危象。

（5）气管插管拔除后应加强体疗，协助排痰，保证充分给氧。密切观察患者呼吸情况并连续监测血氧饱和度。

2.维持良好的循环功能，及时补充血容量

密切观察血压、脉搏、静脉充盈度、末梢温度及尿量。心源性低血压应给升压药，如多巴胺、间羟胺等维持收缩压在 12.0 kPa(90 mmHg)以上。术后早期应控制静脉输入晶体液，以 24 mg/(kg·d)为宜，并注意观察及保持左房压不高于中心静脉压。

**3.保持胸腔引流管通畅,观察有无术后大出血**

密切观察引流量,若每小时每千克体重超过 4 mL 表示有活动性出血的征象,连续观察 3～4 h,用止血药无效,应立即开胸止血。

**(三)出院指导**

(1)逐步增加活动量,在术后 3 个月内不可过度劳累,以免发生心力衰竭。

(2)儿童术后应加强营养供给,多进高蛋白、高热量、高维生素饮食,以利生长发育。

(3)注意气候变化,尽量避免到公共场所,避免呼吸道感染。

(4)定期门诊随访。

## 四、肺动脉狭窄

肺动脉狭窄(PS)是指由于右室先天发育不良而与肺动脉之间的血流通道产生狭窄。狭窄发生于从三尖瓣至肺动脉的任何水平,其可各自单独存在,亦可合并存在。本病占先天性心脏病的 25%～30%,女性稍高于男性。

**(一)术前护理**

**1.重症**

肺动脉瓣狭窄伴有重度发绀的新生儿,术前应静脉给予前列腺素 E,以延缓动脉导管闭合。

**2.休息**

由于肺动脉瓣狭窄,右心室排血受阻,致右心室压力增高,负荷加重,患者可出现发绀和右心衰竭情况,故应卧床休息,减轻心脏负担。

**3.氧气吸入**

发绀明显者或有心力衰竭的患者,术前均应给予氧气吸入,每天 2 次,每次半小时,改善心脏功能,必要时给予强心、利尿药物。

**(二)术后护理**

**1.循环系统**

(1)建立有创血压监测,持续观察血压变化。对于较重患者,用微量泵泵入升压药物,并根据血压的变化随时进行调整,使血压保持稳定,切勿忽高忽低。

(2)注意中心静脉压的变化,以便了解右心有无衰竭和调节补液速度,必要时应用强心药物。此类患者由于狭窄解除后,短时间内心排血量增多,如心脏不能代偿容易造成心力衰竭。

(3)注意末梢循环的变化,如周身皮肤、口唇、指甲颜色、温度及表浅动脉搏动情况。

(4)维持成人尿量>0.5 mL/(kg·h),儿童尿量>1 mL/(kg·h)。

**2.呼吸系统**

(1)术后使用呼吸机辅助呼吸,保持呼吸道通畅,及时吸痰。用脉搏血氧监测仪观察氧饱和度的变化并监测 $PaO_2$,如稳定在 10.7 kPa(80 mmHg),可在术后早期停用呼吸机。如发生低氧血症[$PaO_2$<10.7 kPa(80 mmHg)]应及时向医师报告,如明确存在残余狭窄,及时做好再次手术的准备。

(2)协助患者排痰和翻身,听诊双肺呼吸音,必要时雾化吸入。

**3.婴幼儿护理**

婴幼儿及较大的 PS 患儿,术后早期右心室压力及肺血管阻力可能仍较高,术后注意观察高压是否继续下降,如有异常表现,及时报告医师,必要时做进一步检查及处理。

**(三)出院指导**

(1)患儿出院后需要较长期的随诊,如发现残余狭窄导致右室压力逐渐增加,或肺动脉瓣环更加变窄,均应再入院检查,可能需要再次手术,进一步切开狭窄或用补片加宽。

(2)逐步增加活动量,在术后3个月内不可过度劳累,以免发生心衰。

(3)儿童术后应加强营养供给,多进高蛋白、高热量、高维生素饮食,以利生长发育。

(4)注意气候变化,尽量避免到公共场所,避免呼吸道感染。

## 五、法洛四联症

法洛四联症(TOF)是一种常见的发绀型先天性心脏病,占先天性心脏病的10%左右,它包括四种心脏畸形:肺动脉狭窄、室间隔缺损、主动脉骑跨和右心室肥厚。

### (一)术前护理

**1.贫血的处理**

大多数法洛四联症患者的血红蛋白、红细胞计数和血细胞比容都升高,升高程度与发绀程度成正比。发绀明显的患儿,如血红蛋白、红细胞计数和血细胞比容都正常,应视为贫血,术前应给予铁剂治疗。

**2.进一步明确诊断**

术前对患者做全面复查,确认诊断无误,且对疾病的特点搞清楚如肺动脉、肺动脉瓣、右室流出道狭窄的部位及程度;主动脉右移骑跨的程度;左室发育情况,是否合并动脉导管未闭、左上腔静脉、房间隔缺损等。

**3.入院护理**

入院后每天吸氧两次,每次30 min;发绀严重者鼓励患者多饮水,预防缺氧发作;缺氧性昏厥发作时,给予充分供氧的同时,屈膝屈胯,可增加外周阻力,减少左向右的分流,增加回心血量,增加氧合;肌肉或皮下注射吗啡(0.2 mg/kg);幼儿静脉注射β受体阻滞剂有缓解效应;静脉滴注碳酸氢钠或输液扩容;运用增加体循环阻力的药物如去氧肾上腺素等。

**4.预防感染性心内膜炎**

术前应注意扁桃体炎、牙龈炎、气管炎等感染病灶的治疗。

### (二)术后护理

(1)术后应输血或血浆使胶体渗透压达正常值2.3~2.7 kPa(17~20 mmHg),血红蛋白达120 g/L以上。一般四联症术后中心静脉压仍偏高,稍高的静脉压有利于右心排血到肺动脉。

(2)术后当天应用洋地黄类药物,力争达到洋地黄化,儿童心率维持在100次/分钟,成人80次/分钟左右。

(3)术后当天开始加强利尿,呋塞米效果较好,尿量维持>1 mL/(kg·h),利尿不充分时肝脏肿大,每天触诊肝脏两次,记录出入水量,出量应略多于入量。

(4)术后收缩压维持12.0 kPa(90 mmHg)左右,舒张压维持8.0~9.3 kPa(60~70 mmHg),必要时用微泵输入多巴胺或多巴酚丁胺,以增强心肌收缩力,增加心脏的兴奋性。

(5)术后左房压与右房压大致相等,维持在1.2~1.5 kPa(8.84~11. mmHg)。若左房压比右房压高0.5~1.0 kPa(3.68~7.37 mmHg),左室发育不良、左室收缩及舒张功能的严重损害,或由左向右残余分流,预后不良;若右房压比左房压高0.5~1.0 kPa(3.68~7.37 mmHg),表明血容量过多或右室流出道或肺动脉仍有狭窄,负荷过重,远端肺血管发育不良,或右室功能严重受损。

（6）呼吸机辅助通气,当患者出现灌注肺时,延长机械通气时间,采用小潮气量通气,避免肺损伤。用呼气末正压促进肺间质及肺泡水肿的消退,从而改善肺的顺应性和肺泡通气,提高血氧分压。

（7）术后加强呼吸功能监测,检查有无气胸,肺不张。肺不张左侧较易出现,往往因气管插管过深至右支气管所致,摄胸片可协助诊断。如不能及时摄片,必要时可根据气管插管的深度拔出1～2 cm。再听呼吸音以判断效果。术中损伤肺组织或放锁骨下静脉穿刺管时刺破肺组织,可致术后张力性气胸。

（8）拔出气管插管后雾化吸氧,注意呼吸道护理,以防肺不张及肺炎的发生。

（9）每天摄床头片 1 张,注意有无灌注肺、肺不张或胸腔积液征象。

**（三）出院指导**

（1）遵医嘱服用强心利尿剂,并注意观察尿量。

（2）逐步增加活动量,在术后 3 个月内不可过度劳累,以免发生心衰。

（3）儿童术后应加强营养供给,多进高蛋白、高热量、高维生素饮食,以利生长发育。

（4）注意气候变化,尽量避免到公共场所,避免呼吸道感染。

（5）3 个月门诊复查。

**（史金莎）**

# 第九节　原发性高血压的护理

## 一、护理评估

### （一）健康史

1.年龄

高血压发病率随年龄增长而上升,35 岁以后发病明显增加。

2.遗传

有高血压家族史的子女高血压的发病率明显增高,但高血压并非遗传性疾病。

3.肥胖

肥胖者易患高血压,其发病率是体重正常者的 2～6 倍。

4.摄盐量

摄入食盐量与高血压的发生有密切关系,盐摄入量高的地区发病率明显高于摄入量低的地区。

5.职业

脑力劳动者发病率高于体力劳动者。

6.其他因素

大量吸烟、长期的噪音影响、反复的精神刺激、持续精神的紧张等均与高血压的发生有相关性。

（二）身体状况

1.一般表现

（1）症状：大多数起病缓慢、渐进，早期症状不明显，一般缺乏特殊的临床表现。只是在精神紧张、情绪激动后才出现血压暂时性升高，随后即可恢复正常；部分患者没有症状，常见症状有头痛、头晕、颈项板紧、疲劳、心悸等，在紧张或劳累后加重，不一定与血压水平有关，多数症状可自行缓解。也可出现视力模糊、鼻出血等较重症状。约有 1/5 患者无症状，仅在测量血压时或发生心、脑、肾等并发症时才被发现。

（2）体征：血压随季节、昼夜、情绪等因素有较大波动。冬季血压较高，夏季较低；血压有明显昼夜波动，一般夜间血压较低，清晨起床活动后血压迅速升高，形成清晨血压高峰。患者在家中的自测血压值往往低于在医院所测的血压值。心脏听诊时可有主动脉瓣区第二心音亢进、收缩期杂音或收缩早期喀喇音。高血压后期的临床表现常与心、脑、肾损害程度有关。

2.并发症

随病程进展，血压持久升高，可导致心、脑、肾等靶器官受损。

（1）心脏：血压长期升高使心脏尤其是左心室后负荷过重，致使左心室肥厚、扩大，形成高血压性心脏病，最终导致左心衰竭。高血压可促使冠状动脉粥样硬化的形成，并使心肌耗氧量增加，可出现心绞痛、心肌梗死和猝死。

（2）脑：长期高血压易形成颅内微小动脉瘤，血压突然增高时可引起破裂而致脑出血。血压急剧升高还可发生一过性脑血管痉挛，导致短暂性脑缺血发作及脑血栓形成，出现头痛、失语、肢体瘫痪。血压极度升高可发生高血压脑病。

（3）肾脏：长期而持久血压升高，可引起肾小动脉硬化，导致肾功能减退，出现蛋白尿，晚期可出现氮质血症及尿毒症。

（4）眼底：可反映高血压的严重程度，分为四级。①Ⅰ级，视网膜动脉痉挛、变细、反光增强。②Ⅱ级，视网膜动脉狭窄，动静脉交叉压迫。③Ⅲ级，上述血管病变基础上有眼底出血或棉絮状渗出。④Ⅳ级，出血或渗出伴有视盘水肿。

（5）血管：除心、脑、肾血管病变外，严重高血压可促使主动脉夹层形成并破裂，常可致命。

3.临床特殊类型

（1）恶性高血压：恶性高血压发病急骤，多见于青、中年。临床特点为血压明显升高，舒张压持续在 17.3 kPa（130 mmHg）以上。眼底出血、渗出或视盘水肿，出现头痛、视力迅速减退。肾脏损害明显，持续的蛋白尿、血尿及管型尿，可伴有肾功能不全。本病进展快，如不给予及时治疗，预后差，可死于肾衰竭、脑卒中或心力衰竭。

（2）高血压危重症：①高血压危象。在高血压程中，由于血管阻力突然上升，血压明显增高，收缩压达 34.7 kPa（260 mmHg）、舒张压 16.0 kPa（120 mmHg）以上，患者出现头痛、烦躁、心悸、多汗、恶心、呕吐、面色苍白或潮红、视力模糊等症状。伴靶器官损害病变者可出现心绞痛、肺水肿或高血压脑病。控制血压后病情可迅速好转，但易复发。其发生机制是交感神经兴奋性增加导致儿茶酚胺分泌过多。②高血压脑病是指在高血压程中发生急性脑血液循环障碍，引起脑水肿和颅内压增高而产生的临床征象。发生机制可能为血压过高超过了脑血管的自身调节机制，使脑灌注过多，导致液体渗入脑血管周围组织，引起脑水肿。临床表现为严重头痛、呕吐、神志改变，重者意识模糊、抽搐、癫痫样发作甚至昏迷。

4.危险度分层

危险度的分层可根据血压水平、其他心血管危险因素、糖尿病、靶器官损害及并发症情况将高血压患者分为低危、中危、高危和极高危,见表11-4。

表 11-4 高血压患者心血管危险分层标准

| 其他危险因素和病史 | 血压水平 | | |
|---|---|---|---|
| | 1 级高血压 | 2 级高血压 | 3 级高血压 |
| 无其他危险因素 | 低危 | 中危 | 高危 |
| 1～2 个危险因素 | 中危 | 中危 | 极高危 |
| 3 个以上危险因素或糖尿病,或靶器官损伤 | 高危 | 高危 | 极高危 |
| 有并发症 | 极高危 | 极高危 | 极高危 |

心血管疾病危险因素:男性>55 岁,女性>65 岁;吸烟;血胆固醇>5.72 mmol/L;早发心血管疾病家族史。靶器官的损害:左心室肥厚、蛋白尿和/或血肌酐轻度升高、有动脉粥样斑块、视网膜动脉狭窄。并发症:心脏疾病、脑血管疾病、肾脏疾病、血管疾病和视网膜病变。

(1)低度危险组:高血压 1 级,不伴有上列危险因素,以改善生活方式为主的治疗。

(2)中度危险组:高血压 1 级伴 1～2 个危险因素或高血压 2 级不伴或伴有不超过 2 个危险因素者。除改善生活方式的治疗外,应给予药物治疗。

(3)高度危险组:高血压 1～2 级伴至少 3 个危险因素者,必须应用药物治疗。

(4)极高度危险组:高血压 3 级或高血压 1～2 级伴靶器官损害及相关的临床疾病者(包括糖尿病),应尽快给予强化治疗。

**(三)心理-社会评估**

轻症及早期患者因无症状和体征,患者能正常工作,常被本人、家庭忽视;或初发时心情紧张,希望药到病除,常会盲目用药。当重要脏器受累时,患者又易产生焦虑和恐惧,有沉重的心理压力,不利于有效的控制血压和治疗。特别是出现心脑血管并发症时,患者丧失工作能力,给家庭带来沉重的生活及经济负担,加重了上述不良情绪反应。

## 二、主要护理诊断及医护合作性问题

(1)疼痛:头疼与血压增高有关。

(2)有受伤的危险:与头晕、视力模糊、意识改变或发生直立性低血压有关。

(3)缺乏疾病预防、保健知识和高血压用药知识。

(4)潜在并发症:高血压急症。

## 三、护理目标

患者血压控制在合适的范围,头痛减轻;无意外发生;能增进保健知识,坚持合理用药;无并发症的发生。

## 四、护理措施

### (一)坚持治疗,维持正常血压

1.常用降压药物

常用降压药物见表11-5。

表 11-5　常见降压药物名称、剂量、用法

| 药物分类 | 药物名称 | 剂量及用法 |
|---|---|---|
| 噻嗪类利尿剂 | 氢氯噻嗪 | 12.5 mg,1～2 次/天 |
|  | 氯噻酮 | 25～50 mg,1 次/天 |
| 袢利尿剂 | 呋塞米 | 20～40 mg,1～2 次/天 |
| 醛固酮受体拮抗剂 | 螺内酯 | 20～40 mg,1～2 次/天 |
| 保钾利尿剂 | 氨苯蝶啶 | 50 mg,1～2 次/天 |
|  | 阿米洛利 | 5～10 mg,1 次/天 |
| β受体阻滞剂 | 普萘洛尔 | 10～20 mg,2～3 次/天 |
|  | 美托洛尔 | 25～50 mg,2 次/天 |
|  | 阿替洛尔 | 50～100 mg,1 次/天 |
|  | 比索洛尔 | 5～10 mg,1 次/天 |
|  | 卡维地洛 | 12.5～25 mg,1～2 次/天 |
| 钙通道阻滞剂 | 硝苯地平 | 5～10 mg,3 次/天 |
|  | 硝苯地平控释剂 | 30～60 mg,1 次/天 |
|  | 氨氯地平 | 5～10 mg,1 次/天 |
|  | 维拉帕米缓释剂 | 240 mg,1 次/天 |
|  | 地尔硫䓬缓释剂 | 90～180 mg,1 次/天 |
| 血管紧张素转换酶抑制剂 | 卡托普利 | 12.5～50 mg,2～3 次/天 |
|  | 伊那普利 | 10～20 mg,2 次/天 |
|  | 贝那普利 | 10～20 mg,1 次/天 |
|  | 培哚普利 | 4～8 mg,1 次/天 |
| 血管紧张素Ⅱ受体拮抗剂 | 缬沙坦 | 80～160 mg,1 次/天 |
|  | 氯沙坦 | 50～100 mg,1 次/天 |
|  | 伊贝沙坦 | 150～300 mg,1 次/天 |
|  | 替米沙坦 | 40～80 mg,1 次/天 |

2.用药注意事项

一般从小剂量开始用药,遵医嘱调整剂量,不可自行增减或突然撤换药物,多数患者需长期服用维持量;注意降压不可过快、过低,某些降压药物有直立性低血压反应,应指导患者改变体位时动作宜缓慢,警惕服降压药后可能发生的低血压反应,服药后如有晕厥、恶心、乏力时,立即平卧,头低足高位,以促进静脉回流,增加脑部血流量;服药后不要站立太久,因长时间站立会使腿部血管扩张,血液淤积于下肢,脑部血流量减少;避免用过热的水洗澡或蒸气浴,防止周围血管扩

张导致晕厥。

**（二）高血压危重症的护理**

（1）一旦发生高血压急症，应绝对卧床休息，抬高床头，避免一切不良刺激和不必要的活动，协助生活护理。必要时使用镇静剂。

（2）保持呼吸道通畅，吸氧 4～5 L/min。

（3）立即建立静脉通道，遵医嘱尽早准确给药，以达到快速降压和脱水降颅内压的目的。硝普钠静脉滴注过程中应避光，调整给药速度，严密监测血压，脱水剂滴速宜快等。

（4）定期监测血压，严密观察病情变化，做好心电、血压、呼吸监测，一旦发现血压急剧升高、剧烈头痛、呕吐、大汗、视力模糊、面色及神志改变、肢体运动障碍等症状，立即通知医师。

（5）制止抽搐，发生抽搐时用牙垫置于上、下臼齿间防止唇舌咬伤；患者意识不清时应加床栏，防止坠床；避免屏气或用力排便。

**（三）健康指导**

1.合理膳食

坚持低盐饮食，减少膳食中脂肪摄入，补充适量蛋白质，多食蔬菜和水果，摄入足量钾、镁、钙。进食应少量多餐，避免暴饮暴食及饮用刺激性饮料，戒烟酒。

2.预防便秘

采用适当的措施如多食粗纤维食物、饮蜂蜜水等，保持大便通畅。由于便秘会使降压药的吸收增加或变得不规则而引起危险的低血压反应。同时排便时用力，使胸、腹压上升，极易引起收缩压升高，甚至造成血管破裂，因此应预防便秘。

3.适当运动

可根据年龄及身体状况选择慢跑、太极拳等不同方式的运动，应避免提重物或自高处取物，因会屏气用力，导致血压升高。鼓励患者参加有兴趣的休闲娱乐活动，不应感受到有压力，如养花、养鸟。

4.指导用药

告诉患者及家属有关降压药的名称、剂量、用法、作用与不良反应和降压药应用注意事项，并提供书面材料。教育患者服药剂量必须遵医嘱执行，不可随意增减药量或突然撤换药物。

5.自测血压

建议患者自备血压计，教会患者或家属定时测量血压并记录，定期门诊复查。

6.减少压力，保持情绪稳定

创造安静、舒适的休养环境，避免过度兴奋，减少影响患者激动的因素。教会患者训练自我控制能力，消除紧张和压力，保持最佳心理状态。

# 五、护理评价

患者能正确认识疾病，避免加重高血压的诱发因素，懂得自我护理方法，改变不良的生活方式；患者坚持按医嘱服降压药，减少并发症的发生，无高血压急症发生。

（史金莎）

# 第十节 肺动脉高压的护理

肺动脉高压实际上是由多种原因,包括基因突变、药物、免疫性疾病、分流性心脏畸形、病毒感染等侵犯小肺动脉,引发小肺动脉发生闭塞性重构,导致肺血管阻力增加,进而右心室肥厚扩张的一类恶性心脏血管疾病。患者早期诊断困难,治疗棘手,预后恶劣,症状出现后多因难以控制的右心衰竭死亡。

这一类疾病因病因谱广,预后差而成为日益突出的公共卫生保健沉重负担。不仅在西方发达国家备受重视,在我国等发展中国家也逐渐成为心血管疾病防治的重要任务。因此,心血管专科高级医师应该熟练掌握肺动脉高压临床特点、诊治规范、特别是右心室衰竭处理与左心衰竭的不同特点。

根据英国、美国及我国有关肺动脉高压专家共识等指南性文件,建议临床医师首诊发现肺血管疾病患者,应该及时转往相应专科医师处进行专科评估和靶向治疗,以免贻误最佳治疗时机。另外,国内外经验表明,培训专科医师,建立专业准入制度及相应区域性专科诊疗中心是提高肺血管疾病诊治水平的重要途径。值得强调的是,由中华医学会心血管病分会、中华心血管病杂志编辑委员会组织编写的我国第一个《中国肺动脉高压筛查诊断与治疗专家共识》(以下简称《专家共识》)于 2007 年 11 月在《中华心血管病杂志》正式发表,为更好规范我国心血管医师的临床诊治行为提供了重要参考依据。

## 一、流行病学

### (一)流行病学资料

由于特发性肺动脉高压发病率较低,而其他类型肺动脉高压诊断分类十分复杂,加之早期临床症状隐匿,不易发现,而且确诊依赖右心导管检查,因此普通人群流行病学方面资料较少。

特发性肺动脉高压可发生于任何年龄,但平均诊断年龄为 36 岁,男性确诊时年龄略高于女性。我国特发性和家族性肺动脉高压注册登记研究表明,女性发病率高于男性,女男比例约为2.4︰1,与国外报道的(1.7～3.5)︰1相似,儿童特发性肺动脉高压性别比女性︰男性为1.8︰1,目前研究未发现特发性肺动脉高压的发病率存在种族差异。

根据 1987 年公布的美国国立卫生研究院(NIH)注册登记研究结果,人群中原发性肺动脉高压(PPH)年发病率为(1～2)/100 万。2006 年法国研究表明法国成年人群中肺动脉高压年发病率和患病率分别为2.4/100 万和 15.0/100 万。

虽然普通人群肺动脉高压发病率较低,但服用食欲抑制药人群中年发病率可达到(25～50)/100 万。而尸检研究得到的患病率更高达 1 300/100 万。

儿童肺动脉高压发病率同样很低。中国肺动脉高压注册登记研究初步结果表明,儿童肺动脉高压患者中特发性、家族性及结缔组织病、先天性心脏病相关性肺动脉高压所占比例分别为31%、3%、8%、59%。

### (二)危险因素

肺动脉高压的危险因素是指在肺动脉高压发展过程中可能起促进作用的任何因素,包括药物、疾病、年龄及性别等。

2003年,第3次WHO肺动脉高压会议上对肺动脉高压危险因素进行了系统阐述(表11-6)。临床医师应熟悉肺动脉高压的常见危险因素,并应用到肺动脉高压诊断流程中。

**表11-6 2003年威尼斯会议上确定的肺动脉高压危险因素**

| A.药物和毒物 | B.有统计学意义的相关因素 | C.疾病 |
|---|---|---|
| 1.已明确有致病作用 | 1.明确的相关因素 | 1.已明确的疾病 |
| 阿米雷司 | 性别 | HIV感染 |
| 芬氟拉明 | 2.可能的相关因素 | 2.非常有可能的疾病 |
| 右芬氟拉明 | 妊娠 | 门静脉高压/肝病 |
| 毒性菜籽油 | 高血压 | 胶原血管病 |
| 2.非常可能有致病作用 | 3.不太可能的相关因素 | 先天性体-肺分流性心脏病 |
| 安非他明 | 肥胖 | 3.可能的疾病 |
| L-色氨酸 | | 甲状腺疾病 |
| 3.可能有致病作用 | | 血液系统疾病 |
| 甲基-安非他明 | | 脾切除术后 |
| 可卡因 | | 镰刀细胞性贫血 |
| 化疗药物 | | β-地中海贫血 |
| 4.不太可能有致病作用 | | 慢性骨髓增生性疾病 |
| 抗抑郁药 | | 少见的遗传或代谢疾病 |
| 口服避孕药 | | 1a型糖原贮积症 |
| 治疗剂量的雌激素 | | 戈谢病 |
| 吸烟 | | 遗传性出血性毛细血管扩张症 |

## 二、分子生物学

### (一)基因突变

1954年,Dresdale首次报道了1例家族性原发性肺动脉高压家系,提示某些肺动脉高压可能与基因突变有关。1997年发现染色体2q31-32有一个与家族性肺动脉高压有关的标记,2000年明确该区域中编码骨形成蛋白2型受体(BMPR2)基因突变是肺动脉高压重要的遗传学机制。最近发现,ALK1/Endoglin基因突变与遗传性出血性毛细血管扩张症合并特发性肺动脉高压的发病有关,可引起内皮细胞增殖(血管新生)和肺动脉平滑肌细胞增生,引起肺动脉高压特征性病理改变。各种类型肺动脉高压可能均有遗传因素参与。

### (二)钾通道

缺氧可抑制小肺动脉平滑肌细胞的电压门控钾通道($K_V$),导致钙通道开放增加,从而引起缺氧性肺血管收缩反应及血管重构。研究表明肺动脉高压以肺动脉平滑肌细胞的$K_{VL5}$表达下调为主,慢性缺氧性肺高压则$K_{VL5}$、$K_{V2.1}$的表达均下调;食欲抑制药如芬氟拉明、阿米雷司则可直接抑制$K_{VL5}$和$K_{V2.1}$;二氯乙酸甲酯(DCA)和西地那非可增加钾通道的表达及活性。因此,钾通道功能异常在肺动脉高压发病机制中起重要作用。

### (三)增殖和凋亡

小肺动脉重构与内皮细胞过度增殖及凋亡抵抗有关。目前认为缺氧、机械剪切力、炎症、某些药物或毒物及遗传易患性均可导致内皮细胞的异常增生。病理学研究发现,丛样病变是由异常增殖的内皮细胞和成纤维细胞构成的通道。而特发性肺动脉高压丛样病变为单克隆起源内皮细胞构成,与生长抑制基因如转化生长因子β(TGF-β)2型受体和凋亡相关基因 Bax 缺陷有关。另外,特发性肺动脉高压及先心病相关性肺动脉高压丛样病变中还存在内皮细胞凋亡抵抗,导致不可逆性小肺动脉重构。

### (四)5-羟色胺转运系统

肺动脉高压患者血液中 5-羟色胺(5-HT)水平升高,而最主要储存库-血小板中的含量却是下降的。多种类型肺动脉高压患者血浆中 5-HT 水平升高,即使肺移植或前列环素治疗也不能纠正;食欲抑制药阿米雷司、芬氟拉明与 5-HT 载体相互作用促使血小板释放 5-HT,并抑制其再摄取,导致血浆 5-HT 水平升高,因此也是一种钾通道拮抗药。临床及动物实验均证实,肺动脉平滑肌细胞中 5-HT 载体的表达和/或活性升高均可引起小肺动脉重构。

### (五)炎症机制

部分系统性红斑狼疮合并肺动脉高压患者经免疫抑制药治疗后病情明显改善,某些肺动脉高压患者体内可检测到循环自身抗体如抗核抗体及炎性细胞因子如 IL-1 和 IL-6 表达升高,肺组织学检查发现巨噬细胞和淋巴细胞炎性浸润,趋化因子 RANTSE 和 fractalkine 表达增加,提示炎症机制在肺动脉重构机制中起重要作用。

## 三、病理

肺动脉高压患者各级肺动脉均可发生结构重建,且严重程度和患者预后有一定相关性。肌型和弹性肺动脉、微细肺动脉的主要病理改变是中膜肥厚、弹性肺动脉扩张及内膜粥样硬化。各级肺小叶前或小叶内肺动脉主要表现为狭窄型动脉病变和复合型动脉病变:狭窄型病变包括肺动脉中膜平滑肌肥厚、内膜及外膜增厚;复合病变则包括丛样病变、扩张性病变和动脉炎性病变。对临床表现复杂、诊断困难的肺动脉高压患者,尽量争取行肺动脉病理解剖学检查。

## 四、血流动力学

### (一)正常肺循环血流动力学特点

正常肺循环是一个低压、低阻、顺应性高的血液循环系统。肺血管床横截面积较大,因而阻力和压力均较低。肺血管壁薄,与气道解剖关系毗邻,因此肺血流动力学易受气道、纵隔及左右心室压力变化的影响。与临床关系密切的肺血流动力学参数有:肺动脉压、肺毛细血管楔压、肺血管阻力和右心排血量(或肺血流量)等,正常值范围,见表 11-7。肺动脉收缩压正常值为 1.7～3.5 kPa(13～26 mmHg),舒张压为 0.8～2.1 kPa(6～16 mmHg),肺动脉压随年龄增长略有升高。肺毛细血管楔压通过导管直接嵌顿在小肺动脉远端测量获得,正常值为 1.1～1.5 kPa(8～12 mmHg),临床上常用肺毛细血管楔压代替左心房压力。

表 11-7　肺循环血流动力学参数的正常参考值

| 参数 | 平均值 | 正常值 |
| --- | --- | --- |
| Q(L/分) | 6.4 | 4.4～8.4 |
| 肺动脉收缩压(mmHg) | 19 | 13～26 |
| 肺动脉舒张压(mmHg) | 10 | 6～16 |
| 肺动脉平均压(mmHg) | 13 | 7～19 |
| 肺动脉闭塞压(mmHg) | 9 | 5～13 |

续表

| 参数 | 平均值 | 正常值 |
|---|---|---|
| 肺毛细血管楔压(mmHg) | 10 | 8～12 |
| 右房压(mmHg) | 5 | 1～9 |
| 肺血管阻力(dyn·s$^{-1}$ cm$^5$) | 55 | 11～99 |

肺血管阻力(pulmonary vascular resistence,PVR):计算公式是 $R = \dfrac{\overline{P}_{PA} - \overline{P}_{LA}}{\overline{Q}_T}$,式中,$P_{PA} - P_{LA}$=肺动脉与左房之间的平均压差,可以用 $P_W$ 肺毛细血管楔压代替 $P_{LV}$,单位是 mmHg。$\overline{Q}_T$=平均肺血流量,单位用 mL/s 表示。

心排血量:正常情况下左心排血量略高于右心,主要是由于 1%～2% 支气管静脉血直接回流到肺静脉所致。目前临床上常用计算右心排血量的方法有两种:热稀释法和 Fick 法。右心排血量的正常值为4.4～8.4 L/min。

**(二)肺动脉高压血流动力学特点**

肺动脉高压血流动力学特征是肺动脉压力和肺血管阻力进行性升高,右心排血量逐渐下降,最终导致右室扩张,肥厚进而功能衰竭。

肺动脉高压无症状期为安静状态下肺动脉压正常,活动后明显升高,但是心排血量基本正常;有症状期为安静状态下肺动脉压、肺血管阻力升高,心排血量下降是症状出现的主要原因,该期可出现右室扩张和肥厚;恶化期为肺阻力进一步升高,心排血量继续下降,导致肺动脉压力也开始下降,该期肺循环血流动力学改变超过右室代偿范围,发生右心衰竭(图 11-18)。

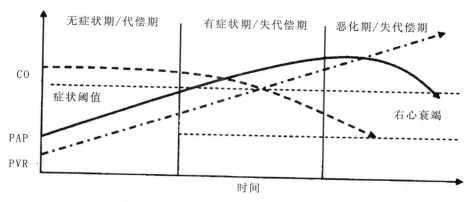

图 11-18　肺动脉高压不同时期血流动力学参数变化特点

**(三)不同类型肺动脉高压血流动力学特点**

1.肺动脉压

安静状态下肺动脉平均压＞3.3 kPa(25 mmHg)即可定义为肺动脉高压。根据诊断分类不同,肺动脉高压的升高可以分为被动性(如肺静脉压力升高)、运动相关性(心排血量增加所致)和肺血管阻力增加性(肺循环自身病变)。

**2.毛细血管后性肺高压**

毛细血管后性肺高压又称肺静脉高压,肺毛细血管楔压≥2.0 kPa(15 mmHg),跨肺压差(TPG)正常;肺毛细血管楔压<2.0 kPa(15 mmHg),跨肺压差因肺血管阻力或心排血量增加而升高。

**3.肺静脉回流受阻**

如左室功能不全和二尖瓣疾病可被动引起肺动脉压升高。一些少见疾病如肺血管中层纤维化和肺静脉闭塞性疾病,也可直接引起肺静脉回流受阻导致肺高压。

**4.肺血流增多**

也可引起肺动脉压升高,如存在先天性左向右分流性心脏疾病。当肺血流明显增加和肺血管扩张能力达到最大时,肺血流略增加就可导致肺动脉压明显升高。

**5.肺血管阻力增加**

主要与小肺动脉重构、血管收缩和原位血栓形成有关。根据影响因素不同将肺血管阻力分为两种类型:固定型和/或可逆型。固定型成分与肺动脉阻塞、闭塞及重构有关;可逆型成分与肺血管张力变化有关,肺血管张力与肺血管内皮、血管平滑肌细胞、细胞外基质、循环血细胞和血液成分相互作用有关。肺动脉高压时肺血管阻力>3。肺血管阻力增加往往与远端小肺动脉或近端肺动脉面积明显减少有关。

## 五、临床表现

### (一)症状

肺动脉高压早期无明显症状,往往病情发展至心功能失代偿才引发症状。我国注册登记研究结果表明,患者首发症状至确诊时间为(26.4±27.6)个月。首发就诊症状是活动后气短,发生率高达98.6%。其后依次为胸痛、晕厥、咯血、心悸、下肢水肿及胸闷,发生率分别为29.2%、26.4%、20.8%、9.7%、4.2%和2.8%。

### (二)既往史

采集病史时应注意询问:减肥药服用史,习惯性流产史,鼻出血,慢性支气管炎,HIV感染史,肝病,贫血,甲状腺疾病,打鼾史及深静脉血栓史等。上述病史可以提示一些病因诊断,对患者进行准确的诊断分类有重要价值。例如,鼻出血需要考虑患者是否合并遗传性出血性毛细血管扩张症。

### (三)体格检查

肺动脉高压的体征没有特异性,P2亢进最为常见,发生率为88.9%。其他常见体征有三尖瓣收缩期杂音;右心功能不全时可出现颈静脉充盈或怒张,下肢水肿;先天性心脏病合并肺动脉高压可出现发绀,杵状指(趾)等。另外还需对背部仔细听诊,如发现血管杂音应考虑肺动静脉畸形可能。

### (四)WHO肺动脉高压功能评级

1998年第2次世界卫生组织肺高压专题会议就已提出肺动脉高压患者的心功能分级标准,即WHO功能分级。该分级与NYHA心功能分级的差别在于增加了晕厥的分级指标(表11-8)。功能分级不但是治疗策略的依据,也是判断患者预后的重要资料。

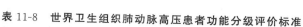

表 11-8　世界卫生组织肺动脉高压患者功能分级评价标准

| 分级 | 描述 |
| --- | --- |
| Ⅰ | 患者体力活动不受限,日常体力活动不会导致气短、乏力、胸痛或黑蒙 |
| Ⅱ | 患者体力活动轻度受限,休息时无不适,但日常活动会出现气短、乏力、胸痛或近乎晕厥 |
| Ⅲ | 患者体力活动明显受限,休息时无不适,但低于日常活动量时即出现气短、乏力、胸痛或近乎晕厥 |
| Ⅳ | 患者不能进行任何体力活动,有右心衰竭的征象,休息时可有气短和/或乏力,任何体力活动都可加重症状 |

## 六、辅助检查

### (一)心电图检查

肺动脉高压患者的心电图表现缺乏特异性,电轴右偏、Ⅰ导联出现 S 波、右心室高电压及右胸前导联可出现 ST-T 波改变有助于提示肺动脉高压。

### (二)胸部 X 线检查

肺动脉高压患者胸部 X 线检查征象可能有肺动脉段凸出及右下肺动脉扩张,伴外周肺血管稀疏——"截断现象",右心房和右心室扩大。

### (三)超声心动图检查

超声心动图是肺动脉高压疑诊患者最主要的无创检查手段。超声心动图检查的右心房大小、左心室舒张末期内径及心包积液等是评估病情严重程度、评价疗效和估计预后的重要参数,还可发现心内畸形、大血管畸形及左心病变,在肺动脉高压病因诊断中具有重要价值。但由于超声心动图检查易受操作者的经验、仪器型号等因素影响,并且不能准确测量肺动脉平均压、肺毛细血管楔压及心排血量等参数,因此不能用于确诊肺动脉高压。

### (四)肺功能检查

特发性肺动脉高压、先天性心脏病相关性肺动脉高压和结缔组织病相关性肺动脉高压均存在不同程度的外周气道通气功能障碍和弥散功能障碍。其中结缔组织病相关性肺动脉高压患者的一氧化碳弥散量(DLco)下降最为明显。

### (五)睡眠监测

睡眠监测为常规检查方法之一,大约 15% 的睡眠呼吸障碍患者可发生肺高压。

### (六)胸部 CT、肺灌注扫描

胸部 CT、肺灌注扫描是诊断肺栓塞,肺血管畸形等肺血管疾病重要的无创检查手段。高分辨率胸部 CT 也是鉴别特发性肺动脉高压和肺静脉闭塞病重要方法。

### (七)心脏 MRI 检查

心脏 MRI 可以测量右心室舒张末期容积、右心室壁厚度、右心室射血分数等参数,是评价右心功能的重要检查手段。

### (八)右心导管检查

右心导管检查是诊断肺动脉高压唯一的金标准,也是指导确定科学治疗方案必不可少的手段。对病情稳定、WHO 肺动脉高压功能分级Ⅰ～Ⅲ级、没有明确禁忌证的患者均应积极开展标准的右心导管检查。右心导管检查时测定的项目包括:心率、右心房压、右心室压、肺动脉压(收缩压、舒张压和平均压)、肺毛细血管嵌压、心排血量、体循环血压、肺血管阻力和体循环阻力及导管径路各部位的血氧饱和度等。

### (九)急性肺血管扩张试验

部分肺动脉高压尤其是特发性肺动脉高压的发病机制可能与肺血管痉挛有关,急性肺血管扩张试验是筛选这些患者的有效手段。国内急性肺血管扩张试验常选择腺苷或伊洛前列素。急性肺血管扩张试验阳性标准为:肺动脉平均压下降到 5.3 kPa(40 mmHg)之下,且下降幅度超过 1.3 kPa(10 mmHg),心排血量增加或至少不变。必须同时满足此 3 项标准,才可将患者诊断为试验结果阳性。初次检查阳性的患者服用足量的钙通道阻滞剂治疗 12 个月时应及时随访,如果患者心功能稳定在 Ⅰ~Ⅱ 级,而肺动脉平均压基本或接近正常,则认为该患者符合钙通道阻滞剂长期敏感者的诊断标准。

### (十)肺动脉造影

肺动脉造影是诊断肺栓塞、肺血管炎、肺血管肿瘤的金标准,在肺动脉高压诊断分类中具有重要价值。肺动脉造影显示的肺血管末端血液充盈状况对于判断患者肺动脉高压是否小动脉闭塞具有重要临床实用价值。需要注意,肺动脉造影并非肺动脉高压常规检查项目。血流动力学不稳定肺动脉高压患者进行肺动脉造影可能导致右心衰竭加重,甚至猝死。

### (十一)6 min 步行距离试验

肺动脉高压患者首次入院后常规进行 6 min 步行距离试验。6 min 步行距离试验是评价患者活动耐量的客观指标,也是评价疗效的关键方法。另外首次住院的 6 min 步行距离试验结果与预后有明显相关性。进行 6 min 步行距离试验同时还应同时评价 Borg 呼吸困难分级,具体分级方法,见表 11-9。

表 11-9　Borg scale 分级

| 分级 | 描述 |
| --- | --- |
| 0 级 | 没有任何呼吸困难症状 |
| 0.5 级 | 呼吸困难症状非常非常轻微(刚刚觉察到) |
| 1 级 | 呼吸困难症状非常轻微 |
| 2 级 | 呼吸困难症状轻微(轻) |
| 3 级 | 有中等程度的呼吸困难症状 |
| 4 级 | 呼吸困难症状稍微有点重 |
| 5 级 | 呼吸困难症状严重(重) |
| 6 级 | |
| 7 级 | 呼吸困难症状非常重 |
| 8 级 | |
| 9 级 | |
| 10 级 | 呼吸困难症状非常非常严重(最重) |

## 七、诊断及鉴别诊断

根据肺动脉高压最新诊断分类标准,肺动脉高压共分为五大类,21 亚类,30 余小类,因此只有遵循根据规范的诊断流程才能对肺动脉高压患者进行准确的诊断分类(图 11-19)。

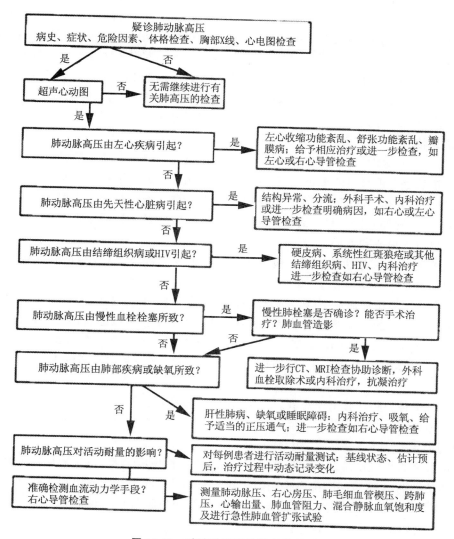

图 11-19  肺动脉高压的诊断流程

肺动脉高压的诊断和鉴别诊断要点：①首先提高肺动脉高压的诊断意识，尽量早期诊断，缩短确诊时间；②判断是否存在肺动脉高压的危险因素；③完善常规实验室检查，对肺动脉高压进行详细分类诊断；④右心导管检查及急性血管扩张试验确诊；⑤对患者心肺功能进行评估，确定治疗策略。

## 八、治疗

肺动脉高压的治疗大体分为 3 个不同阶段。第 1 个阶段通常称为"传统治疗时代"，也叫作"零靶向治疗时代"。第 2 个阶段称为"不充分靶向治疗时代"。第 3 个治疗时代称为"多元化时代"。

传统治疗时代指 1992 年以前。这个阶段的治疗实际上是针对肺动脉痉挛，右心衰竭和肺血管原位血栓形成。药物有钙通道阻滞剂（CCBs）、氧气、地高辛和利尿药、华法林。

1992 年起，随着依前列醇（epoprostenol，商品名：FLOLAN）进入临床，肺动脉高压患者的预后发生了革命性改变。一直到1999年波生坦(Bosentan,商品名:全可利)的出现,这期间依前列醇是唯一靶向治疗肺动脉高压药物,因此称为不充分靶向治疗时代,也有专家称为"FLOLAN时代"。

1999年以后,波生坦、曲前列素、西地那非等药物逐渐进入临床使各类肺动脉高压患者预后得到更好的改善,球囊扩张等介入治疗方法使慢性血栓栓塞性肺高压患者多了治疗的选择。药物治疗无效的危重患者可以选择房间隔打孔技术或者肺移植技术也成为全球性的专家共识,因此这个阶段称为"多元化新时代"。下面将着重强调治疗中几个重要部分。

**(一)传统治疗**

首先,除了合并房性心动过速,心房颤动等快速性心律失常,地高辛被推荐仅能应用于心排血量和心脏指数小于正常值的患者。利尿药应谨慎使用,短期改善患者症状之后,即应减量并逐渐停用,因右心室充盈压对于维持足够心排血量非常关键。华法林应用之前需评估患者有无禁忌证。如无禁忌,则部分凝血酶原活动度的国际标准比值(INR)应该控制在1.5～2.5,主要是对抗肺血管原位血栓形成和发展。

其次需要着重强调急性肺血管反应试验结果是患者能否服用CCBs的唯一根据,因为试验阳性往往提示大量小肺动脉痉挛。而试验阴性,则提示血管重塑而闭塞是主要病理基础,此时使用CCBs则有导致体循环血压下降、矛盾性肺动脉压力升高、心力衰竭加重、诱发肺水肿等危险。

服用CCBs之后的1年随访结果又是患者是否为CCBs长期敏感者的唯一证据,只有CCBs长期敏感者才能长期服用CCBs并能显著获益。服用CCBs之前应该根据24 h HOLTER的结果评估患者的基础心率,基础心率较慢的患者选择二氢吡啶类;基础心率较快的患者则选择地尔硫草。

原则上对于各类肺动脉高压患者,禁忌使用血管紧张素转换酶抑制药,血管紧张素Ⅱ受体拮抗药和硝酸酯类等血管扩张药。

**(二)靶向治疗**

对急性肺血管扩张试验结果阴性,病情稳定的肺动脉高压患者,建议采用前列环素类药物、内皮素受体拮抗药、5型磷酸二酯酶抑制药等新型血管扩张药进行靶向治疗或联合治疗。

目前,国内可以使用的靶向治疗药物有波生坦、西地那非和万他维等。

**1.内皮素受体拮抗药**

波生坦是非选择性内皮素受体拮抗药,是临床应用时间最长的口服靶向治疗药物,也是除了FLOLAN之外,目前唯一有5年生存率随访结果的治疗方法。目前国外大量的研究报道已经证实,该药物可以明确治疗特发性肺动脉高压,结缔组织病相关肺动脉高压,先心病相关肺动脉高压,艾滋病毒感染相关肺动脉高压,慢性血栓栓塞性肺高压,儿童肺动脉高压,右心衰竭早期心功能Ⅱ级的肺动脉高压患者。该药可改善患者的临床症状和血流动力学指标,提高运动耐量,改善生活质量和生存率,推迟到达临床恶化时间。国内研究也初步证实,波生坦可以安全有效治疗肺动脉高压患者。

目前推荐用法是初始剂量62.5 mg,2次/天,4周,后续125 mg,2次/天,维持治疗。如无禁忌,是治疗心功能Ⅱ级、Ⅲ级肺动脉高压患者的首选治疗。注意事项:①如患者是儿童,或体重<40 kg,则用药剂量需要根据体重而调整为半量。如是体重<20 kg的婴幼儿患者,则建议剂量为1/4量。②由于具有潜在肝脏酶学指标升高作用。建议治疗期间监测肝功能,至少每月1次。如转氨酶增高小于等于正常值高限3倍,可以继续用药观察;小于正常值3～5倍,可以减半剂量继续使用或暂停用药,每2周监测一次肝功能,待转氨酶恢复正常后再次使用;小于正常值5～

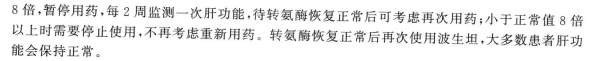

8倍,暂停用药,每2周监测一次肝功能,待转氨酶恢复正常后可考虑再次用药;小于正常值8倍以上时需要停止使用,不再考虑重新用药。转氨酶恢复正常后再次使用波生坦,大多数患者肝功能会保持正常。

波生坦和环孢素A有配伍禁忌,不推荐和格列本脲、氟康唑合用。

目前,欧洲和美国分别有西他生坦和安贝生坦等选择性内皮素受体A拮抗药上市,也可以有效治疗肺动脉高压,但是长期预后资料尚需时日。

2.5型磷酸二酯酶抑制药

西地那非已被美国食品与药品管理局(FDA)批准用于肺动脉高压治疗,在国外上市的商品名"Revatio"。目前该药治疗患者的2年生存率已经在2008年美国胸科年会上公布,与传统治疗对比,确实明显延长了患者的生存时间。是值得推荐治疗肺动脉高压的重要方法。我国虽然还未批准治疗肺动脉高压的适应证,但是目前国内已有大量患者在接受或自发购买相同成分的"万艾可"用于治疗肺动脉高压,使用方法很不规范,甚至错误。因此亟待强调该药物正确临床使用方法。

根据SUPER研究结果及国内外专家共识,西地那非被推荐的标准剂量是20 mg,3次/天,且增加剂量不能增加疗效,但却增加不良反应发生率。

使用西地那非需要注意以下不良反应:腹泻、视觉障碍、肌肉疼痛、儿童发育增快及头痛和潮红。

同类药物伐地那非虽然在国内外都没有适应证,但随机双盲安慰剂对照多中心临床试验(E-VALUATION-1)正在进行,且前期开放对照研究也在2008年美国胸科年会公布,初步证明可以有效安全治疗肺动脉高压患者。因该药服用方便,5 mg,2次/天即可,价格相对低廉,因此对于我国经济情况相对较差患者,是可以考虑尝试的方法。其不良反应与西地那非类似。

3.前列环素及结构类似物

我国目前唯一上市药物是伊洛前列素(ILOPROST,商品名万他维),短期内吸入伊洛前列素可降低肺动脉压力和肺血管阻力,提高运动耐量,改善生活质量。但伊洛前列素是否可长期单独应用治疗肺动脉高压目前还没有很好的研究来证实。目前,大多数有经验专家建议,对于心功能较差患者可短期应用,病情缓解之后应及时替换为口服制剂如5型磷酸二酯酶抑制药或内皮素受体拮抗药波生坦。另外,对于急诊室或者重症监护病房及手术中遇到肺动脉高压危象,或者急性和/或重度右心衰竭患者,伊洛前列素吸入或者静脉泵入是非常重要的治疗选择。

需要强调:前列腺素$E_1$(即前列地尔)与前列环素不同,不建议用于肺动脉高压的治疗。

曲前列素在欧美上市多年,可以经皮下注射,静脉注射和吸入途径等多种方法给药,方便、安全、有效。在治疗肺动脉高压药物中是目前公认最好的前列环素类药物。有望近期进入国内临床应用。

4.治疗目标

对于肺动脉高压这类恶性疾病,国内外专家倾向于"以目标为导向的靶向治疗",即治疗之前,先预设治疗目标,随后给予靶向治疗方案。3个月为1个周期,检查患者是否达到治疗目标,如达到,继续治疗。如没有达到目标,更换方案或者联合治疗。

一般来说,预先设定的治疗目标是下列生理指标至少50%改善,而其他指标没有恶化:如6 min步行距离、WHO功能分级、Borg呼吸困难指数、动脉氧饱和度、左心室舒张末内径、右心室内径、肺功能、平均肺动脉压、肺血管阻力、心排血指数、右心室射血分数、右心房平均压、右心室舒张末压和临床恶化事件等。

### (三)联合治疗方案

1.靶向联合方案

如果患者经单药治疗,没有达到预先设定的治疗目标或者病情仍进行性加重,建议采用联合治疗。目前尚无公认最佳联合治疗方案。根据专家经验,波生坦＋西地那非或波生坦＋伐地那非可能疗效最佳。

一般情况下,根据患者经济状况可以首选波生坦、西地那非或伐地那非来启动治疗。3个月后评估,如达标,则继续治疗。如没有达到,则联合治疗。国内联合治疗,PDE₅抑制药一般不变动剂量,而波生坦先用62.5 mg,2次/天。如再次评估达标,继续治疗,如没有达标,则波生坦可以增加剂量至125 mg,2次/天。如仍未达标,可以考虑适当增加伊洛前列素,或者曲前列素。再不达标或继续恶化,考虑静脉使用伊洛前列素,择机进行肺移植或房间隔打孔。

2.靶向治疗之外的综合治疗

他汀:初步研究,证实可以加用,对抗肺动脉内皮的损伤。但需要进一步研究。

### (四)介入治疗

对于肺血管炎或者血栓栓塞而导致的肺血管局部狭窄相关的肺动脉高压,可以考虑介入治疗。球囊扩张和支架置入可以明显改善患者的肺血液灌注,从而改善通气血流比值,提高动脉血氧饱和度,降低肺动脉阻力。其进一步机制有待于阐明。

### (五)肺移植

药物治疗无效的肺动脉高压患者,可以考虑单侧、双侧或者部分肺叶肺移植。国外经验表明可有效纠正右心衰竭。国内经验有限。

### (六)其他新技术

血管活性肠肽、弹性蛋白酶抑制药等都是初步证实有效的靶向治疗药物;而基因治疗,细胞移植治疗肺动脉高压的研究报道也初步显示其希望。同步起搏技术研究初步显示也可有效改善肺动脉高压患者的右心功能。但上述方法尚未成熟,仍在研究阶段,目前尚不能临床应用。

## 十、护理

### (一)护理评估

1.一般情况评估

(1)一般资料:包括护理对象的姓名、性别、年龄、民族、职业、婚姻状况、受教育水平、家庭住址、联系人等。

(2)目前健康状况:包括此次患病的情况,主述,当前的饮食、营养、排泄、睡眠、自理和活动等情况。

(3)既往健康状况:包括既往患病史、创伤史、手术史、过敏史、烟酒嗜好,女性患者的婚育史和月经史、家族史等。

(4)心理状态:包括护理对象对疾病的认识和态度,康复的信心,患病后精神、情绪及行为的改变等。

(5)社会文化状况:包括护理对象的职业、经济状况、卫生保健待遇,以及家庭、社会的支持系统状况等。

2.症状评估

(1)评估神志、面色、颈静脉充盈情况、皮肤温度、湿度,有无发绀、咯血、胸痛、晕厥、声音嘶哑、杵状指(趾)、四肢厥冷等症状。

(2)评估心率、心律、节律等变化。

(3)评估呼吸频率、节律、呼吸方式等变化,监测动脉血气等。

(4)评估血压、脉压的变化,询问患者有无头晕、乏力等症状。

(5)评估体温变化,尤其是危重患者及合并肺部感染患者。

(6)评估患者有无双下肢水肿、腹水等情况。

**(二)护理措施**

1.病情观察

(1)加强患者生命体征情况的观察,及时发现病情变化,异常时及时通知医师,准确执行各项医嘱。

(2)观察患者神志,面色,颈静脉充盈情况,皮肤温度、湿度;有无发绀、咯血、胸痛、晕厥、声音嘶哑、杵状指(趾)、四肢厥冷等症状。

(3)心力衰竭患者输液速度控制在 20～30 滴/分钟;观察药物作用及不良反应。

(4)准确记录 24 h 出入量,每天测量腹围、体重等。

2.氧疗护理

低氧会引起肺血管收缩,能加重肺动脉高压。氧疗可以缓解支气管痉挛、减轻呼吸困难,改善通气功能障碍;能改善睡眠和大脑供氧状况,提高运动耐力和生命质量;能减轻红细胞增多症,降低血液黏稠度,减轻右心室负荷,延缓右心衰的发生、发展。

(1)PAH 患者需要长期氧疗,使患者动脉血氧饱和度＞90％。通常氧流量控制在 2～3 L/min,每天吸氧时间一般不少于 6 h;静息时指末氧饱和度低于 90％患者吸氧不少于15 h/d。

(2)合并心力衰竭患者缺氧严重而无二氧化碳潴留时氧流量为 6～8 L/min;低氧血症,伴二氧化碳潴留时氧流量为 1～2 L/min。

(3)观察氧疗效果,如呼吸困难缓解,心率下降,发绀减轻,氧分压($PaO_2$)上升等,表示纠正缺氧有效。若出汗、球结膜充血、呼吸过缓、意识障碍加深,二氧化碳氧分压($PaCO_2$)升高,须警惕 $CO_2$ 潴留加重,遵医嘱予呼吸兴奋剂静脉滴注或无创呼吸机辅助呼吸。

(4)为了预防呼吸道感染,清洁鼻腔 2 次/天,75％乙醇棉球消毒鼻导管 2 次/天,湿化瓶每天消毒。

3.饮食护理

(1)指导患者进食易消化、低盐、低蛋白、维生素丰富和适量无机盐的食物。进餐时取端坐位,少量多餐,切忌过饱,避免餐后胃肠过度充盈及横膈抬高,增加心脏负荷;避免摄入过多碳酸饮料、进食产气、油腻食物;饭后取坐位或半卧位 30 min。香烟中的尼古丁可损伤血管内皮细胞,引起静脉收缩,影响血液循环,禁忌吸烟。

(2)合并心力衰竭的饮食护理:指导患者进流质、半流质饮食,病情好转后进食软饭;吃新鲜蔬菜、水果,适量吃鱼、瘦肉、牛奶等;维生素 $B_1$ 及维生素 C,可以保护心肌。低钾血症时会出现心律失常,长期利尿治疗的患者应多吃含钾丰富的食物及水果,如土豆、紫菜、油菜、西红柿、牛奶、香蕉、红枣、橘子等;限制钠盐摄入,每天 2～3 g 为宜。忌食用各种咸菜、豆制品、腌制食品等;一般情况下,量出而入,可根据患者的运动量、排尿量计算入水量;每天蛋白质可控制在 25～

30 g。一般情况下,量出而入,WHO 心功能Ⅰ、Ⅱ级患者 24 h 液体摄入量为 1 500 mL 左右,夏季可稍增加;WHO 心功能Ⅲ级、Ⅳ级者应严格控制饮水量,一般 24 h 不超过 600 mL。

(3)抗凝治疗的饮食护理:适当减少摄入酸奶酪、猪肝、蛋黄、豆类、海藻类、绿色蔬菜和维生素 E 制剂。因为绿色蔬菜中含有丰富的维生素 K,维生素 K 可以增加凝血酶的生成,导致华法林的作用减弱。

4.用药护理

目前临床应用于 PAH 的药物有强心药、抗凝剂、利尿剂、靶向药物等。

(1)强心药:使用地高辛时应观察有无恶心、厌食、腹泻、腹痛、头痛、精神错乱、幻觉、抑郁、视力变化(黄绿色晕)等中毒反应;测心率、心律;心率小于 60 次/分钟钟或大于 120 次/分钟钟,心律不齐等及时报告医师,必要时停药。

(2)抗凝剂:应用抗凝剂时,应重点观察患者口腔黏膜、牙龈、鼻腔及皮下的出血倾向;关注华法林用量、INR 的监测间隔时间是否需要进行调整,还应指导患者规律服药,不能漏服、重复及延迟用药。

(3)利尿剂:使用利尿剂的患者,应观察患者血电解质情况,要准确记录出入水量,观察其下肢水肿有无加重。

(4)靶向药物:靶向药物治疗者观察药物不良反应,如有无头晕、头痛、面部潮红、腹泻等症状。护士应落实药物宣教,必要时提供专用的分药器,指导患者正确分药,尽量使药物分割均匀,保证每次剂量准确。①钙通道阻滞剂:患者可出现头痛、面红、心悸等不良反应,密切观察心律、心率,血压的变化。②前列环素及类似物:如吸入性伊洛前列素是一种治疗 PAH 安全有效的药物,主要不良反应有潮热、面部发红、头痛、颊肌痉挛(口腔开合困难)、咳嗽加重、血压降低(低血压)、抑制血小板功能和呼吸窘迫等。伊洛前列素雾化吸入时患者尽量取坐位或半卧位,如果患者出现呼吸困难、气急,可暂停,予吸氧。伊洛前列素的血管扩张作用,会引起颜面部血管扩张充血,皮肤潮红,在雾化治疗期间避免使用面罩,仅使用口含器来给药。有晕厥史的患者应避免情绪激动,每天清醒未下床时吸入首剂。③内皮素受体拮抗剂:如波生坦,主要副作用是肝功能异常,需要每个月检测 1 次肝功能,当转氨酶升高大于正常、血红蛋白减少时应减少剂量或停药;并对患者做好安抚工作。④磷酸二酯酶(PDE－5)抑制剂:如西地那非。口服西地那非的患者常会出现晕厥现象。因此,护理人员要重视安全护理,患者服药后卧床休息 30～60 min,防止直立性低血压。另外,西地那非联合利尿剂使用会导致患者口渴,应注意控制饮水量在 600～800 mL/d,并向患者讲解限水的重要性。将湿纱布含于清醒无睡眠的患者口中,可起到解渴作用。如有异常及时报告医师,停止用药。

5.休息与排便

(1)建立良好的睡眠卫生习惯,根据心功能状况合理安排活动量。WHO 肺高压功能Ⅲ级的患者,护理人员协助进食、洗漱、大小便等生活护理,严格限制体力活动;WHO 肺高压功能Ⅳ级的患者需绝对卧床、进食、洗漱、大小便均在床上,由护理人员帮助完成一切生活护理。

(2)养成按时排便习惯,保持大便通畅,避免发生便秘。如果排便不畅,予温水按摩腹部或开塞露纳肛,必要时甘油灌肠剂灌肠等通便治疗,严禁排便时用力屏气,防止诱发阿－斯综合征。

6.心理护理

靶向药物基本上是进口药,价格较贵,目前大部分地区尚未列入医保。患者需要长期治疗,医疗费用高,精神压力、经济压力巨大。患者易生气,产生悲观、焦虑、抑郁、烦躁等心理。抑郁、焦虑、生气等会使肺动脉压力升高,不利于疾病恢复。护士提供持续的情感支持,加强与患者沟通,提供优质护理服务,尽量满足患者的需求,鼓励、帮助患者树立战胜疾病的信心,积极配合治疗与护理。

**(三)出院指导**

(1)加强锻炼,按时作息,注意休息,避免劳累,劳累后易诱发心力衰竭。

(2)消除患者紧张、焦虑、恐惧情绪,保证睡眠质量。

(3)外出时注意保暖,尽量不要去人群密集的地方,避免感冒,因为感冒后易诱发心力衰竭。

(4)长期家庭氧疗。

(5)扩张肺血管、激素、抗凝、利尿、补钾等治疗药,必须规律、足量、全程用药,必须在专业医师指导下用药,不能擅自停药或减量。

(6)有咳嗽、胸闷、气急、呼吸困难、尿量减少、下肢水肿等病情变化,及时就医。

(7)禁烟,可以适量喝红葡萄酒。

(8)定期随访。

(史金莎)

# 第十一节　高脂血症的护理

高脂血症是指血浆中胆固醇(C)和/或甘油三酯(TG)水平升高。由于血浆中胆固醇和甘油三酯在血液中是与蛋白质和其他类脂如磷脂一起以脂蛋白的形式存在,高脂血症实际上是血浆中某一类或几类脂蛋白含量增高,所以亦称高脂蛋白血症。近年来,已逐渐认识到血浆中高密度脂蛋白(HDL)降低也是一种血脂代谢紊乱。因而,有学者建议采用脂质异常血症。

高脂血症是一类较常见的疾病,除少数是由于全身性疾病所致外(继发性高脂血症),绝大多数是遗传基因缺陷(或与环境因素相互作用)引起(原发性高脂血症)。遗传方面主要是载脂蛋白、脂蛋白受体和脂酶的先天性基因缺陷所致。而环境因素则主要是指饮食的不合理性,例如高胆固醇、高脂肪和高热量摄入等。高脂血症与动脉粥样硬化和冠状动脉粥样硬化性心脏病(冠心病)关系非常密切,是冠心病的独立危险因素。

## 一、诊断依据

**(一)临床表现**

高脂血症的临床表现主要包括两大方面:①脂质在真皮内沉积所引起的黄色瘤。②脂质在血管内皮沉积所引起的动脉粥样硬化,产生冠心病和周围血管病等。由于高脂血症时黄色瘤的发生率并不十分高,动脉粥样硬化的发生和发展则需要相当长的时间,所以多数患者并无任何症状和异常体征。

黄色瘤是一种异常的局限性皮肤隆起,其颜色可为黄色、橘黄色或棕红色,多呈结节、斑块或丘疹形状,质地一般柔软。根据黄色瘤的形态、发生部位,一般可分为下列六种。

1.肌腱黄色瘤

为圆形或卵圆形的皮下结节,质硬,发生在肌腱部位(多见于跟腱、手或足背伸侧肌腱、膝部股直肌和肩三角肌腱),与其上皮肤粘连,边界清楚。常是家族性高胆固醇血症的较为特征性的表现。

2.掌皱纹黄色瘤

发生在手掌部的线条状扁平黄色瘤,呈橘黄色轻度凸起,分布于手掌及手指间皱褶处。对诊断家族性异常β脂蛋白血症有一定的价值。

3.结节性黄色瘤

好发于身体的伸侧,如肘、膝、指节伸处以及髋、距小腿(踝)、臀等部位,发展缓慢。为圆形状结节,其大小不一、边界清楚,早期质软,后期质地变硬。多见于家族性异常β脂蛋白血症或家族性高胆固醇血症。

4.结节疹性黄色瘤

好发于肘部四肢伸侧和臀部,皮损常在短期内成批出现,呈结节状有融合趋势,疹状黄色瘤常包绕着结节状黄色瘤。呈橘黄色,常伴有炎性基底。主要见于家族性异常β脂蛋白血症。

5.疹性黄色瘤

表现为针头或火柴头大小丘疹,橘黄或棕黄色伴有炎性基底。有时口腔黏膜也可受累。见于高甘油三酯血症。

6.扁平黄色瘤

见于睑周,又称睑黄色瘤,较为常见。表现为眼睑周围处发生橘黄色略高出皮面的扁平丘疹状或片状瘤,边界清楚,质地柔软。泛发的可波及面、颈、躯干和肢体。常见于各种高脂血症,但也可见于血脂正常者。

角膜弓和脂血症眼底改变亦见于高脂血症,角膜弓又称老年环,若见于40岁以下者,则多伴有高脂血症,但特异性不很强。脂血症眼底改变是由于富含甘油三酯的大颗粒脂蛋白沉积在眼底小动脉上引起光散射所致,常常是严重的高甘油三酯血症并伴有乳糜微粒血症的特征表现。此外,严重的高胆固醇血症尤其是纯合子家族性高胆固醇血症可出现游走性多关节炎,但较罕见,且关节炎多为自限性。明显的高甘油三酯血症可引起急性胰腺炎。

(二)辅助检查

1.主要检查

(1)血脂:常规测定血浆总胆固醇(TC)和甘油三酯(TG)水平,以证实高脂血症的存在。目前认为中国人血清TC的合适范围为低于5.2 mmol/L(200 mg/dL),5.23~5.69 mmol/L(201~219 mg/dL)为边缘升高,超过5.72 mmol/L(220 mg/dL)为升高。TG的合适范围为小于1.7 mmol/L(150 mg/dL),大于1.7 mmol/L(150 mg/dL)为升高。

(2)脂蛋白:判断血浆中有无乳糜微粒(CM)存在,可采用简易的方法,即把血浆放在4℃冰箱中过夜,然后观察血浆是否有一"奶油样"的顶层。高密度脂蛋白胆固醇(HDL-C)也是常检测的项目,HDL-C>1.04 mmol/L(40 mg/dL)为合适范围,小于0.91 mmol/L(35 mg/mL)为减低。血浆低密度脂蛋白胆固醇(LDL-C)可采用Friedewald公式进行计算,其公式是:LDL-C(mg/dL)=TC-(HDL-C+TG/5),或LDL-C(mmol/L)=TC-(HDL-C+TG/2.2)。LDL-C的合适范围为小于3.12 mmol/L(120 mg/dL),3.15~3.61 mmol/L(121~139 mg/dL)为边缘升高,大于3.64 mmol/L(140 mg/dL)为升高。

2.其他检查

X线、动脉造影、超声、放射性核素、心电图等检查有助于发现动脉粥样硬化和冠心病。

### (三)高脂血症分类

**1.病因分类法**

可分为原发性和继发性高脂血症。原发性高脂血症部分是基因缺陷所致,另一部分病因不清楚。继发性高脂血症指由药物或全身性疾病(如糖尿病、甲状腺功能减退症、肾病等)引起的血脂异常。

**2.表型分类法**

1970 年世界卫生组织(WHO)提出了高脂蛋白血症分型法(表 11-10)。为了指导治疗,有学者提出了高脂血症的简易分型法(表 11-11)。

**表 11-10　高脂蛋白血症 WHO 分型法**

| 表型 | 血浆 4 ℃过夜外观 | TC | TG | CM | VLDL | LDL | 备注 |
|---|---|---|---|---|---|---|---|
| Ⅰ | 奶油上层,下层清 | ↑→ | ↑↑ | ↑↑ | ↑↑ | ↓→ | 易发胰腺炎 |
| Ⅱa | 透明 | ↑↑ | → | → | → | ↑↑ | 易发冠心病 |
| Ⅱb | 透明 | ↑↑ | ↑↑ | → | ↑ | ↑ | 易发冠心病 |
| Ⅲ | 奶油上层,下层浑浊 | ↑↑ | ↑↑ | ↑ | ↑ | ↓ | 易发冠心病 |
| Ⅳ | 浑浊 | ↑→ | ↑↑ | → | ↑↑ | → | 易发冠心病 |
| Ⅴ | 奶油上层,下层浑浊 | ↑ | ↑↑ | ↑↑ | ↑ | ↓→ | 易发胰腺炎 |

注:↑示浓度升高;→示浓度正常;↓示浓度降低

**表 11-11　高脂血症简易分型**

| 分型 | TC | TG | 相当于 WHO 表型 |
|---|---|---|---|
| 高胆固醇血症 | ↑↑ | | Ⅱa |
| 高甘油三酯血症 | | ↑↑ | Ⅳ(Ⅰ) |
| 混合型高脂血症 | ↑↑ | ↑↑ | Ⅱb(Ⅲ、Ⅳ、Ⅴ) |

**3.基因分类法**

由基因缺陷所致的高脂血症多具有家族聚集性和遗传性倾向,临床称为家族性高脂血症(表11-12)。

**表 11-12　家族性高脂血症的临床特征**

| 常用名 | 基因缺陷 | 临床特征 | 表型分类 |
|---|---|---|---|
| 家族性高胆固醇血症 | LDL 受体缺陷 | 以胆固醇升高为主,可伴轻度甘油三酯升高,LDL 明显增加,可有肌腱黄色瘤,多有冠心病和高脂血症家族史 | Ⅱa 和Ⅱb |
| 家族性载脂蛋白 $B_{100}$ 缺陷症 | $ApoB_{100}$ 缺陷 | | |
| 家族性混合型高脂血症 | 不清楚 | 胆固醇和甘油三酯均升高,VLDL 和 LDL 都增加,无黄色瘤,家族成员中有不同类型高脂蛋白血症,有冠心病家族史 | Ⅱb |
| 家族性异常 β-脂蛋白血症 | ApoE 异常 | 胆固醇和甘油三酯均升高,乳糜颗粒和 VLDL 残粒以及 IDL 明显增加,可有掌皱黄色瘤,多为 $ApoE_2$ 表型 | Ⅲ |
| 家族性异常高甘油三酯血症 | LPL 缺陷 或 ApoCⅡ异常 | 以甘油三酯升高为主,可有轻度胆固醇升高,VLDL 明显增加 | Ⅳ |

## 二、治疗措施

本病应坚持长期综合治疗,强调以饮食、运动锻炼为基础,根据病情、危险因素、血脂水平决定是否或何时药物治疗。对继发性高脂血症应积极治疗原发病。

### (一)防治目标水平

1996全国血脂异常防治对策研究组制订了血脂异常防治建议,提出防治目标如下。

(1)无动脉粥样硬化,也无冠心病危险因子者:TC＜5.72 mmol/L(220 mg/dL),TG＜1.70 mmol/L(150 mg/dL),LDL-C＜3.64 mmol/L(140 mg/dL)。

(2)无动脉粥样硬化,但有冠心病危险因子者:TC＜5.20 mmol/L(200 mg/dL),TC＜1.70 mmol/L(150 mg/dL),LDL-C＜3.12 mmol/L(120 mg/dL)。

(3)有动脉粥样硬化者:TC＜4.68 mmol/L(180 mg/dL),TG＜1.70 mmol/L(150 mg/dL),LDL-C＜2.60 mmol/L(100 mg/dL)。

### (二)饮食治疗

饮食治疗是各种高脂血症治疗的基础,可以单独采用,亦可与其他治疗措施合用。目的不仅为降低血脂,并需在根据其性别、年龄及劳动强度的具体情况,保持营养平衡的健康膳食,有利于降低心血管病的其他危险因素。饮食治疗应以维持身体健康和保持体重恒定为原则。合理的膳食能量供应包括:①基础代谢(BMR)所必需的能量,BMR所需能量＝体重(kg)×100.5 kJ(24 kcal)/d。②食物的特殊动力作用能量消耗,占食物提供总热量的10%。③补充活动时的额外消耗,按轻、中、重体力活动分别需增加30%、40%、50%,相应的能量需要又与体重成比例。

美国国家胆固醇教育计划(NCEP)提出的高胆固醇血症的饮食治疗方案(表11-13),可供我国临床治疗高胆固醇血症时参考。其中为膳食治疗设计的二级方案,旨在逐步地改变饮食习惯、调整膳食结构,以趋于达到严格控制饮食可获得的效果。对于无冠心病的患者,饮食治疗从第一级方案开始,并在4~6周和3个月时测血清TC水平。如第一级饮食疗法方案未能实现血清TC和LDL-C降低目标,可开始实行第二级饮食疗法方案。对已患冠心病或其他动脉粥样硬化症患者,一开始就采用饮食治疗第二级方案。

表 11-13　饮食疗法的二级方案

| 营养素 | 第一级控制方案 | 第二级控制方案 |
| --- | --- | --- |
| 总脂肪 | ＜30%总热量 | ＜30%总热量 |
| 饱和脂肪酸 | 占总热量8%~10% | ＜7%总热量 |
| 多不饱和脂肪酸 | ＞10%总热量 | ＞10%总热量 |
| 单不饱和脂肪酸 | 占总热量10%~15% | 占总热量10%~15% |
| 糖类 | 占总热量50%~60% | 占总热量50%~60% |
| 蛋白质 | 占总热量10%~20% | 占总热量10%~20% |
| 胆固醇摄入量(mg/d) | ＜300 | ＜200 |
| 总热量 | 达到和保持理想体重 | 达到和保持理想体重 |

合理的饮食习惯和膳食结构主要内容包括以下几方面。

(1)保持热量均衡分配,饥饱不宜过度,不要偏食,切忌暴饮暴食或塞饱式进餐,改变晚餐丰盛和入睡吃夜宵的习惯。

（2）主食应以谷类为主，粗细搭配，粗粮中可适量增加玉米、莜面、燕麦等成分，保持糖类供热量占总热量的 55% 以上。

（3）增加豆类食品，提高蛋白质利用率，以干豆计算，平均每天应摄入 30 g 以上，或豆腐干 45 g，或豆腐 75～150 g。

（4）在动物性食物的结构中，增加含脂肪酸较低而蛋白质较高的动物性食物如鱼、禽、瘦肉等，减少陆生动物脂肪。最终使动物性蛋白质的摄入量占每天蛋白质总摄入量的 20%，每天总脂肪供热量不超过总热量的 30%。

（5）食用油保持以植物油为主，每人每天用量以 25～30 g 为宜。

（6）膳食成分中应减少饱和脂肪酸，增加不饱和脂肪酸（如以人造奶油代替黄油，以脱脂奶代替全脂奶），使饱和脂肪酸供热量不超过总热量的 10%，单不饱和脂肪酸占总热量 10%～15%，多不饱和脂肪酸占总热量 7%～10%。

（7）提高多不饱和脂肪酸与饱和脂肪酸的比值（P/S），西方膳食推荐方案应达到比值为 0.5～0.7，我国传统膳食中因脂肪含量低，P/S 比值一般在 1 以上。

（8）膳食中胆固醇含量不宜超过 300 mg/d。

（9）保证每天摄入的新鲜水果及蔬菜达 400 g 以上，并注意增加深色或绿色蔬菜比例。

（10）减少精制米、面、糖果、甜糕点的摄入，以防摄入热量过多。

（11）膳食成分中应含有足够的维生素、矿物质、植物纤维及微量元素，但应适当减少食盐摄入量。

（12）少饮酒，少饮含糖多的饮料，多喝茶。

### （三）改变生活方式

改变生活方式，如低脂饮食、运动锻炼、戒烟、行为矫正等，可使 TC 水平和 LDL-C 水平降低，达到治疗目的。

### （四）调节血脂药物治疗

根据 1996 全国血脂异常防治对策研究组制订的血脂异常防治建议的意见，血脂异常的治疗在用于冠心病的预防时，若对象为临床上未发现冠心病或其他部位动脉粥样硬化者，属一级预防。这些对象在一般治疗后，以下血脂水平应考虑应用调节血脂药物。①无冠心病危险因子者：TC＞6.24 mmol/L（240 mg/dL），LDL-C＞4.16 mmol/L（160 mg/dL）。②有冠心病危险因子者：TC＞5.72 mmol/L（220 mg/dL），LDL-C＞3.64 mmol/L（140 mg/dL）。若对象为已发生冠心病或其他部位动脉粥样硬化者，属二级预防，则血脂水平为 TC＞5.20 mmol/L（200 mg/dL）、LDL-C＞3.12 mmol/L（120 mg/dL）时，应考虑应用调节血脂药物。

调节血脂药物有六大类：胆酸螯合剂或称树脂类、烟酸及其衍生物、羟甲基戊二酸单酰辅酶 A（HMG-CoA）还原酶抑制剂（他汀类）、贝特类、鱼油制剂、其他类。其中以他汀类和贝特类最为常见。

1.他汀类

通过抑制 HMG-CoA 还原酶，减少肝细胞内胆固醇合成，使肝细胞内游离胆固醇含量下降，反馈上调肝细胞表面 LDL 受体的数量和活性，因而加速血浆 LDL 清除。他汀类调节血脂药物的降胆固醇作用最强，常规剂量下可使 TC 降低 20%～40%，同时也能降低 TG 20% 左右，升高 HDL-C 10% 左右。适合高胆固醇血症或以胆固醇升高为主的混合型高脂血症。常用制剂有洛伐他汀 10～40 mg（最大 80 mg）晚饭后顿服；辛伐他汀 5～20 mg（最大量 80 mg），晚饭后顿服；普伐他汀 10～40 mg，晚饭后顿服；氟伐他汀 20～80 mg，晚饭后顿服；阿伐他汀 2.5～10 mg（最大量 80 mg),晚饭后顿服;血脂康(国产他汀类调节血脂药),每次 0.6 g,每天 2 次,有效后改为 0.6 g,每天 1 次维持。他汀类用量宜从小剂量开始,逐渐加量。不良反应有肌痛、胃肠症状,失眠、皮疹、血转氨酶和肌酸激酶增高等。要注意其引起肝肾损害或横纹肌溶解的可能。

### 2.贝特类

为贝丁酸衍化物,通过增强脂蛋白脂酶的活性而降低血 TG 20%～50%,也降低 TC 和 LDL-C 10%～15%,而增高 HDL-C 10%～15%。适合于高甘油三酯血症。常用制剂有:非诺贝特(立平脂)100 mg,每天 3 次或其微粒型(微粒化非诺贝特)200 mg,每晚 1 次;吉非贝齐(诺衡) 600 mg,每天 2 次或 300 mg,每天 3 次,或缓释型 900 mg,每天 1 次;苯扎贝特(必降脂)200 mg, 每天 3 次或缓释型(必降脂缓释片或脂康平)400 mg,每晚 1 次;环丙贝特 100～200 mg,每天 1 次。不良反应有胃肠症状,皮疹,肝肾损害等,偶有肌病。一般不宜与他汀类合用。与抗凝剂合用要减少后者的用量。

### 3.烟酸及其衍生物

降脂作用机制尚不十分清楚,可能是通过抑制脂肪组织中激素敏感性脂肪酶的活性,抑制脂肪组织中的脂解作用,并减少肝中 VLDL 合成和分泌。此外,烟酸还可在辅酶 A 的作用下与甘氨酸合成烟尿酸,从而阻碍肝细胞利用辅酶 A 合成胆固醇。可使 TC 降低 10%～15%,LDL-C 降低 15%～20%,TG 降低20%～40%,HDL-C 稍有增高。适用于高胆固醇血症和/或高甘油三酯血症。常用制剂有:烟酸0.1 g,每天 3 次,饭后服,逐渐增量至每天 1～3 g;阿西莫司(乐脂平)0.25 g,每天 2～3 次,饭后服。不良反应有皮肤潮红发痒,胃部不适,肝功能受损,诱发痛风、糖尿病等。

### 4.树脂类

为一类碱性阴离子交换树脂,在肠道内不会被吸收,而与分泌进入肠道内的胆酸呈不可逆结合,从而阻断胆酸从小肠重吸收进入肝,随粪便从肠道排出的胆酸增加,因此促进肝细胞增加胆酸合成。通过反馈机制,刺激肝细胞膜加速合成 LDL 受体,其结果是肝细胞膜表面的 LDL 受体数目增多,受体的活性也增加,使血 TC 水平降低 10%～20%,LDL-C 降低 15%～25%,但对 TG 无作用或稍有增加。主要适用于单纯高胆固醇血症,但对纯合子型家族性高胆固醇血症无效。常用制剂有:考来烯胺(消胆胺)4～5 g,每天 3 次,用水或饮料拌匀,一般于饭前或饭时服用;考来替泊 5～10 g,每天 3 次,用法同考来烯胺;降胆葡胺4 g,每天3～4 次,用法同考来烯胺。不良反应有便秘、恶心、厌食、反流性食管炎、脂肪痢、影响脂溶性维生素的吸收等。

### 5.鱼油制剂

降脂作用机制尚不十分清楚,可能与抑制肝合成 VLDL 有关。主要降低甘油三酯,并有升高 HDL-C 的作用。适用于高甘油三酯血症。常用制剂有:多烯康胶丸 1.8 g,每天 3 次;脉乐康 0.45～0.9 g,每天3 次;鱼油烯康 1 g,每天 3 次。不良反应为鱼腥味所致的恶心。

### 6.其他调脂药

包括弹性酶、普罗布考(丙丁酚)、泛硫乙胺(潘特生)等。这类药物的降脂作用机制均不明确。弹性酶 300 U,每天 3 次口服;普罗布考 0.5 g,每天 2 次,主要适用于高胆固醇血症,尤其是纯合子型家族性高胆固醇血症,不良反应包括胃肠症状,严重不良反应是引起Q-T间期延长;泛硫乙胺0.2 g,每天 3 次,不良反应少而轻。

2001 年 8 月,美国报道了 31 例使用西立伐他汀者发生肌溶致死的病例,其中 12 例与吉非贝齐合用。由此导致西立伐他汀的生产厂商主动提出从全球撤出该药。针对这一事件,中华医学会心血管病学分会和中华心血管病杂志编辑委员会联合发表了《正确认识合理使用调脂药》一文,提出了如下注意点。

(1)与其他国家一样,我国也有血脂异常防治建议,其中设置了治疗血脂的目标值。为达到此要求,希望起始剂量不宜太大,在每4～6周监测肝功能与血肌酸激酶(CK)的条件下逐步递增剂量,最大剂量不超过我国批准的药物说明书载明的使用剂量。不应该任意加量追求高疗效。

(2)用药3～6个月内定期监测肝功能,如转氨酶超过正常上限3倍,应减小剂量或暂停给药;肝功能保持良好可每6～12个月复查1次;如递增剂量则每12周检查一次肝功能,稳定后改为每半年1次。由药物引起的肝损害一般出现在用药3个月内,停药后逐渐消失。

(3)定期监测血CK,如CK超过正常上限10倍,应暂停用药。

(4)肌病是肌溶所致的严重不良反应,其诊断为CK升高超过正常上限10倍,同时有肌痛、肌压痛、肌无力、乏力、发热等症状,肌病时应及时发现并停药,绝大多数肌病停药后症状自行缓解消失。肌溶进一步发展产生肌红蛋白尿,严重者引起肾衰竭。

(5)在用药期间,如有其他引起肌溶的急性或严重情况,如败血症、创伤、大手术、低血压、癫痫大发作等,宜暂停给药。

(6)一般情况下不主张他汀类与贝特类联合应用。如少数混合性高脂血症患者其他治疗效果不佳而必须考虑联合用药时,也应以小剂量开始,严密观察不良反应,并监测肝功能和血CK。两类药物中不同品种合用要按其安全性和疗效选择,一般可参照产品说明书。

**(五)血浆净化治疗**

高脂血症血浆净化疗法亦称血浆分离法,意指移去含有高浓度脂蛋白的血浆,也称之血浆清除法或血浆置换。近年来发展起来的LDL滤过法由于只去除血浆中的LDL,而不损失血浆的其他成分,临床应用前景好。

常用方法有常规双重滤过、加热双重滤过、药用炭血灌流、珠形琼脂糖血灌流、肝素-琼脂糖吸附、硫酸葡萄糖酐纤维素吸附、免疫吸附法、肝素沉淀法等。血浆净化治疗已成为难治性高胆固醇血症者最有效的治疗手段之一,尤其是双膜滤过和吸附的方法,可使血浆胆固醇水平降低到用药物无法达到的水平。

指征:①冠心病患者经最大限度饮食和药物治疗后,血浆 LDL-C＞4.92 mmol/L(190 mg/dL)。②无冠心病的30岁以上的男性和40岁以上的女性,经药物和饮食治疗后血浆 LDL-C＞6.50 mmol/L(250 mg/dL)者,并有一级亲属中有早发性冠心病者,以及有一项或一项以上其他冠心病危险因素,包括血浆脂蛋白(a)＞1.03 mmol/L(40 mg/dL)者。③纯合子型家族性高胆固醇血症患者,即使无冠心病,若同时有血浆纤维蛋白水平升高者或者降脂药物治疗反应差而血浆胆固醇水平又非常高者。

**(六)外科治疗**

能有效地治疗高脂血症的外科手术包括部分回肠末端切除术、门腔静脉分流吻合术和肝移植手术。这些手术疗效肯定,但不是首选治疗措施。其适应证如下:①几乎无或完全无LDL受体功能。②其他治疗无效。③严格保守治疗中仍有动脉粥样硬化进展。④家庭和经济情况稳定(肝移植手术条件之一)。⑤身体一般情况良好,能耐受外科手术。⑥无影响寿命的其他疾病。

**(七)基因治疗**

基因治疗已引入治疗高脂血症,Wilson于1992年12月首次报告了对一名纯合子家族性高胆固醇血症患者进行体外基因治疗的初步结果,并于1994年正式报道了治疗效果,结果显示,接受体外基因治疗4个月后其肝活检组织仅原位杂交证明能表达转入LDL受体基因的肝细胞已经成活;血浆中 LDL-C 浓度明显降低,HDL-C 略有升高,LDL-C/HDL-C比值由治疗前的10～13降至治疗后5～8,在18个月的观察中疗效保持稳定。一系列的心血管造影表明患者的冠脉病变停止进展,未出现任何不良反应或后遗症。基因治疗的关键是进行基因转移,必须将外源性基因准确导入靶细胞,并在其中安全、忠实、长效地表达。根据实施方式不同可分为体外法和体内法。总之,基因治疗是一种有希望的治疗方法,估计在不久的将来该方法会应用于临床。

### 三、护理

**(一)护理诊断及合作性问题**

1.营养失调

高于机体需要量,与遗传、摄入过多、活动量少、内分泌紊乱有关。

2.知识缺乏

缺乏了解本病的有关知识。

3.潜在并发症

冠心病、脑血管疾病。

**(二)护理目标**

(1)患者体重接近或恢复正常。

(2)患者血脂指标恢复正常或趋于正常。

(3)患者自觉饮食习惯得到纠正。

**(三)护理措施**

1.适当活动

适当活动对降低血脂具有重要的意义,尤其是对于肥胖患者。鼓励患者多参加体力劳动和体育活动,增加能量的消耗。老年人选择活动方式因人而异,运动量要由小到大、循序渐进,以身体微出汗、运动后身体轻松、不感到疲劳为宜。一般每天活动1 h左右,每周活动不少于4 d,并要持之以恒。

2.饮食护理

(1)老年人应限制总热量摄入,禁忌暴饮暴食,少吃甜食。

(2)坚持低脂饮食:脂肪摄入量每天不超过30 g,以不饱和脂肪酸较多的植物油为主,避免食用高胆固醇食物,如动物内脏、蛋黄等。

(3)食物中的纤维素有降低胆固醇的作用,应适当摄入富含纤维素的食物,如粗杂粮、豆类、海带、蔬菜等。

(4)高蛋白饮食:为防止老年人出现营养不良,应注意提供足够的蛋白质。

(5)保持良好的的生活习惯,戒烟限酒:长期吸烟酗酒,可干扰脂质代谢,使血脂升高。

3.用药护理

(1)经饮食调整、运动锻炼未达效果者,可遵医嘱应用降血脂药物。用药时要注意个体化,根据老年人自身血脂异常程度、工作生活方式、有无并发症、药物不良反应等情况选择药物。

(2)应用降血脂药物从小剂量开始,逐渐增量。由于老年人器官功能衰退程度不同,故对药物的敏感性也不同。

(3)鼓励老年人长期用药:老年人脂代谢异常往往需要长期治疗,甚至终身用药才能达到治疗的目的,中途停药容易导致疾病的复发。所以,要向老年人讲清楚长期用药的意义,指导他们按医嘱坚持用药。

(4)观察药物的不良反应：大多数老年人肝、肾功能减退，且调节脂质代谢的药物本身对肝、肾功能影响较大，所以用药期间要特别注意有无黄疸出现及尿量变化，定期检查患者的肝、肾功能，如发现异常应及时向医师反映。

(5)尽量避免使用干扰脂质代谢的药物，如利尿剂、类固醇激素等。

**4.心理护理**

情绪激动、失眠、过度劳累、生活无规律、焦虑、抑郁等都可导致脂代谢紊乱。要指导老年人学会自我调节、放松心理的方法，生活规律，劳逸结合。

**(四)健康教育**

(1)向患者及其家属讲解老年高脂血症的有关知识，使其明了糖尿病、肾病综合征和甲状腺功能减退等可引起高脂血症，积极治疗原发病。

(2)指导患者建立科学的膳食结构，即低热量、低脂肪、低胆固醇、低糖、富含纤维膳食。

(3)建立良好的生活方式，坚持运动，戒烟限酒，避免精神紧张等。

(4)帮助超重和肥胖的老年人控制体重，科学地进行体重减轻。

(5)嘱患者严格遵医嘱服药，定期监测血脂、肾功能等。

**(孟祥梅)**

# 第十二节　心绞痛的护理

心绞痛是由于冠状动脉供血不足，导致心肌急剧的、暂时的缺血、缺氧所产生的临床综合征。心绞痛可分为稳定型心绞痛和不稳定型心绞痛。本部分重点介绍稳定型心绞痛。

## 一、护理评估

### (一)病因及发病机制

**1.病因**

心绞痛最基本的病因是冠状动脉粥样硬化引起血管腔狭窄和/或痉挛。其次有重度主动脉瓣狭窄或关闭不全、肥厚型心肌病、先天性冠状动脉畸形、冠状动脉栓塞、严重贫血、休克、快速心律失常、心肌耗氧量增加等。常因体力劳动、情绪激动、饱餐、寒冷、阴雨天气、吸烟而诱发。

**2.发病机制**

当冠状动脉的血液供应与需求之间发生矛盾时，冠状动脉血流量不能满足心肌代谢的需要，引起心肌急剧的、暂时的缺血缺氧，即可发生心绞痛。

正常情况下，冠状循环血流量具有很大的储备力量，其血流量可随身体的生理情况有显著的变化，在剧烈体力活动、情绪激动等对氧的需求增加时，冠状动脉适当扩张，血流量增加(可增加6～7倍)，达到供求平衡。当冠状动脉粥样硬化致冠状动脉狭窄或部分分支闭塞时，其扩张性减弱，血流量减少，当心肌的血供减少到尚能应付平时的需要，则休息时无症状。一旦心脏负荷突然增加，如劳累、激动、心力衰竭等使心脏负荷增加，心肌耗氧量增加时，对血液的需求增加，而冠脉的供血已经不能相应增加，即可引起心绞痛。

在缺血缺氧的情况下,心肌内积聚过多的代谢产物,如乳酸、磷酸、丙酮酸等酸性物质,或类似激肽的多肽类物质,刺激心脏内自主神经的传入纤维末梢,经1~5胸交感神经节和相应的脊髓段,传到大脑,可产生疼痛的感觉,即心绞痛。

### (二)健康史

评估时注意有无引起冠状动脉粥样硬化的危险因素、心脏病史、既往健康状况。有无血脂异常、高血压、吸烟、糖尿病和糖耐量异常。了解患者生活方式、工作性质和发病前情绪状态,有无劳累、情绪激动、饱食、受寒、阴雨天气、急性循环衰竭等诱因。

### (三)身体状况

1.症状

以发作性胸痛为主要临床表现。典型的疼痛特点如下。①疼痛位于胸骨体上段或中段之后,可波及心前区,有手掌大小范围,甚至横贯前胸,界限不很清楚。常放射至左肩、左臂内侧达无名指和小指,或达咽、颈、下颌部等。②典型的胸痛呈压迫性或紧缩性、发闷,也可有堵塞、烧灼感,但不尖锐,不像针刺或刀割样痛,偶伴濒死的恐惧感觉。发作时,患者常不自觉地停止原来的活动。③诱因包括体力劳动、情绪激动(如愤怒、焦虑、过度兴奋)、饱餐、寒冷、阴雨天气、吸烟、排便、心动过速、休克等。④持续时间,疼痛出现后逐渐加重,呈阵发性,轻者3~5 min,重者可达10~15 min,很少超过30 min。⑤一般停止原有活动或含服硝酸甘油后1~3 min内缓解。⑥疼痛可数天、数周发作1次,亦可一天内多次发作。

2.护理体检

一般无异常体征。心绞痛发作时可见面色苍白、皮肤发冷或出汗、血压升高、心率增快,有时闻及第四心音奔马律,可有暂时性心尖部收缩期杂音。

### (四)临床分型

心绞痛的分型有利于判断病情轻重,选择治疗措施,估计预后。参照世界卫生组织的"缺血性心脏病的命名及诊断标准",将心绞痛分为劳累性心绞痛,自发性心绞痛及混合性心绞痛。

1.劳累性心绞痛

心绞痛发作常由于体力劳动或其他增加心肌需氧量的因素而诱发,休息或含服硝酸甘油后可迅速缓解。其原因主要是冠状动脉狭窄使血流不能按需求相应地增加,出现心肌氧的供需不平衡。①稳定型心绞痛最常见,指劳累性心绞痛发作的性质在1~3个月内并无改变,即每次发作的诱因、发作次数、程度、持续时间、部位、缓解方式等大致相同。②初发型心绞痛。过去未发作过心绞痛或心肌梗死,初次发生劳累性心绞痛的时间不足一个月者。或既往有稳定型心绞痛已长期未发作,再次发生时间不足一个月者。③恶化型心绞痛。原为稳定型心绞痛的患者,在3个月内疼痛发作的频率、程度、时限、诱因经常变动,进行性恶化,硝酸甘油不易缓解。可发展为心肌梗死或猝死,亦可逐渐恢复为稳定型心绞痛。

2.自发性心绞痛

心绞痛发作特点为疼痛发生与体力或脑力活动引起心肌需氧量增加无明显关系,常与冠脉血流储备量减少有关。疼痛程度较重,时限较长,不易为硝酸甘油所缓解。①卧位型心绞痛。休息、睡眠时发作,常在半夜、偶在午睡时发生,硝酸甘油不易缓解,本型易发展为心肌梗死或猝死。②变异型心绞痛。与卧位型心绞痛相似,常在夜间或清晨发作,但发作时心电图相关导联ST段抬高,与之对应的导联则ST段下移,主要为冠状动脉痉挛所致,患者迟早会发生心肌梗死。③急性冠状动脉功能不全,亦称中间综合征,常在休息或睡眠时发生,时间可达30 min至1 h或以上,但无心肌梗死表现,常为心肌梗死的前奏。④梗死后心绞痛指急性心肌梗死发生后一个月内再发的心绞痛。

3.混合性心绞痛

其特点是患者既可在心肌需氧量增加时发生心绞痛,亦可在心肌需氧量无明显增加时发生心绞痛,为冠状动脉狭窄使冠脉血流储备量减少,而这一血流储备量的减少又不固定,经常波动地发生进一步减少所致。

临床上常将除稳定型心绞痛之外的以上所有类型的心绞痛及冠脉成形术后心绞痛、冠脉旁路术后心绞痛等归入"不稳定型心绞痛"。此外,恶化型心绞痛及各型自发性心绞痛有可能进一步发展为心肌梗死,故又被称为"梗死前心绞痛"。

**(五)实验室及其他检查**

1.心电图检查

(1)静息和发作时心电图:心绞痛不发作时,约半数患者心电图正常,也可能出现陈旧性心肌梗死的改变或非特异性 ST 段和 T 波异常,有时有房室或束支传导阻滞或室性、房性期前收缩等心律失常。心绞痛发作时可出现暂时性心肌缺血引起的 ST 段压低(≥0.1 mV),有时出现 T 波倒置,在平时有 T 波持续倒置的患者,发作时可变为直立。变异型心绞痛发作时可出现 ST 段抬高。

(2)运动负荷试验:通过运动增加心脏负荷以激发心肌缺血。运动方式主要有分级活动平板或踏车,前者较为常用,让患者迎着转动的平板就地踏步。常以达到按年龄预计可达到的最大心率或亚极量心率(85%~90%的最大心率)为负荷目标。运动中持续监测心电改变,运动前记录心电图,运动中运动负荷量每增加 1 次亦记录心电图,运动终止后立刻及之后每 2 min 均重复记录心电图直到心率恢复至运动前水平。进行心电图记录时应同步测量血压。运动中出现典型心绞痛,以心电图 ST 段水平型或下斜型压低≥0.1 mV,持续 2 min 为运动试验阳性标准。

(3)24 h 动态心电图:胸痛发作时相应时间心电图呈缺血性 ST-T 改变可显著提高缺血性心电图的检出率。

2.超声心动图检查

心绞痛及严重缺血发作时,超声心动图可见缺血区心室壁运动异常。冠状动脉内超声显像可显示血管壁的粥样硬化病变。

3.放射性核素检查

放射性核素铊心肌显像对心肌显像所示灌注缺损提示心肌供血不足或血供消失,对心肌缺血诊断较有价值。放射性核素心血池显像,还可测定左室射血分数,显示室壁局部运动情况。

4.冠状动脉造影及左室造影

冠状动脉造影一直是公认的冠心病诊断的"金标准"。通过造影,可以明确冠状动脉狭窄程度、病变部位、分支走向等。不仅用于诊断,冠脉造影还可用于指导进一步治疗。左室造影用于测定左室射血分数,评估左心功能,判定存活心肌,决定血运重建的方式等。

**(六)心理-社会评估**

患者多为易激动、急躁、性格好强者,心绞痛发作时的濒死感,使患者精神紧张、恐惧,发作时又易产生焦虑或夜间噩梦现象。患者在缓解期仍能正常工作,但因担心病情突然加重而出现意外,常出现紧张、焦虑的情绪反应。

## 二、主要护理诊断及医护合作性问题

(1)疼痛:胸痛与心肌缺血、缺氧有关。

(2)缺乏控制诱发因素及预防心绞痛发作的知识。

(3)潜在并发症:心律失常、急性心肌梗死。

## 三、护理目标

患者疼痛缓解,生活能自理;能叙述心绞痛的诱因,遵守保健措施。

## 四、护理措施

### (一)一般护理

1.休息和活动

一般不需卧床休息,保持适当的体力劳动,以不引起心绞痛为度。但心绞痛发作时应立即休息,不稳定型心绞痛者,应卧床休息。缓解期应根据患者的具体情况制订合理的活动计划,以提高患者的活动耐力,最大活动量以不发生心绞痛症状为度。但应避免竞赛活动和屏气用力动作,并防止精神过度紧张和长时间工作。

2.饮食护理

饮食原则为低盐、低脂、高维生素、易消化饮食。①控制摄入总热量:热量控制在2 000 kcal左右,主食每天不超过500 g,避免过饱,甜食少食,晚餐宜少。②低脂饮食:限制动物脂肪、蛋黄及动物内脏的摄入,其标准是把食物中胆固醇的含量控制在300 mg/d以内(一个鸡蛋约含胆固醇200～300 mg)。少食动物脂肪,常食植物油(豆油、菜油、玉米油等),因为动物脂肪中含较多的饱和脂肪酸,食用过多会使血中胆固醇升高,而植物油含有较多的不饱和脂肪酸,可降低血中胆固醇、防止动脉硬化形成和发展的作用。③低盐饮食:通常以不超过4 g/d为宜,若有心功能不全,则应更少。④限制含糖食物的摄入:少吃含糖高的糕点、糖果,少饮含糖的饮料,粗细搭配主食,防止热量过剩,体重增加。⑤一日三餐要有规律,避免暴饮暴食,戒烟限酒。多吃新鲜蔬菜、水果以增加维生素的摄取及防止便秘的发生。

3.保持大便通畅

由于便秘时患者用力排便可增加心肌耗氧量,诱发心绞痛。因此,应指导患者养成按时排便的习惯,增加食物中纤维素的含量,多饮水,增加活动,以防发生便秘。

### (二)病情观察

心绞痛发作时应观察胸痛的部位、性质、程度、持续时间,严密监测血压、心率、心律、脉搏、体温,描记疼痛发作时心电图,观察有无心律失常、急性心肌梗死等并发症的发生。

### (三)用药护理

注意药物的疗效及不良反应。含服硝酸甘油片后1～2 min开始起作用,半小时后作用消失。硝酸甘油可引起头痛、血压下降,偶伴晕厥。使用时注意以下内容:①随身携带硝酸甘油片,注意有效期,定期更换,以防药效降低。②对于规律性发作的劳累性心绞痛,可进行预防用药,在外出、就餐、排便等活动前含服硝酸甘油。③胸痛发作时每隔5 min含服硝酸甘油0.5 mg,直至疼痛缓解。如果疼痛持续15～30 min仍未缓解(或连续含服3片后),应警惕急性心肌梗死的发生。④胸痛发作含服硝酸甘油后最好平卧,必要时吸氧。⑤静脉滴注硝酸甘油时应监测患者心率、血压的变化,掌握好用药浓度和输液速度,患者及家属不可擅自调整滴速,防止低血压的发生。⑥青光眼、低血压时忌用。

**（四）心理护理**

心绞痛发作时患者常感到焦虑,而焦虑能增强交感神经兴奋性,增加心肌需氧量,加重心绞痛。因此患者心绞痛发作时应专人守护,安慰患者,增加患者的安全感,必要时可遵医嘱给予镇静剂。

**（五）健康指导**

1.生活指导

合理安排休息与活动,保证充足的休息时间。出院后遵医嘱服药,不要擅自增减药量,自我检测药物的不良反应。外出时随身携带硝酸甘油以备急用。活动应循序渐进,以不引起症状为原则。避免重体力劳动、精神过度紧张的工作或过度劳累。

2.指导患者防止心绞痛再发作

（1）避免诱发因素,告知患者及家属过劳、情绪激动、饱餐、剧烈运动、受寒冷潮湿刺激等都是心绞痛发作的诱因,应注意尽量避免。

（2）减少危险因素,如戒烟,减轻精神压力,选择低盐、低脂、低胆固醇、高纤维素饮食,维持理想的体重,控制高血压,调节血脂,治疗糖尿病等。

## 五、护理评价

患者主诉疼痛减轻或消失,能自觉避免诱发因素,未发生并发症或发生后得到了及时的控制。生活需要得到了及时的满足。

**（史金莎）**

# 第十三节　心肌梗死的护理

心肌梗死是指在冠状动脉病变的基础上,发生冠状动脉血供急剧减少或中断,使相应心肌的严重而持久地急性缺血导致心肌坏死。临床表现为持续而剧烈的胸骨后疼痛、特征性心电图动态演变、白细胞计数和血清心肌坏死标记物增高,常可发生心律失常、心力衰竭或心源性休克。属冠心病的严重类型。

据统计,在全球每年 1 700 万死于心血管疾病者中,有一半以上死于急性心肌梗死。

## 一、护理评估

### （一）病因及发病机制

本病基本病因是冠状动脉粥样硬化,造成管腔严重狭窄和心肌血液供应不足,而侧支循环尚未充分建立,在此基础上,若发生血供急剧减少或中断,使心肌严重而持久地缺血达 1 h 以上,即可发生心肌梗死。心肌梗死原因绝大多数是由于不稳定粥样斑块破溃,继而出血和管腔内血栓形成,使管腔闭塞。少数情况下粥样斑块内或其下发生出血或血管持续痉挛,也可使冠状动脉完全闭塞。

促使粥样斑块破裂出血及血栓形成的诱因有休克、脱水、出血、外科手术或严重心律失常,使心排血量骤降,冠状动脉灌流量锐减;饱餐特别是进食多量脂肪后,血脂增高,血黏稠度增高;重体力活动、情绪过分激动、用力排便或血压剧升,致左心室负荷明显加重,儿茶酚胺分泌增多,心肌需氧量猛增,冠状动脉供血明显不足;上午6:00～12:00交感神经活动增加,机体应激反应增强,冠状动脉张力增高。

心肌梗死可由频发心绞痛发展而来,也可原无症状,直接发生心肌梗死。心肌梗死后发生的严重心律失常、休克或心力衰竭,均可使冠状动脉灌流量进一步降低,心肌坏死范围进一步扩大,严重者可导致死亡。

**(二)病理生理**

心肌梗死主要出现左心室受累的血流动力学变化,心脏收缩力减弱、顺应性降低,心肌收缩不协调,左心室舒张末期压增高,舒张和收缩末期容量增多。射血分数减低,心搏量和心排血量下降,心率增快或有心律失常,血压下降,动脉血氧含量降低。右心室梗死在心肌梗死患者中少见,主要出现右心衰竭的血流动力学变化,右心房压力增高,高于左心室舒张末期压,心排血量减低,血压下降。

心肌梗死后可发生心室重构,左心室体积增大,形状改变,梗死节段心肌变薄,非梗死节段心肌增厚,可出现心脏扩大或心力衰竭,亦可发生心源性休克。急性心肌梗死引起的心力衰竭称为泵衰竭,按Killip分级法可分为以下4级:①Ⅰ级尚无明显心力衰竭;②Ⅱ级有左心衰竭,肺部啰音<50%肺野;③Ⅲ级有急肺水肿,全肺闻及大、小、干、湿啰音;④Ⅳ级有心源性休克。肺水肿和心源性休克同时出现是泵衰竭的最严重阶段。

**(三)健康史**

询问心绞痛发作史,疼痛加重的表现特点。心肌梗死男性多于女性,多发生于40岁以后。多发生在饱餐特别是在进食多量脂肪后,用力排便时。应了解患者发病的原因、发病时情绪状况等。

**(四)身体状况**

1.先兆症状

50%～81.2%患者在发病前数天有乏力、胸部不适、活动时心悸、气急、烦躁、心绞痛等前驱症状。心绞痛以新发生或出现较以往更剧烈而频繁的疼痛为突出特征,疼痛持续时间较以往长,诱因不明显,硝酸甘油疗效差,心绞痛发作时伴恶心、呕吐、大汗、心动过缓、急性心功能不全、严重心律失常或血压有较大波动等,心电图示ST段一时性明显抬高或压低,T波倒置或增高。及时处理先兆症状,可使部分患者避免心肌梗死的发生。

2.主要症状

与心肌梗死面积的大小、部位以及侧支循环情况密切相关。

(1)疼痛:为最早、最突出的症状。疼痛部位和性质与心绞痛相似,但多无明显的诱因。常发生于安静或睡眠时,疼痛程度更重,范围更广,常呈难以忍受的压榨、窒息或烧灼样,伴有大汗、烦躁不安、恐惧及濒死感。疼痛持续时间较长,可达数小时或数天,休息和含服硝酸甘油不能缓解。部分患者疼痛可向上腹部、颈部、下颌和背部放射而被误诊为其他疾病,少数患者无疼痛,一开始即表现为休克或急性心力衰竭。也有患者整个病程都无疼痛或其他症状,后来才发现发生过心肌梗死。

(2)全身症状:一般在疼痛发生后24～48 h出现。表现为发热、白细胞增高和红细胞沉降率增快等,由坏死组织吸收所引起。体温升高至38 ℃左右,一般不超过39 ℃,持续大约1周,伴有心动过速或过缓。

(3)胃肠道症状:剧烈疼痛时常伴恶心、呕吐和上腹胀痛,与坏死心肌刺激迷走神经和心排血量降低致组织灌注不足等有关;亦可出现肠胀气;重者可发生呃逆。

(4)心律失常:大部分患者都有心律失常。多发生在起病 1～2 d 内,24 h 内最多见。室性心律失常最多,尤其是室性期前收缩,如出现频发(每分钟 5 次以上)室性期前收缩、成对或呈短阵室性心动过速、多源性室性期前收缩或 R-on-T 现象。常为心室颤动的先兆。前壁心肌梗死易发生室性心律失常,下壁心肌梗死易发生房室传导阻滞及窦性心动过缓。前壁心肌梗死如发生房室传导阻滞表明梗死范围广泛,预后较差。

(5)低血压和心源性休克:疼痛发作期间血压下降常见,但未必是休克,如疼痛缓解而收缩压下降仍<10.7 kPa(80 mmHg),且患者表现烦躁不安。面色苍白。皮肤湿冷,脉细而快,大汗淋漓,尿量减少(<20 mL/h),神志迟钝,甚至昏厥者则为休克表现,多在起病后数小时至 1 周内发生,主要为心肌广泛坏死、心排血量急剧下降所致。

(6)心力衰竭:主要为急性左心衰竭,为梗死后心脏舒缩力显著减弱或不协调所致。可在起病最初几天内发生,或在疼痛、休克好转阶段出现。发生率32%～48%,表现为呼吸困难、咳嗽、发绀、烦躁等。重者可发生肺水肿,随后可有右心衰竭的表现。右心室心肌梗死者一开始即可出现右心衰竭表现。并伴血压下降。

3.护理体检

(1)心脏体征:心脏浊音界可正常或轻至中度增大;心率多增快,也可减慢,心律不齐;心尖区第一心音减弱,可闻第三或第四心音奔马律。部分患者发病后 2～3 d 出现心包摩擦音。亦有部分患者在心前区可闻及收缩期杂音或喀喇音,为二尖瓣乳头肌功能失调或断裂所致。

(2)血压和其他:除急性心肌梗死早期血压可增高外,几乎所有患者都有血压下降。起病前有高血压者,血压可降至正常;起病前无高血压者,血压可降至正常以下。当伴有心律失常、休克或心力衰竭时,可有相应的体征。

4.并发症

(1)乳头肌功能失调或断裂,二尖瓣乳头肌因缺血、坏死等使收缩功能发生障碍,造成不同程度的二尖瓣脱垂及关闭不全,心尖区可出现粗糙的收缩期杂音或伴收缩中晚期喀喇音。轻者可以恢复,重者可严重损害左心功能致使发生急性肺水肿,在数天内死亡。

(2)心脏破裂少见,常在起病 1 周内出现。多为心室游离壁破裂,偶为心室间隔破裂造成穿孔。

(3)栓塞:发生率为 1%～6%,见于起病后 1～2 周。如为左心室附壁血栓脱落所致,则引起脑、肾、脾或四肢等动脉栓塞;由下肢静脉血栓破碎脱落所致,则产生肺动脉栓塞。

(4)心室壁瘤:主要见于左心室,发生率为 15%～20%。较大的室壁瘤体检时可见左侧心界扩大,超声心动图可见心室局部有反常运动,心电图 ST 段持续抬高。

(5)心肌梗死后综合征发生率为 10%。于心肌梗死后数周至数月内出现,可反复发生,表现为心包炎、胸膜炎或肺炎。有发热、胸痛、气急、咳嗽等症状。可能为机体对坏死组织的变态反应。

**(五)实验室及其他检查**

1.心电图

急性心肌梗死患者心电图可出现特征性和动态性改变。

(1)特征性改变:①ST 段抬高性急性心肌梗死心电图表现特点为宽而深的 Q 波(病理性Q 波),在面向透壁心肌坏死的导联上出现;ST 段抬高呈弓背向上型,在面向坏死区周围心肌损伤区的导联上出现;T 波倒置,在面向损伤区周围心肌缺血区的导联上出现;在背向心肌梗死区的导联则出现相反的改变,即 R 波增高、ST 段压低和 T 波直立并增高。②非 ST 段抬高的心肌梗死心电图特点为无病理性 Q 波,有普遍性 ST 段压低≥0.1 mV,但 aVR 导联(有时还有 $V_1$ 导联)ST 段抬高,或有对称性 T 波倒置;无病理性 Q 波,也无 ST 段变化,仅有 T 波倒置变化。

(2)动态性改变:①ST 段抬高的急性心肌梗死的心电图演变过程为起病数小时内,可无异常或出现异常高大双肢不对称的 T 波;数小时后,ST 段明显抬高,弓背向上,与直立的 T 波形成单相曲线;数小时至 2 d 内出现病理性 Q 波,同时 R 波减低,为急性期改变;Q 波在 3~4 d 内稳定不变,70%~80%永久存在;如早期不进行治疗干预,ST 段抬高持续数天至两周内逐渐回到基线水平,T 波逐渐平坦或倒置,是为亚急性期改变;数周至数月后,T 波呈 V 形倒置,两支对称,波谷尖锐,为慢性期改变。T 波倒置可永久存在,也可在数月至数年内逐渐恢复。②非 ST 段抬高的心肌梗死则表现为先是 ST 段普遍压低(除 aVR 或 $V_1$ 导联外),继而 T 波倒置,但始终不出现 Q 波,ST 段和 T 波的改变持续存在 1~2 d 以上。

(3)定位诊断:ST 段抬高性心肌梗死的定位(表 11-14)和范围可根据出现特征性改变的导联数来判断。$V_1$、$V_2$、$V_3$ 导联示前间壁心肌梗死,$V_3$~$V_5$ 导联示局限前壁心肌梗死,$V_1$~$V_5$ 导联示广泛前壁心肌梗死,Ⅱ、Ⅲ、aVF 导联示下壁心肌梗死,Ⅰ、aVL 导联示高侧壁心肌梗死,$V_7$、$V_8$ 示正后壁心肌梗死,Ⅱ、Ⅲ、aVF 导联伴右胸导联(尤其是 $V_{4R}$)ST 段抬高,可作为下壁心肌梗死并发右室梗死的参考指标(图 11-20)。

表 11-14　心肌梗死定位诊断

| 部位 | 心电图受累导联 |
| --- | --- |
| 前间隔 | $V_1$、$V_2$、$V_3$ |
| 局限前臂 | $V_3$、$V_4$、$V_5$ |
| 前侧壁 | $V_5$、$V_6$、$V_7$,Ⅰ、aVL |
| 广泛前臂 | $V_1$~$V_5$ |
| 下壁 | Ⅱ、Ⅲ、aVF |
| 高侧壁 | Ⅰ、aVL、$V_8$ |
| 正后壁 | $V_7$、$V_8$ |

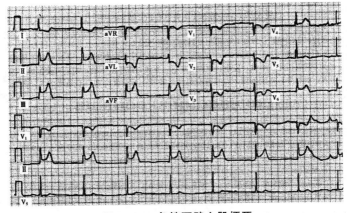

图 11-20　急性下壁心肌梗死

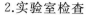

2.实验室检查

(1)血液检查:起病 24～48 h 后白细胞计数增高,中性粒细胞增多,嗜酸性粒细胞减少或消失;红细胞沉降率增快;C 反应蛋白(CRP)增高,均可持续 1～3 周。起病数小时至 2 d 内血中游离脂肪酸增高。

(2)血清心肌坏死标记物增高:①心肌肌钙蛋白 I(cTnI)或 T(cTnT)在起病 3～4 h 后升高,cTnI 于 11～24 h 达高峰,7～10 d 降至正常,cTnT 于 24～48 h 达高峰,10～14 d 降至正常;②肌红蛋白于起病后 2 h 内升高,12 h 内达高峰,24～48 h 内恢复正常;③肌酸激酶(CK)在起病 6 h 内升高,12 h 达高峰,3～4 d 恢复正常;④肌酸激酶同工酶(CK-MB)在起病 4 h 内增高,16～24 h 达高峰,3～4 d 恢复正常,其增高的程度能较准确地反映梗死的范围。其高峰出现时间是否提前有助于判断溶栓治疗是否成功;⑤天门冬氨酸氨基转移酶(AST)在起病 6～10 h 后升高,24 h 高峰,3～6 d 后降至正常;⑥乳酸脱氢酶(LDH)起病后 8～10 h 升高,2～3 d 内达高峰 1～2 周后降至正常。以上心肌结构蛋白含量的增高是反映心肌梗死的敏感指标。CK、AST、LDH 其特异性和敏感性虽不如心肌坏死标记物,但仍有一定参考价值。

3.放射性核素检查

可显示心肌梗死的部位和范围,观察左心室壁的运动和左心室射血分数,有助于判定心室的功能、诊断梗死后造成的室壁运动失调和心室壁瘤。

4.超声心动图检查

切面和 M 型超声心动图检查能发现区域性心室壁运动异常,并能可靠地确定梗死部位、范围,左室或右室功能降低程度,诊断室壁瘤和乳头肌功能失调等。

**(六)心理-社会评估**

多数患者为初次发生心肌梗死,部分患者既往有心绞痛,急性心肌梗死时胸痛更为剧烈,持续时间更长,从而产生濒死感,表现出极度的恐惧。加之患者入院后常需在短期内采取一系列的检查和治疗措施,进一步增加了患者的紧张和焦虑。另外家属、亲友探视受到限制而感到孤独和忧郁。当体检到心脏受损,考虑到以后的生活和工作时,可出现悲哀的情绪。

## 二、主要护理诊断及医护合作性问题

(1)疼痛、胸痛与心肌缺血坏死有关。
(2)活动无耐力与心肌氧的供需失调有关。
(3)有便秘的危险与进食少、活动少、不习惯床上排便有关。
(4)潜在并发症:心律失常、心力衰竭、心源性休克。

## 三、护理目标

患者主诉疼痛减轻或消失;卧床期间生活需要得到满足,促进身心休息;患者的活动耐力逐渐增加;患者保持排便通畅,无便秘发生。心律失常被及时发现和控制,未发生心力衰竭和心源性休克。

## 四、护理措施

治疗原则是尽早使心肌血液再灌注(到达医院后 30 min 内开始溶栓或 90 min 内开始介入治疗)以挽救濒死的心肌,防止梗死面积扩大或缩小心肌缺血范围,保护和维持心脏功能,及时处理严重心律失常、泵衰竭和各种并发症,防止猝死。

**(一)一般护理**

**1.休息与活动**

急性期绝对卧床休息12 h,保持环境安静,减少探视,协助患者进食、洗漱及大小便。如无并发症,24 h床上肢体活动,第3 d房内走动,第4~5 d逐渐增加活动量,以不感到疲劳为限。有并发症者可适当延长卧床时间。

**2.饮食指导**

起病后4~12 h内给予流质饮食,随后用半流质,以减轻胃扩张,2~3 d后改为软食,宜进低盐、低脂、低胆固醇、易消化的食物,多吃蔬菜、水果,少量多餐,不宜过饱。禁烟、酒。避免浓茶、咖啡及过冷、过热、辛辣刺激性食物。超重者应控制总热量,有高血压、糖尿病者应进食低脂、低胆固醇及低糖饮食。有心功能不全者,适当限制钠盐。

**3.保持大便通畅**

急性心肌梗死患者由于卧床休息、进食少、使用吗啡等药物易引起便秘,而排便用力易诱发心力衰竭、肺梗死甚至心搏骤停。因此,评估患者日常的排便习惯、排便次数及形态,指导患者养成每天定时排便的习惯,多吃蔬菜、水果等粗纤维食物,或服用蜂蜜水;适当腹部环形按摩,促进排便;也可每天常规给缓泻剂,必要时给予甘油灌肠。以防止便秘时用力排便导致病情加重。

**(二)病情观察**

进入冠心病监护病房(CCU),严密监测心电图、血压、呼吸、神志、出入量、末梢循环等情况3~5 d,如有条件还可进行血流动力学监测。及时发现心律失常、休克、心力衰竭等并发症的早期症状。备好各种急救药品和设备。

**(三)疼痛护理**

疼痛可使交感神经兴奋,心肌缺氧加重,促使梗死范围扩大,易发生休克和严重心律失常,因此应及早采取有效的止痛措施。遵医嘱给予吗啡或哌替啶止痛时注意呼吸功能的抑制,并密切观察血压、脉搏的变化。一般采用鼻导管或双腔氧气管法吸氧,根据血氧饱和度监测调整氧流量。静脉滴注或用微量泵注射硝酸甘油时,严格控制速度,并注意观察血压、心率变化。

**(四)溶栓治疗的护理**

溶栓前询问患者有无活动性出血、消化性溃疡、脑血管病、近期手术、外伤史等溶栓禁忌证,检查血小板、出凝血时间和血型,配血;迅速建立静脉通道,遵医嘱准确配制并输注溶栓药物;用药后询问胸痛有无缓解,监测心肌酶、心电图及出凝血时间,以判断溶栓效果;观察有无发热、皮疹等过敏现象,皮肤、黏膜及内脏有无出血,出血严重时,停止治疗并立即处理。

**(五)心理护理**

心肌梗死的发生不仅使患者产生焦虑、抑郁、恐惧等负性心理反应,还会对整个家庭造成严重的影响,往往导致整个家庭处于危机状态,使得家庭应对能力降低,不能发挥正常家庭功能。因此,护理人员应尽量陪伴在患者身边,加强患者的心理护理,如给患者介绍监护室的环境、治疗方法,解释不良情绪对疾病的负面影响等。指导患者保持乐观、平和的心情。告诉家属对患者要积极配合和支持,并创造一个良好的身心修养环境,生活中避免对其施加压力。及时了解患者家属的需要,并设法予以满足,如及时向家属通告患者的病情和治疗情况,解答家属的疑问等,以协助患者和家属提高应对危机的能力,维持患者和家庭的心理健康。

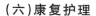

### (六)康复护理

急性心肌梗死患者进行早期康复护理有利于疾病的预后和提高患者的生活质量。优点如下:①改善功能储备,增加运动耐量和肌力;②改善精神、心理状态,减轻症状,减少心绞痛的发生;③增强心肌血液灌注,减少心肌缺血;④延缓动脉粥样硬化的进展,甚至可使之逆转;⑤减少长期卧床所致的血流缓慢、静脉栓塞等并发症。

根据美国心脏康复学会的建议,急性心肌梗死患者的康复可分为以下三期。①住院期:又可分为监护室抢救期和普通病房期,一般为1~2周。主要护理措施为指导患者进行低强度的体力活动,实施健康教育,为患者及家属提供心理-社会支持以及制订出院计划等。②恢复期:即出院后休养阶段,一般为8~12周。康复可在家庭、社区或医院中进行,存在低危因素的患者适合在家庭或社区,而存在中、高危因素的患者则适合在医院,其康复过程需要在医疗监护下,以防止发生意外。主要护理措施为鼓励患者逐步增加体力活动、继续接受健康教育,提供进一步的心理-社会支持等。③维持期:自发病后数月直到生命终止。主要护理措施为督促患者坚持进行冠心病的二级预防和适当的体育锻炼,以进一步恢复并保持体力与心功能,从而提高生活质量。

### (七)健康指导

1.运动指导

患者应根据自身条件,进行适当有规则的运动,适当运动可以提高患者的心理健康水平和生活质量、延长存活时间。运动的内容应视病情、年龄、性别、身体状况等选择一个或多个项目进行,根据运动中的反应,掌握运动强度,避免剧烈运动,防止疲劳。运动中以达到患者最大心率的60%~65%的低强度长期锻炼是安全有效的。

2.生活指导

合理膳食,均衡营养,防止过饱。戒烟限酒,保持理想体重。根据天气变化适当增减衣服,防止感冒受凉。

3.避免危险因素

积极治疗梗死后心绞痛、高血压、糖尿病、高脂血症,控制危险因素;保持情绪稳定,避免精神紧张、激动;避免寒冷;保持大便通畅,防止排便用力。

4.用药指导

坚持按医嘱服药,注意药物不良反应,定期复查。

5.心肌梗死发作时自救

(1)立刻就地休息,保持靠坐姿势,心情放松,保持环境安静而温暖。

(2)积极与急救站或医院联系,呼叫救护车或用担架将患者送往医院,切忌扶患者勉强步行。

(3)如有条件,立刻吸入氧气。

(4)舌下含服硝酸甘油、吲哚美辛,可连续多次服用,亦可舌下含服速效救心丸、复方丹参滴丸等扩张冠状动脉的药物。

## 五、护理评价

患者的疼痛缓解;卧床休息期间患者的生活需要得到满足;生命体征稳定,能进行循序渐进的运动;大便正常,并能说出预防便秘的方法;未发生心律失常、心力衰竭、心源性休克等并发症。

(史金莎)

# 第十四节　心力衰竭的护理

## 一、慢性心力衰竭的护理

慢性心力衰竭是大多数心血管疾病的最终归宿,也是最主要的死亡原因。在西方国家,引起慢性心力衰竭的基础心脏病以高血压、冠心病为主;在我国,过去以心瓣膜病为主,如今冠心病和高血压也已成为心力衰竭的最常见病因,瓣膜病和心肌病位于其后。

### (一)护理评估

1.病因

(1)基本病因:原发性心肌损害、心脏负荷过重及其他疾病。

1)原发性心肌损害:①冠心病心肌缺血和/或心肌梗死是最常见的原因;②各种类型的心肌炎和心肌病均可导致心力衰竭,其中病毒性心肌炎及原发性扩张型心肌病最多见;③心肌代谢障碍性疾病最常见于糖尿病心肌病,而维生素 $B_1$ 缺乏和心肌淀粉样变性等均属罕见。

2)心脏负荷过重:①压力负荷(后负荷)过重是指心脏收缩期射血阻力增加。常见原因包括高血压、主动脉瓣狭窄、肺动脉高压、肺动脉瓣狭窄等。②容量负荷(前负荷)过重是指心脏舒张期所承受的容量负荷增加。常见于主动脉瓣或肺动脉瓣关闭不全、房间隔缺损、室间隔缺损、动脉导管未闭等。

3)其他疾病:伴有全身血容量增多或循环血容量增多的疾病,如慢性贫血、甲状腺功能亢进等,心脏的容量负荷也必然增加。

(2)诱因:据统计有 $80\%\sim90\%$ 慢性心力衰竭是在原有心脏病的基础上,由一些增加心脏负荷的因素所诱发,常见的诱发因素有以下几种。①感染:呼吸道感染是最常见、最重要的诱因。其次为感染性心内膜炎、全身感染等。②心律失常:心房颤动是诱发心力衰竭的重要因素。亦可见于其他各种类型的快速性心律失常和严重的缓慢性心律失常。③血容量增加:如摄入钠盐过多,输液或输血过多、过快等。④生理或心理压力过大:如过度体力活动或情绪激动、妊娠和分娩、愤怒等。⑤另外,合并贫血和甲状腺功能亢进、不恰当停用洋地黄类药物或降压药及原有心脏病变加重等,也可成为发生心力衰竭的诱因。

2.病理生理

慢性心力衰竭的病理生理变化十分复杂,当心脏病发展至心功能障碍时,机体首先发生代偿反应。这种代偿机制在一定时间内可使心功能维持在相对正常水平,但代偿机制也有其负性效应。当代偿失效时,各种不同机制互相作用衍生出更多反应,久之发生失代偿。则发生更为复杂的病理生理变化。

(1)代偿机制:①Frank-Starling 定律。当回心血量增多,心脏前负荷升高时,心室舒张末期容积增加,从而增加心排血量及心脏做功量。由于心室舒张末期容积增加,压力增高,心房压、静脉压相应地也随之升高。当后者达到一定高度时,即出现肺的充血或腔静脉系统充血。②当心脏后负荷增高时,常以心肌肥厚作为主要的代偿机制。心肌肥厚时,心肌细胞数增多并不明显,以心肌细胞增大为主。作为能量供应物的线粒体因其增加的程度和速度落后于心肌纤维的增多,因此心肌处于相对的能源不足状态,继续发展终至心肌细胞死亡。肥厚的心肌收缩力增强,使心排血量暂时维持正常。但肥厚心肌的顺应性下降,舒张功能降低,心室舒张末压增高,客观上已经存在心功能障碍的表现。③神经体液代偿机制。交感神经兴奋性增强:心力衰竭患者血中去甲肾上腺素水平升高,作用于心肌的 $\beta_1$ 肾上腺素能受体,增强心肌收缩力并提高心率,增加心排血量,同时因外周血管收缩,心率加快,增加心脏后负荷,均使心肌耗氧量增加。肾素-血管紧张素系统(RAS)激活:低心排血量时,RAS 被激活,一方面使心肌收缩力增强,周围血管收缩维持血压,调节血液的再分配,保证心、脑重要脏器的血液供应。另一方面促进醛固酮分泌,使水钠潴留,增加总体液量及心脏前负荷,对心力衰竭起到代偿作用。此外,心钠肽和脑钠肽、精氨酸加压素、缓激肽等体液因子也参与了心力衰竭的发生和发展。

(2)心肌收缩性减弱:心肌收缩性减弱的机制包括以下内容。①收缩相关蛋白质的破坏:当心肌细胞坏死或凋亡后与心肌收缩有关的蛋白质随即被分解破坏,心肌收缩力也随之下降。②心肌能量代谢紊乱:心肌收缩是一个主动耗能过程,$Ca^{2+}$ 的转运和肌丝的滑动都需要 ATP。能量生成、储存或利用障碍(如心肌缺血、缺氧等)均可影响心肌的收缩性。③心肌兴奋-收缩耦联障碍:心肌的兴奋是电活动,而收缩是机械活动,$Ca^{2+}$ 是把兴奋的电信号转化为收缩的机械活动所需的重要介质,因此 $Ca^{2+}$ 转运、分布异常会影响心肌的兴奋-收缩耦联。④心室重构:原发性心肌损害和心脏负荷过重可使心功能受损,导致心室反应性肥大和扩张,心肌细胞、胞外基质、胶原纤维等均发生相应变化,即心室重构过程。心室重构可使心脏扩张,心肌肥厚、舒缩不协调,引起心力衰竭的发生和发展。

(3)心脏舒张功能不全:心脏舒张功能异常见于以下两种情况。①心肌主动舒张异常:在能量供给不足(如心肌缺血、心肌肥大)的情况下,心肌舒张时肌膜上的 $Ca^{2+}$-ATP 酶不能迅速将胞浆内 $Ca^{2+}$ 排出胞外,肌浆网钙泵也不能将胞浆中的 $Ca^{2+}$ 重摄回去,肌钙蛋白与 $Ca^{2+}$ 仍处于结合状态,心肌无法充分舒张。心肌舒张不仅要求 $Ca^{2+}$ 从肌钙蛋白上解离下来,而且还要使肌球-肌动蛋白复合体解离,这也是一个耗能过程,因此,ATP 不足时,肌球-肌动蛋白复合体不能解离亦可导致心肌舒张功能障碍而引发心力衰竭。②心室顺应性降低:在心室肥厚(如高血压、肥厚型心肌病)、心肌纤维化等情况下,心肌的顺应性下降及充盈障碍,需要较大的充盈压才能使心室容积相应增大,当左室舒张末压过高时,肺循环出现高压和淤血,即舒张性心功能不全。

(4)心脏各部舒缩活动的不协调性:一旦心脏舒缩活动的协调性破坏(如各种类型的心律失常),可使心脏泵血功能紊乱而导致心排血量下降。

近年来研究还证明心力衰竭的发生与心脏负荷过重和内分泌激素所致的基因结构和表达异常有关。

3.健康史

(1)患者原有的心脏病史。

(2)评估可能诱发或加重心力衰竭的因素。

4.身体状况

(1)左心衰竭临床上最常见,主要表现为肺循环静脉淤血和心排血量降低。

1)左心衰竭临床主要症状包括呼吸困难,咳嗽、咳痰与咯血,低心排血量症状,少尿及肾功能损害症状等。

呼吸困难是左心衰竭最重要和最常见的症状。①劳力性呼吸困难:最早出现,开始多发生在较重的体力活动时,休息后缓解,随着病情的进展,轻微体力活动时即可出现。发生机制是运动使回心血量增加,左心房压力升高,加重了肺淤血。引起呼吸困难的运动量随心力衰竭程度加重而减少。②夜间阵发性呼吸困难是指患者入睡后突然因憋气而惊醒,被迫坐起,轻者端坐休息后可缓解,重者可有哮鸣音,称之为心源性哮喘。此为左心衰竭的典型表现。发生机制有睡眠平卧血液重新分布使肺血量增加,夜间迷走神经张力增高,小支气管收缩,横膈高位,肺活量减少等。③端坐呼吸:严重心力衰竭的表现。当肺淤血达到一定程度时,患者不能平卧,因平卧时回心血量增多,且膈肌上抬,使呼吸更为困难。高枕卧位、半卧位甚至端坐位方能使呼吸困难减轻。④急性肺水肿是左心衰呼吸困难最严重的形式。

咳嗽、咳痰与咯血:咳嗽也是较早发生的症状,咳嗽多在体力劳动或夜间平卧时加重,同时可咳出白色浆液性泡沫状痰,偶见痰中带血丝,当肺淤血明显加重或有肺水肿时,可咳粉红色泡沫痰。发生机制为肺泡和支气管黏膜淤血所致。肺静脉因长期慢性淤血致压力升高,导致肺循环和支气管血液循环之间形成侧支,在支气管黏膜下形成扩张的血管,一旦破裂可引起大咯血。

低心排血量症状:疲劳、乏力、头晕、嗜睡、心悸、发绀等,其原因主要是心排血量降低、器官、组织灌注不足及代偿性心率加快所致。

少尿及肾功能损害症状:严重左心衰竭时肾血流量明显减少,患者可出现少尿,血尿素氮、肌酐升高,并可有肾功能不全的相关症状。

2)左心衰竭临床体征:①一般表现包括呼吸加快,交替脉,血压一般正常,有时脉压减小。皮肤黏膜苍白或发绀。②肺部湿性啰音,由于肺毛细血管压增高,液体可渗出至肺泡而出现湿性啰音。开始两肺底闻及湿性啰音,有时伴哮鸣音,随病情加重,湿性啰音可遍及全肺。③心脏体征,除基础心脏病的固有体征外,多数患者有左心室增大,心率加快,心尖区可闻及舒张期奔马律,肺动脉瓣区第二心音亢进,亦可出现心律失常。

(2)右心衰竭:单纯右心衰竭较少见,右心衰竭主要表现为体循环静脉淤血。

1)症状:①胃肠道症状,如食欲缺乏、恶心、呕吐、腹胀、便秘及上腹疼痛等症状,是右心衰竭最常见的症状,主要是由于胃肠道淤血引起。②右心衰竭可由左心衰竭发展而来,单纯性右心衰竭多由先天性心脏病或肺部疾病所致,两者均可有明显的呼吸困难。

2)体征:①水肿是右心衰竭的典型体征。水肿首先发生在身体的最低垂的部位,起床活动患者,足、踝及胫骨前水肿较明显,尤以下午为甚。为对称性压陷性水肿。卧床患者,则以骶部和大腿内侧水肿较显著。右心衰竭严重者,可呈全身性水肿。②颈静脉征,颈外静脉充盈、怒张是右心衰竭的主要体征,并可出现明显搏动。肝颈静脉反流征阳性则更具有特征性。③肝脏体征,肝因淤血肿大常伴有压痛。持续慢性右心衰竭可引起心源性肝硬化,晚期可出现肝功能受损、黄疸及大量腹水。④心脏体征,除基础心脏病的相应体征外,单纯右心衰竭的患者,剑突下可见明显搏动,可闻及右室舒张期奔马律,亦可因三尖瓣相对关闭不全出现收缩期吹风样杂音。

(3)全心衰竭:左、右心衰竭的临床表现同时存在。全心衰竭时,肺淤血可因右心衰竭、右心排血量减少而减轻,故表现为呼吸困难减轻而发绀加重。

(4)心功能分级:目前统一采用 NYHA 心功能分级标准将心功能分为四级。①Ⅰ级:患者有心脏病,但体力活动不受限制。平时一般的体力活动不引起疲劳、心悸、呼吸困难或心绞痛等症状。②Ⅱ级:体力活动稍受限制。休息时无自觉症状,但平时一般的体力活动会引起疲劳、心悸、呼吸困难或心绞痛,休息后很快缓解。③Ⅲ级:体力活动明显受限。休息时尚无症状,但一般的轻体力活动就会引起疲劳、心悸、呼吸困难或心绞痛,休息较长时间方可缓解。④Ⅳ级:患者有心脏病,体力活动能力完全丧失,休息时仍可存在心力衰竭症状或心绞痛,进行任何体力活动都会使症状加重。

第二种分级方案是美国心脏病学会及美国心脏学会(ACC/AHA)将心力衰竭分为A、B、C、D 4个阶段。各期特点如下。①A 期:有发生心力衰竭的高危险因素但无心脏结构异常或心力衰竭表现。②B 期:有心肌重塑或心脏结构的异常,但无心力衰竭表现。③C 期:目前或既往有心力衰竭表现,包括射血分数降低和射血分数正常两类。④D 期:即难治性终末期心力衰竭。尽管采用了优化的药物治疗,患者症状仍未改善或迅速复发,典型表现为休息或轻微活动即有症状(包括明显的疲劳感),不能完成日常活动,常有心性恶病质表现,并且需要再次和/或延长住院接受强化治疗。

5.实验室及其他检查

(1)心电图检查可有左心室肥厚劳损、右心室肥大等心电图改变。

(2)影像学检查。①X 线检查:左心衰竭时可发现左室或左房增大,以左室增大为主。肺淤血早期可见肺门血管影增强,慢性肺淤血可见 Kerley B 线等表现。右心衰竭继发于左心衰竭者,X 线检查显示心脏向两侧扩大,单纯右心衰竭者,可见右室、右房扩大,肺野清晰,上腔静脉和/或奇静脉扩张。全心衰竭者有左右心衰竭的混合表现。②超声心动图检查:比 X 线更准确地反映各心腔大小及瓣膜结构和功能变化。也可计算出心排血量(CO)、左室射血分数(LVEF%)和心脏指数(CI),能较好地反映左心室的收缩及舒张功能。③放射性核素与磁共振显像(MRI)检查:核素心血管造影可测定左、右心室收缩末期、舒张末期容积和射血分数。MRI检查更能精确地计算收缩末期、舒张末期容积、心搏量和射血分数。

(3)有创性血流动力学检查:多用于临床抢救患者提供可靠的血流动力学改变依据。应用漂浮导管和温度稀释法可测定肺毛细血管楔嵌压(PCWP)和心排血量(CO)、心脏指数(CI)、中心静脉压(CVP)。PCWP 正常值为 0.8~1.6 kPa(6~12 mmHg)。PCWP 升高程度与肺淤血呈正相关。

6.心理-社会评估

心力衰竭是心血管病发展至晚期的表现。长期的疾病折磨和心力衰竭的反复发作,体力活动受到限制,甚至不能从事任何体力活动,生活上需他人照顾。家属和亲人也可因长期照顾患者感到疲劳,过多考虑今后生活,忽视患者的病情,常使患者陷于焦虑、内疚、绝望甚至对死亡的恐惧之中。

**(二)主要护理诊断及医护合作性问题**

(1)气体交换受损与左心衰竭致肺淤血有关。

(2)活动无耐力与心排血量下降有关。

(3)体液过多与右心衰竭致体循环淤血、水钠潴留、低蛋白血症有关。

(4)潜在并发症:洋地黄中毒、电解质紊乱。

**(三)护理目标**

患者的呼吸困难减轻,血气分析维持在正常范围;心排血量增加;水肿、腹水减轻或消失;活动耐力增强;无感染及洋地黄中毒和电解质紊乱发生,或一旦发生,能得以及时发现和控制。

**(四)护理措施**

慢性心力衰竭的治疗原则为积极治疗原发病,祛除诱因,减轻心脏负荷,增强心脏收缩力,拮抗神经内分泌激活的不良影响。

1.一般护理

(1)休息与活动:休息包括体力和精神休息两个方面,良好的休息可减轻心脏负担,但长期卧床易发生静脉血栓形成甚至肺栓塞,同时也使消化功能降低,肌肉萎缩。因此,应根据心力衰竭患者的病情轻重安排休息。心功能Ⅰ级时,不限制一般的体力活动,积极参加体育锻炼,但避免剧烈运动及重体力劳动。心功能Ⅱ级时,适当限制体力活动,增加午睡时间,强调下午多休息,停止比较剧烈的运动,保证充足的睡眠。心功能Ⅲ级时,严格限制一般的体力活动,每天有充分的休息时间,但日常生活可自理或在他人协作下自理。心功能Ⅳ级时,绝对卧床休息,生活由他人照顾。定时改变体位,防止发生压疮。为防止长期卧床引起静脉血栓形成甚至肺栓塞、便秘、虚弱、直立性低血压的发生,可根据患者病情安排床上肢体运动、床边活动等。

(2)饮食:给予低盐、低热量、高蛋白、高维生素的清淡易消化饮食,避免产气的食物及浓茶、咖啡或辛辣刺激性食物;戒烟酒;多吃蔬菜、水果,少量多餐,不宜过饱。肥胖者更要适当限制饮食。限制水分和钠盐的摄入,根据患者的具体情况决定每天的饮水量,通常一半量在用餐时摄取,另一半量在两餐之间摄取。必要时行口腔护理,以减轻口渴感。食盐一般限制在每天 5 g 以下,告诉患者及家属低盐饮食的重要性并督促其执行。中度心力衰竭每天摄入量为 2.5～3 g,重度心力衰竭控制在 1 g 以下。除了低盐饮食外,还要控制腌制品、发酵的点心、味精、酱油、海产品、罐头、皮蛋、啤酒、碳酸饮料等含钠量高的食品。可用糖、醋、蒜调味以增进食欲。但在应用强效排钠利尿剂时,不宜过分严格限盐,以免引起低钠血症。

(3)排便的护理:指导患者养成每天按时排便的习惯,预防便秘。排便时切忌过度用力,以免增加心脏负荷,甚至诱发严重的心律失常。长期卧床的患者定期变换体位,腹部做顺时针方向的按摩,或每天收缩腹肌数次,必要时使用缓泻剂。

2.病情观察

密切观察患者呼吸困难程度,给氧后发绀情况,肺部啰音的变化、水肿变化情况、血气分析和血氧饱和度等,控制输液量及速度,滴速以每分钟 15～30 滴为宜,防止输液过多过快。详细记录 24 h 出入水量,准确测量体重并记录。

3.吸氧

一般采用持续吸氧,流量 2～4 L/min,随时清除鼻腔分泌物,保持输氧管通畅。同时观察患者呼吸频率、节律、深度的改变,随时评估呼吸困难的改善情况并作好记录。

4.用药护理

慢性心力衰竭有非药物治疗和药物治疗,前者如休息、限钠盐、吸氧、祛除诱因、避免刺激、加强营养等,后者包括利尿剂(是治疗心力衰竭最常用的药物)、血管扩张剂、正性肌理药物和其他如血管紧张素转换酶抑制剂(ACEI)、抗醛固酮制剂、β受体阻滞剂等。

常用利尿药及洋地黄制剂的作用及剂量如表 11-15 和表 11-16。

表 11-15　常用利尿剂的作用和剂量

| 种类 | 作用于肾脏部位 | 每天剂量(mg) |
|---|---|---|
| 排钾类 | | |
| 氢氯噻嗪(双克) | 远曲小管 | 25～100 口服 |
| 呋塞米(速尿) | Henle 祥上升支 | 20～100 口服/静脉注射 |
| 保钾类 | | |
| 螺内酯(安体舒通) | 集合管醛固酮拮抗剂 | 25～100 口服 |

续表

| 种类 | 作用于肾脏部位 | 每天剂量(mg) |
|---|---|---|
| 氨苯蝶啶 | 集合管 | 100～300 口服 |
| 阿米洛利 | 集合管 | 5～10 口服 |

表 11-16　常用洋地黄制剂的作用及剂量

| 药品名 | 剂型 | 药物作用 | | | 均洋地黄化量(mg) | 维持量(mg) |
|---|---|---|---|---|---|---|
| | | 开始(分钟) | 高峰(小时) | 半衰期(天) | | |
| 毒毛花苷 K | 每支 0.25 mg | 5～10 | 0.5～2 | 1 | 0.25～0.5(静脉) | — |
| 毛花苷 C(西地兰) | 每支 0.4 mg | 10～30 | 1～2 | 1.5 | 0.8(静脉) | 0.2～0.4 |
| 地高辛 | 每片 0.25 mg | 60～120 | 3～6 | 1.5 | 1.2～1.5(口服) | 0.25～0.5 |
| 洋地黄毒苷 | 每片 0.25 mg | 120～240 | 8～12 | 4～6 | 0.7～1.2(口服) | 0.1 |

(1)洋地黄类药物:洋地黄用量个体差异很大。①向患者讲解洋地黄类药物治疗的必要性及洋地黄中毒的表现。②给药前应检查心率、心律情况,若心率低于 60 次/分钟,或发生节律改变,应暂停给药,并通知医师。③静脉注射用药宜稀释后缓慢注射,一般需 10～15 min。注射后注意观察心率、心律改变及患者反应。④毒性反应的观察及护理:胃肠道症状最常见,表现为食欲缺乏、恶心、呕吐;神经精神症状,常见有头痛、乏力、烦躁、易激动;视觉异常,表现为视力模糊、黄视、绿视等。心脏表现主要有心律失常,常见室性期前收缩呈二联律或三联律、心动过缓、房室传导阻滞等各种类型的心律失常。用药后注意观察疗效,及有无上述毒性反应,发现异常时应及时报告医师,并进行相应的处理。⑤洋地黄中毒的处理包括停用洋地黄、补充钾盐、纠正心律失常。立即停用洋地黄是治疗洋地黄中毒的首要措施。可口服或静脉补充氯化钾、门冬氨酸钾镁,停用排钾利尿剂。若有快速性心律失常,可用利多卡因或苯妥英钠。若心动过缓可用阿托品静脉注射或临时起搏器。地高辛中毒可用抗地高辛抗体。

(2)利尿剂:①应用利尿剂前测体重,时间尽量在早晨或日间,以免夜间频繁排尿而影响患者休息;用药后准确记录出入量,以判断利尿效果。②观察各类利尿剂的不良反应。噻嗪类利尿剂主要不良反应有电解质紊乱(低钾、低钠、低氯)、高尿酸血症及高血糖;袢利尿剂主要不良反应有水与电解质紊乱、消化道症状、听力障碍等;潴钾利尿剂主要不良反应有胃肠道反应、嗜睡、乏力、皮疹等,不宜同时服用钾盐,高钾血症者禁用。

(3)β 受体阻滞剂:β 受体阻滞剂可产生心肌收缩力减弱、心率减慢、房室传导时间延长、支气管痉挛、低血糖、血脂升高的不良反应,因此,应监测患者的心音、心率、心律和呼吸,定期查血糖、血脂。

(4)非洋地黄类正性肌力药物和 ACEI:长期应用非洋地黄类正性肌力药物可引起心律失常;应用 ACEI,可出现低血压、高血钾、干咳、肾功能减退等。故应严密观察病情变化,发现异常及时处理。

5.心理护理

对有焦虑的心力衰竭患者应鼓励患者说出焦虑的感受及原因。加强与患者的沟通,建立良好的护患关系。指导患者进行自我心理调整,减轻焦虑,如放松疗法、转移注意力等,保持积极乐观、轻松愉快的情绪,增强战胜疾病的信心。

6.健康指导

(1)疾病知识指导:指导患者积极治疗原发病,注意避免心力衰竭的诱发因素,如感染(尤其是呼吸道感染)、心律失常、过度劳累、情绪激动、饮食不当等。注意保暖,防止受凉感冒,保持乐观情绪。

(2)活动指导:合理休息与活动,活动应循序渐进,活动量以不出现心悸、气急为原则。保证充足的睡眠。适当活动有利于提高心脏储备力,提高活动耐力,改善心理状态和生活质量。

(3)饮食指导:坚持合理饮食,进食低盐、低脂、低热量、高蛋白、高维生素、清淡易消化的饮食;少量多餐,每餐不宜过饱,多食蔬菜、水果,防止便秘。戒烟、酒;避免浓茶、咖啡及辛辣刺激性食物。

(4)自我监测指导:教会患者及家属自我监测脉搏,观察病情变化,若足踝部出现水肿,突然气急加重、夜尿增多、体重增加,有厌食饱胀感,提示心力衰竭复发。

(5)用药指导:指导患者及家属强心剂、利尿剂等药物服用方法、剂量、不良反应及注意事项。定期复查,如有不适,及时复诊。

**(五)护理评价**

患者的呼吸困难得到改善;水肿消退,体重减轻,皮肤保持完整;能说出低盐饮食的重要性和服用利尿剂的注意事项,水肿、腹水减轻或消失;活动耐力增强。体液、电解质、酸碱维持平衡;无感染及洋地黄中毒发生或得到控制。

## 二、急性心力衰竭的护理

急性心力衰竭是指由于急性心脏病变引起心排血量急剧下降,甚至丧失排血功能,导致组织器官灌注不足和急性淤血的综合征。临床上以急性左心衰竭较常见,主要表现为急性肺水肿,严重者伴心源性休克。急性心力衰竭是临床上最常见的急危重症之一,抢救是否及时合理与预后密切相关。

**(一)护理评估**

1.病因

(1)急性弥漫性心肌损害:常见于急性广泛前壁心肌梗死、乳头肌梗死断裂、急性心肌炎等引起心肌收缩无力,心排血量急剧下降。

(2)急性心脏后负荷增加:常见于高血压危象、严重瓣膜狭窄、心室流出道梗阻等。

(3)急性心脏前负荷增加:常见于急性心肌梗死或感染性心内膜炎引起的瓣膜损害、腱索断裂所致瓣膜急性反流、室间隔破裂穿孔等,以及静脉输血、输液过多或过快。

(4)心律失常:常见于原有心脏病的基础上出现快速性(心率>180次/分钟)或缓慢性(心率<35次/分钟)心律失常。

2.发病机制

心脏收缩力突然减弱或左室瓣膜急性反流,心排血量急剧下降,左室舒张末压迅速升高,肺静脉回流不畅。导致肺静脉压迅速升高,肺毛细血管压随之升高使血管内液渗入到肺间质和肺泡内产生急性肺水肿。

3.健康史

了解既往心脏病病史,评估引起急性心力衰竭的诱发因素。如有无急性弥漫性心肌损害和急性的心肌排血受阻或舒张受限,严重心律失常,静脉输液过速或过量等。

4.身体状况

（1）主要症状：急性左心衰竭患者病情发展常极为迅速且十分危重。临床表现为突发严重呼吸困难，呼吸频率达30～40次/分钟，端坐呼吸，面色灰白、发绀、极度烦躁、大汗淋漓，同时频繁咳嗽，咳出大量白色或粉红色泡沫样痰。极重者可因脑缺氧而致神志模糊。

（2）护理体检：发病刚开始可有一过性血压升高，病情如不缓解，血压可持续下降甚至休克。听诊时两肺满布湿啰音和哮鸣音，心率增快，心尖区第一心音减弱，可闻及舒张期奔马律，肺动脉瓣区第二心音亢进。如不及时抢救，可导致心源性休克而死亡。

5.心理-社会评估

患者因病情突然加重，咳喘有窒息感，易产生濒死恐惧心理，极度烦躁。病情变化突然，家属极度紧张和恐惧使患者更加恐慌。

**（二）主要护理诊断及医护合作性问题**

（1）气体交换受损与肺淤血有关。

（2）恐惧与担心预后有关。

**（三）护理目标**

患者呼吸困难和缺氧改善，情绪逐渐稳定。

**（四）护理措施**

1.减轻呼吸困难，改善缺氧

（1）体位：立即将患者扶起坐在床边，两腿下垂或半卧位于床上，以减少回心血量、减轻水肿。同时注意防止患者坠床跌伤。

（2）氧疗：给予高流量吸氧，6～8 L/min，并通过20%～30%的乙醇湿化，以降低肺泡内泡沫的表面张力使泡沫消散，增加气体交换面积。通过氧疗将血氧饱和度维持在95%～98%水平。对于病情特别严重者可用面罩呼吸机持续加压给氧，一方面可使气体交换加强，另一方面也可对抗组织液向肺泡内渗透。也可加用50%的酒精湿化，以降低肺泡内泡沫的表面张力，使泡沫破裂，改善通气功能。

（3）迅速建立两条静脉通道，遵医嘱正确使用药物，观察药物疗效与不良反应。①吗啡：吗啡不仅具有镇静、解除患者焦虑情绪的作用，而且能扩张动脉和静脉，减轻心脏前后负荷。一般3～5 mg静脉注射，必要时可隔15 min再重复1次，共2～3次；老年患者可适当减小剂量或改为皮下或肌内注射。观察患者有无呼吸抑制或心动过缓。②快速利尿：可2 min内静脉注射呋塞米20～40 mg，4 h后可重复1次。减少血容量和扩张静脉，以利于缓解肺水肿。③使用血管扩张剂：以静脉用药为主。硝普钠12.5～25 μg/min滴入，调整药量使收缩压维持在13.3 kPa（100 mmHg）左右，对原有高血压者，血压降低幅度不超过10.7 kPa（80 mmHg），维持量为50～100 μg/min，用药时间不宜连续超过24 h；静脉滴注硝普钠时，药液宜现用现配，注意控制滴速、监测血压，还应避光输液、防止外渗。硝酸甘油，患者对本药耐受量个体差异很大，可先以10 μg/min开始，然后每10 min调整1次，每次增加5～10 μg，以血压达上述水平为度。酚妥拉明（利其丁），从0.1 mg/min开始，每5～10 min调整1次，最大可增至1.5～2 mg/min，监测血压同前。④使用速效洋地黄制剂：尤其适用于快速心房颤动或已知有心脏增大伴左心室收缩功能不全的患者。一般选用毛花苷C或毒毛花苷K。先用利尿剂，后用强心剂，避免因左、右心室排血量不平衡而加重肺淤血和肺水肿。⑤使用氨茶碱：氨茶碱0.25 g加入5%葡萄糖20 mL内缓慢静脉注射。具有一定的正性肌力及扩血管、利尿、解除支气管痉挛及降低肺动脉压等作用。

(4)其他:可采用四肢轮流三肢结扎、静脉放血、气囊暂时阻塞下腔静脉、高渗腹膜透析及高位硬膜外麻醉等疗法,以减轻回心血量,改善心功能。

(5)病情观察:严密观察患者的呼吸频率、节律、深度,判断呼吸困难的程度;观察咳嗽的情况、痰的颜色和量、肺内啰音的变化;心率、心律、心音有无异常;患者皮肤的颜色及意识的变化。

2.心理护理

(1)急性期避免在患者面前讨论病情,以减少误解。护理人员在抢救时应镇静,态度热情,操作熟练、忙而不乱,安慰、鼓励患者,以增强其治疗疾病的信心,减轻恐惧与焦虑。

(2)缓解期分析产生恐惧的原因,鼓励患者说出内心的感受。指导患者进行自我放松,如深呼吸、放松疗法等。向患者解释恐惧对心脏的不利影响,使患者主动配合,保持情绪稳定。

3.健康指导

(1)向患者及家属讲解急性左心衰竭的病因及诱因,鼓励患者积极配合治疗原发病,避免诱发因素。定期复诊。

(2)在静脉输液前嘱患者主动告诉护士自己有心脏病史,以便护士在输液时控制输液量及滴速。

**(五)护理评价**

通过治疗和护理,患者能否达到以下标准:①患者的缺氧得到改善,表现为动脉血气分析值正常,血氧饱和度>90%,呼吸平稳;②未发生心源性休克,表现为生命体征平稳;③患者对医疗护理的反应表现出平静和信任。

(史金莎)

# 第十五节　心搏骤停与心肺复苏的护理

心搏骤停是指患者的心脏正常或在无重大病变的情况下,受到严重的打击,致使心脏突然停搏,有效泵血功能消失,引起全身严重缺氧、缺血。心搏骤停发生后,由于脑血源的突然中断,经10 s左右患者即可出现意识丧失。如能及时救治,可存活,否则,将发生生物学死亡。

## 一、心搏骤停的类型

心搏骤停按其心电图类型可分为心室颤动、心室停顿、心电-机械分离、无脉搏性室动过速。

**(一)心室颤动**

心室颤动是指心室肌发生不规则的快速而不协调的颤动,心电图表现为 QRS 波消失,代之以大小不等、形态各异的颤动波,最为常见(77%～84%),常见于急性心肌梗死和急性心肌炎,其心脏应激性好,复苏成功率高。

**(二)心室停顿**

心室停顿也称心室静止,是指心肌完全失去电活动能力,此时,心电图往往呈一条直线或偶有 P 波,较常见(16%～26%),多见于麻醉、手术意外和过敏性休克其心脏应激性降低,复苏成功率低。

### （三）心电-机械分离

心电-机械分离又称"无脉搏性电活动""缓慢而无效心室自主节律"，是指心肌仍有生物电活动，但无有效的机械功能，断续出现慢而极微弱且不完整的收缩情况，心电图有间断出现宽而畸形、振幅较低的 QRS 波群，频率多在每分钟 20～30 次以下。极少见（5％～8％），常为末期心脏病，心泵衰竭，心脏应激性极差，复苏十分困难。

### （四）其他类型

除以上 3 种类型外，部分患者还可出现无脉搏性室动过速。其中由室颤引起的最多，达到 60％～80％。

## 二、心搏骤停的病因

各器官系统的病变严重时均可发生心搏骤停，可分为心源性心搏骤停和非心源性心搏骤停两大类型，前者占绝大多数。

### （一）心源性心搏骤停

（1）冠状动脉疾病：主要有急性冠状动脉综合征，如心肌梗死及梗死后的心力衰竭、心脏破裂和心脏压塞等。

（2）严重心肌病变：如暴发型心肌炎等。

（3）原发性 Q-T 间期延长综合征、预缴综合征、病态窦房结综合征和房室传导阻滞等。

（4）大血管病变：如主动瘤破裂、主动脉夹层及先天性主动脉病等。

（5）瓣膜性心脏病：如主动脉狭窄及关闭不全、二尖瓣脱垂等。

（6）与呼吸系统相关的心血管突发事件：肺心病、肺动脉高压、肺动脉栓塞和肺梗死等。

（7）其他突发心血管事件：高血压性心脏病（常合并急性左心衰）、先天性心脏病、心肌桥、心脏肿瘤及其他不明原因。

### （二）非心源性心搏骤停

（1）各种原因所致严重缺氧：窒息及急性呼吸道梗阻（如气管异物和喉痉挛等）、支气管哮喘和严重呼吸衰竭（如急性呼吸窘迫综合征）等。

（2）神经系统病变：急性脑血管病（脑实质出血、蛛网膜下腔出血、脑血栓形成和脑梗死等）、颅脑外伤、癫痫持续状态、脑炎和脑膜炎引起的脑疝及脑水肿。

（3）严重的休克及创伤：尤其是多发伤并有严重失血性休克者。

（4）各种代谢紊乱：如严重的酸中毒、高钾血病、低钾血症、低血镁及血钙异常，严重的低血糖和甲亢危象等。

（5）急性中毒：一氧化碳、安眠药、灭鼠药、农药（如有机磷类）、亚硝酸盐、氧化物、毒品及其他化学物质中毒，以及毒蛇咬伤和毒草中毒等。

（6）药物过敏或中毒：如青霉素过敏、毒麻药中毒，以及抗心律失常药物等导致的药源性心律失常等。

（7）医源性意外事件：麻醉和手术（如硬膜外麻醉和全脊髓麻醉等）、血管介入性操作及其他医疗操作意外。

（8）各种意外事件：如雷击、电击伤、溺水、窒息、自缢、高温或低温等。

### 三、心搏骤停的临床表现与诊断

#### (一)临床表现

心搏骤停后,血流运行立即停止,由于脑组织对缺氧最敏感,临床上以神经系统和循环系统的症状最为明显,具体表现为意识突然丧失;大动脉搏动消失;呼吸断续、呈叹息样,很快呼吸停止;瞳孔散大(心搏骤停后 30 s 开始);皮肤苍白或发绀;出现痉挛性强直。住院患者心搏骤停的前期病情观察:心源性心搏骤停的许多患者在发生心搏骤停前有数天或数周,甚至数月的前驱症状,如心绞痛、气急或心悸的加重,易于疲劳及其他非特异性的主诉。这些前驱症状并非心源性猝死所特有,而常见于任何心脏病发作之前。电解质紊乱患者,如高血钾,心电图可显示 T 波高尖,因此对于这类重病患者尤其要做好病情观察,定时巡视病房,如发现患者意识不清就应立即通知医师,并实行心肺复苏术,对于其他危重患者、手术后,脑血管意外(脑梗)也同样可能发生心搏骤停的情况,因此也要做好病情观察。

#### (二)诊断

最可靠而出现较早的临床征象是意识丧失伴大动脉搏动消失,临床上以测颈动脉为常用。这两个征象存在,心搏骤停的诊断即可成立,并应该立即进行急救。

### 四、心肺脑复苏

#### (一)概念

1.心肺复苏(简称 CPR)

为了恢复一些疾病所导致心搏骤停后人体的正常功能所采取的一切措施,包括胸外心脏按压、开放气道和口对口人工呼吸。

2.心肺脑复苏

心肺脑复苏是指对心搏骤停患者采取的使其恢复自主循环和自主呼吸,并尽早加强大脑保护措施的紧急医疗救治措施。

#### (二)具体方法

1.呼叫

拍打肩膀或摇动双肩呼叫患者,无反应者可判断为意识丧失。

2.检查大动脉搏动

触摸颈动脉搏动准确,右手食指及中指并拢,沿患者的气管纵向滑行至喉结处,在旁开 2~3 cm 处停顿触摸搏动。

3.安置患者的体位

去枕,平卧于硬板床或地板上,手放于身体两侧,头、颈、躯干呈一直线,解松衣领及裤带。

4.循环支持方法

除常规的胸外心脏按压外,还可以采用间歇腹部加压、主动加压减压 CPR、背部心 CPR 等,通常手应放在胸骨下半部,简便的方法为两乳头间,以左手掌根部紧贴按压区,右手掌根重叠放在左手背上,使全部手指脱离胸壁,双臂应伸直,双肩在患者胸部正上方,垂直向下用力按压。按压要平稳,有规则,不能间断,不能冲击猛压,按压比与放松比为 1∶1。对中等体重的成人下压深度为 5 cm,按压主要是通过增加胸廓内的压力以及直接压迫心脏产生血流,通过按压,可以为心脏和大脑提供血流以及氧气和能量,按压频率至少 100 次/分钟,保证每次按压后胸部回弹,尽可能地减少按压的中断,按压与人工呼吸比为 30：2。

5.呼吸支持方法

取出活动义齿,如有液体或固体物阻塞患者气道,可用手指清除。开放气道应采取仰头提颏方法:抢救者将一手掌小鱼际(小拇指侧)置于患者前额,下压使其头部后仰,另一手的示指和中指置于靠近颏部的下颌骨下方,将颏部向前抬起,帮助头部后仰,气道开放。在气道通畅的情况下,用放在患者额部手的拇指和示指将鼻孔紧闭,防止吹入的气体从鼻孔漏出,深吸气后紧贴患者口唇,口对口将气吹入 2 次,并同时观察患者胸廓起伏。

6.心电除颤

用较强的脉冲电流通过心脏来消除心律失常,使之恢复窦性心律的方法,称为电击除颤或电复律术。电极板放置:心尖部,左锁骨中线第 5 肋间。心底部,胸骨右缘 2、3 肋间。尽早除颤是最有效的复苏术,院外和院内研究的数据表明,如果双相波形电击的能量设定为 120～200 J,第 2 次及后续的剂量应相当或提高,单向波 360 J。人体研究证明与 3 次电击方案相比,1 次电击后立即进行心肺复苏技术能够提高存活率。

7.给氧

早期高浓度给氧,以后可根据血气分析结果逐步将氧浓度降至 40％～60％,还可根据患者情况进行人工气道建立,如气管插管、气管切开等。

8.药物应用

迅速建立至少两条静脉通路,以维持有效循环和使用各类抢救药物。常用复苏药物如下。

(1)肾上腺素:为救治心搏骤停首选药物。主要效力为增加全身循环阻力,升高收缩压和舒张压,增加冠状动脉灌注和心脏血流量。0.5～1.0 mg 静脉推注。注射时密切观察血压和脉搏变化,以免引起血压骤升和心动过速。

(2)利多卡因:心肺复苏时除肾上腺素外,利多卡因是最有效的药物之一。它能抑制室性心律失常。它是治疗和预防心室颤动的首选药物。0.05～0.10 g 静脉推注。使用过程中严密观察血压及心电图,防止过量中毒。

(3)碳酸氢钠:纠正酸碱失衡。浓度为 5％的碳酸氢钠 125～250 mL 静脉滴注。必须保证充分的通气,在血气监测下使用更安全。

(4)阿托品:提高窦房结和房室结的自律性和传导性,可以抑制腺体分泌有助于改善通气。0.5 mg 静脉推注。静脉注射时速度要慢,过量可出现中枢神经兴奋症状,重则转为抑制、昏迷、呼吸麻痹。

9.复苏有效指征

意识恢复;有自主呼吸;发绀消退;上肢收缩压大于 8.0 kPa(60 mmHg)。

10.心肺复苏常见并发症及防治

在心肺复苏过程中,可出现一些并发症。因此,在心肺复苏过程中护理人员要认真观察、及早发现、及时处理各种并发症。

(1)骨折:在胸外按压时,用力过猛,按压姿势不正确,患者骨质脆弱,常易引起患者肋骨骨折和胸骨骨折,临床表现为骨折音、胸壁部分塌陷,异常活动,出现骨折应立即停止胸外按压,防止内脏及血管、神经损伤。

(2)气胸或血胸:胸外按压时骨折端移位易刺破胸膜引起气胸刺破胸壁及肺的血管可引起血胸和血气胸,可根据骨折情况、胸部积气体征及胸腔穿刺进行判断。一旦确诊,应立即作相应的急救治疗。

（3）肝脾破裂：胸外按压时，用力过猛，或胸廓下部肋骨骨折时可刺伤肝脾引起内脏大出血。主要根据体征及腹腔穿刺进行判断，一旦确诊，应立即作相应的急救治疗。

（4）心脏压塞：按压时由于钝力引起的心肌挫伤、心脏破裂、冠状动脉血管损伤等均可导致心包内积血。当压力升高到一定程度，便可引起心脏压塞，主要根据体征及心包穿刺进行判断，一旦确诊，应立即作相应的处理。

（5）充气性胃扩张：在人工呼吸时气量过大或时间过长可引起，表现为 CPR 中发现腹部逐渐隆起。出现此情况应尽早行气管插管，也可放置胃管减轻压力。

（6）误吸：常见于饱胃患者发生心搏骤停进行 CPR 时，胃内容物经食道反流而引起误吸。表现为动脉血氧分压降低，两肺呼吸音减低，并有湿啰音。证实误吸应加强呼吸道管理，并给予抗生素预防。

## 五、复苏后的护理

### （一）原则

（1）复苏后的患者密切临床监测 48～72 h，并针对引起心搏骤停的原发病因处理。

（2）维持有效的循环和呼吸功能，预防心搏骤停的复发。

（3）维持水、电解质和酸碱平衡，预防脑水肿和急性肾衰竭。

（4）预防及治疗继发性感染。

### （二）护理要点

1.一般情况观察

每 30～60 min 巡视 1 次，并做好记录。

（1）意识：神志已转清的患者突然出现意识不清，要引起重视，提示病情突变。

（2）皮肤：面色、口唇及甲床出现青紫提示缺氧及末梢循环差，皮肤湿冷多见休克。

（3）瞳孔：等大、等圆，对光反应灵敏，如有异常应立即通知医师。

2.生命体征的监护

使用心电监护仪，做好生命体征的观察。每 30～60 min 观察 1 次，并做好记录。

（1）体温：每 4 h 测体温 1 次，体温突然升高提示患者发生急性感染；体温低于 35 ℃提示患者出现休克；持续高热、超高热（体温≥40 ℃）提示病情严重。

（2）心率及心律：心率每分钟低于 60 次或高于 140 次；心律不齐均易再次出现心搏骤停或心功能不全，应立即通知医师及时采取防治措施。

（3）呼吸：插管拔除后应注意呼吸的频率、节律、深浅度、音响等的变化，如出现呼吸频率每分钟低于 8 次或高于 40 次，以及潮式呼吸、间停呼吸等均表示病情有变化。

（4）血压：应注意监测收缩压、舒张压、脉压的变化，血压维持在(10.7～12.0)/(6.7～8.0)kPa[(80～90)/(50～60)mmHg]，若测不到应立即告知医师。

（5）血氧饱和度：持续低于 80%，提示缺氧应立即查动脉血气，并根据报告进行相关处理。

3.做好导管护理

保持清洁、畅通，观察记录好插入的深度，并妥善固定，松紧适宜，防止扭曲、受压、脱落。

（1）静脉输液管：保持静脉通路的通畅，必要时留置周围静脉管或深静脉管，定时观察输液局部皮肤的情况，如有肿胀、疼痛、外渗要及时更换。

（2）气管插管：做好气道湿化，定时吸痰，注意无菌操作。记录痰液色、质、量，若吸出大量鲜红色液体，则提示有活动性出血应立即通知医师。

（3）胃管：注入流质前应先检查是否在胃内，确定后再操作，操作后观察是否有腹痛腹胀等不适并做好记录。

（4）导尿管：为便于更精准的观察尿液的颜色和量而留置，要做好记录。

4.做好基础护理

防止并发症的发生。

（1）口腔护理：清除口腔内的积血，保持患者口腔清洁，每天口腔护理 2～3 次，可预防口腔疾病，但注意勿将气管插管深浅度变更，护理过程中注意观察患者，如有异常，立即停止并通知医师。

（2）会阴护理：保持患者会阴清洁，每天会阴护理 2 次，可预防尿路感染，注意无菌操作。

（3）皮肤护理：病情稳定，咯血止后可定时协助患者翻身、擦洗、按摩，保持皮肤清洁干燥，保持床单平整，避免局部组织长期受压，必要时给予气垫床，预防发生压疮。

5.记录

正确记录好 24 h 出入量。

6.心理护理

定时巡视病房，关心、理解、同情、尊重患者，适当利用语言及非语言的功能，消除不良因素的影响，并鼓励家属陪伴，使患者以最佳的心理状态配合治疗和护理，尽快恢复健康。

**（史金莎）**

# 参 考 文 献

[1] 肖坤.现代心内科疾病诊疗与护理[M].哈尔滨:黑龙江科学技术出版社,2019.

[2] 刘燕锋.现代心内科疾病诊疗新规范[M].开封:河南大学出版社,2019.

[3] 李素霞.心内科临床护理与护理技术[M].沈阳:辽宁科学技术出版社,2020.

[4] 颜波.心内科临床与实践[M].天津:天津科学技术出版社,2020.

[5] 周娜.临床心内科诊疗与护理[M].哈尔滨:黑龙江科学技术出版社,2019.

[6] 戎靖枫,王岩,杨茂.临床心血管内科疾病诊断与治疗[M].北京:化学工业出版社,2021.

[7] 王琰淏.心内科疾病临床诊断与防治[M].哈尔滨:黑龙江科学技术出版社,2020.

[8] 周敏.心内科实用诊疗技术概论[M].北京:科学技术文献出版社,2020.

[9] 朱万福.心内科常见病诊疗新进展[M].上海:上海交通大学出版社,2019.

[10] 刘倩.现代心内科疾病诊断与治疗[M].长春:吉林科学技术出版社,2020.

[11] 李阳.心血管内科诊疗精要[M].南昌:江西科学技术出版社,2020.

[12] 陈凌,杨满青,林丽霞.心血管疾病临床护理[M].广州:广东科学技术出版社,2021.

[13] 刘玉庆.临床心内科与心血管疾病诊疗[M].北京:科学技术文献出版社,2019.

[14] 赵文静.心血管内科治疗学[M].哈尔滨:黑龙江科学技术出版社,2020.

[15] 刘浩.临床心脏内科疾病理论与实践[M].北京:科学技术文献出版社,2020.

[16] 王占启,李雅,张芳.心内科临床与实践[M].长春:吉林科学技术出版社,2019.

[17] 王岩.临床心内科疾病诊治[M].北京:科学技术文献出版社,2019.

[18] 胡慧.心内科疾病救治实践[M].哈尔滨:黑龙江科学技术出版社,2019.

[19] 朱俊玲.心内科疾病护理与康复[M].南昌:江西科学技术出版社,2020.

[20] 游桂英,温雅.心血管病内科护理手册[M].成都:四川大学出版社,2021.

[21] 贺利平.现代心内科理论与实践[M].北京:科学技术文献出版社,2019.

[22] 齐贵彬.新编心内科疾病诊疗学[M].南昌:江西科学技术出版社,2020.

[23] 王美玉.现代心内科临床诊疗[M].天津:天津科学技术出版社,2019.

[24] 袁鹏.常见心血管内科疾病的诊断与防治[M].开封:河南大学出版社,2021.

[25] 张蕊.精编心内科常见病诊疗常规[M].上海:上海交通大学出版社,2019.

[26] 左辉.现代心内科疾病诊断与治疗[M].哈尔滨:黑龙江科学技术出版社,2019.

［27］赵新华.心内科疾病诊治精要［M］.开封:河南大学出版社,2020.

［28］康爱梅,胡柳,曹葵兰.心血管重症护理［M］.北京:化学工业出版社,2021.

［29］周海棠.新编心内科疾病诊断与治疗［M］.开封:河南大学出版社,2019.

［30］朱永新.临床心内科常见病诊断与防治［M］.长春:吉林科学技术出版社,2019.

［31］宋霞.临床心内科疾病护理学［M］.北京:科学技术文献出版社,2019.

［32］崔振双.临床常见心血管内科疾病救治精要［M］.开封:河南大学出版社,2021.

［33］郑信景.实用心内科诊疗学［M］.哈尔滨:黑龙江科学技术出版社,2020.

［34］崔莹.心血管内科常见病的诊断与防治［M］.南昌:江西科学技术出版社,2019.

［35］杨杰书.临床心血管疾病综合治疗学［M］.长春:吉林科学技术出版社,2019.

［36］崔东岳,范西真,吴晓飞.急性心律失常识别与管理［J］.中华全科医学,2021,19(6):892-893.

［37］王国强.致心律失常性右室心肌病的临床表现与治疗［J］.医师在线,2021,11(27):22-23.

［38］许传芬.综合护理干预对老年冠心病心律失常患者生活质量的影响研究［J］.中国医药指南,2021,19(11):7-9.

［39］闫奎坡,朱翠玲,朱明军,等.心力衰竭合并室性心律失常的系统概述［J］.中国医学创新,2021,18(8):184-188.

［40］罗瑶,柴坷,程雅琳,等.心力衰竭患者不良预后的危险因素分析［J］.中国临床保健杂志,2021,24(3):376-381.